广州市宣传文化出版资金资助出版

岭南西关正骨

主　编：孙振全　李主江

副主编：谭超贤　卓士雄　王　雪

助　编：肖水勤

SPM 南方出版传媒

广东科技出版社 | 全国优秀出版社

·广 州·

图书在版编目（CIP）数据

岭南西关正骨 / 孙振全，李主江主编. —广州：广东科技出版社，2020.5

ISBN 978-7-5359-7294-1

Ⅰ.①岭…　Ⅱ.①孙…　②李…　Ⅲ.①正骨疗法　Ⅳ.①R274.2

中国版本图书馆CIP数据核字（2019）第239113号

岭南西关正骨
Lingnan Xiguan Zhenggu

出 版 人：朱文清

策划编辑：刘　耕

责任编辑：刘　耕　邹　荣

封面设计：林少娟

责任校对：杨崚松　陈　静　梁小帆

责任印制：彭海波

出版发行：广东科技出版社

　　　　　（广州市环市东路水荫路 11 号　邮政编码：510075）

销售热线：020-37592148/37607413

http://www.gdstp.com.cn

E-mail：gdkjzbb@gdstp.com.cn（编务室）

经　　销：广东新华发行集团股份有限公司

排　　版：创溢文化

印　　刷：佛山市华禹彩印有限公司

　　　　　（佛山市南海区狮山镇罗村联和工业西二区三路1号之一　邮政编码：528225）

规　　格：787mm×1 092mm　1/16　印张 42　字数 840 千

版　　次：2020 年 5 月第 1 版

　　　　　2020 年 5 月第 1 次印刷

定　　价：198.00 元

内容提要

西关正骨是岭南医学的重要组成部分，它是祖国医学与岭南地区实际情况相结合的伤科流派。广州西关正骨流派形成于明清之际，盛行于清末民初，至今已有300多年历史。

《岭南西关正骨》一书选取骨折、脱位、筋伤、骨病、内伤等近百个伤科病种进行辨治，并撷取西关骨伤科前辈的学术经验汇篇成集，全书突出"崇德厚生、无创为尚、病证同辨、以武助医"的治疗理念。书中理法方药兼备，内容切实可用，一卷在手，对提高基层骨伤科水平将大有裨益，愿本书对读者起到启迪的作用。

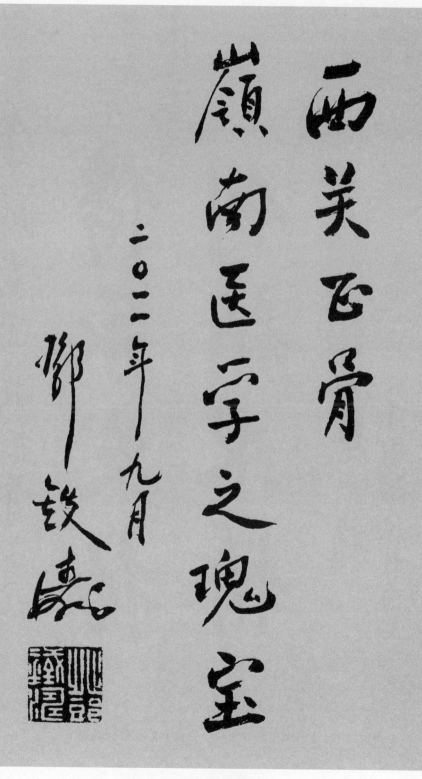

西关正骨

岭南医学之瑰宝

二〇二年九月

邓铁涛

国医大师邓铁涛教授题词

贺《岭南西关正骨》出版

传承发扬

创新求精

施杞 题

丁酉初秋于海上

中国中医骨伤科学会会长施杞教授题词

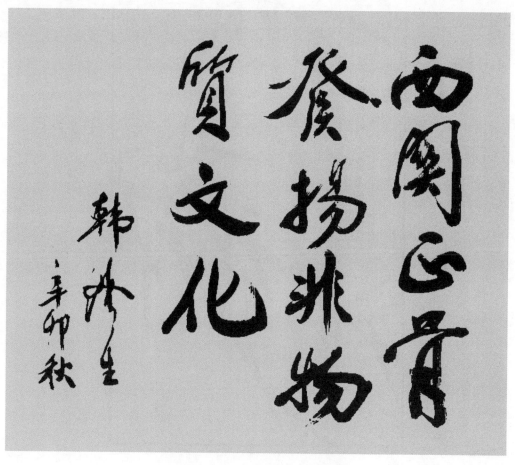

中国科学院院士韩济生教授题词

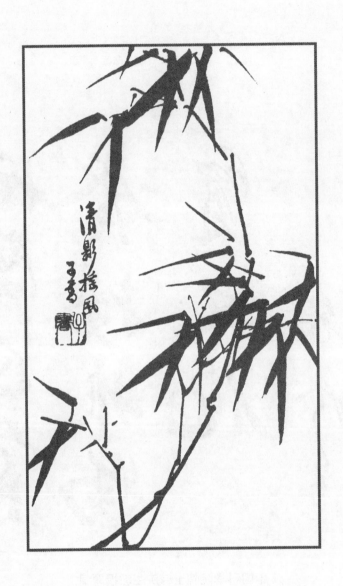

序　一

我们当今所处的时代，是一个经济全球化、信息化的时代。在我国，现代化、信息化、城镇化、市场化的急速发展，正在影响和改变人们的生活和思维方式，令世代相传的非物质文化遗产传承和延续，存在着日渐式微的趋势。然而，近读广州市荔湾区骨伤科医院编撰《岭南西关正骨》，眼前为之一亮。该书原创资料翔实、学术源流清晰；有鲜活体态存在，即骨伤科诊疗技术及药物至今仍应用于临床，服务于基层民众，满足社会需求。广州市宣传文化出版基金资助该书的出版，这与国家《中医药发展战略规划纲要（2016—2030年）》关于"繁荣发展中医药文化"方向是一致的。该书之出版，必将为全面系统继承当代西关正骨名老中医药专家学术思想和临床诊疗经验，总结中医骨伤、骨病优势病种临床基本诊疗规律，推动更多的地方非物质文化遗产项目列入国家级非物质文化遗产名录有所帮助和启发。

西关正骨2009年进入广东省非物质文化遗产名录，其传统中医正骨的医疗特色是岭南医学的重要组成部分。《岭南西关正骨》一书是在国家重视扶持中医药事业发展的政策及广东省广州市非物质文化遗产保护的背景下，由广州市荔湾区骨伤科医院负责进行发掘、整理、编写而成，在广州市委宣传部的资助下出版，这是广东省非物质文化遗产保护工作的成果之一，可喜可贺。

岭南骨伤科素有优良传统，其以精确的整复理伤手法及独特的固定方法与有效伤科药剂著称于世。粤港澳是清末民初岭南地域的核心，中医学术影响辐射周边其他城市。而广州西关，可谓核心之核心，岭南名医群体多荟萃集中于此行医，医馆药店成行成市，骨伤科名医群体是当时影响力最大学科之一。以"西关正骨"为名开展学术研究，充分体现该学科的地方特色、时代特色与人文特色。

清末民初，西关十二甫中有广州地区第一个中医社团组织"医学求益社"，《广州医学求益社联课小引》曰："医学有求益之邃功，而无速成之希望。以黄帝神圣，尚咨于岐伯而作《黄帝内经》，诚以医道精深不可不覃思讨论也。"任何学术研究总有一个循序渐进、积累沉淀的过程，不可一蹴而就，所谓十年磨一剑。《岭南西关正骨》一书研究时间久矣，积累资料颇多。自20世纪90年代之初，广州市荔湾区骨伤科医院就组织力量发掘传承近代广州西关骨伤名医学术经验，如何应华、李主江编撰的《何竹林正骨医粹》和李国准主编《西关正骨——李氏临症经验》，以及由广州市荔湾区骨伤科医院汇编的《西关正骨医学文集》；2009年"西关正骨"成为广东省第二批非物质文化遗产项目，其后又在广州市文化公园、广州塔（小蛮腰）二层面向来自各地民众彰显西关正骨医粹学术精华魅力；2014年广州市荔湾区骨伤科医院参与广东省科技厅——广东省中医药科学院联合专项"引入文本挖掘技术的岭南中医骨伤流派手法传承与特色方药研究"；2015年在广州西关何竹林故居举行岭南何氏骨伤科代表性传承人的授徒拜师仪式，有广州市文化广电新闻出版局非遗处领导参加等等。上述活动笔者均在场参与目睹，感触甚深。广州市荔湾区骨伤科医院为"西关正骨"非物质文化遗产及学术流派传承发展提供重要保护措施，现组织编写《岭南西关正骨》是为其中成果之一，是人文科学与自然科学相结合的典范，也为基层医院如何开展中医科学研究提供良好示范效应。

《岭南西关正骨》发掘、整理、凝练了一代骨伤科名医的诊疗技艺特色、正骨心法理论、伤科治法备要、伤科验方名药（医院协定处方），以及各种骨折、脱位、骨病、软组织损伤、外伤科杂症等，保存中医骨伤科优势特色，连接地气适合民众医疗所需，可读性强，无浮夸不实之词。是书下篇专门撰写何竹林、管霈民、黄耀燊、蔡荣、李佩弦、李家裕、廖凌云、霍耀池、岑能等十七位曾在广州西关行医名家学术经验与传承谱系，图文并茂，格高境大，气清意纯，读后使人感觉一代骨伤科名医悬壶济世、德医双馨，永远值得后辈敬仰和学习。因此它的整理出版既是非物质文化遗产保护的重要措施，同时也将起到引导和推动临床学科发展的作用。书成之际，嘱余为序，略志数语，是为序。

刘小斌

2019年6月6日

（广州中医药大学教授、
主任医师、博士研究生导师）

序 二

在中医骨伤科发展的历史长河中，历朝历代，人才辈出。有佛家、兵家、道家，有南北派、少林派、华山派等，各门各派，身杯绝技，备受关注，武学接骨，融会贯通，悬壶济世，犹如华佗、扁鹊，医治苍生，各显身手。

清末民初，广州成为对外商贸口岸，南来北往的各行各业，纵横交错，商贸繁华。天时、地利、人和，岭南文化的包容性，使广州西关成为医疗集中地，岭南医学在广府文化的土壤中繁盛发展，骨伤的各门派聚集于西关，形成了富有岭南中医特色的西关正骨。

300多年来，西关正骨名医辈出，崇德厚生，精诚为民；手法、固定、伤药独特，施于伤病，屡获奇效；临症功夫，医德医风，赢得信赖，口碑载道；骨伤理法，世代相传。

不忘历史才能开辟未来，善于继承才可发展创新。有人说"传承是中医发展的密码"，要传承好前辈的学术精华，培养出更多的新人，让岭南西关正骨的宝贵财富，治骨经验，传世发展，生生不息。

《岭南西关正骨》一书，由西关正骨的发源地——广州市荔湾区骨伤科医院骨伤同道撷取伤科文献及前辈学术经验汇集而成，书中道术兼备，集西关各家之精华，传接骨续断之特技，汇理论实践之见地，全书收编系统，内容丰富，一卷在手，大有裨益，欣以为序。

黄 枫

2019年10月22日

（广州中医药大学教授、
骨伤科教研室主任）

前　言

西关正骨是广州地区富有岭南医学特色的传统正骨疗法，以整复理伤手法、杉皮夹缚技术和百年伤科名药为治疗特色，是祖国医学普遍原则与岭南地区实际情况相结合的伤科流派，是岭南伤科的代表。300多年来，西关（荔湾）地区名医辈出，他们绍承家学，医武兼擅，博采众方，临症精思明审，务实进取，历经漫长的岁月，形成了富有岭南医学特色的伤科理论和治疗方法，并在岭南文化的承载中不断发展。

集西关正骨医粹的广州市荔湾区骨伤科医院正是深深植根于这片文化沃土中，在党和政府的支持下不断发展壮大。建院以来，坚持专科特色、立足传统，融汇古今、与时偕行，为普罗大众提供了简、便、廉、验的医疗服务，其疗效深受海内外人士的认同。需要说明的是本书所摘录的部分古方中包含有麝香、穿山甲、虎骨、熊胆、羚羊角、犀牛角、象皮、蛇等涉及国家保护动物的药材，为保持古方原貌，这类药材未作删除。

铭记历史才能开创未来，没有了继承，创新就成了无源之水、无本之木。为积极响应广东省委、省政府创建中医大省、强省的号召，广东省非物质文化遗产西关正骨传承基地——广州市荔湾区骨伤科医院重视西关正骨前辈的学术继承和整理，在各级领导的支持帮助下组织编撰了《岭南西关正骨》一书。该书对广州地区富有岭南医学特色的传统正骨疗法从历史、技术和名医三个方面作了全面、详尽的介绍。全书以"崇德厚生、无创为尚、病证同辨、以武助医"的治疗理念，选取骨折、脱位、筋伤、骨病、内伤等近百个伤科疾病进行剖析，结合当下各家经验荟萃，突出了西关正骨疗法的传承与发展。其可贵之处，既保存前辈的伤科学术思想和技法，又在临床实践中不断发展。由于西关正骨众多后人开枝散叶于各地，资料收集未必全面，难免有疏漏之处，恳请同道不吝指正。

孙振全

2019年6月18日

目　　录

中篇　骨伤各论挈要

下篇　西关正骨名家经验

上 篇

广州西关正骨的历史与诊疗特色

第一章 西 关 正 骨

西关正骨是广州地区富有岭南医学特色的传统正骨疗法，以整复理伤手法、杉皮夹缚技术和百年伤科名药为治疗特色，是祖国医学普遍原则与岭南地区实际情况相结合的骨伤科流派，是岭南骨伤科的代表。它形成于明清之际的广州西关地区（今荔湾区），盛行于清末民初，至今已有300多年历史。

商贸发达的广州西关地区是岭南医学繁盛之地，曾在西关的长寿路、龙津路、和平路、冼基街等地段形成了多条中医药街，其设馆行医的何竹林、蔡荣、黄耀燊、管霈民、李家裕等伤科正骨名家祖上多是医武兼善，他们以医活人，以武强身，学术上集儒、佛、道、医、武、哲于一身，经漫长岁月的医疗实践将其整复理伤手法、杉皮夹缚技术、百年伤科名药，以及功能锻炼等方法总结而成一套富有岭南医学特色的伤科理论和治疗方法[①]。

西关正骨医家秉承崇德厚生、重情守义的医风，使兼容变通、择善而从的文化内涵与正骨疗伤之理、法、方、药技法一脉相传。

整复理伤手法是西关正骨的一绝。该法继承了医家何竹林、蔡荣、李家裕等老一辈稳准而巧的正骨技术，它的基本特色是知其体相、辨清伤情、崇尚无创、因人施法、医武结合、善于用力、劲法合一、手随心转，通过理伤整复手法有效地解决了绝大部分骨折、脱位及颈肩腰腿痛等疾患。

杉皮夹缚技术是西关正骨的二绝。杉树皮为小夹板材料上乘之选，以其质轻透气、韧而不脆、软硬适中为骨折固定的理想材料。根据临症相度需要，量体裁剪，有调整方便、随时换药，适合南方潮热环境使用的优点；其三度夹缚、加垫纠偏技术贯穿了动态纠正、弹性固定的生物力学原理；杉皮夹缚骨折有利于关节活动锻炼，其动静结合的优点至今依然是防止应力遮挡、关节僵硬的首选，与当今国际骨科推崇的BO（BiologicaL Ostrosynthesis）技术弹性固定不谋而合。

---

① 贡儿珍．广州市非物质文化遗产志（下）［M］．北京：方志出版社，2015：1103–1116.

百年伤科名药是西关正骨的三绝。遵其气通血活、诸患能除之法，其膏药取自何竹林等名家验方配制而成，根据岭南地区物候特点，选取南方草药，法取辛凉、活血化瘀、舒筋活络；方中用药君、臣、佐、使配合巧妙，既有舒筋活络、活血散瘀、消肿止痛的作用，又有祛湿驱风的作用。如自成一格的岭南骨伤科代表方——何竹林跌打风湿药酒、田七跌打风湿霜、生肌膏、舒筋活络散等。名药验方历经百年使用，因其疗效奇特，在珠三角乃至中国的香港、澳门地区，以及美国、加拿大的粤语人群中视为居家必备良药。近年来广州市荔湾区骨伤科医院根据实际需要，通过科研与现代技术相结合将其剂型多样化，制成凝胶贴、硬膏贴，使传统的验方应用方便广泛，疗效更好。

以上的整复理伤手法、杉皮夹缚技术、百年伤科名药经验被誉为西关正骨"三绝"，并沿用至今。其简便实用、取法自然且成本低廉，疗效确切的传统疗法深得群众喜爱，并长期流传坊间而成为广府独特的民俗医药文化之一，也是海外粤语群体至为信赖的骨伤科疗法。

中华人民共和国成立后，以何竹林、黄耀燊、蔡荣、管霈民、李佩弦等为代表的西关正骨名医受聘于中医院校从事教育和医疗工作，其传人何应华、李家裕、杨鹤亭、廖凌云、罗广荫、岑能等名医及后裔则由当地政府组织起来开办诊所，积极开展师承工作，使富有岭南医学特色的西关正骨学术流派后继有人，传承有序。

20世纪80年代后期，西关正骨名医何应华倡议开办荔湾区骨伤科医院，在荔湾区政府的帮助和支持下，于1989年8月26日成立广州市荔湾区骨伤科医院。至此该院集中了何竹林、李广海等一批岭南伤科名医的后人及骨科精英，该院也成为保存和继承西关正骨医术最完备的医院[①]。

西关正骨学术思想及医疗特色的传承与发展长期以来得到省、市、区各级部门的重视，2009年，广州"西关正骨"先后被列入第一批广州市荔湾区、第二批广州市和第三批广东省"非物质文化遗产保护名录"。该院把西关正骨技艺的活态保护与传承作为一项系统工程来进行规划与建设，建立了西关正骨名医工作室、西关正骨博物馆、伤科名药制剂室、西关正骨研究室、西关正骨文化园等。

---

① 李主江. 岭南伤科流派与广州西关［J］. 文史纵横，2014（2）：34-40.

2011年广州市荔湾区骨伤科医院被评为广州市中医名院、广州中医药大学实习医院，2017年被评为广东省中医师承临床实践教学基地。2018年成为广东省骨科研究院中医骨伤科研究所西关正骨临床实践基地。目前该院是广州市、广东省非物质文化遗产传承基地[①]。

一、西关正骨历史源流

广州西关地区（今荔湾区）位于广州老城区的西部，与珠江白鹅潭相伴，处于东江、北江、西江交汇之地，自汉唐以来此地成为内通中原、连接海外的重要口岸。明清之际，该地区中西文化交汇，是我国华南地区最繁华的商贸中心，闻名中外的广州十三行就位于其中。由于地理环境的优势令当时的农、工、商、医纷纷驻足于此，成行成市的医馆药铺云集，遂使羊城西关成为岭南医学繁盛之地。

探其医学之源，可上溯远古百越之遗迹，自秦汉之争，赵佗斩棘南征，开凿灵渠，顺流而下，戍边移民，为中原医药入粤之肇始。迨至晋唐以降，中原混战，朝野避乱，百氏民众越大庾岭，过梅关举家南迁，沿北江而下，其中就有不少流寓岭南的医家，定居于广东南海一带。他们结合岭南地区背山面海，地卑潮湿，气候炎热的特点，以及生活作息与其他地方有所不同的医疗实际情况，立方遣药，启南药之用，此为岭南与中原早期医药交流的开端。

东晋咸和元年（326年），东晋医家葛洪为避战乱从江苏来到广州西关及博罗等地，他在岭南生活的15年中对我国骨伤科的发展作出划时代的贡献。葛洪早年栖身广州西关（属古南海郡）弘道多年，其传医修道之地"浮丘丹井"就设在羊城西关地区的积金巷（邻近今广州中山七路洞神坊）。葛洪往来于羊城西关与罗浮山两地，晚年著述《肘后备急方》载有损伤创口感染毒气之说，强调早期处理伤口的重要性，对于骨折和关节脱位，倡导手法整复，并积累了使用小夹板夹缚固定的医疗经验，他的这些著述对岭南西关正骨的发展具有深远的意义。[②]

---

① 贡儿珍. 广州市非物质文化遗产志（下）［M］. 北京：方志出版社，2015：1103-1116.
② 朱盛山，林超岱. 岭南医药文化［M］. 北京：中国中医药出版社，2012：36-38.

424年，创医疗体操《易筋经》的印度禅师达摩从西方远涉重洋，历经3年风浪来到广州，在当时珠江河岸白鹅潭畔登陆，登岸后建"西来庵"（今华林寺）开坛讲经，传播"禅宗妙旨"，之后辗转中原传播佛教，有《达摩血脉论》传世[1]。当年达摩登陆的地方，位于今广州西关下九路北侧西来正街一带，旧称"西来初地"，如今该处尚有一块"西来古岸"的石碑竖立。

明洪武十三年（1380年），广州三城合一，扩建城墙，城西门外称西关地，俗称"西关"，为城乡交接之壤，河涌纵横，水上交通十分便利。由于进出口贸易的商业发展的需要，明永乐四年（1406年）在西关十八甫附近设立怀远驿，西关成为全国最大的通商口岸，其水陆交通之便利致使人口众多，医疗需求增大，明清时期的南海医家冼嘉征、何梦瑶、冯了性、何克谏、王汝材、岑伯赞、何源、黄麒英等均来往于广州西关，或设铺售药或行医授徒，广为应用岭南草药治病疗伤、养生。[2]

明末清初，福建南少林寺被清兵焚毁，佛门弟子流散四方，集医武一身的至善禅师率僧众南下，广收徒弟，源于佛门的骨伤科医家有潘日舒、何恭泰、梁财信、蔡忠、谢芝林等均在西关开设医馆。由于岭南地区远离中原战乱，一家行医，一族行医，致使岭南骨伤科正骨医技得以传承有序。

二、西关正骨流派的形成

按广东习俗，中医骨伤科被称为"跌打""正骨"，执业者多为武林人士或传人，施治范围包括跌伤、扭伤、骨折、脱臼、烫火伤、炮火伤、刀伤、内伤痛症及外科杂症等。他们白昼行医、夜间习武，通过祖传或师传将独特的手法、验方传给后代及徒弟，逐渐形成了具有岭南医学特色的西关正骨疗法，其治法之简便、效验、价廉在群众中家喻户晓，由于西关隶属广东南海县，故当时有"省港名医出南海，南海名医集西关"一说，此为西关正骨流派肇兴之始。

当时珠江口岸商贸繁忙，跌打扭伤频频发生，根据骨折的治疗需要，当时人

---

① 郑洪. 岭南摄生录［M］. 广州：南方日报出版社，2014：55-56.

② 佛山市南海区卫生局. 南海卫生志［M］. 佛山：南海市卫生局，2009：577-586.

们所选取的骨折夹缚固定材料包括竹片、木板、纸板、杉皮等，经过使用，发现杉皮夹板具有不易变形，并有轻便透气，易于剪裁等优点。且西关地区水网密布，江上往来船只多以杉树皮为船篷材料，一有骨折损伤即就地取材，使用杉树皮夹缚固定渐成民俗。其时城内外建筑住宅需用大量的杉木，而杉木经水路运送上岸后，其集市就设在西关杉木栏路（图1-1），从那时起，众多的跌打医馆均前往西关杉木栏集市购置杉树皮（图1-2）作为骨折外固定材料，并沿用至今。

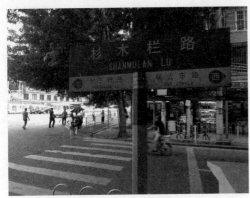

图1-1 杉木栏路

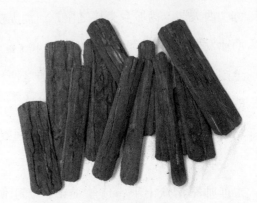

图1-2 杉树皮

清代，随着西关地区水路运输业、手工业、建筑业的兴旺及人口的不断增多，利益纷争导致医疗及武馆需求量大。民间相传的西关锦纶堂机房仔与少林十虎胡惠乾引发的少林、武当两派械斗就发生在西关西禅寺（今西华路广州市第四中学校园内）。①

道光二十一年（1841年）鸦片战争时期，千余英兵经珠江进犯广州，在三元里等乡抢掠引起公愤。西关地区众多的武馆（跌打医馆）应三元里乡民之约帮手，当中大多数人是（机房仔）纺织工人，初时三四百人，后来增到千人左右，集中在牛栏岗高呼"先撩者贱，打死无怨"的口号，举起锄头、三叉、缨枪痛击英军，史称三元里抗英斗争。②

清末，内忧外患，社会动荡，广东地处南方治安更为恶劣，民间为了保护自己，尚武自卫成风，许多武馆、医馆相继设立。集医武一身的黄麒英、何良显、

① 江西人民出版社古籍编辑部. 乾隆游江南［M］. 南昌：江西人民出版社，1987：545-549.
② 广东省文史研究馆. 三元里人民抗英斗争史料［M］. 北京：中华书局，1978：182-183.

黄汉荣、梁财信等众多南海籍医家纷纷在西关设立医馆、武馆、药铺，广收门徒，医武兼修，功术同练，疗伤自治。当地医家彼此守望相助，同心协力，他们善于吸收各家长处，乐于互相交流手法技巧、杉皮夹缚固定技术、用药特点等。蔡忠的"普生园"、黄飞鸿的"宝芝林"、何良显的跌打医馆、黄汉荣的"芝香医馆"等医馆业务兴旺。他们与客寓西关的伤科世家管季耀、谢芝林、廖垣等均有交往，彼此联手互济，共生共荣，丰富了骨伤科正骨的诊法、技法，使西关正骨体系更为完善。其时整复理伤手法在刚、柔、迫、直的基础上得到了发展，杉皮夹缚固定配合贴、楔、挟等法已成共识[①]。在用药方面据岭南气候特点善用当地药性辛凉的草药治疗跌打，如毛冬青、救必应、排钱草、崩大碗、大驳骨、龙船花、铁包金、穿破石、毛射香等岭南草药皆是性寒活血化瘀通经之品，因消肿止痛疗效明显，治愈了很多疑难重症，其时西关正骨名声不胫而走，疗伤效果得到各地群众的认可，并在港、澳、珠三角等地流传"西关跌打医生多，驳骨疗伤快夹妥"俚语。

三、西关正骨鼎盛时期

20世纪初，广州西关地区的医馆、武馆、药铺栉比鳞次，成为华南地区有名的中医药集散地（图1-3）。清宣统元年（1909年），南海黎棣初、罗熙如等人在西关十二甫开设广州医学求益社，该社打破传统中医教育私门授受的局限，伤科世家何竹林、管季耀等参加求益社赠医活动。民国时期，经市政卫生局注册的中医生有450多人，并形成长寿路、龙津路、和平路等多条中医药街，在光复路、文昌路、梯云路、清平路、多宝路及冼基路，十三行一带也分布了许多医馆和武馆。著名的广东公医学堂、省城药材行、广东精武会（宁波会馆）、中西药局分别设在西关十三甫北约、上九路、浆栏路和冼基社区一带，西关地区可谓是名医荟萃，且当地不少医生常往来于香港、澳门、珠三角三地行医[②]。

---

① 肖劲夫. 岭南伤科［M］. 北京：人民卫生出版社，2008：8.
② 卢集森. 近代西关岭南名医［M］. 广州：广东科技出版社，2004：5.

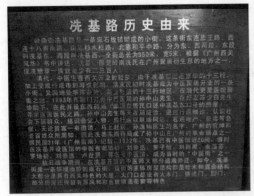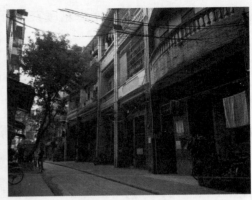

图1-3　民国时期的医生街——冼基街

东南亚商人通过水路将丁香、檀香、豆蔻、乳香、胡椒、没药、血竭等药材带到西关十三行开展贸易，这些药材丰富了伤科正骨用药。因为海上安全及海外华人需要，以应不时之需，商船每每均载有驰名省港的西关名医跌打伤科药品，如蔡忠的跌打万花油、何竹林的伤科通脉散、梁财信的跌打丸等。这些骨伤科药物内含有岭南本草，如救必应、陈皮、血见愁、透骨消、寮刁竹、黑老虎等，药物成分独特，消肿止痛效果明显，被誉为跌打刀伤的神药，风行各地，远销新加坡、马来西亚、泰国等地，甚至欧美地区。[1]

当时的广州作为近代民主革命策源地，风云变幻，局势动荡，各类枪火刀伤、严重的骨折及各种软组织损伤纷纷集中到西关地区治疗，西关正骨医家治疗范围从跌打扭伤、骨折脱臼、风湿骨痛扩展到枪械伤，并积累了不少经验[2]，从而使广州西关成为省港地区治疗骨伤科重症、大症的中心。管季耀、何竹林、梁敦娴等众多西关正骨医家积极参与救治战乱造成的伤者，无论是1911年黄花岗起义的受伤者，1924年广州商团事变的受伤者，还是1925年"沙基惨案"的受伤者，以及1927年的广州起义中的受伤者，大多集中在广州西关的医馆医治。西关正骨医家疗伤救人的侠义精神及精湛的医技事迹在坊间传遍省港，其中何竹林因治疗枪弹伤而获"破腹穿肠能活命"的美名。其时，珠江三角洲地区危重伤员纷纷通过水路运抵广州西关救治，且获良效（图1-4）。西关地区正骨医家在社会

① 曹磊. 杏林芳菲——广东中医药［M］. 广州：广东教育出版社，2013：127.
② 广州市地方志编纂委员会. 广州市志［M］. 广州：广州出版社，1997：304.

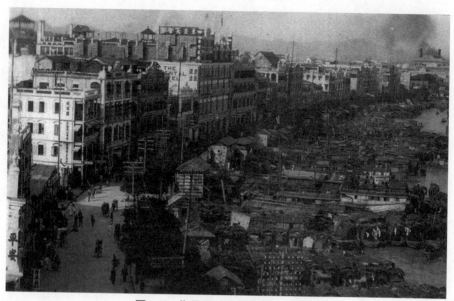

图1-4 伤员通过水路运至广州西关

上获得了很高的声誉。①

　　西关正骨医家素重学术经验的总结及对后学的培养，1924年广东中医专门学校和广东光汉中医学校相继开办，设有伤科学课程，由管季耀、梁以庄等任教，编有《管氏伤科讲义》《救护学讲义》等教材（图1-5）。1929年7月，全国中医药界在上海召开教材编辑委员会会议，管季耀、管霈民父子编纂的《管氏伤科讲义》②在中医教材编辑会议上被诸委员交口称赞，谓："各地此项人才，若凤毛麟角，纵有之，不能秉笔作讲义。而管氏讲义，节目如此其详，资料如此其富，议论如此其精，辞义如此其达，真可

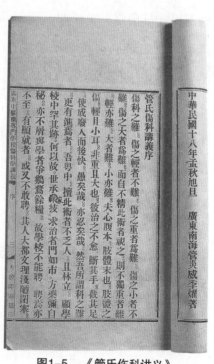

图1-5 《管氏伤科讲义》

① 何应华，李主江. 何竹林正骨医粹［M］. 广州：广东科技出版社，2009.
② 沈英森. 岭南中医［M］. 广州：广东人民出版社，2000：74-88.

法传，亟望管氏之书流播，全国奉圭臬。"①

1935年初，何竹林与同道陈伯和在西关赠医所成立粤海伤科联谊会，何竹林、管季耀、梁桂长、管霈民、梁敦娴、黄汉荣、杨鹤亭等一批西关伤科医生常轮流前往坐诊，为贫苦病者赠医施药，使粤港等地医生经验得以交流，西关跌打伤科治疗重症、大症的口碑和声誉深入民心。何竹林、管季耀、陈公哲、李佩弦等一批医武兼善的名医也被应邀到东南亚一带为患者会诊。

1937年7月，日军全面侵华，17日广东民众御侮救亡会成立，通电全国"百粤民众誓以热血同赴艰危"。其时粤海伤科联谊会响应号召，何竹林等捐出多批跌打伤科用药以敷抗战之需，当时商报新闻有"粤海跌打王，赠药援抗战"的报道。②

1946年抗战胜利后，何竹林召集粤港等地骨伤科医家以广州西关为粤海伤科联谊会的活动中心，参会者以西关地区伤科医生为主，入会者不论籍贯，同道有管霈民、林荫堂、黄子明、李佩弦、黄耀燊、蔡荣、李家裕、黄啸侠、杨鹤亭、廖垣、彭海泉、黄力、张景述、颜耀庭、韩湛、罗广荫、霍耀池、易惠民、黄昌、何应华、何超常等110多人。该会以"联手共荣"为纲领，每周聚会，茶话之间畅谈经验，增广见闻，排解门派及医患纠纷，促进彼此包容，令该地区学术气氛活跃，业务更为兴旺。期间何竹林的"正骨手法述要""伤科内治法探微"，林荫堂的"论气门伤痛治验"，管霈民的"救护学之包扎操作"，蔡荣的"《正体类要》治伤大法的探讨"，霍耀池的"黄贞庵治疮痈八法"，李佩弦的"易筋经之吐纳要领"，黄耀燊的"腰痛的辨治"，罗广荫"痹证论治"，在粤海伤科联谊会中众多医家促进友谊、交流心得，对省港地区的伤科学术发展起推动作用（图1-6）。

① 邓铁涛. 中医近代史［M］. 广州：广东高等教育出版社，1999：424.
② 何应华，李主江. 西关何氏伤科世家［M］. 广州：广东科技出版社，2016：13.

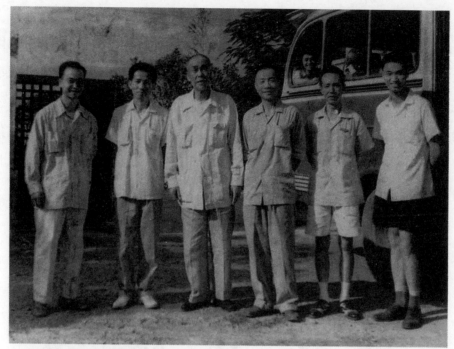

图1-6 岭南伤科医家合照（从左至右依次为李家达、蔡荣、何竹林、李广海、黄耀燊等名医）

四、西关正骨发展现状

中华人民共和国成立后，党和政府积极扶持中医事业发展。1955年广州西关地区中医诊所达238间，占全市近8成，其中跌打医馆超过半数以上。何竹林、蔡荣、管霈民、黄耀燊、李佩弦等一大批西关正骨名医受聘于省、市中医院校，从事教育和医疗工作，著书立说，培养了大批骨伤科专业骨干，为现代骨伤科事业的发展打下了基础。

随着新中国的成立，一部分西关正骨医生前往海外发展，而世居西关的正骨名医及后裔何应华、李家裕、杨鹤亭、廖凌云、罗广荫、岑能等则由当地政府组织起来开办联合诊所。从20世纪50年代后期到20世纪70年代初期广州市荔湾区卫生局先后办了六期中医正骨学徒班，学员遍及广东地区。20世纪80年代初，随着改革开放，部分西关正骨医生到海外定居从事跌打伤科正骨业务，而今西关正骨在海外仍有着不少的受众群体，在中国香港地区及东南亚、美洲等有粤语华侨聚居的地区，均有医武兼善的西关正骨传人在当地开设跌打医馆。[①]

20世纪80年代后期，在西关正骨名医何应华的倡议下，经过广州市荔湾区政府大力支持，1989年8月26日广州市荔湾区骨伤科医院成立。院址设在广州市荔湾区文昌北路235号。时任国家卫生部副部长，国家中医药管理局局长、党组书记的胡熙明亲笔为新成立的广州市荔湾区骨伤科医院题匾（图1-7）。该院集中何竹林长子何应华、李广海长孙李国准等一批西关正骨名家的后裔、弟子及骨外科精英。

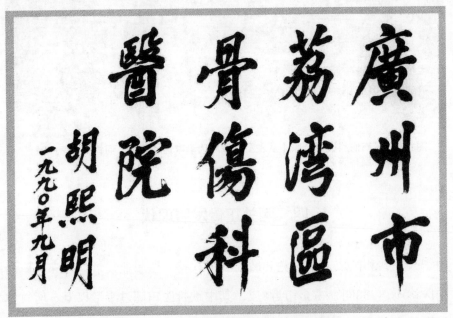

图1-7 国家中医药管理局前局长胡熙明题匾

近年来广州市荔湾区骨伤科医院积极贯彻荔湾区区委、区政府的发展纲要，重视推进西关正骨的文化建设工作，挖掘其自主创新潜力，成立"西关正骨研究室"。研究室成立以来为继承和发扬西关正骨优秀的文化传统，全面系统地整理西关正骨医疗经验，积极做好西关正骨医药文化遗产保护、建档、申报和管理等方面的工作，彰显医院文化软实力起到积极作用。

2009年"西关正骨"作为传统医药项目先后入选广州市、广东省非物质文化遗产保护名录。通过"非遗"项目的保护，促进了西关正骨文化和技术的发展。

① 荔湾区卫生志编纂办公室. 荔湾区卫生志［M］. 广州：荔湾区卫生局，1995：172-173.

西关正骨保护单位——广州市荔湾区骨伤科医院在原有百年伤科名药酒剂、霜剂的基础上生产新的剂型"跌打风湿凝胶贴"，扩大了使用范围，深得各界欢迎。

目前，广州市荔湾区骨伤科医院是广州中医药大学教学基地、广东省中医师承临床实践教学基地、广东省骨科研究院中医骨伤科研究所西关正骨临床实践基地和广东省非物质文化传承基地。该院设有正骨门诊、急诊、住院部、骨伤治疗康复中心。其中门诊设专科诊室、专家诊室；骨伤治疗康复中心开设40余项无创治疗项目；住院部开放病床100张，设有三个病区。①正骨病区，该病区以西关正骨传统骨伤医药治疗技术为特色。②骨关节病区，主要开展骨折内固定术，关节镜韧带重建、人工关节置换术。③脊柱病区，根据病情需要采取骨科微创技术治疗各种脊柱疾病（图1-8）。该院有省级传承人李国准[①]、李主江，市级传承人张宜新，区级传承人谭超贤、李宇雄、孙振全、卓士雄、张建平。

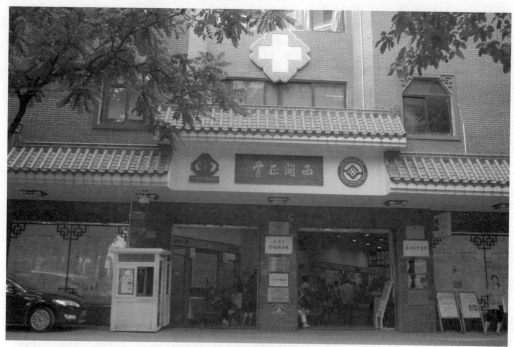

图1-8 广州市荔湾区骨伤科医院

近年来，作为西关正骨传承基地的广州市荔湾区骨伤科医院已建成了西关正骨文化园、西关正骨博物馆和西关正骨研究室。该研究室积极办好"西关正骨

---

① 李国准于2020年3月逝世。

网站"和《西关正骨医院文化建设专刊》，并以此作为医院文化发展的资讯交流平台和宣传阵地，定期刊登西关正骨专业发表的论文、科研报道，解答网民提出来的医疗问题。目前已经先后出版医院文化专刊16期，每期刊物开设的栏目有"名院创建""历史沿革""名医风采""文化瑰宝""正骨论坛""媒体报道""观点扫描""正骨与健康"等，各栏目撰文从内容到版式受到同行称道。

西关正骨研究室在上级的领导下整理西关正骨前辈的经验，先后出版了《何竹林正骨医粹》《西关正骨——李氏临症经验》《西关何氏伤科世家》及《西关正骨医学文集》等医著。其中2009年4月《西关正骨——李氏临症经验》被广州市科学技术局评为广州市科学技术成果，《岭南骨伤科名家何竹林》一书2009年12月入选广东省省委及广东省中医药局主编的《岭南中医药文库》。由广东科技出版社出版的《岭南中医药文库》已被纳入《广东省建设中医药强省实施纲要》，这也是广东省出版集团的标志性工程之一。西关正骨的名医经验整理工作，有效保存和继承了西关正骨的学术思想和医疗技术。

西关正骨研究室在广州市荔湾区骨伤科医院领导下长期与西关正骨后人保持联系、交流学习，以使西关正骨得以继往开来、承前启后。西关正骨研究室将收集到的西关正骨名家经验资料进行整理，编撰成《西关正骨医学论文集》一书。西关正骨博物馆以雕塑、实物、图片等多种形式展现西关正骨的医药文化与历史，并对西关正骨发展影响深远的何竹林、蔡荣、黄耀燊、李佩弦、管霈民、霍耀池、岑能、叶润生、李家裕、何应华、岑泽波等一批医家作了详细介绍；博物馆还将西关正骨"三绝"之整复理伤手法、杉皮夹缚技术、百年伤科名药作了图文和实物等展示，并弘扬西关正骨"崇德厚生、无创为尚、病证同辨、以武助医"的文化内涵。西关正骨博物馆自开放以来先后接待了各地同行和来自美国、英国、加拿大，中国香港地区、中国台湾地区等医学团体，以及广大群众。

2010年1月12日，《南方都市报》以"广州名片·文化遗产系列"专栏发表署名文章《百年正骨遭遇"现代病"》，介绍西关正骨项目的主体单位广州市荔湾区骨伤科医院如何在新形势下开展颈、肩、腰、腿痛治疗特色的专题报道；2010年6月12日是我国第5个文化遗产日，广州市荔湾区骨伤科医院派代表参加由广东省委宣传部、广东省文化厅主办的"首届广东非物质文化遗产产业高峰会"，会上我院代表作了"继承三绝四宝，推进中医现代化"的大会发言，引起各界人士的共鸣。

2010年3月，广州市荔湾区骨伤科医院派代表前往深圳参加"中国中医药文化建设暨中医非物质文化遗产高峰论坛"。随后，又应邀出席了世界中医骨科联合会（WFTCO）在台北召开的"第八届世界中医骨科大会"，会上西关正骨代表作的"脊柱病辨证论治新模式"，获得了本次大会的尚天裕国际科技进步奖二等奖。

西关正骨自进入非物质文化遗产保护名录以来，提升了群众的认知，西关正骨"三绝"技艺同时得到传承和健康发展。在西关名医的魅力感召下，不少来自省内外、中国港澳地区、东南亚一带的患者慕名而来，促进了西关正骨的发展。我院遵循特色专科发展规划，通过以退行性骨关节炎病变不同阶段的治法为突破口，总结经验，对颈、肩、腰、腿痛的治疗方法有了新的进展，根据患者个体情况，采用辨病辨证、筋骨并重、中西结合，优化治疗项目，避免过度治疗，提高了医疗效果和社会效益。

西关正骨的传承、保护与发展一直是广州市荔湾区骨伤科医院的核心工作。我院积极培养学术传承人，先后由何竹林的学术继承人和李广海的学术继承人开展师带徒工作，建立名医工作室，开展名医师承工作。以西关正骨"三绝"之整复理伤手法、杉皮夹缚技术、百年伤科名药及其学术思想传承发展，为骨伤科常见病颈、肩、腰、腿痛的防治提供了简、便、廉、无创、有效的治疗方法。

广州市荔湾区骨伤科医院积极开展岭南医学西关正骨技艺的传播任务，帮助广州市荔湾区龙津社区卫生服务中心、从化江埔医院、龙潭医院、东莞洪梅医院、广州十三行国医馆及广州市白云区景泰社区服务中心创立"西关正骨"门诊，帮助新疆疏附县人民医院和疏附县维吾尔医医院建立"西关正骨"传承工作室，推动非物质文化遗产西关正骨项目的发展。多年来，通过对外学术交流，先后派西关正骨学术代表前往黑龙江、湖南、台湾、香港等地开展学术交流。2006年以来，我院应邀派代表先后6次到香港中文大学中医学院作"西关正骨名医经验介绍"，扩大了西关正骨的影响。广州市荔湾区骨伤科医院被香港《大公报》

评为香港市民最欢迎的医院。

如今，广州市荔湾区骨伤科医院在西关正骨名医、名药、名院的基础上，群策群力，以医院为依托集体传承，丰富了诊断和治疗技法，通过文化建设，有力地保证了传承脉络的延续，使医疗规范有序、推动学术提高，促进发展；沿着"继承不泥古，创新不离宗"的路子前进。2011年，广州市荔湾区骨伤科医院被评为广州市中医名院。（图1-9）

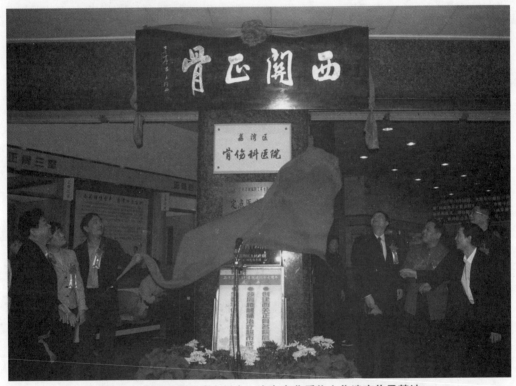

图1-9　西关正骨入选广州市、广东省非质物文化遗产传承基地

西关正骨的传承、保护与发展工作长期以来得到市、区各级部门的重视。"西关正骨"作为传统医药项目先后入选广州市、广东省非物质文化遗产保护名录后，我院更加坚定了西关正骨传承和发展的方向。2012年广州市第三届广府文化节（医药主题）在广州文化公园举办，以西关正骨、陈李济、中山医科教育三大展馆为代表的广州医药文化历史展览，分别从古到今、从医到药、从临床到教学，全面反映了广州地区中西医药文化发展的历史，使观众充分领略到岭南医学的博大精深。通过医药主题展览，彰显了"崇德厚生""同心济世""医病医身

医心，救人救国救世"的大爱和爱国主义精神，体现了广府人"古为今用，洋为中用"的进取和包容；体现古今一脉相承的"务实进取，开放兼容，敬业奉献"的广东精神。

五、新中国成立后部分西关正骨名家任职单位及贡献简表[①]

新中国成立后部分西关正骨名家任职单位及贡献见表1-1。

表1-1　新中国成立后部分西关正骨名家任职单位及贡献简表

名家	生卒年份	医家旧址	任职院校	主要贡献
何竹林	1882—1972	光复中路252号	广州中医学院（今广州中医药大学）	参加筹建广州中医学院，著有《中医外科讲义》，验方制成田七跌打风湿霜行销国内外
管霈民	1889—1980	宝华路正中约闸口	广州市工人医院（今广州医科大学第一附属医院）	民国初年与父亲管季耀著有《管氏伤科讲义》《救护学讲义》《救护队讲义》
李佩弦	1892—1985	龙津西路逢源西三巷	广州中医学院（今广州中医药大学）	广东精武会筹创人之一，著有《八式保健操》《鹰爪十路行拳》《八段锦》等
霍耀池	1892—1970	长寿路33号	广州市成药公会	梅花螳螂拳岭南地区主要传播人，验方制成活脉丹、肾气丹
叶润生	1898—1991	华贵路155号	广州市荔湾区逢源卫生院	善用岭南草药治疗各类骨伤
黄啸侠	1900—1981	文昌南路	广州体育学院	广东省武术协会筹创人，著有《黄啸侠拳法——练手拳与练步拳》，有治伤验方传世
罗广荫	1913—1988	光复北路100号	广州市光复第一联合诊所	无偿把个人诊所提供给政府作医疗场所，"土地骨方"等医论入选《广州市名老中医经验选》
黄耀燊	1915—1993	梯云东路芝香医馆	广州中医学院（今广州中医药大学）	验方制成骨仙片、双柏散，著有《外伤科学》《外科学》《中医名词术语选释》《医学百科全书·中医外科学》等

[①] 刘小斌，陈忠烈，梁川. 岭南中医药名家（一）（二）（三）［M］. 广州：广东科技出版社，2010.

（续表）

名家	生卒年份	医家旧址	任职院校	主要贡献
张景述	1917—1997	广州西关大同路95号	广州中医学院（今广州中医药大学）	广州星群中药提炼厂创办人之一，新中国成立后参加广州中医学院筹建，先后在中医杂志发表论文多篇
蔡荣	1921—1980	和平西路钟秀南6号	广州中医学院（今广州中医药大学）	主编《中医骨伤科学》《中国医学百科全书骨伤科分册》，验方制成跌打万花油行销海内外
廖凌云	1924—2005	光复南路27号	广州市越秀区正骨医院（今广州市正骨医院）	筹建越秀区正骨医院，骨髓炎治验等经验入选《广州市名老中医经验选》
李家裕	1926—2012	和平中路104号	广州市荔湾区第一人民医院（今广州医科大学附属第三医院荔湾医院）	创办荔湾区清平卫生院，骨科临床带教老师，参加编著《中医外伤科学讲义》《正骨学讲义》
岑能	1926—2002	宝华路宝华卫生院	广州市荔湾区宝华卫生院	参加国家体委民间拳术咏春拳范本演示，传世伤科验方有三龙驳骨散、白药膏、还魂汤等
何应华	1929—2003	光复中路252号	广州市荔湾区中医医院	筹建广州市荔湾区骨伤科医院，历届市、区级骨伤科学徒班教师，著有《伤科内治八法概论》《中医伤科提要》《何竹林正骨手法经验》等
何超常	1932—	光复中路252号	广东省中医院	广东省中医院骨科筹建人之一，擅长正骨理伤，撰有《治疗桡尺骨双骨折经验》等学术论文
岑泽波	1936—2009	多宝路66号	广州中医学院（今广州中医药大学）	全国高等中医院校五版教材《中医伤科学》《中医正骨学》主编、《中医医学百科全书·中医骨伤科学》副主编

（按出生年为序）

六、西关正骨医家传承脉络谱系

何竹林骨伤科代系传承简介

（第五代）　　　（第六代）　　　　　　（第七代）　　　　　　（第八代）

（第一代）
何　源

何应华——张友锋、李主江、——孙振全、卓士雄、——陈浩樑、

陈国雄、麦家强、　　黄志雄、霍子儒、　　何挺、

彭健雄、老元飞、　　刘铸锋、谭智德、　　李振杰、

梁斌、李亮等　　　　周卓茵、陈旭华　　　叶大林

（第二代）
何恭泰

何超常——邓成、陈得生、何兆贤、鲍刚强（美国）等

何应基——梁炳新、王国柱、谭奋森、何艳芬（美国）等

何应权——广州中医药大学副教授

何应衡——美国旧金山跌打学会会长

（第三代）
何良显

何应璋——美国西雅图跌打医馆

早年弟子——胡道明、高北海、马惠周、何兆康、何德光、

钟培鉴、马伟荣、苏锦星、谭昌雄、莫子云（美国）

罗广荫——罗永佳、罗笑容、罗楚云、罗曼莉

（第四代）
何竹林

张贻锟——广州市海珠区石溪中医院院长

蔡润才——中国香港蔡润才跌打医馆

岑泽波——刘金文、庄洪、陈炳坤、巫式槟、陶惠宁（日本）、

蔡桦、蒋顺琬、谭晓卫、刘军、卢永兵、罗忆、

汪青春、卢永棠、李主江、程铭钊（英国）、杨海韵、

叶淦湖、陈得生、岑瀑啸（美国）、岑瀑涛（美国）、

林定坤、林冠杰等

李氏骨伤科代系传承简介

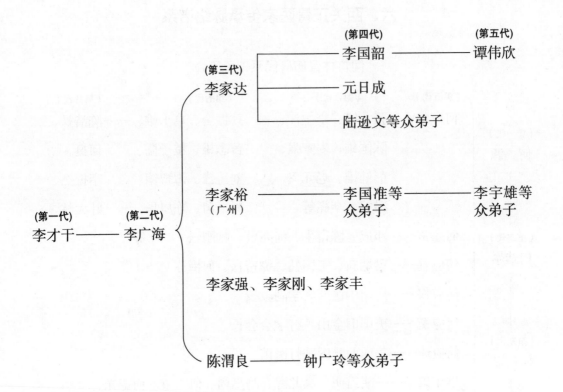

管氏骨伤科代系传承简介

（第一代）管镇乾

（第二代）管炎威、管藻馨

（第三代）管霈民、管铭生

（第四代）管其健、管永基、管志远、邱健行、管佩嫦等

（第五代）邱剑鸣等

蔡氏骨伤科代系传承简介

（第一代）蔡忠

（第二代）蔡杏林、梁敦娴、蔡景文

（第三代）蔡荣、罗伊明、蔡其鸿

（第四代）彭汉士、黄关亮、何振辉、张恃达、陈基长、刘金文、蔡丽蓉等

（第五代）黄枫等

黄氏外伤科代系传承简介

（第一代）黄汉荣

（第二代）黄耀燊

（第三代）麦冠民（美国）、胡兴华、林华森、张超良、黄纪良、张曼华、赖振添、陈汉章、黄和世、黄耀松、黄燕莊、黄鼎世，黄燕璇、黄民伟、吴宏东、赵先明、孟昭生、池建安、朱铭华等

李氏骨伤科代系传承简介

（第一代）霍元甲

（第二代）陈公哲、李佩弦

（第三代）李家驹、冯达英、黄锦清、关荣健、罗国华、林应强、黄泽霖、李传锦、刘金钊等

（第四代）吴山、谷伟

霍氏骨伤科代系传承简介

（第一代）霍耀池

（第二代）霍明彬、区潜云、霍明光、霍明东、严孝良、潘孝涛、佘志安、萧锦添、罗牛、黄梓芬、黄孝泉、梁秉坤等

（第三代）霍子儒、刘铸锋、伍毅东、谭庭麟

廖氏骨伤科代系传承简介

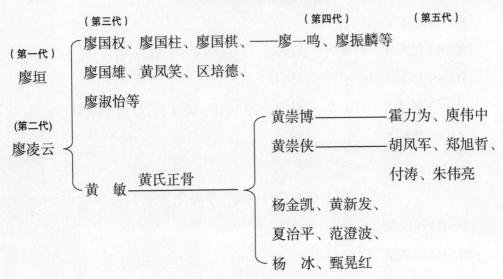

张氏外伤科代系传承简介

（第一代）张咏南

（第二代）张景述

（第三代）张卓武、张舜贤、张舜能、张舜思、张卓眉、麦冠民、胡兴华、张曼华、黎文献、张建楣、梁剑辉、禤国维、李真喜、赖振添、周岱翰、罗永佳、崔学教、陈玉琨

岑氏骨伤科代系传承简介

（第一代）严咏春、梁博俦

（第二代）陆锦

（第三代）冯少青、霍保全

（第四代）韦玉笙、阮奇山、张保

（第五代）岑能

（第六代）岑兆伟、岑迪斯、岑禧、周赐禧、彭秋、岑枝、林少珍、霍俊勋、张务勤、梁牛、严玉棠、梁大钊、郭运平、敖磊奇、林石岩、董传锦、李志耀、罗开、林毅成、叶沛林、李志河、刘有宁等

（第七代）刘慧中、张立志、肖水勤

七、西关正骨的学术思想和特色技法

广州西关正骨是岭南医学的重要组成部分，是祖国医学普遍原则与岭南地区实际结合的学术流派。其学术思想特色是：崇德厚生、病证同辨、无创为尚、以武助医。

（一）崇德厚生

倡导以人为本，本立道生、敬重人就是敬重天道，顺应生机、赞化万物的大医精诚理念。300多年来，西关正骨崇德厚生、重情守义之遗风一脉相承，跌打医馆每有庭训告诫弟子，凡劳苦之众、鳏寡孤独遇跌打骨折、创伤流血急需救治者，尤须恫瘝在抱，扶危济困，敦笃力行，以绵延祖业，不坠家声。

（二）无创为尚

西关正骨医家倡导顺其生机，无创为尚的理念，反对超前和过度治疗的做法，以"识其体相""辨清伤情"，利用"筋能束骨""筋顺骨正""筋骨并重"的无创理念和治疗方法对待筋骨类疾病，提倡把伤骨看活，尽量避免器械作用。能简单不复杂、能保守不手术、能微创不开刀的无创治疗观念，尽量避免医源性疾病发生。何竹林说："人体筋骨，气血煦濡，向具生机，故接骨者应如扶植树木，树木生长离不开阴阳，即水土、阳光、空气。离开它们，树木就要枯槁死亡，这是很自然的道理。骨骼的生长也是如此，离不开阴阳（气血），以骨骼筋肉生长的生理规律去指导正骨手法和固定。"其整复理伤手法主要掌握刚、柔、迫、直和复位时机。刚是强力，柔是缓力，迫是压力，直是拉力。其法从手出的治疗优势体现了稳、准、巧的特点，且使用安全，不易造成患者的伤害。

由于目前不少人对常见的颈椎、腰椎退行性病变缺乏足够重视和预防，而使颈椎、腰椎病呈现年轻化趋势，西关正骨医家历来采取各种运动锻炼方式来完善养生防病的措施，以防五劳七伤，积劳成疾。这也体现了"无创为尚"的理念。

（三）病证同辨

西关正骨医家对伤科疾患的救治善于辨病辨证相结合，强调内外兼治，筋骨并重。辨病是对疾病的辨识，以明确疾病的诊断；辨证是对疾病证候的辨析，以确定证候的性质和阶段。辨病辨证的结合使疾病的诊断和治疗更精准。他们以识其体相、辨清伤情、气通血活、是谓至治的学术观点，结合因人、因时、因地制宜，针对伤病发展过程中不同阶段、不同性质的矛盾采用不同的方法去解决疑难。其辨病辨证的思想贯穿了理、法、方、药的使用，同时根据病情的需要，结合现代医学的先进技术进行分级诊治，精准施术，提高疗效。

（四）以武助医

西关正骨名医大部分集医武于一身，他们重视医武双修，历来注重抓住力变化为劲的训练，也就是通过训练让一般的力变为专业的力，这个力就是"力足而活"的劲。力量素质是骨伤科医生的基本素质，也是提高疗效的关键，若劲力不足，则难以取效。手法讲究技出准巧，手随心转，法从手出。

正骨手法施用时，需求稳、准、巧，善于用力，若没有强健的体魄，就不能有足够的力量。而只是具备一般的力，施行手法时就会力不从心。未学功夫，先学扎马，不论学武术或跌打伤科都要先经过体格的基本训练。前辈多以"台上一见，台下三年""欲得力量，必先强身"之语来勉励弟子。

西关正骨医家按正骨手法的需要，摸索出一套练功方法，医馆常设习武厅，一班数人，师傅徒弟，医武同修，功术同练，已成日课。从业者边做边学，把武术与医术巧妙地结合在一起，以求临床操作手到、力到，刚、柔、迫、直，用力同步，所谓手眼身马步，肩肘腕胯膝，练习时这些部位皆需兼顾。何竹林说："骨伤科手法要眼到、心到、手到，懂得借助自身的体重、腰力、眼力、手力并用。牵伸的主要力量来自手指，需要腰腹和下肢的力量配合。南拳北腿、搏击擒拿可以锻炼人的灵巧和力量，太极气功可以锻炼人的柔韧和气质。此外，还要推杠铃，以练腰腿功；举石锁以练臂力；插沙袋，捏钢球以练指力。力量从刻苦中取，手法在灵巧中施。"

武为医用也体现在疗伤康复期间强身的作用。通过习武、运气，动静结合，医养相助，医患合作，促进气与力的锻炼。运气主要是呼吸的吐纳运动，其作用有推动内脏，起到一种按摩内脏的作用，由内而外达到动态平衡。整个医武双修的过程贯穿于调身、调息、调心之中，有促进新陈代谢、吐故纳新的功效，这也是强身祛病的好方法。

（五）"三绝"特色技法

西关正骨"三绝"，即整复理伤手法、杉皮夹缚技术、百年伤科名药，因其简、验、廉而为世人所重。"三绝"之中又以技出准巧，药选精良，崇德厚生，重情守义为西关正骨医术之真谛所在。

广州市荔湾区骨伤科医院拥有一批西关正骨名家后裔及骨伤科精英，是保存和继承西关正骨医术、学术最完整的代表，其西关正骨"三绝"的特色如下。

一绝：整复理伤手法。西关正骨以何、李、黄、彭等特色手法为代表，其深厚的家学渊源，继承了西关正骨稳、准、轻、巧的整复理伤理念，其刚、柔、迫、直的运用，令手法稳准有力。治疗退变性软组织损伤的颈、肩、腰、腿痛，研创出具有疗效好，疼痛少的西关正骨整复理伤手法。其中李氏整脊独特的"旋、推、顶、压、扳、抖、牵、按"脊柱疾患整复法已被广州市卫生局立项推广。我院以其独具一格的西关正骨整复理伤手法已经发展成为名扬广东省和中国的香港、澳门、台湾等地区，以及美国、加拿大等国的"脊柱病特色专科医院"。

二绝：杉皮夹缚技术。杉皮采自粤北山区，具有质轻无虫、软硬适中、韧而不脆、便于临症、量体剪裁的特点。用之夹缚骨折，无应力之遮挡，符合弹性之固定，方便于调整，有利于气血流通，且有助于功能锻炼，可谓简、便、廉。杉皮夹板是原生态固定材料，其材质轻盈，富有弹性，透气疏风，易于更换。西关正骨名家蔡荣先生20世纪80年代初开展小夹板力学研究，总结出杉皮小夹板材料为四肢骨折外固定材料中上乘之选，它优于其他夹板材料的弹性，其可塑性强，有别于石膏完全固定的理念。整复时易固定，固定了易调整，固定后有利肢体活动。此法与当今国际骨科提倡的生物力学接骨术（BO）观点不谋而合。杉皮夹缚固定技术动静结合治疗骨折，避免了关节强直、肌肉萎缩、骨质疏松、骨折延迟愈合和不愈合等合并症的发生。

三绝：百年伤科名药。取自何竹林等名家验方配制的膏药。根据岭南地区物候特点，选材天然药物精细道地，采用传统的独特方法炮制，因而保证了药品的疗效。其特点是法取辛凉、瘀去肿消、舒筋活络。医院的制剂（百年伤科名药），如三威跌打风湿霜（贴）、跌打正骨贴、跌打酒、善正通痹贴等，在珠三角乃至粤港澳百姓中被视为居家旅行必备良药；旅居世界各地粤语侨胞崇拜信赖至极，十分喜用；在东南亚一带及美国、加拿大等国侨胞开设的跌打医馆更是广为使用，名闻遐迩。

第二章　西关正骨诊疗备要

正确地认识骨伤科疾病，为治疗提供依据。运用望、闻、问、切、摸、量等诊法，尚须结合影像科、实验室、病理科等检查，全面收集病史、症状，体征和有关检查资料等，结合辨证规律进行综合分析，判断属何病证，即是辨病辨证诊断。骨伤科辨病辨证诊断是一项临床调查研究工作，各个环节是互相联系的，在辨证诊断时，既要求有整体观念，进行全面检查，还要结合骨伤科的特点，进行细致的局部检查。

一、问　诊

骨伤科问诊包括询问一般情况、全身情况、局部情况等。除危重患者宜扼要询问病史以迅速进行抢救外，均要详细地进行问诊。问诊时，除按诊断学问诊的一般原则和注意事项外，西关正骨技法还要求根据骨伤科的特点来进行问诊。

（一）一般情况

（1）性别、年龄：有些骨伤科疾病发病率与性别有关。如股骨头骨骺炎多见于男性儿童，先天性髋关节脱位多见于女性儿童。年龄与骨伤科疾病的诊治关系尤为密切，如肱骨髁上骨折多见于儿童。股骨颈骨折多见于老年人，骨性关节炎多发生于40岁以后。而且骨折的功能复位标准也随年龄的不同而稍有差异，儿童骨折（关节内及邻近关节的骨折除外）的功能复位标准比成人的标准可适当放松，因儿童对骨折的塑形能力较强；高龄老年人的功能复位标准亦可适当放松。所以，应了解患者的性别和年龄。

（2）籍贯、住址：有些骨伤科疾病的发生率与地区有关，且评定疗效，必须长期随访，故应详细询问患者的籍贯和联系地址，儿童患者还应问明家长的姓名。

（3）职业、工种：为了更好地诊断和防治骨伤科疾病，应当询问患者的具体职业、工种和工作情况，还要了解其工作方式与发病有无关系，如搬运工易有腰腿痛，纺织工易有手指屈肌腱腱鞘炎等。正常关节具有一定的稳定性和灵活性，若由于骨关节损伤和疾病，不能恢复原有的活动功能时，就必须考虑到患者的职业特点。某些工种对关节的稳定性要求较高，某些工种对关节的灵活性要求较高，再结合患者对患肢恢复功能的最低限度要求来制定合理的治疗方案。

（二）全身情况

（1）发病情况：应详细询问患者发病或受伤的原因，病情变化的急缓和来院前的治疗及对治疗的反应等。询问受伤的原因，必须问清是否跌仆、闪挫、扭捩、堕坠、压砸或机器缠绞等。若由高处堕坠或平地跌倒时，应问清着地的姿势，如肢体呈屈曲或伸直位，什么部位先着地。如受伤时是在高空作业，忽然由高处堕坠，足跟着地，则损伤可能发生在足跟、脊柱或头部等。若受重物压砸或打击时，须询问重物的种类、形状、重量、着力点在什么部位，来估计暴力的大小、方向、性质，以帮助判断有无骨折、脱位的可能，以及骨折、脱位的部位、发生机制和类型等。询问患病或受伤的具体时间，借以判断急性还是慢性，新伤还是陈伤。一般地说，新伤多实证，陈伤多虚证。新伤骨折、脱位进行手法复位较容易成功，且预后较佳；陈伤骨折、脱位进行手法复位的困难较大，且预后较差。有些疾病，外伤只是诱因，如儿童肱骨骨囊肿发生的病理性骨折，轻微的外伤仅是诱因。还有些疾病，患者误认为与外伤有关，其实和外伤没有多大的关系，通过询问病史可以进行鉴别。若患者肢体原来没有症状，功能也很好，伤后立刻有明显的症状，经过休息或固定后，症状逐渐减轻，这就可能是外伤性疾病；反之，则可能是非外伤性疾病。

（2）神志：对各种不同程度的意识障碍包括表情淡漠、神志不清、昏迷等，要询问其发生的时间，以及其与各种症状之间的先后关系，判断是否属于外伤性疾病。若是恶心呕吐、晕厥、逆行性健忘等，要问晕厥时间的长短，有无中间清醒期或再度昏迷，以估计颅内损伤的程度。

（3）寒热：要详细询问恶寒发热的时间和程度，骨折、脱位初期可因瘀阻经络，郁而化热，出现数天的低热（一般不超过38.5℃）；如开放性损伤后持续发热不退，则应考虑为伤口感染所致；颅脑损伤则可引起高热，骨关节急性化脓性感染或慢性化脓性感染急性发作因热毒炽盛，可恶寒发热并见；骨关节结核可有午后潮热；恶性骨肿瘤晚期可有持续性发热；一些老年性的髋部骨折，发病数天后出现发热或伴有咳嗽气促，要考虑肺部感染。

（4）汗：通过问汗液的排泄情况，可了解脏腑气血津液的状况。严重损伤或严重感染，可出现四肢厥冷，汗出如油的险象；化脓性感染因热毒炽盛，可出现大热大汗；骨关节结核因阴虚火旺，可出现潮热盗汗。

（5）饮食：应询问饮食时间、食量、味觉、饮水情况，以及是否口渴、有无欲食，想吃什么食物，喜冷饮还是热饮等，以了解脾胃运化功能、寒热偏盛及津液损耗的情况；对腹部损伤应询问其发生于饱食或空腹时，以估计胃肠破裂后腹腔污染的程度。

（6）二便：主要是询问大小便的性状、颜色、次数和量。骨盆和腰、腹部损伤而伴有血尿者，多为泌尿系损伤；腰、腹部损伤早期蓄瘀，可大便不通；胸腰椎骨折二便失禁则考虑外伤性截瘫。

（三）局部情况

骨伤科疾病常见的情况是疼痛、活动功能障碍、畸形（包括错位、挛缩）、肿胀（包括肿物）。

（1）疼痛：要询问疼痛的起始日期和每天疼痛的时间、部位、性质、程度，与发病的关系。伤气多窜痛且范围较广；伤血则刺痛且痛处固定；新伤多胀痛，旧伤多隐痛；骨折有锐痛且范围较局限，扭挫伤多钝痛且范围稍广；增生性关节炎在活动时疼痛减轻，休息时加重；劳损性疾病在休息时疼痛减轻，活动时则加重；陈伤的肢体关节多在冬春季或天气变化时疼痛。下腰部椎间盘突出疼痛自腰部沿坐骨神经放射到踝、足外侧、后方；髋关节痛放射到膝内侧；化脓性感染多有跳痛；骨肿瘤及软组织肿物有胀痛或钝痛。儿童髋关节结核常因疼痛而"夜哭"；恶性骨肿瘤常在夜间痛甚。只有详细地询问疼痛的特点，再结合各方面检查认真分析，对诊断才有比较正确的估计。

（2）活动功能障碍：有活动功能障碍者，应问清是伤后立即发生还是过了一段时间后才发生。一般来说，骨折、脱位后肢体活动功能多立即丧失，慢性劳损大多过了一段时间后才产生活动功能受限。但也有一些骨折，如肱骨外科颈嵌插性骨折，患肢尚能抬举活动；股骨颈嵌插性骨折，患肢仍能跛行或骑自行车；大部分老年性单纯胸腰椎压缩性骨折，患者仍能坐立或行走。对于这样的患者，应特别注意询问受伤的现场情况，从而了解其受伤机制，并认真检查，结合X线片等才可避免漏诊。对合并有脊髓或周围神经损伤的脊椎骨折、脱位患者，要询问瘫痪症状是出现在受伤当时，还是经过搬动或处理之后，以便判断造成这种并发症的真正原因及时间。

（3）畸形：应详细询问畸形发生的原因、时间及演变过程。骨折、脱位的局部畸形多由于骨关节的破坏、移位所致，伤后即可出现；若为神经损伤及缺血性肌挛缩所致的畸形，则是由于伤后软组织的瘫痪或挛缩而渐渐形成的。

（4）肿胀：应询问肿胀出现的时间和程度。外伤性疾病多是先有痛后有肿，感染疾病则是先有肿后有痛。如增生的肿物，更须询问先有肿物或先有疼痛，肿物增长速度如何。

（5）伤口：应询问有无伤口及伤口情况，如开放性骨折或脱位，要询问出血多少，骨断端有无穿出伤口而被重新纳回；骨关节结核及化脓性骨髓炎，应询问分泌物的多少、性状、气味和有无死骨排出等。

（四）其他情况

（1）过去史：过去的健康情况与现在的疾病常有密切的关系，故应自出生起详加追询。按发病的年月顺序，记录主要的病情经过，当时的诊断、治疗、手术史，有无合并症或后遗症。特别是外伤和骨关节疾病的病史，更须详细询问。对有先天畸形的患者，要询问生产时及发育成长情况，如对先天性斜颈、新生儿臂丛损伤要了解有无难产或产伤史，对骨关节结核要了解有无肺结核史。

（2）个人史：应询问患者所从事的职业或工种的年限，劳动的性质、条件及劳动时的体位，以及生活居住情况、个人嗜好等。对妇女还要询问月经、妊娠、生育、哺乳史等；对小儿还要问小儿出生先天状况、哺育、预防接种情况、传染病史等；对于成年人要问烟酒嗜好，有无冶游史及下疳、淋病等。

（3）家族史：询问患者家族内的成员如父、母、兄、弟、姐、妹和子女等的健康情况，如已死亡，则应追询其死亡原因、年龄，还应询问家族内的传染病史，以及有无可能影响后代的疾病，这对先天性畸形、骨肿瘤等的诊断尤有参考价值。

二、望　　诊

望以目察，骨伤科望诊，除了对全身的神色、形态、舌象等应作全面地观察检查外，对伤病局部及其邻近部位必须特别认真察看。伤势较重或较复杂时，应迅速进行检查。如《伤科补要》指出："凡视重伤，先解开衣服，遍观伤之重轻。"要求暴露足够的范围，不能只注意损伤明显部位，而忽略其他部位。通过望全身、望伤病局部、望舌质苔色等方面，以初步确定伤病的部位、性质和轻重。

（一）望全身

（1）望神色：神色是人体生命现象的表现，通过患者的形态、动静、表情、面色，语言、气息等可得到反映。中医非常重视观神察色，认为神的存亡关系着生死之根本，不可不加以重视。临床上往往根据患者的精神和色泽来判断伤病的轻重，病情的缓急。如神色无明显改变者，伤势较轻。若精神萎靡，面色暗晦，为正气已伤，伤势较重的表现。损伤失血多时，可出现唇甲苍白，面色㿠白，严重者颜面苍白而没有光泽，或面部呈现如鸡皮状的黄白相间、唇舌色淡。对严重的损伤或感染患者，若出现神志昏迷、神昏谵语、汗出如油、目暗睛迷、瞳孔散大、形羸色败、呼吸微弱或喘急异常，多属危重的证候。

（2）望形态：在肢体受伤较重时，多出现形态的改变。如骨折、关节脱位及严重伤筋后，可出现肢体活动功能障碍、畸形或其他特殊的姿态。肩、肘关节脱位后，患者多以健侧手臂扶持患侧的前臂，身体多向患侧倾斜；小儿桡骨小头半脱位时患肘半屈曲位，前臂中度旋前，不敢旋后和屈肘，不肯举臂和活动患肢；腰扭伤患者，常以双手扶腰行走；驼背患者，脊椎多病变等。因此，望形态可以初步了解损伤的部位、轻重和性质。

（二）望局部

（1）望畸形：骨折、关节脱位及严重伤筋后，肢体一般可有明显的畸形。望诊时应注意畸形的部位，身体四肢是否对称，脊柱生理弯曲是否有改变，肢体有无旋转、成角、缩短、增长，各关节有无屈曲、过伸、内收、外展、内翻、外翻等畸形。有些特有的畸形，对诊断有一定的价值。有移位的完全骨折患者的伤肢，有的可因重叠移位而有不同程度的增粗和缩短；在骨折的部位出现高突或凹陷等畸形，有的还可出现旋转或成角畸形。关节脱位后，原关节处出现凹陷，而在邻近之处，因骨脱出面显著的隆起，患肢可有长短、粗细等变化。如伸直型桡骨下端骨折典型移位时呈餐叉样畸形；股骨颈骨折和股骨转子间骨折，多有典型的患肢缩短与外旋畸形；髋关节后脱位可出现患肢内收、内旋、缩短畸形；腰椎间盘脱出症可出现脊柱侧弯畸形等。

（2）望肿胀、瘀斑：人体损伤，多伤及气血，以致气滞血凝，瘀积不散，瘀血滞于肌表，则出现肿胀、瘀斑。因此，需要观察其肿胀的程度及色泽的变化。新伤的瘀斑、肿胀较甚，陈伤则肿胀和色泽变化不明显。伤后局部红、肿、热、痛，伴全身发热者，可能为血瘀化热，瘀血作脓成痈。患肢远端紫绀或苍白、肿胀，远端动脉搏动消失者，为血循环障碍。

（3）望伤口：局部有伤口，须观察伤口的大小、深浅、边缘是否整齐，以及皮肉、筋骨的情况，并注意伤口颜色、污染程度，有无骨折端外露，有无活动性出血和出血的多少等。伤口流出暗红色血液并带油珠者，为开放性骨折；伤口有喷射状出血者，为动脉损伤；伤口边缘紫黑、奇臭、有暗红色渗出物，并有气体逸出者，为气性坏疽。伤口若有脓液，则为化脓感染。望脓液流出是否畅通、脓液的稀稠情况和有无死骨排出，对诊断及预后也有意义。

（三）望舌

舌为心之苗，又为脾之外候。由于舌通过经络直接或间接地联系脏腑，所以脏腑的病变也可以从舌象变化反映出来。观察舌质和苔色，虽然不能直接判断损伤的部位及性质，但它能反映人体气血的盛衰，津液的盈亏，病情的进退，病邪的性质，病位的深浅及伤后机体的变化，因此，望舌是骨伤科辨证的重要部分。

舌质和舌苔都可以诊察人体内部的寒热、虚实等变化，两者既有密切的关系，又各有重点。大体来说，反映在舌质上的，以气血为重点；反映在舌苔上的，以脾胃的变化为重点。所以望舌质，察舌苔可以得到相互印证，相得益彰的效果。望舌主要是望颜色、湿润度、形态、动态、苔厚薄等。正常的舌象为舌质淡红而润泽，苔薄白。舌质淡于正常，多为气血虚弱或阳气不足；舌质红苔黄，为热象；舌绛转为紫红，为热入血分；舌质润泽，为津液尚存；舌质干枯，为津伤液耗；舌生芒刺，为热郁内结。凡里热实证或创伤、感染早期热毒俱盛，耗伤津液者，多见舌质红绛而干或有芒刺和黄厚苔。至后期气血两亏，体质虚寒，多见舌体胖嫩、质淡，边有齿印和白苔。舌色紫暗多，为气滞血瘀之象；舌苔剥落，舌面光滑，多为津液亏耗，阴虚水涸之征。一般说来，舌苔由白苔、黄苔退后复生新的薄白苔，是病情好转或痊愈的表现；舌苔由薄增厚，为病情进展的现象；舌苔由白变灰，由灰变黑，是病情恶化的表现，多见于严重创伤或邪毒内陷的证候；舌红、光剥无苔为胃气虚或阴液伤，多见于外伤后长期卧床之老年患者。

三、闻　诊

骨伤科闻诊包括听声音和闻气味两个方面。具体包括听患者的语音、呼吸、喘息、咳嗽、呃逆，和听骨擦音、入臼声、筋腱的弹响声、小儿啼哭声，以及闻其身体、伤口、口腔和各种排泄物的气味等。特别要注意摸诊和运动检查时，有无响音的出现。

（一）听骨擦音

当摆动或触摸骨折的肢体时，两断端互相摩擦可发生声音（或感觉），称骨擦音（感）。骨擦音是完全骨折的主要特征之一。它不仅可诊断骨折，还有助于判断骨折可能属于哪一种类型。如《伤科补要》说："皮肉不破者，骨若全断，动则辘辘有声；如骨损未断，动则无声；或有零星败骨在内，动则辘辘有声。"若横断形骨折，声音清脆而短；斜形骨折，声音低而长；粉碎性骨折，声音多而散乱如"辘辘"之声；裂纹骨折和嵌插形骨折，一般不出现骨擦音。骨折经整复后骨擦音消失，表示骨折已经复位，但应注意，检查者不宜主动去寻找骨擦音，以免增加患者的痛苦和局部组织的损伤。

（二）听入臼声

关节脱位整复时，若听到"格得"一声，即是复位成功的入臼声。若未听到入臼声，则脱位尚未复位。《伤科补要》说："凡上骱时，骱内必有响声活动，其骱已上；若无响声活动者，其骱未上也。"当复位时听到入臼声后，应立即停止增加拔伸牵引力，以免肌肉、韧带、关节囊等软组织被拔拉太过而增加损伤。

（三）听特殊的摩擦音和弹响声

部分伤筋在检查时可有特殊的摩擦音和弹响声。膝关节半月板损伤或关节内游离体引起的弹响，多为清脆的一两声；关节软骨面不光滑时，摩擦响声则如碾米样；关节周围肌腱或韧带在骨隆突部位滑动也能产生弹响；狭窄性腱鞘炎在关节活动时可触到捻发感，或在关节伸屈到一定程度时可听到弹响声，多为肌腱通过肥厚的腱鞘所产生。正常关节有时可有生理性关节响声，但无症状，临床检查时应仔细加以辨别。当创伤后发现大片皮下组织有不相称的弥漫性肿起时，应检查有无皮下气肿。当皮下组织中有气体存在，检查时有一种特殊的捻发音或捻发感，把手指分开，轻轻揉按患部就能感到。肋骨骨折后，若断端刺破肺脏，空气渗入皮下组织可形成皮下气肿。开放骨折并发气性坏疽时，形成一定量的气体后，也可出现皮下气肿，且伤口常有奇臭的脓液。在手术创口周围，若缝合时有空气残留在切口中，亦可发生皮下气肿。

（四）听呻吟及啼哭声

从患者的呻吟声，可以辨别受伤的轻重。小儿不会准确声明伤部病情，家属有时也不能提供可靠病史。在检查小儿时，若按压患体某一部位，小儿突然啼哭或啼哭声突然加剧，则往往提示该处可能是伤病的部位。

四、切　诊

骨伤科切诊主要通过脉诊来判断伤病的轻重、虚实、寒热及肢体的血运情况。脉诊主要是从脉搏的有无，脉位的高低，搏动的频率、节律、强弱、大小、势态等方面来观察。浮脉主表，沉脉主里，弦脉主痛。体表受伤或新伤瘀肿疼痛，多见浮弦脉；内伤气血或腰脊损伤疼痛，多见沉弦脉；重伤痛极，多见弦紧脉。脉数主热，正邪俱盛则脉洪大，正邪俱虚则脉微细，故骨关节急性化脓性感染，创伤血瘀化热、热毒炽盛而正气亦盛之证，脉多数而洪大；若骨关节结核阴虚内热之证，脉多数而微细。大出血患者多见芤脉；气血两虚多见濡脉；胸部挫伤血瘀气壅多见滑脉；气虚不足，诸虚劳损或久病体弱多见细脉；损伤疼痛剧烈偶可出现结代脉，随着痛止，脉律可恢复正常；气脱血脱可出现脉微欲绝。临床常见的脉象有28种，均各有主证。一般是脉证相符，但亦有少数患者脉证不符，应舍证从脉或舍脉从证，这就需要脉证合参，全面分析。

切脉尚可辨顺逆。瘀血停积者多系实证，故脉宜坚强实，不宜虚细涩；洪大者顺，沉细者逆。亡血过多者为虚证，故脉宜虚细涩，不宜坚强实；沉小者顺，洪大者恶。六脉模糊者，证候虽轻而预后须恶。外证虽重，而脉来缓和有神者，预后良好。

患肢远端的切脉，是损伤切诊中必不可少的步骤，主要是切上肢的寸口脉（桡动脉）及下肢的跌阳脉（足背动脉）等。按压指（趾）甲观察恢复红润的时间，也应视为切脉的一种变法。患肢远端脉搏有力、压指（趾）甲恢复红润快则血运良好；患肢远端脉搏微弱或消失、压指（趾）甲恢复红润迟则为血运障碍，应进一步查明原因。

五、摸　诊

摸诊是医者用手触摸伤病局部进行诊断的方法，是骨伤科诊疗方法中的重要方法之一。早在春秋战国时期已采用摸诊，如《灵枢·经水篇》提出对肢体"外可度量切循而得之"。历代医学文献中有许多记载，如《医宗金鉴·正骨心法要旨》说："以手摸之，自悉其情。""摸者，用手细细摸其所伤之处，或骨断、骨碎、骨歪、骨正、骨软、骨硬、筋强、筋柔、筋歪、筋正、筋断、筋走、筋粗、筋翻。"医者通过双手对患者的伤病局部进行触摸、按压、被动屈伸、旋转、叩击等，可了解伤病的性质、类型，以及有无骨折、脱位等，并从摸得的形态、移位等情况，去判断骨折的程度、关节脱位和伤筋的情况。

（一）摸压痛

根据压痛的部位、范围、程度来鉴别伤病的性质。长骨干骨折时，在骨折部多有环状压痛，沿骨干纵轴挤压或叩击也会出现骨折部位疼痛。骨盆及肋骨骨折时，从前后或左右挤压骨盆或胸廓，可引起骨折部疼痛。软组织损伤时，压痛面积较大。斜形骨折的压痛范围比横断形骨折的大。脱位和扭挫伤的压痛程度较骨折缓和，一般多呈钝痛，而骨折一般多呈锐痛。确定压痛点是寻找病灶最直接的方法，判断压痛是否真实存在，可在其附近反复按压多次，真正的压痛点是不会改变部位的。

（二）摸畸形

首先要应用解剖学的知识，将患肢体表可扪到的骨突、凹陷、肌腱等与健肢作对比，以确定有否畸形，从而判断外伤的性质、移位方向和重叠、成角，旋转畸形情况。如骨折端重叠移位可摸到阶梯形畸形，颅骨塌陷骨折可摸到凹陷畸形，胸、腰椎压缩性骨折可摸及相应椎体棘突后突畸形。肩关节脱位时可摸到关节盂空虚，有时在腋下可摸到肱骨头等。

（三）摸皮肤温度

触摸患部皮肤温度，可判断病变的性质。如感染属阳证者，患部皮肤多灼热；属阴证者，则患部皮肤微热或发凉。新伤因局部瘀血壅滞，皮肤温度较高；陈伤或伴有风、寒、湿痹者，可因气滞寒凝而皮肤发凉。伤肢远端寒冷、疼痛、脉搏微弱或消失，为血运障碍的表现。

（四）摸肿块

如触及肿块，应记录其部位、大小、硬度、移动性、边缘是否清楚和有否压痛等，以判断肿块的性质。

六、量　诊

量诊是通过测量两侧肢体长度、粗细是否对称，各关节活动功能是否正常的一种诊断方法。量诊时一般用量角器和软尺等进行测量。首先要熟悉正常各关节的运动特点，例如，球窝形关节可主动进行屈、伸，外展、内收和内外旋运动；屈戌型关节仅可做屈、伸活动。如果一个关节的运动幅度不足，或运动的方向、幅度超过了正常范围，均应视为异常。关节的运动范围一般是被动运动大于主动运动，但还可因年龄、性别、生活方式及锻炼程度而不同，相邻的关节运动范围也可以互相影响或补偿，检查时应考虑到这些特点而作出判断。检查时，一般先做主动运动，后做被动运动，并对比其运动范围相差度数，借以区别是关节本身病变或神经肌肉麻痹。例如，关节本身僵直时，主动运动和被动运动均有障碍；周围神经损伤或疾患引起肌肉瘫痪者，不能主动运动，而被动运动一般尚好。

（一）量关节活动度

关节活动度可使用量角器测定，先将量角器的轴对准关节中心，量角器的两臂紧贴肢体并对准肢体轴线，然后记录量角器所示的角度，并与健肢的相应关节或与正常人的关节比较。没有量角器时也可用目测记录，常用的记录方法有两种。

（1）邻肢夹角法：以两个相邻段所构成的夹角计算。例如，肘关节伸直时为$180°$，屈曲时可成$40°$，则关节活动范围为$180°-40°=140°$。

（2）中立位$0°$法：先确定每一个关节的中立位为$0°$，中立位这里是指解剖位。例如，肘关节完全伸直时为中立位$0°$，完全屈曲时可成$140°$，则记录时关节屈伸度$0°{\sim}140°$。

目前多采用中立位$0°$。对不易精确测量角度的部位，关节功能可用长度测量以记录各骨的相对移动范围。例如，颈椎前屈可测下颏与胸骨柄的距离，颈椎侧屈时测耳垂与肩峰的距离，腰椎前屈时测下垂的中指尖与地面的距离等。

（二）量肢体的长度

先将肢体放在对称位置上，在骨突处用笔做好记号，再用软尺测量。

（1）上肢长：肩峰至桡骨茎突尖（或中指尖）。

（2）上臂长：肩峰至肱骨外上髁。

（3）前臂长：肱骨外上髁至桡骨茎突。

（4）下肢长：间接长度是髂前上棘（或者脐）至内踝下缘，直接长度是股骨大转子至外踝下缘。骨盆骨折或髋部病变时则测量脐（或剑突）至内踝下缘。

（5）大腿长：髂前上棘至髌骨中心。

（6）小腿长：髌骨中心至内踝下缘，或腓骨头至外踝下缘。

（三）量周径

两肢体取相对应的同一水平测量。测肌肉萎缩或肿胀应在病变最明显的平面处，大腿周径可在髌上10~15cm处测量，小腿在最粗处即可。也可用双手对称合抱观测双拇指指尖的距离而测定之。

七、各部位检查要点

（一）头部

注意有无伤口、血肿、压痛或凹陷，并记录其大小范围；五官有无瘀斑、肿胀、溢血、溢液，瞳孔是否对称、缩小或散大，语言对答、视觉、听觉、嗅觉是否正常。鼻骨、颧骨、上颌骨骨折常致颜面畸形或摸到骨擦音；下颌骨折、颞颌关节脱位常可引起咬合困难。外耳道流血水常提示颅中窝骨折，眼眶瘀斑常提示有可能颅底骨折。创伤后出现神志不清、不同程度昏迷、血压升高、脉象洪大而迟、呼吸慢而深，则提示严重的颅脑损伤；两侧瞳孔不等、散大与固定，表示病危征象。

（二）胸部

应观察呼吸情况，注意有无反常呼吸，气管是否居中，胸部有无畸形、肿块、挤压痛、皮下气肿及异常的清浊音区。肋骨骨折早期X线片检查不一定能清楚显示，故应仔细检查胸壁，检查间接压痛较直接压痛更有诊断意义。疑有气胸、血胸时可作立位胸部X线摄片或胸腔穿刺。

（三）腹部

应检查压痛、反跳痛、肌紧张的部位和程度；肠鸣音是否存在，有无亢进或减弱；肝浊音有无缩小或消失；有无肿物，肿物之大小、部位、硬度，可否移动，边缘是否清楚；有无表浅静脉曲张；腹部伤有咖啡样呕吐物是上消化道创伤的重要证据；疑有内脏破裂或穿孔时可做腹腔穿刺，检查有无积血或积液。

（四）上肢

1. 肩部。

（1）望诊：观察两肩外形是否对称，有无畸形或肌萎缩。正常的锁骨的外下方是凹陷的，肿胀时则该处膨隆。关节正常时，用一根直尺不能同时接触到肩峰和肱骨外上髁；三角肌瘫痪或肩关节脱位时，出现方肩畸形，直尺两端可同时接触肩峰和肱骨外上髁，称为直尺试验阳性。

（2）触诊：首先是寻找压痛点，肱二头肌长头腱鞘炎压痛常在其肌腱通过的肱骨结节间沟处。三角肌纤维退行性变压痛常开始于该肌的前缘或后缘，有时此起彼伏产生多个压痛点。冈上肌腱损伤压痛常在该肌附着点肱骨大结节处。三角肌下滑液囊炎压痛比较广泛，位于三角肌区。如肩锁关节有压痛及隆起，肩峰下陷，检查者可用一手的手指按压锁骨外端，用另一手自肘部向上托起其上臂，如畸形消失，即说明肩锁关节脱位。

（3）运动检查：肩关节的活动包括肩肱关节、肩锁关节、胸锁关节及肩胛骨与胸廓壁间的活动性连接4个部分，只要其中之一发生病变就可影响整个肩部活动。肩关节的主要动作有前屈、后伸、上举、外展、内收和内外旋。

正常外展时，上肢可由躯干旁直举（平肩后合并外旋）过头，这个动作包括肩肱关节和肩胛骨胸廓壁间的活动，故在检查肩肱关节的外展活动时应固定肩胛骨。冈上肌肌腱炎或不全撕裂及三角肌下滑液囊炎者，在肩关节外展60°~120°范围内时，因冈上肌腱与肩峰下面摩擦，故有疼痛（称疼痛弧），而在此范围以外则无痛；若冈上肌腱肩袖完全撕裂者，当肩外展30°~60°时，可看到三角肌用力收缩，但不能外展举起上臂，越用力肩越高耸。但如果帮助患者外展到这范围以外，三角肌便能单独完成其余的外展幅度。

肩关节正常内收时，手摸到对侧肩部的同时，肘能贴胸壁。肩关节脱位时，上述动作不能同时完成或仅能完成其中一项，称为搭肩试验阳性。检查肩关节内外旋时，应先将患者上臂紧贴躯干侧面、屈肘90°才进行观察。肩关节周围炎时，肩各方向活动均受限，其中以外展、外旋及后伸受限最明显，并引起疼痛，但在限度以内的活动则不痛。肩关节化脓性、类风湿性、结核性关节炎时，各方向的活动均受限制且疼痛。

2. 肘部。

（1）望诊：肘关节后脱位及伸直型肱骨髁上骨折均呈靴样畸形。正常的肘关节伸直时肱骨内、外上髁与鹰嘴三点在一直线上，屈肘时此三点成一等腰三角形，这种解剖关系（亦称肘关节三点关系）在肘关节脱位时发生改变，肱骨髁上骨折时则不变。当前臂旋后位肘伸直时，前臂与上臂的纵轴呈5°~15°的外翻角（女性一般稍大），称为携带角。此角增大称为肘外翻，减少或者反向则称肘内翻。肘关节积液或积血时，屈肘观察后方，可见肱三头肌腱两侧胀满，严重肿胀则呈梭形，肱桡关节部位的凹陷消失。

（2）触诊：肘部劳损的压痛点常在肱骨外上髁、内上髁。尺骨脊在背侧皮下可扪到其全长，若有压痛或异常突起，常表示有病变。

（3）运动检查：肱尺关节运动为屈伸，上、下桡尺关节运动为旋前旋后，肱桡关节则同时参与屈伸和旋转。肘关节的功能位是屈肘90°前臂旋中位。

检查肘关节的主动伸直活动应采取肩外展或高举位观察，主动屈曲活动应在上肢下垂位观察。若抗阻力伸肘、被动屈肘时肘后痛，可推知是关节伸侧的病变；若抗阻力屈肘、被动伸肘时肘前痛，则可推知是关节屈侧的病变。肘关节脱位、关节内骨折、感染、骨化性肌炎都可引起肘伸屈功能明显障碍。在伸直位肘关节没有侧方收展活动，否则，说明关节侧韧带松弛或断裂。

检查前臂旋转活动时，应采取屈肘90°位观察，可让患者两手各握一条小棍棒作前臂旋转加以对比，上、下桡尺关节任何一端病变，桡、尺骨骨折或畸形愈合都会引起旋转障碍。若被动旋转前臂，在正常时桡骨头处亦可扪到转动。当桡骨干骨折骨不连时，不能扪到桡骨头的转动；当桡骨头脱位时，则可扪到突出而转动的桡骨头。小儿桡骨小头半脱位时，呈半屈肘，前臂在旋前位置，不能旋后。

3. 腕、手部。

（1）望诊：手掌皮肤厚，其下有纤维组织与深筋膜相连，缺乏活动性和弹性；手背皮肤松薄，活动性和弹性较大，所以手部感染或外伤时，手背侧肿胀比掌侧明显。伸直型桡骨下端骨折典型移位时呈餐叉样畸形；腱鞘囊肿常在腕背或伸指肌腱上出现圆形、硬结，边缘清楚的肿物；类风湿性关节炎早期掌指关节、指间关节呈梭形肿胀，晚期呈典型的尺偏屈曲畸形；缺血性肌挛缩典型畸形是掌指关节过伸而指间关节屈曲，但极度屈腕时手指可伸直些，伸腕时手指又屈曲。

（2）触诊：腕、手部软组织较少，寻找出压痛点对确定病灶有重要意义。腕舟骨骨折时阳溪穴处有压痛，伸拇短肌和外展拇长肌腱鞘炎时桡骨茎突部有压痛，掌、指骨骨折时有局部压痛和纵轴压痛。

（3）运动检查：正常腕关节可作背伸、掌屈、桡倾、尺偏活动，各掌指关节可作屈、伸、收、展活动，各指间关节可作屈、伸（但无收、展）活动，拇指还可作对掌活动。手的休息姿势是腕轻度背伸（10°~15°）、拇指靠近示指旁边，第2~5指的屈度逐渐增大，而诸指呈放射状指向舟骨。手的功能位置是腕背伸约30°、尺偏约10°、手指分开，拇指在外展对掌屈曲位，其余四指屈曲。

测量两腕的伸屈活动，可将两手手指及两掌相贴，两腕充分背伸而对比之，然后再使两手手背贴近，双腕充分掌屈而对比之。如果一侧运动受限即可明显测出。

桡骨茎突部腱鞘炎可见拇指外展、背伸受限，若将其拇指握于掌心，就引起桡骨茎突部疼痛，再作尺偏活动则疼痛加剧，称为握拳尺偏试验阳性。屈指肌腱狭窄性肌腱炎时，当手指屈伸就发生弹跳样动作，甚至屈曲后不能主动伸直或伸直后不能主动屈曲，称为弹响指或扳机指。

肌腱损伤：①指深屈肌腱和拇长屈肌腱的功能分别是屈指和屈拇的末节，发生断裂时末节不能屈曲；指浅屈肌腱和拇短屈肌腱的功能分别是屈曲近侧指间关节和拇指的掌指关节，由于其功能可分别由指深屈肌和拇长屈肌代替，故发生断裂时手指屈曲动作仍然存在。②拇伸长肌主要伸拇指末节，拇伸短肌主要伸拇指的掌指关节，伸指总肌则伸其余四指的掌指关节，这些伸肌瘫痪或断裂时，除示指和小指因尚有示指固有伸肌和小指固有伸肌可以背伸外，其余相应关节的背伸功能丧失。骨间肌和蚓状肌屈掌指关节和伸指间关节，当此二肌瘫痪时，可引起掌指关节伸和指间关节屈的爪形手。若伸腱损伤在手指末节，则末节弯曲形成锤状指。

（五）下肢

1. 髋部。

（1）望诊：股骨上端骨折典型移位呈外旋、缩短畸形；髋关节后脱位呈屈曲、内收、内旋、缩短畸形；髋关节前脱位呈外展、外旋畸形；髋关节感染常挛缩在半屈伸位；先天性髋关节脱位臀部向后凸，腰部代偿性前凸。

若患肢缩短，除量度外，尚可作下肢长度对比检查。患者仰卧位，双侧髋、膝屈曲并列，两足并齐，平放床面，如双膝出现高低差即为阳性，多见于髋关节后脱位或股骨、胫骨的缩短。

若患者尚能步行，应注意其步态和负重能力，是否需用扶拐，两侧髂骨、臀皱襞是否同一高度，有无肌萎缩，并做髋关节承重功能试验。以检查右髋为例，嘱患者抬起左下肢，若能单独用右下肢站立同时左臀皱襞、髂骨翼均上提，即为阴性；若左臀皱襞、髂骨翼下降，即为阳性。陈旧性髋关节脱位和股骨颈骨折、臀中小肌麻痹时，此试验均呈阳性。

（2）触诊：髋关节感染、股骨颈骨折的压痛点在腹股沟韧带中点外下方一横指处；股骨粗隆间骨折的压痛点则在大粗隆处；若在下肢伸直位给足跟部加压或叩击，髋部即感疼痛，为下肢纵轴叩击痛阳性，提示髋部骨折。髋关节病变（骨折、脱位等）引起下肢缩短，可触摸到大粗隆向上移位，常用下列方法测量：①髂前上棘与坐骨结节的中心连一直线。正常大粗隆的顶点不高于此线。若大粗隆上移，则超过此线。②从髂前上棘（A）向床面作垂线AB为第一线，再由髂前上棘（A）向股骨大粗隆（X）作第二线AX，自大粗隆顶点（X）向第一线作一垂直的第三线CX（交点为C），即构成三角形CAX。将两侧对比，如患侧CX线短缩即表示大粗隆上移。③将两侧股骨大粗隆与髂前上棘的连线向腹部延长，正常相交点在脐上中线，一侧大粗隆上移时，则交点在脐下的对侧腹面。

（3）运动检查：正常髋关节运动包括内旋和外旋、内收和外展、屈曲和过伸等动作。

①内旋和外旋。单侧测量法：仰卧位下肢伸直，医生以手握住患侧下肢使之向内外旋动。如髋关节挛缩不能直伸时可将髋膝均屈至90°，把小腿当作杠杆而将髋关节内外旋。

双侧同时测量法：仰卧位，使其双髋及双膝同度屈曲，两足跟并列不动，使两膝充分分离，观察两髋关节的外旋度。然后使两膝并列不动，两足充分分离，观察两髋的内旋度。

关节感染、骨折，股骨头骨骺炎、类风湿性关节炎等疾患均能使内外旋受限及发生疼痛，而先天性、陈旧的外伤性后脱位则可发现内旋范围增大而外旋限制。

②内收和外展。单侧测量法：患者仰卧位，医生一手固定骨盆，另一手握住踝部，然后使下肢在伸直位外展内收，并记录度数。

双侧同时测量法：患者仰卧位，两腿平伸，医生以双手分别握住两足跟，使两腿充分交叉，观察两髋内收度。再使两腿充分分开，观察两髋外展度。

髋内翻、髋关节后脱位及炎症性疾患均有外展受限，髂胫束挛缩则髋内收受限。

③屈曲伸展。在仰卧位将一侧髋膝极度屈曲，使腰部平贴床板，另侧大腿仍能完全贴床属正常。若另侧大腿离开床面，则说明该髋关节有屈曲挛缩畸形。若强令该大腿贴床，则腰部挺起离床以代偿。

患者在俯卧位，医生一手固定骨盆，另一手握住踝部，屈膝向后提起下肢，髋关节屈曲挛缩时，后伸受限，甚至不能完全俯卧。

④望远镜征。患者仰卧位，医生一手固定骨盆，另一手把住膝部，沿股骨纵轴上下推拉，如髋脱位则有过多的上下活动移位感觉。

2. 膝部。

（1）望诊：下肢正常生理轴线，是髂前上棘与第一、第二趾蹼间连线通过髌骨中点，两膝及内踝部可同时并拢。膝内翻时，该线位于髌骨内侧，两踝并拢两膝分开；膝外翻时，该线位于髌骨外侧，两膝并拢而两踝分开。测量分开的距离可判断畸形的程度。正常膝关节能轻度超伸，若过度超伸即称为膝过伸。此外，还要观察步行姿势，例如，股四头肌瘫痪时，患者用手将患侧大腿向后压以伸直膝关节而行走。膝内、外翻及反张畸形常由佝偻病，小儿麻痹症造成。

（2）触诊：触摸关节内、外有无肿胀或肿物，慢性滑膜炎（包括结核性）触之有柔韧肥厚感，可两侧对比。股骨下端及胫骨上端的肿瘤（骨肉瘤或巨细胞瘤）则有坚硬感而且不能移动。关节内积液的肿胀，有波动感。如膝关节肿胀积液，伸膝位以一手压迫髌上囊将液体挤入关节腔，以另一手的手指反复地压迫髌骨，可感觉髌骨有浮动感，即浮髌试验阳性。髌前滑液囊的积液与关节不通，故无浮髌现象。内、外侧副韧带损伤，胫骨结节骨骺炎等均可找到相应的压痛点。

（3）运动检查。

①侧向试验：膝关节运动主要是屈、伸，在伸直位，膝关节不能做到侧向的收展运动。当内侧副韧带断裂时，可有被动的外展运动；当外侧副韧带断裂时，可有被动的内收运动。

②抽屉试验（或推拉试验）：屈膝90°，足平放床上，压住患者足背以固定之，两手握住小腿上端前后推拉，正常情况下可见轻度的前后活动（在0.5cm左右）。向前活动过大，说明前十字韧带撕裂或松弛；向后活动过大，则说明后十字韧带撕裂或松弛。

③回旋挤压试验：检查右膝外侧半月板时，医生立于患者右侧，右手握住右足，左手放在右膝部以稳定大腿和感触异常音响或跳动。先使小腿在内旋位充分内收屈膝，然后外展伸直；检查内侧半月板时，先使小腿在外旋位充分外展屈膝，然后内收伸直，注意在伸直过程中有无弹响及疼痛，若有即为阳性，提示

相应的半月板损伤。响声清脆者多为半月板损伤，声大而伴有跳动者多为盘状半月板。

3. 踝、足部。

（1）望诊：先让患者赤足行走，观察其步态，并在负重情况下观察其外形、站立姿势。常见的足部畸形如下。

①扁平足：正常人站立时，足的纵弓下方可插入一个手指；轻度扁平足，足弓下部，手指不能插入，但足弓尚未全部着地；较重的扁平足则足内缘着地，舟状骨明显向内隆起甚至接触地面，足呈外翻、外展姿态。检查其鞋底则内侧磨损较多。柔软性的扁平足在不负重的情况下足弓外形尚正常，但站立时足弓即塌陷；痉挛性扁平足则活动受限，在不负重情况下亦有明显畸形。

②马蹄足：在站立时仅能前足着地，跟腱有挛缩。日久则前足增大且有胼胝，后跟小。

③内翻足：站立或行走时，仅以足外侧负重，跟腱向内偏斜。足外侧或第5跖骨头下方有胼胝，鞋底或鞋面外侧磨损。马蹄足与内翻足多合并存在，称马蹄内翻足。

④外翻足：畸形与内翻足相反，足内侧纵弓下陷。鞋底跟部磨损移向内侧。

⑤仰趾足（又称跟足）：站立时，负重以足跟为主，走路时前足不能用力着地，日久则前足小。后跟增大且有胼胝。

⑥高弓足：足弓较正常高，但仅一部分人有症状。

⑦拇趾外翻：比较常见，但不一定有症状。拇趾向外侧偏斜，较重者拇趾位于第2、第3趾下面或上面。此时或并发第2、第3趾的锤状趾畸形，以及足横弓变宽下陷，因而在足底部可生胼胝，常合并扁平足。

（2）触诊：压痛点在跟腱上，可能是腱本身或腱旁膜的病变；压痛点在跟腱止点处，可能是跟腱后滑囊炎；压痛点在跟部后下方，可能是跟骨骨骺炎；压痛点在跟骨跟面正中偏后可能是跟骨刺或脂肪垫，靠前部可能是跖腱膜的疼痛。跟骨骨折的压痛点在跟骨的内外侧，踝部内、外翻损伤压痛点在踝内、外侧。

（3）运动检查：踝关节的活动主要是背伸和跖屈。足的内、外翻主要在跟距关节。前足的内、外翻及内、外展在跟骰及距舟关节。足趾的屈伸主要靠跖拇及跖趾关节。关节内骨折、脱位、肌腱断裂、神经损害等常是踝足部运动障碍的主要原因。

（六）脊柱检查法

1. 颈部。

（1）望诊：首先观察形态，头部能否自由转动，需要旁视时是否要将身体一齐转动；能否支持头部的重量，是否需用手扶持下颌。其次观察颈椎的生理轴线，颈椎骨折、脱位、结核可出现后凸，侧弯或扭转畸形。寒性脓疡多因颈椎结核所致，高位者可见于咽后壁，低位者可见于颈旁。先天性斜颈可见单侧肌肉痉挛缩短，甚至影响到颜面和两肩不对称。

（2）触诊：扭伤或"落枕"压痛点多在棘间韧带或项肌。颈椎棘突间如触到痛性硬结或条索状可能是项韧带钙化。颈椎病或颈椎间盘突出症压痛点多在患侧的下部颈椎椎旁及肩胛内上角处，且向患侧上肢放射。颈椎骨折、结核的压痛点在棘突。

（3）运动检查：脊椎颈段可作前屈、后伸、左右侧屈、左右旋转等动作。检查时要固定双肩，使躯干不参与运动。寰枕关节和寰枢关节的功能最重要，如有病变或固定时，可使颈部的旋转及伸屈功能丧失50%左右。颈椎结核可使屈伸及侧屈均受限，椎间盘突出症则一般患侧屈及后伸受限，颈椎骨关节病变旋转时有摩擦感或摩擦音。检查颈椎病变还常用下列方法。

①头顶叩击试验：患者坐位，医生以一手平置于患者头顶，另一手握拳叩击放置于头顶部的手背。若患者感到颈部不适、疼痛或上肢窜痛、麻木，则为阳性。

②椎间孔挤压试验：患者端坐，头部稍侧向病侧的侧后方，医生立于患者后方，双手交叉用力按住患者头顶部向下施加压力，如出现颈痛伴患肢放射性疼痛即为阳性。

③椎间孔分离试验：对疑有根性症状者，患者坐位，双手托住头部并向上牵引，如出现上肢疼痛麻木减轻者则为阳性。

④臂丛神经牵拉试验：患者端坐，让患者颈部前屈，医生一手放于头部病侧，另一手握住患肢的腕部，沿反方向牵拉，如患者感觉患肢有疼痛、麻木则为阳性。

⑤仰头旋颈试验：又称椎动脉扭曲试验，适用于有头昏症状者。患者坐位，医生一手扶患者头顶，另一手扶其后颈部，使头后仰并向左（右）侧旋转45°，约停15秒，若出现头昏、头晕、眩晕、视物模糊、恶心、呕吐者即为试验阳性，提示为椎动脉型颈椎病。注意对年龄大、头晕较重者，不要用力过猛，以防晕厥。

⑥伸颈压顶试验：当患者头部处于中立位和后伸位时，医生于头顶部依纵轴方向施加压力，若患肢出现放射性疼痛症状加重者为阳性。

⑦斜角肌挤压试验（Adson试验）：患者端坐，两手置于膝部，比较两侧桡动脉搏动力量，然后让患者尽力后伸颈部，做深吸气后屏气，将下颌转向患侧，同时下压肩部，再比较两侧脉搏，患侧脉搏减弱或消失，患肢苍白或者出现麻痛感为阳性。提示可能为颈肋综合征或前斜角肌综合征。

2. 胸、腰椎和骶髂部。

可按情况选取立、坐、俯卧、仰卧、侧卧等体位进行检查。

（1）望诊：腰扭伤或腰椎结核患者由于腰部不能持重，常以双手扶腰行走，坐下时又以两手撑在椅子上。腰椎间盘突出的患者行走时，因疼痛的一侧下肢不敢用力着地而表现跛行。从背面或侧面可观察脊柱有无后凸、前凸及侧弯畸形，上身倾向何侧。

后凸有两种类型：一种呈弧形，或称圆背，见于姿势性后凸、椎体骨骺炎、强直性脊柱炎、骨质疏松性多发性脊椎骨折。另一种呈角状，或称驼背，见于脊椎结核、椎体压缩性骨折等。轻度角状后凸不明显者，可用骨伤科滑动触诊法，手指放在棘突上自上而下迅速滑动，即可触到后凸的部位。前凸增加见于肥胖、妊娠、脊椎滑脱症，先天性髋关节脱位（发育性髋关节脱位）等。

脊柱侧弯者注明方向及部位，是C形或反C形，S形或反S形。侧凸不明显者可用骨伤科滑动触诊法，即用中指放在棘突上，示指及无名指在棘突旁用力在皮肤自上而下滑动按出擦痕，观察充血带是否居中、有无弯曲。脊柱侧弯常兼有纵轴旋转，外观棘突连线并无弯曲，仅表现为两侧肋骨、腰肌的不对称，当患者向前弯腰时，可看出两侧肩胛骨、腰肌的高度不对称。

背肌在脊柱两旁隆起，脊柱在中央呈现一条沟状，经常在弯腰位工作或缺乏锻炼者两侧背肌萎缩变平而中央的棘突呈一条隆起。腰痛患者有时会出现保护性腰肌痉挛。

（2）触诊：棘上韧带或棘间韧带的损伤及腰肌扭伤常有明显固定的浅在的压痛点，下腰部及骶骨部某些韧带损伤其疼痛可沿坐骨神经向下肢放射。椎间盘突出患者常于第3、第4、第5腰椎或第1骶椎椎间旁约1.5cm处有深在的压痛，同时向患肢后外侧放射。腰椎的横突上有腰肌的起止点。腰肌急、慢性损伤时，常在横突上有不同程度的压痛。椎体骨折或结核可有棘突压痛、头顶纵压痛或叩击痛。

（3）运动检查：脊柱的运动主要在颈椎及腰椎，腰段的运动包括前屈后伸，左右侧屈及左右旋转。腰椎间盘突出症患者腰部常是向一侧的侧屈及前屈限制明显，然而在其可能活动的范围内，脊柱的活动曲线是较柔和而均匀的。脊椎结核或强直性脊椎炎则各方向运动均受限制，失去正常的活动曲线，病变部脊柱僵硬。检查腰、骶部病变还常用下列方法。

①拾物试验：通过拾取一件放在地上的物品，观察脊柱的活动是否正常。当下胸椎及腰椎有病变时，拾物时只能屈曲两侧膝、髋关节而不能弯腰。

②直腿抬高试验：患者仰卧位，两腿伸直，分别做直腿抬高动作，一般能自动直腿举高80°~90°，除腘部感觉紧外无其他不适者为正常。举高不能达到正常角度且沿坐骨神经有放射性疼痛者为阳性。直腿抬高时能牵扯坐骨神经疼痛和扭转骶髂关节，故腰椎间盘突出症和骶髂、腰骶关节的病变均可出现阳性。为了鉴别其阳性是否为坐骨神经受牵扯所引起，可于抬腿到略低于开始疼痛的角度，再将足踝突然背伸，如放射痛加重，称为直腿抬高加强试验阳性，考虑为腰椎间盘突出引起的坐骨神经痛，而非腰骶、骶髂部病变所引起。

③腰骶关节检查：患者仰卧位，医生双手把住患者双膝，让患者极度屈曲两

髋及膝，使臀部离床腰部被动前屈。下腰部软组织劳损或腰骶处有病变时则感到痛。

④"4"字试验：试验右侧时，将右下肢屈膝，右侧足置左膝上部，然后医生左手按压左髂前上棘，右手将右膝向下压，如右侧骶髂关节部有病变时则出现疼痛为阳性，如同侧髋关节有病变也呈阳性。

⑤股神经牵拉试验：患者俯卧位，下肢伸直，使患者下肢向后过度伸展，在第3腰椎/第4腰椎椎间盘突出症时可沿股神经有放射性痛，称为阳性征。

⑥脊柱被动伸展试验：小儿俯卧位，将其双腿上提，观察腰部伸展是否正常或有僵直现象。

⑦托马斯征：患者取仰卧位，充分屈曲健侧髋膝，并使腰部贴于床面，若患肢自动抬高屈膝离开床面或迫使患肢与床面接触则腰部前凸时，称托马斯征阳性。见于髋部病变和腰肌挛缩。

（七）X线及其他检查

X线检查是骨伤科疾病很有价值的诊断方法之一。血气胸、肋骨骨折和胃肠道破裂宜采用站立位或者坐位透视或摄片。X线片一般拍摄两个方位，即正位片和侧位片，对某些部位还须加摄特殊体位的照片。例如，脊椎椎弓峡部应摄斜位片，第1颈椎须摄张口位片。长管骨干X线片最好包括其上、下关节（至少包括其上或其下一个关节），因为在其上部或下部可能另有损伤。例如，尺骨上1/3骨折可能合并桡骨头脱位，胫骨中下1/3骨折可能兼有腓骨上部骨折等。儿童四肢靠近骨骺部位的损伤，有时不易辨明有无骨折及骨折段移位情况，需要拍摄健侧相应部位X线片以资对比。拍摄X线片应在抢救生命的急救措施完成后再进行，以免拍片时引起意外。X线检查必须与临床其他检查相结合，才能得出较正确的诊断。例如，腕舟骨骨折初期阳溪穴有明显压痛而X线片上可能未见明显骨折征象，往往在2周后再行X线检查才显示出骨折裂缝；怀疑为恶性肿瘤时，还应进行活体组织检查，测定血清钙、磷、碱性磷酸酶，必要时作尿液本-周氏蛋白检查等。

八、骨骼古今定名

中国文化绵延数千年，历代医家对病名、症状、方药及骨骼名词多有其称号，单就骨骼称谓载诸典籍者不胜其数。"解剖"一词出自2000年以前的医学著作《黄帝内经》，在该书《灵枢·经水篇》有"若夫八尺之士，皮肉在此，外可度量，循切而得之；其死，可解剖而视之，其脏之坚脆，腑之大小，谷之多少，脉之长短……皆有大数"的叙述，这是我国古代对解剖经验之最早记载。

自西医传入我国，将我国自古有之解剖文字译之为现代解剖名词，故能遍传诵而易推广。今日中西医共通，以此定名，诚利于交流又不失原意也。或曰：现代解剖骨骼名词非西洋医学者乎？研究祖国医学吾侪自有称谓，何须择自外来。答曰：非也，现代骨骼名词为祖国固有也，古籍有关此文字者比比皆是。《论语》曰："幼而不孙弟，长而无述焉，老而不死，是为贼，以杖叩其胫。"又曰："饭疏食饮水，曲肱而枕之，乐亦在其中矣。"《左传》曰："三折肱知为良医。"古代帝王称其臣下为肱股之臣……人体各部名称由来已久矣。观现代骨骼名字几全载于《康熙字典》中，可足为证。骨骼定名古今如一，大众共通，有利于提高中西医结合。兹参考各家有关文献，将解剖名词作一整理（表1-2）。

表1-2　骨骼定名古今对照

头 颅 部	
古	今
顶骨、巅顶骨（《灵枢》）	顶骨
天灵盖骨（《医宗金鉴》）	顶骨
凌云骨、额骨（《医宗金鉴》）	额骨
山角骨（《医宗金鉴》）	额骨左上角
天贵骨（《证治准绳》）	额骨右上角
眉棱骨（《伤科汇纂》）	骨眉弓
睛明骨（《医宗金鉴》）	眼眶四周骨骼
鼻梁骨（《医宗金鉴》）	鼻骨

（续表）

头　颅　部	
古	今
中血堂（《医宗金鉴》）	鼻内犁骨、鼻甲筛骨等组成的鼻道
枕骨（《洗冤集录》）	枕骨
后山骨（《医宗金鉴》）	枕骨
颧骨（《灵枢》）、钩骨（《医宗金鉴》）、钩骨（《伤科汇纂》）	颧骨
玉梁骨（《医宗金鉴》）	颞颌窝至外耳门前方
寿台骨（《医宗金鉴》）、颔车骨（《肘后备急方》）	颞骨乳突
颊车骨（《洗冤集录》）	下颌角及下颌支
地阁骨、下巴骨（《医宗金鉴》）	下颌骨体
躯　干　部	
古	今
柱骨（《灵枢》）、颈骨（《证治准绳》）	颈椎
玉柱骨、天柱骨、旋台骨（《医宗金鉴》）	第4、第5、第6颈椎的合称
大椎骨（《医宗金鉴》）	第7颈椎
脊骨、背骨、脊梁骨、膂骨（《医宗金鉴》	胸椎
腰骨（《医宗金鉴》）	腰椎
尻骨（《素问》）、骶骨（《灵枢》）、八髎骨（《医宗金鉴》）	骶椎
尾蛆骨（《洗冤集录》）	骶尾骨
尾骨（《灵枢》），橛骨（《素问》），尾骨、尾闾、穷骨（《医宗金鉴》）	尾骨
龟子骨（《洗冤集录》）	胸骨柄及体
胸骨（《医宗金鉴》）	胸骨
心坎骨（《洗冤集录》）蔽心骨	胸骨剑突
肋骨（《洗冤集录》	肋骨
歧骨（《医宗金鉴》）	7~10肋软骨相连部分
凫骨（《医宗金鉴》）	浮肋（第11、第12肋）
胯骨（《仙授理伤续断秘方》）、髋骨（《洗冤集录》）	髋骨
横骨（《灵枢》）、下横骨（《伤科汇纂》）	耻骨联合
楗骨（《证治准绳》）、交骨（《伤科汇纂》）	坐骨

（续表）

上 肢 部	
古	今
缺盆骨（《证治准绳》）、锁子骨（《医宗金鉴》）、血盆骨（《洗冤集录》）	锁骨
锁骨觚骨（《医宗金鉴》）	肩峰
肩胛骨、饭匙骨（《洗冤集录》），琵琶骨（《伤科汇纂》）	肩胛骨
臑骨、胳膊骨（《洗冤集录》），肱骨（《医宗金鉴》）	肱骨
肘骨、鹅鼻骨（《医宗金鉴》）	鹰嘴突
臂骨（正骨）（《医宗金鉴》）	尺骨
臂骨（辅骨）、缠骨（《医宗金鉴》）	桡骨
上力骨（《证治准绳》）、腕骨（《医宗金鉴》）	腕骨
驻骨、搦骨（《证治准绳》，掌骨（《伤科汇纂》）	掌骨
助势骨（《证治准绳》），指骨、锤骨、竹节骨（《医宗金鉴》）	指骨

下 肢 部	
古	今
髀枢（《灵枢》）	髋臼
股骨（《素问》）、腿骨（《洗冤集录》）、大楗骨（《医宗金鉴》）	股骨
髀杵（《医宗金鉴》）、髀枢（《伤科补要》）	股骨头和股骨颈
髌骨、膝盖骨（医宗金鉴》）	髌骨
内辅骨（《伤科补要》）	股骨内上髁和胫骨内髁
外辅骨（《伤科补要》）	股骨外上髁及腓骨头
臁胫骨、小腿骨（《医宗金鉴》）	胫、腓骨
胫骨（《仙授理伤续断秘方》）、成骨（《医宗金鉴》）	胫骨
辅骨（《素问》）、劳堂骨（《医宗金鉴》）	腓骨
跟骨（《医宗金鉴》）	跟骨
跂骨（《洗冤集录》）	距骨
内踝骨（《灵枢》）	胫骨内踝
外踝骨（《灵枢》）	腓骨外踝
脚掌骨（《洗冤集录》）	跖骨
跗骨（《医宗金鉴》）	足跗骨、跖骨
趾骨（《灵枢》）	趾骨

第三章 骨 伤 辨 证

　　骨伤辨证，就是将望、闻、问、切、摸、量等方法所搜集的临床资料作为依据，以脏腑、气血、经络、病因等理论为基础，根据它们内在的有机联系，加以综合、分析、归纳，辨明损伤疾患的本质而做出诊断的过程。在辨证时，既要求有整体观念，根据全身证候进行整体辨证。还要结合骨伤科的特点，对损伤局部的肿胀、疼痛、畸形、功能障碍、伤口情况等证候进行局部辨证。

　　骨伤辨证的方法很多，除有局部辨证外，整体辨证中有八纲辨证、脏腑辨证、气血辨证、经络辨证等。还有根据病程的不同阶段的分期辨证，以及根据损伤疾患的不同类型的分型辨证等。这些辨证方法有各自的特点，但又往往需要互相补充。只有整体辨证和局部辨证相结合，诊断才能臻于完善，对损伤疾患才能进行更有效的治疗。

一、局 部 辨 证

　　由于外力作用或毒邪等作用于人体，局部可能出现的变化，主要有皮肤颜色、温度、感觉的改变，局部肿胀、疼痛、畸形，功能障碍及肢体长度的改变；尚可能有创口、瘘管脓液、肿块等改变。对于这些局部证候，进行认真细致地望、闻、问、切、摸、量，常可做出诊断。若患处疼痛、肿胀、畸形、功能障碍，并有异常活动和骨擦音，即可辨为骨折。若伤处疼痛、肿胀、畸形、关节活动功能障碍，关节盂空虚、弹性固定，即可辨为关节脱位。若损伤后仅有局部疼痛、瘀斑、肿胀和功能障碍，即为伤筋。若患部疼痛，呈环状肿胀，皮红焮热，不能活动，骨的干骺端压痛明显，附近肌肉痉挛，可能为化脓性骨髓炎。若有瘘管，流稀脓或夹有干酪样物质，管口陷凹，周围皮色紫暗，不易收口，可能为骨关节结核。对局部证候的辨证，还可根据一些特殊体征及X线检查等，分辨不同类型的损伤疾患。

二、八 纲 辨 证

损伤疾患和其他各种疾病一样，也须用八纲进行辨证，为治疗提供理论依据。八纲包括表里、寒热、虚实、阴阳。八纲辨证就是通过四诊掌握的材料，根据人体正气的盈亏，病邪的性质及其盛衰，疾病所在部位深浅等情况，进行综合分析、归纳为八类证候，以概括疾病的不同特点。

辨表里是辨别病变的部位和病势的深浅。一般说来，疾患初起，病位在肌表，病症较轻者，或损伤后兼挟外感者，则为表证；内伤气血、脏腑，或损伤后热毒深窜入里，病症重者为里证。如《证治准绳·疡医》卷之六说："凡堕伤内有瘀血者，必腹胀满而痛，或胸胁满也。"损伤所致的瘀血内蓄，则属里证。

辨寒热是辨别疾病属寒证或热证，寒证与热证是阴阳偏盛、偏衰的两种证候。阴盛则寒，阳盛则热，阳虚生寒，阴虚生热。寒证是感受寒邪或机体的机能活动衰减所表现的证候，多见于陈旧性损伤等疾患。局部表现为皮色不泽，不红不热，疼痛麻木，肿硬或萎弱，且伴有面色苍白，肢冷喜温，口淡不渴，小便清长，大便溏薄，舌淡苔白而润滑，脉迟等阴盛症状。如虚人损伤，误用攻下逐瘀，则可致《正体类要·正体主治大法》所说的："若下后手足俱冷，昏愦出汗，阳气虚寒也。"热证是感受热邪或机体的机能活动亢盛所表现的证候，多见于损伤的初期。局部表现为肿胀疼痛，或潮红灼热，甚或肉败成脓，且伴有发热面赤，烦渴饮冷，小便短赤，大便秘结，舌红干苔黄厚，脉弦数等全身症状。

辨虚实是辨别人体正气强弱与病邪盛衰，属虚属实是由邪正相争所决定的。虚证是指正气虚弱不足的证候，多见于骨折、脱位的后期及亡血过多等疾患。表现为面色萎黄，神疲体倦，或五心烦热，形体消瘦，心悸气短，自汗盗汗，食少便溏，小便频数，舌质淡苔少，脉虚细无力；局部不红不热，或青肿不消等。实证是指邪气亢盛有余的证候，多见于骨折、脱位的初期及胸胁内伤蓄瘀等疾患。表现为发热烦渴，胸腹胀满，大便秘结，小便短赤，舌质红苔黄厚，脉洪数有力；局部表现为痛有定处，疼痛拒按，肿胀等。如《医宗金鉴·正骨心法要旨》

说："伤损若胸腹胀痛，大便不通，喘咳吐血者，乃瘀血停滞也。"此为瘀积胸腹之实证。

阴阳是八纲中的总纲，它可以概括表、里、寒、热、虚、实。里、虚、寒证，多属于阴；表、实、热证，多属于阳。在病变的情况下，如邪气实的疾病，阳偏盛则出现阳证，阴偏盛则出现阴证。正气虚的疾病，真阴不足出现阴虚，真阳不足出现阳虚。大量出血或吐泻可引起亡阴，大汗出可引起亡阳。阴证如慢性损伤等疾患，一般起病慢，病程长，病位深，初期局部症状和体征常不明显，随着病情发展而渐趋明显或严重，全身症状多有虚证、寒证的表现。阳证如急性损伤等，一般起病急，病程短，病位浅，初期局部症状和体征比较容易识别，随着病情发展而更加明显，全身情况也多有实证、热证的表现。在临床上常是诸证并见，有时还可出现互相转化、错杂和假象。表证可以入里，寒证可以化热，实证可以转虚，阳证可以转为阴证等。如严重创伤、大量失血可引起四肢厥冷，脉微欲绝等，并由亡阴导致亡阳。

因此，八纲辨证是从四对矛盾的八个方面去概括疾病的不同特点，从而对机体损伤后做出总的判断。

三、脏腑辨证

脏腑辨证是以脏象学说为基础，根据脏腑的生理功能和病理表现来判断病变的部位、性质、正邪盛衰状况，用以指导临床治疗的一种辨证方法。

肺主皮毛，心生血脉，脾主肌肉，肝主筋，肾主骨。皮、肉、筋、骨有赖于气血温煦和脏腑濡养，因此，损伤疾患与脏腑有密切关系。虽然大多数损伤疾患都发生在皮、肉、筋、骨，但严重的皮、肉、筋、骨病变可累及脏腑，并出现相应的证候；反之，脏腑的病变也可影响皮、肉、筋、骨而出现相应的证候。

青壮年者气血旺盛，脏气充足，筋骨强壮，故其损伤的修复较快；年老体弱者气血虚衰，脏气不充，筋骨萎弱，故其损伤的修复较为迟缓。开放性骨折失血过多，证见眩晕，心悸，面色不华，唇舌色淡，脉细弱，是营血亏虚，血不养心所致，属心血虚证，治宜养心血、安心神。严重创伤，证见心悸气短，大汗淋漓，四肢厥冷，口唇青紫，呼吸微弱，脉微欲绝，此为心气不足，鼓动无力，心阳暴脱，宗气大泄所致，属心阳虚脱，当用回阳救逆。胸部损伤早期，证见胸痛，发热咳喘，痰黄黏稠，舌红苔黄，脉滑而数，此为肺有瘀热之实证，宜用活血祛瘀、泻肺清热。若胸胁陈伤旧患，证见胸胁隐痛，若兼咳嗽气短，痰白清稀，疲倦懒言，声音低微，怕冷自汗，面色㿠白，舌质淡嫩，舌边尖有瘀点，脉虚弱，此为肺气虚而兼血瘀证，宜补肺气、健脾土，佐以活血化瘀；若兼干咳无痰，或痰少而黏，痰中带血，口干咽燥，声音嘶哑，潮热盗汗，午后颧红，舌红少津，脉细数，此为阴虚肺燥之证，宜滋阴润肺。损伤后气血耗损较甚或素体虚弱，证见面色萎黄，肢体浮肿，或大便溏泄，舌质淡嫩，苔白，脉缓弱，此为脾不健运，宜益气健脾。若患处或诸窍出血，证见面色苍白或萎黄，饮食减少，倦怠无力，气短，舌质淡，脉细弱，此为脾气虚弱，统摄无权之脾不统血，当用温脾补虚、益气摄血。胸胁损伤，若患处胀痛，而兼口苦，发热欲呕，两胁热胀，甚则咳血、吐血，舌红苔黄，脉弦数，此为肝火内盛，宜用疏肝清热。腰椎骨折后期，腰痛隐隐，背软无力，遇劳更甚，不能久坐久立，面色㿠白，精神不振，舌质淡，苔白，脉细弱，此为骨折伤及气血，累及肝肾。若肝肾阳虚，宜养肝血，补肾阳；若肝肾阴虚，宜滋补肝肾。骨盆骨折早期，证见局部肿痛，腹胀拒按，大便秘结，小便黄赤，舌质红，苔黄厚腻，脉弦数，是瘀血内蓄，积瘀生热所致，属下焦膀胱的里热实证，治宜攻下逐瘀之类。老年人骨折，长期卧床，证见大便干燥，难于排出，数日一行，舌红少津，苔黄燥，脉涩或细，此为大肠液亏，肠失滋润，治宜润肠通便。由于在疾病过程中，脏腑之间的病变是相互影响的，因而脏腑证候也是复杂的，临床辨证时须灵活运用。

四、气血辨证

气血辨证是以气、血的有关理论对损伤后所发生的各种证候，加以归纳、概括的辨证方法。伤气的病证可分为气闭、气滞、气虚，伤血的病证可分为血瘀、亡血、血虚。

（一）气闭

严重损伤致气血错乱，气机失调，气闭不宣，因而出现晕厥不醒，神志昏迷，牙关紧闭，四肢抽搐，脉迟或沉细欲绝，多见于堕伤、撞击伤、头部震伤等，治宜通关开窍。

（二）气滞

损伤可致人体气机运行失常，而出现气滞证候。气滞的表现多为游走疼痛，这是由于气忽聚忽散所致，所以疼痛的范围广泛而无定处，证见咳嗽胸闷，胸胁胀满，呼吸不舒，咳嗽气急，掣引疼痛。若肝肾气滞，则痛在筋骨；营卫气滞，则痛在皮肉。气滞多见于挫闪、胸胁内伤等。治宜理气行滞。

（三）气虚

平素体虚或病久耗损均可出现气虚，证见气短懒言，语声低微，疲倦乏力，自汗，食欲不振，舌淡苔少，脉虚无力。局部可见瘀肿不消，或伤口腐肉不去，脓液清稀，新肉不生等证。多见于骨折、脱位后期和慢性骨关节感染等。如《正体类要》说："腿肿痛而色黯，食少倦怠，此元气虚弱，不能运散瘀血而然耳。"说明气虚不能运散瘀血，可使瘀肿难消。

（四）血瘀

外力伤及人体经络血脉，使血不得循行流注，阻于经隧之中，或溢于经脉之外，离经之血滞留体内，则可引起血瘀的证候。证见局部肿胀疼痛，痛如针刺，拒按，痛处固定不移，舌质暗或有瘀斑，脉涩。若瘀血滞于肌表，可见局部青紫瘀斑或血肿，如伤筋等；若瘀血阻于营卫则郁而生热，可出现寒热症状，亦可酿作痈脓；若瘀血积于胸胁，则胀闷疼痛，如胸胁内伤等；若瘀血积于腹中，则腹痛拒按，大便不通，如腹部内伤瘀血内蓄等。瘀血经久不愈，留伏经络之间，可变为宿伤，证见患处疼痛，时轻时重，经久不愈，以头部及胸胁损伤多见。瘀血疾患在治疗上，宜以活血祛瘀为主。如《血证论》说："瘀血在中焦，则腹痛胁痛，腰脐间刺痛着滞，血府逐瘀治之。"

（五）亡血

外力伤及人体经络血脉、瘀血内积、血热妄行及脾不统血等均可致亡血（又称失血、出血或衄血）。皮开肉绽或开放性骨折可致创伤出血，血从创口溢出于体外。内伤脏腑出血而上溢，表现为咳血、吐血、呕血、衄血，或下溢而便血、尿血。若撞伤头部兼有颅底骨折者，则见诸窍出血。若亡血过多，则可出现气脱血脱之危证。

血热妄行，可吐血、衄血、便血、尿血等，证见血色鲜红，并见心烦，舌红绛，脉细数等，治宜清热凉血止血。脾不统血，是脾气虚弱，失其统摄血液之权，而致吐血、便血等，证见血色淡红而持续不止，面色萎黄，短气懒言，舌质淡，脉细弱，治宜补气摄血。瘀血内积，阻碍血液的正常运行，而致血不循经而从诸窍外流，出现吐血、衄血、呕血、便血、尿血等，证见血色紫暗成块，常伴有刺痛，舌紫暗或有瘀斑，脉涩，治宜活血止血。如《正体类要》说："出血，若患处或诸窍出血者，肝火炽盛，血热错经而妄行也，用加味逍遥散，清热养血。若中气虚弱，血无所附而妄行，用加味四君子汤，补中益气。或元气内脱，不能摄血，用独参汤加炮姜以回阳，如不应，急加附子。或血蕴于内而呕血，用四物汤加柴胡、黄芩。"

（六）血虚

损伤失血过多，或脾胃虚弱，生化不足；或瘀血阻滞，新血不生；或邪去正虚，阴血亏损等均可致血虚。心血虚则心神失养，血不养心，血不上荣，证见面色不华，失眠，健忘，易惊，心悸，心烦，头晕眼花，唇舌色淡，脉细弱，治宜养心血、安心神。肝血虚则血不养肝，不能濡养筋脉，血虚生风，证见头目眩晕，视物模糊，面色萎黄，手臂经常发麻或手足突然抽搐，舌淡苔少，脉弦细，治宜养血息风。

五、经 络 辨 证

经络辨证是根据经络学说来辨别证候的方法。由于足厥阴肝经从下肢内侧循行而上，绕阴器，布胁肋，故凡外阴部和两胁的损伤，应视为与肝经有关。足少阴肾经起于小趾之下，斜走足心和内踝后方，别入跟中，沿下肢内侧后缘上行，贯脊属肾，因此足跟、腰脊损伤疾患，应视为与肾经有关。故《正体类要》说："腰为肾之府，虽曰内伤，实肾经虚弱所致。"在临床上，治疗跟痛症，往往从肾经论治。足太阳膀胱经从头出项，一支由项下至腰部，络肾，属膀胱，并从腰下行，经股部后侧进入腘窝；另一支由项部经肩胛下行至臀部，下到腘窝，与前支会合后下入小腿后方，若腰痛沿脊椎旁至大腿后侧放射至小腿足背者，则应视为病变已累及足太阳膀胱经。故《医宗金鉴·正骨心法要旨》说："伤损腰痛脊痛之证，或因坠堕，或因打扑，瘀血留于太阳经所致。"手太阴肺经起于中焦，下络大肠，还循胃口，上膈，属肺。肝经之脉由下而上布胁肋，故胸部损伤应视为与肺经、肝经等有关，因此治疗上往往以疏肝气、理肺气为主。由于督脉运行于头项背后的正中线，总督一身之阳经，故脊椎骨折脱位合并截瘫则可认为督脉遭到损害所致。对已累及经络的病变有虚实之分，在治疗时，实证宜活血祛瘀、疏通经络，虚证宜调补气血、温通经络。

六、分 期 辨 证

分期辨证是按照损伤疾患的不同发展阶段分为若干时期的辨证方法。从发病至痊愈，虽是一个连续的过程，但有其明显的阶段性。对损伤疾患进行分期辨证，能更好地进行恰当的治疗。

根据骨折的愈合情况可分为初期（手法复位、消瘀退肿期），即骨折后1~2周内，筋骨损伤，气血瘀滞阶段；中期（和营生新、接骨续损期），即骨折后3~4周内，瘀肿虽消而未尽，断骨初步稳定，原始骨痂已开始逐步形成；后期（强壮筋骨、补气养血期），即骨折1个月以后，断骨初步愈合比较稳定而尚未坚实，功能尚待恢复阶段。这就是骨折的三期辨证。每期的划分特别是各期的时间不是绝对的，因此，分期辨证必须结合患者的体质、禀赋及损伤的情况来进行辨证。

七、分型辨证

分型辨证是根据骨伤科临床实际需要，按照损伤疾患的不同病因、不同程度或临床表现而分为若干类型的辨证方法。例如胸腹部损伤，若伤血为主，其痛有定处者为血瘀型；若伤气为主，而痛无定处者为气滞型；若兼有气滞、血瘀者为气血两伤型。又如肱骨髁上骨折根据受伤机制的不同，伸肘位受伤且骨折远端向后移位或向前成角者为伸直型，屈肘位受伤且骨折远端向前移位或向后成角为屈曲型。腰椎间盘突出症根据髓核的突出程度分为膨出型、突出型、脱垂游离型三型。颈椎病分为颈型、神经根型、椎动脉型、脊髓型、交感神经型及混合型等。精确的分型辨证诊断更有利于治疗方案的选择。

第四章　骨伤科治法述要

骨关节损伤和疾病，应按各种不同的类型和它发展变化的各个阶段中的不同特点，除以辨证论治为基础外，在治疗中还必须贯彻骨与软组织并重（筋骨并重）、局部与整体兼顾（内外兼治）、固定与活动结合（动静结合）、医生的治疗措施与患者在医生的指导下的积极练功密切配合（医患合作）的治疗原则。

骨伤科的治疗方法分内治法与外治法两种，临床上可根据病情需要，有针对性的应用不同治法，或数法合参，随症变化，才能收到良好的效果。

《普济方·折伤门》中说："凡从高处坠下，伤损肿痛，轻者在外，涂敷可已；重者在内，当导瘀血，养肌肉。宜察浅深以治之。"阐明了损伤后局部与整体、外治与内治的关系，在治疗过程中应互相兼顾。

内　治　法

内治法是指通过服食各种不同剂型的药物，以达到全身性治疗的方法。可依据患者在不同阶段中的特点，按辨证施治原则分别采用先攻后补、攻补兼施或消补相互配合，灵活运用。临床上可按骨与关节损伤和疾病的早期、中期和后期的不同表现和特点，采用三期辨证而选择使用。

一、攻下逐瘀法

攻下逐瘀法适用于损伤早期蓄瘀，大便不通、腹胀，舌红苔黄，脉数的体实患者。同时需按不同部位选用不同方药，如胸伤蓄瘀，胀痛咳逆用大成汤加减；胁伤蓄瘀，两胁胀痛用复元活血汤加减；腹伤蓄瘀，少腹胀痛用鸡鸣散合失笑散加减；腰伤蓄瘀，动辄尤痛用桃仁承气汤合地龙散加减。

　　跌打损伤，必伤气血，轻则气滞血瘀，重则蓄瘀或亡血。壅塞脉道，气血不能流通，瘀血不去则新血不生，甚或越络妄行且变症多端。《素问·至真要大论篇》指出："留者攻之。"《素问·缪刺论篇》说："人有所堕坠，恶血内留，腹中胀满，不得前后，先饮利药。"故跌打损伤的患者，见有瘀血内蓄，当用攻下逐瘀法为先。本法尚有泄热止痛之效，因损伤内有蓄瘀化热，不通则痛，用此法可退热、通便、止痛。

　　攻下逐瘀法属下法，多用苦寒泻下以攻逐瘀血，药效相当峻猛，临床应严格掌握适应证，不可滥用。对年老体衰，气血虚弱，内伤重症，失血过多，慢性劳损，妇女的妊娠期、月经期、产后气血不足者忌用。

二、行气活血法

　　行气活血法适用于气滞血瘀，局部肿痛，但无里热实症，或有陈伤旧患而有气滞血瘀，或有某种禁忌而不能用攻下逐瘀者。对胸胁伤用血府逐瘀汤，腹部伤用膈下逐瘀汤，腰部伤用少腹逐瘀汤，四肢伤用桃红四物汤加减。

　　《素问·至真要大论》说："结者散之。"故气滞血瘀类的伤病，运用行气活血法使之消散，壅阻的经络得于复通，从而达到肿消痛止的作用。临床运用时还应辨证加减，若损伤后胁痛日久，可加入既有引经作用，又能疏肝气的柴胡、青皮；胸伤咳嗽引痛，可加入既能理气且有活血作用的郁金，或加入祛瘀、润下兼止咳之效的桃仁；胸伤咳嗽痰多则需加入宣肺化痰药物，如瓜蒌、桔梗、北杏、前胡、贝母之类。

　　临床上，按损伤的不同情况，或重于行气止痛，或重于活血化瘀，或两者并重。

　　行气活血法方剂一般并不峻猛，如需攻逐瘀血，需与攻下活血配合。平素禀赋虚弱或妊娠、月经期不能使用破散者，参照王好古的"虚人不宜下者，宜四物汤加穿山甲（今已禁用）"之意而用之。

三、清热凉血法

清热凉血法实际上包括清热解毒和凉血止血两种方法。适用于外伤感染，出现局部红、肿、热、痛，热毒瘀积于气分，或内攻营血诸症。

热毒蕴结于筋骨，局部红、肿，热、痛，发热，口渴引饮，舌红苔黄，脉数，小便黄者，适用清热解毒法。创伤早期，用五味消毒饮；附骨痈，用黄连解毒汤、龙胆泻肝汤等。邪毒内陷营血，则应以清营汤治之；若内伤化热，症见吐衄，舌红绛苔黄，脉弦紧数或细涩有力，小便黄而短，则以清营凉血止血佐以祛瘀，用犀角（今已禁用）地黄汤加田七合十灰散；热入血分，症见烦扰不寝，吐衄，发斑，舌绛，脉数者，用犀角（今已禁用）地黄汤合黄连解毒汤。

止血药物应按其归经和出血部位的不同而选用，如鼻衄多用白茅根，吐血多用侧柏叶、茜草根、藕节，尿血多用蒲黄、小蓟，便血多用槐花、地榆。

止血药还要根据其性味功能而辨证应用，凉血止血有茜草根、旱莲草、侧柏叶、茅根等，化瘀止血药有三七、蒲黄等，收敛止血药有白芨、仙鹤草等。另外，人体的上半部分出血忌用升提药物，而人体的下半部分出血则忌用沉降药物。

清热凉血法的方剂大多是由寒凉药物组成的，因此损伤血症早期，忌用大剂量凉血止血药物，以防瘀血内停。血喜温而恶寒，寒则气滞血凝而不行，因此对损伤而出血不多的病症，常与活血化瘀药同用；症见血色鲜红者，为内有血热，适宜加入凉血止血药物；但若出血过多，治宜补气摄血，以防气随血脱，应结合行气活血与补益气血法使用。故治血不重在止血药，而重在治其出血原因。

四、通窍安神法

通窍安神法适用于头部损伤等。晕厥期属于闭症则选用苏合香丸、至宝丹、七厘散等；属脱症则选用独参汤、当归补血汤、参附汤等；复苏期表现眩晕嗜睡、胸闷恶心，则需选用息风宁神佐以化瘀祛浊、和胃降逆，用羚角钩藤汤（羚羊角今已禁用）合桃仁四物汤加减；恢复期心气虚弱则心神不宁，肝阳上扰则眩晕头痛，宜用养心安神、平肝息风，用镇肝息风汤加减；若骨关节感染而致神昏谵语、高热抽搐、舌红苔黄、脉数等，宜用紫雪丹合清营凉血之剂治之。

通窍药走窜性强，容易引起流产、早产，故孕妇慎用。

五、接骨续损法

接骨续损法适用于骨折损伤中期肿胀基本消退，骨位已正，筋已理顺，骨折端已初步连接而尚未坚者。常用八厘散、夺命丹、伤骨通脉散、接骨紫金丹、续骨活血汤等。祖国医学把骨折的愈合过程概括为瘀去、新生、骨合三个阶段，血不活则瘀不能去，瘀不去则新血不生，新血不生则骨不得合。常用桃仁、川红花、乳香、没药、自然铜、土鳖、续断、骨碎补等一类药，能消瘀接骨，促进肢体新陈代谢，加速骨折愈合。还用当归、熟地黄、黄芪、补骨脂、鹿角胶之类的补益药物，培补肝肾气血，有利骨折的愈合。

六、舒筋活络法

舒筋活络法适用于骨折、脱位、扭伤的中期，因为局部尚有瘀血凝滞，筋膜粘连，或兼风湿，筋络发生挛缩、强直而出现局部酸、麻、痛、痹、关节屈伸不利者。

舒筋活络法有温经、祛风通络之效。骨、关节损伤后期，筋络拘挛、气血虚弱，或为风寒湿邪侵袭，气血则不得通畅，肢节痹痛，故须温行气血、祛风散寒、舒筋活络，一般用辛温祛邪佐以行气活血药物。常用方剂有独活寄生汤、蠲痹汤、三痹汤、宽筋汤等。

本法多用辛燥药物，用后必损伤阴血，故阴虚者慎用，或配合滋阴养血药同用。此外尚可配合局部按摩，药物熏洗，热熨，针灸等疗法。

七、补益气血法

补益气血法属补法，是使用补气养血的药物，使气血旺盛而濡养筋骨。补益气血法适用于平素身体虚弱，气血不足，损伤后气血耗损较严重或者骨折迟缓愈合，筋骨萎软，脉弱或虚大或细而涩，面色㿠白无华者。临床上用于补气常选用四君子汤；补血常选用四物汤；气血两补则用八诊汤、十全大补汤；失血虚脱阳气受到大伤者，宜回阳救逆，用参附汤；损伤失血过多，气失所舍，宜补气固脱，用独参汤、生脉散；血虚引起肝阳上亢，宜养血潜阳息风，用四物汤加龙骨、牡蛎、天麻、龟板、杭菊，或天王补心丹等。

补益气血法也能益气养血以濡养筋骨，因此不论是外伤引起的筋骨损伤、内伤气血，还是长期卧床不能活动，引起体质虚弱，出现气血亏耗，都宜用补益气血法。虽然补气、补血方药各有其特点，但亦不能截然分开，因为气虚可致血虚，血虚又可致气损，血脱可致气脱，气为阳，血为阴，阳生则阴长，故在治疗血虚时，补血之中常兼以补气。且有形之血不可速生，无形之气所当急固，故对大出血而引起血脱者，此时往往以补气固脱为主，如当归补血汤之重用黄芪。而对气虚病症，则较少用补血药物，主要是嫌其偏于阴柔，易于滞气。但对阳气虚常以扶阳药附子补肾中之阳气，如元气虚用参附汤，中气虚用术附汤，卫气虚用芪附汤。因肺气、脾气为中气，故补气多着重脾肺两经，而培补中气尤为重要。如脾胃虚弱用参苓白术散，中气下陷用补中益气汤等。

补益气血法可按病情所需，和其他治疗方法配合运用。如与清热解毒法合用，有扶助正气，托毒外出之效，即是临床上所称的托里透脓法。但其两法的具体运用也各有偏重，如感染已成脓而未溃或虽溃而排脓不畅、邪盛而正未衰者，则以清热解毒为主，补气血为辅，方用透脓散加金银花、蒲公英、地丁等；若正气虚不能托毒外出者，以补托为主，清热解毒为辅，用托里消毒饮。

由于补血药物大多滋腻，故脾胃虚弱者容易引起纳呆、便溏。因此补血的方药中宜适当加用健胃醒脾和中之品，如陈皮、木香、砂仁等。阴虚内热，肝阳上亢者忌用偏于辛温的补血药物。

对于平素体弱，即使跌打损伤而有瘀血者，应采用补虚之中酌用祛瘀药物，目的是为了预防留邪损正，积瘀为患。

八、补养脾胃法

补养脾胃法适用于损伤日久，气血脏腑亏损，尤其是脾胃虚弱，而见体虚倦怠无力，或手足不温，形体虚羸，肌肉萎缩，筋骨损伤后修复缓慢，脉虚弱无力，舌淡而胖，苔白或腻。常用的方剂有参苓白术散、健脾养胃汤、补中益气汤、归脾汤等。

脾胃属土，位处中州，职司运化。脾主四肢、肌肉。《灵枢·本神》说："脾气虚则四肢不用。"因此脾胃虚弱则出现肢体倦怠乏力，甚或手足不温，形体消瘦，肌肉萎缩。而若见脾胃虚寒则应适当加入干姜、吴茱萸、蜀椒等温里药物。在补养脾胃法中加入温里的药物，除了能起补气健脾、温中祛寒的作用外，尚有促进气血生化，从而使损伤之筋骨肌肉尽快恢复。

九、补养肝肾法

补养肝肾法适用于骨关节的损伤后期，由于年老体弱，骨折迟缓愈合，骨质疏松而属肝肾虚弱者，故亦有称本法为强壮筋骨法。肝主筋，肾主骨、主腰脚。《素问·上古天真论》说："肝气衰，筋不能动。"《素问·脉要精微论》说："腰者肾之府，转摇不能，肾将惫矣。"说明壮筋骨必须注意补肝肾，只要肝肾功能正常，则可促进骨坚筋壮。肝为肾之子，《难经》说："虚则补其母。"因此养肝常兼滋补肾阴；肝虚而肾阴不足，或肝虚久不复原，以养肝为主，滋肾为辅。常用方剂为健步虎潜丸（虎骨今已禁用），习惯性关节脱位用补肾壮筋汤加菟丝子、补骨脂等，慢性腰腿痛用六味地黄丸，阴虚火旺用知柏八味丸等。但若损伤后期，症见脾虚者，则与补养脾胃法参合应用。

十、温经通络法

温经通络法适用于风寒湿邪留于经络、肌肉、筋骨、关节等处，或因筋骨损伤日久，气血运行不畅所引起的肢体酸痛、麻痹不仁、关节屈伸不利等症。气血遇寒则滞而不流，温则流行畅利。《素问·至真要大论》说："寒者热之。""劳者温之。"故本法可以使血活筋舒、经络通畅、关节滑利，且能祛除风寒湿邪，常用温性、热性及除湿药物，同时配合调和气血，或补益气血，补益肝肾的药物。常用的方剂有麻桂温经汤、乌头汤、大活络丹、小活络丹等。

以上十种内治方法，除应遵循其各自的适应证外，在临床应用中亦有一定的原则。如对骨折的治疗，在完成手法复位、外用药物敷贴及夹缚外固定以后，内服药物在初期应以活血祛瘀为主，中期以接骨续损，后期以补气血、养肝肾、壮筋骨，一般称骨折的三期辨证治疗。但若骨折后肿胀不严重，则不必拘泥于上述的初、中、后三期治疗，而可直接用接骨续损之法，佐以活血祛瘀之药。扭挫伤及伤筋的治疗，先施以必要的理筋手法之后，敷上外用药物，结合内服药时则在初期亦以活血化瘀为主，中期则用舒筋活络法，后期在温经通络的基础上，适当配以补气养血、强壮筋骨的方法。对开放性的损伤、多处骨折及其他类型的复合伤、失血过多者，则须急则治其标，选用补气摄血法，急固其气，防止虚脱；血止之后，虽予补而行之，仍需根据证候运用上述各法辨证施治。固然临证变化多端，病情错综复杂，但是只要我们审慎辨证，灵活变通，正确地运用各种治法，不拘泥于机械地分期，就能得到满意的治疗效果。

内治药物有汤剂、丹剂、丸剂、散剂、药酒等。随着药物剂型的不断改革，亦有把中药制成片剂、冲服剂、糖浆合剂及针剂等。丹剂、丸剂、散剂携带方便，应用便捷，所以适用于仓促受伤而又急需药物治疗者，常用的有夺命丹、玉真散、三黄宝蜡丸、跌打丸等。药酒中的酒能助药力，行药势，适用于无伤口的扭挫性、宿伤兼风寒湿邪者，临床中常用的有木瓜川芎酒等等。内服时可加温后用其冲服丹剂、丸剂、散剂。

外　治　法

骨伤科外治法是指对损伤局部进行治疗的一种方法，在骨伤科的治疗中占着相当重要的地位。其方法较多，临床上应根据各类不同的损伤和伤病发展的不同阶段，辨证地选择适应的疗法，并且常与内治法结合运用，在内外兼治的作用下促进筋骨，气血损伤的康复。常用的外治法有药物治疗、理伤手法、夹缚固定、牵引、手术疗法和练功疗法，以及配合针灸、理疗、熏洗、拔火罐等，现分述以下。

一、外治药物治疗

骨伤科外治的药物治疗是把药物制成各类不同的剂型放置在病灶或有关部位发挥作用。骨伤科在临床工作中向来对外治法中药物的应用比较重视，因此历代对外用药物的治疗都有不同的记载，如《神农本草经》《五十二病方》等著作中就有记载。唐代的《仙授理伤续断秘方》较详细地介绍了外治手法和洗、贴等外治法及方药治疗骨关节损伤，清代吴师机著《理瀹骈文》说："外治之理即内治之理，外治之药即内治之药，所异者法耳。"

由于外治药物种类很多，现按其特点分述于下。

（一）敷贴药

是指直接敷贴在损伤局部的药物制剂，使药力发挥作用。常用的有软膏和膏药。

1. 软膏。

又称药膏或敷药，将药物碾成细末，然后用凡士林、饴糖、羊脂、油蜡等作为基质，混和调拌，煎熬后制成，也可以用水、酒、醋或蜜将药末调拌成厚糊状，摊在棉垫或桑皮纸上用于敷贴，亦可直接涂敷于损伤患处。为减少药物对皮肤的刺激和换药时容易取下，可在药上加一层纱布或一张极薄的棉纸。一般用油脂类调制成的软膏可放置稍长一些时间，故可先行制作待用，但若暑天及阴雨天则不能放置太久，以免变质及药物失效。而用水、酒类调制的软膏则应随调随用，因其易蒸发，故亦需勤换药。少数患者对外敷软膏过敏而产生皮炎、丘疹、水泡或皮肤瘙痒时，除应停药外，还要局部清洁，外用六一散等。

软膏按其功用可分为以下几类。

（1）消瘀退肿止痛类：如田七软膏等。适用于骨折，筋伤初期肿胀疼痛者。

（2）清热解毒类：如金枪膏等。适用于损伤后局部感染邪毒，而出现红、肿、热、痛者。

（3）去腐生肌类：如生肌膏等。适用于邪毒感染，局部红肿已消，创口尚未愈合者。

（4）温经散寒通络类：如驳骨散等。适用于损伤日久或风寒湿邪所客引起经络不通，关节活动不利者。

（5）接骨续筋类：如接骨跌打膏等。适用于骨折后已整复，位置良好，肿胀已消退的中、后期患者。

2. 膏药。

古时曾称为薄贴，其是将药物碾成细末，配合香油（芝麻油）、黄丹、蜂蜡等基质炼制而成，这是祖国医药学外用药物中的一种特有剂型。早在南北朝时期的《肘后备急方》中就有关于膏药制法的记载。

膏药遇温则软化而具有黏性，因此能粘在患处，应用方便，药效持久，又便于携带，经济节约。由于膏药是由较多种的药物组成，因此它能治疗多种疾患。根据药物作用可分为以下几类。

（1）祛瘀止痛：如跌打正骨贴。用于损伤肿痛或兼有风湿者。

（2）祛风湿：如三威跌打风湿贴、善正通痹膏等。用于损伤后兼风湿痹痛。

（3）活血祛瘀软坚：如田七膏。用于陈旧性损伤气血凝滞、筋膜粘连者。

（二）外用药散

一般是指用散剂作外用药，即将外用药物碾研成细小粉末状而成，临使用时，把药末直接撒在患处上，或掺在膏药或软膏上，然后才敷贴在患部，与所应用的膏药或软膏起着协同的作用。常用的有以下几种。

（1）止血收口类：如七厘散［血竭、乳香（制）、没药（制）、红花、儿茶、冰片、麝香（今已禁用）、朱砂］。一般用于擦伤、创裂伤而伤口较浅者。

（2）生肌长肉类：如珍珠层粉等。适用于各种类型的伤口见脓性分泌物较少唯新肉难于生长者。

（3）祛腐拔毒类：如白降丹、红升丹等。适用于伤口创面腐肉未去或肉芽过长的患者。对于用含升丹有过敏的患者，可用不含升丹的祛腐拔毒药，如生肌膏等。

（4）温经散寒类：如丁桂散（丁香9g、肉桂30g）等。因其具有温经活血、祛散风寒的作用，故适用于患有陈伤旧疾或损伤后期而局部寒湿停聚、气滞血凝疼痛者。

（5）清凉散风类：如冰硼散［冰片50g、硼砂（煅）500g、朱砂60g、玄明粉500g］。适用于局部焮热肿痛者。

（6）散结止痛类：如四生散。适用于局部瘀毒结聚肿痛患者。该药有一定毒性，可能引起局部皮炎，使用时应注意。

（三）湿敷、涂擦药

《素问·血气形志篇》："经络不通，病生于不仁，治之于按摩醪药。"醪药就是用来配合按摩时涂擦于局部的药酒。此类药首先是把药物制成液状而运用，其作用有两方面：用于没有伤口处时，药物主要作用是行气活血，祛风散寒，通络止痛；用于局部有伤口处时，药物的主要作用是解毒收敛生肌。常用的有以下三类。

（1）酒剂：把药物浸泡于白酒中而成，如活血酒、跌打酒等。有舒筋活络、活血止痛及追风祛寒等功效。不宜用于有伤口处。

（2）油剂：用香油把药物熬煎去渣后制成，如伤油膏、接骨跌打油、跌打万花油等。一般有消散瘀血、温经通络的作用。常用于骨折瘀肿疼痛，关节筋络受寒、冷、湿侵袭而引起的疼痛。

（3）水剂：把药物制成水溶液，一般供感染伤口的湿敷用，如四黄溶液，用黄连、黄芩、黄柏、大黄、甘草制成。常用于伤口痈肿，疼痛。

（四）熏洗药

将药物放水中煎煮后，产生大量蒸汽，先用热气熏蒸患处（可于患肢上面盖数层毛巾），待水温40℃左右时，再用药水浸洗患处。但应注意避免烫伤。

熏洗法具有疏通气血、舒松关节经络、活血止痛等作用。《伤寒论》说："阳气怫郁在表，当解之熏之。"《圣济总录》指出浸洗法可以"疏其汗孔，宣导外邪"。适用于关节损伤后或风寒湿邪所致关节强直拘挛，酸痛麻木者。一般多用于四肢关节的损伤。

按药物作用的不同，熏洗药有以下几类。

（1）解毒收敛类：如苦参汤合矾石汤。用于感染创面而分泌物较黏稠的。

（2）行气散瘀类：如外洗一方。用于新旧伤瘀血积聚肿胀者，或用于陈伤风湿冷痛及关节损伤后瘀血已基本消退，筋脉拘谨不灵活者。

3. 祛风止痒、凉血解毒：如洗二方，用于跌打损伤，皮肤瘙痒。

（五）药棒按摩法

药棒按摩法是指在手法按摩的基础上，结合骨伤科名药制成药棒，对躯体筋伤部位进行按压、敲打等治疗。药棒的制作是以名医验方之药（桂枝、防风、海桐皮、透骨消、木香、羌活等几味中药）制成扁片方块形药包，裹在竹筒上，熏蒸后通过特定的手法使用药棒对患者进行按摩（图1-10）。该法把药敷（熨）法、棒击法及按摩法有机糅合，三法合一，主要用于颈肩腰腿痛及各类软组织损伤。按摩药棒所采用的药物符合天然绿色无毒副作用，按摩操作手法有飞、滚、推、按、摩、搓、擦、揉、振、击等法；操作时轻触皮肤、快速滚动，须密切观察患者神色，并询问感觉，防止晕

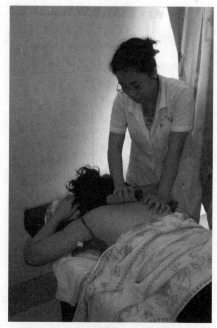

图1-10　应用药棒按摩法治疗疾病

厥及烫伤的发生。年老、体弱、孕妇、月经期皆应慎用此法。施术部位患有皮肤病、皮肤破损、痈、疽、骨痨或其他骨病者，皆应禁用药棒按摩。

药棒按摩法要求术者平素应熟练、灵活地掌握操作手法，力求做到一旦临症，机触于外，巧生于内，手随心转，法从手出，所施之法，使患者不觉其苦。用于按摩的药棒在2007年获得了国家专利（专利号：ZL 200620067541.7）；药棒按摩法在2009年4月由张宜新申报，成为广州市科学技术成果。

（六）热熨药

热熨法是一种热疗的方法，一般选用温经祛寒、行气活血、通络止痛的药物，经加热后，用布包裹，热熨患处，借助药物的热力作用于局部，而起治疗作用。一般用于不方便外洗的腰背躯干等处的新伤及陈伤。按其剂型及使用方法分以下两类。

（1）临时加热类：选择有温经祛寒、行气通络止痛作用的类颗粒状药物及种子药物，如五子散（莱菔子、紫苏子、白芥子、香附子、山楂子、荆芥、防风、麻黄、独活、当归、羌活、伸筋草、威灵仙）等，放锅里炒热纳入布袋，又或用布袋裹好后蒸热使用。适用于各种风寒湿型筋骨痹痛、腹胀痛、尿潴留等。

（2）中药离子导入：是选取温经散寒、通络止痛的药物做成粉末状，加上适量的酒或醋，敷贴在患处，接上低压中频电流加热，从而对患处起治疗作用。适用于风寒湿关节痛。

（七）药条

一般采用棉纱或桑皮纱纸捻成线条状，涂上拔毒去腐药物（如生肌膏等）制成备用。由于具备腐蚀瘘管壁和引流的作用，适用于附骨痈疽或骨痨形成瘘管者。其用法是把药条直接插入伤口瘘管内，2~3天更换1次。

二、整复理伤手法

整复理伤手法在临床上应用范围很广，如骨折、脱位及伤筋均需应用此手法。《素问·血气形志篇》说："形数惊恐，经络不通，病生于不仁，治之以按摩醪药。"《诸病源候论》也说："为断皮肉、骨碎，伤筋脉，皆是卒然致损，故气血隔绝，不能周荣，所以须善系缚、按摩、导引，令其气血复也。"《医宗金鉴》说："夫手法者，谓以两手安置所伤之筋骨，使仍复于旧也。""因跌扑闪失，以致骨缝开错，气血凝滞，为肿、为痛，宜用按摩法，按其经络，以通郁闭之气，摩其壅滞，以散郁结之肿，其患可愈。"治疗骨折、脱位，手法的作用更加重要，因不用手法，则无法矫正骨折后的错位、畸形。所以《医宗金鉴·正骨心法要旨》说："手法者，诚正骨之首务哉。"

用手法治疗损伤在骨伤科中应用提出较早，至唐代蔺道人对理伤手法加以发展，较系统地总结为"相度""揣摸""拔伸""捺正""搏平""屈伸"等手法。以后历代继续不断发展，积累了较丰富的内容，尽管流派不同，手法不一，但其目的、原理及效能是基本一致的。

（一）手法的效能

1. 行气活血、消肿止痛、舒筋活络。

跌打损伤，脉络破裂，积蓄成瘀，或积于筋肉之间，或聚于关节骨缝之中，引起肌肉筋脉拘急，而出现肿、痛。施行整复理伤手法可缓解血管、筋肉痉挛，增进局部血液循环，消除瘀滞，加速瘀血早日吸收，以达到舒筋活络、消肿止痛的目的。

2. 整复移位。

手法可使移位的骨骼、肌肉、肌腱等组织回复正常位置，如骨折、脱位的复位，还有肌腱滑脱的整复，椎间盘突出的还纳等。

3. 宣通散结、剥离粘连。

筋骨肌肉损伤和病变，局部气滞血凝，由于组织的粘连硬结，致使关节活动不灵。运用恰当的手法，可以消肿散结，疏通经络，剥离粘连，滑利关节，从而使关节功能恢复。

4. 行气血、健脾胃。

循经取穴施以手法，迎随补泻，使经络通调，气血得以运行，脏腑功能得到调节，从而使患者胃纳增加，气血流行通畅，人体健康。

综上所述，理伤手法绝不是单纯只有整复移位、理顺筋络的作用，它和内、外用药或其他治法相结合，也有消肿止痛、活血化瘀、舒筋活络、调和气血、调理脏腑、松解粘连等作用。

（二）施法的原则

首先通过详细的临床检查，明确诊断后，才能较全面而准确地掌握病情，所以在施手法前必须对病情做充分的了解。如《医宗金鉴·正骨心法要旨》说："盖正骨者，须心明手巧，既知其病情，复善用夫手法，然后治自多效。"也就是说对骨折、脱位，术者在头脑中要对受伤的局部内、外情况形成一个立体的形象，对骨折端在肢体移位的情况了解清楚，应达到"知其体相，识其部位，一旦临证，机触于外，巧生于内，手随心转，法从手出"。还必须做到"法之所施，患者不知其苦"。西关正骨整复理伤手法主要由正骨手法和理筋手法两部分组成，假若病情需要施以整复理伤手法者，必须遵循早、稳、准、巧这些原则。

1. 早。

在明确诊断、掌握病情后，尽量争取早期给予合适的整复理伤手法治疗，一方面可减少患者的痛苦，另一方面可争取在肢体未肿胀前进行手法整复则较易复位，从而获得痊愈快、功能恢复好的作用。

2. 稳。

施行整复理伤手法时不但要有力量，而且应保持患者躯干肢体的平稳，这样就要将患者摆放在适当的体位，或卧位，或坐位等。

3. 准。

对病情及所需要的手法估计要准确，操作时也要准确、稳妥，用力大小要恰到好处。假若用力过重、过猛，则易加重周围筋骨及软组织（肌肉、神经、血管）的损伤，甚或引起晕厥；而用力过轻，则复位不易成功。另外还必须避免不必要的多余动作。

4. 巧。

施行手法时，动作要轻巧，既省力又有效，力求做到"法使骤然人不觉，患者知痛骨已拢"。

整复理伤手法有的可以由术者一人完成，有的则要两人，甚至更多的人集体完成。因此施行手法前，由集体讨论，统一认识，拟出一个方案，以便大家协调动作。即使因病情或其他原因中途要改变方案，术者要沉着冷静，不能惊慌失措，又要采取必要的措施，及时说明白，以求得患者及助手的配合。对骨折、关节脱位，力争一次施法整复成功。

同时我们应严格掌握整复理伤手法的适应证和禁忌证。对年老、体质虚弱，病情较严重，急性传染病，脓肿的脓毒血症期，妇女妊娠期，局部有接触传染性皮肤病等患者，应慎用或禁用理伤手法。

（三）基础手法

整复理伤手法是术者通过手法施于患者躯干肢体，对骨折、关节脱位及筋肉损伤等进行整复移位、理筋、恢复功能的操作。基本要求是临证相度，因人施法，法从手出，稳准巧妙。整复理伤手法由两部分组成：第一部分是正骨手法，主要适用于骨折与脱臼的整复；第二部分是理筋手法，主要适用于跌打扭伤，各类颈、肩、腰、腿痛疾患，风湿骨痛等症。临床上，整复理伤的正骨手法和理筋手法相辅相成，可根据需要单独或联合使用。

1. 正骨手法（治疗骨折、脱位损伤）。

正骨手法包括触摸、牵导、端挤提按、旋转、屈伸、分骨、折顶、回旋、叩击等，要求掌握"刚、柔、迫、直"和复位的时机。注意术者施术的站位与患者的位置。

"刚、柔、迫、直"是指正骨手法的作用情况和力的强弱缓急。刚是强力，柔是缓力，迫是压力，直是拉力。根据骨折部位、时间、移位和局部肌肉等情况，采取以刚制柔或以柔制刚方法。一般如关节脱臼、骨折时间甚短，局部没有出现明显肿胀和疼痛，复位后骨位不易移动，宜采取以刚制柔、一次矫正骨位的正骨手法；如骨折时间较久，局部有明显肿胀和疼痛，复位后骨位容易移位，宜采取以柔制刚，逐日多次手法矫正移位。对大多数骨折的错位只要采用适宜的手法则复位不难，然而整复容易固定难，故对不稳定的骨折移位，不必强行一次完全复位，可采取多次矫正、稳定骨折的方法，当骨折端在开始生长时期，应密切注意其轴线，避免旋转成角及缩短畸形。目前西关正骨整复理伤的正骨手法仍沿用的主要有何竹林、李广海、蔡荣、岑泽波等传承的正骨手法，分别介绍如下。

（1）触摸：触摸为骨伤后检查诊断的一种主要方法，又称之为触摸验伤，是复位前准备的必要手法（图1-11）。借此可以清楚知道有无骨折、骨折的类型、骨折的移位和复位后骨折对位的情况。触摸的方法，以一手持着骨之近端，另一手持着骨之远端，沿着骨的长轴显露部位，自上而下和自下而上，细细摸其伤处，然后一手固定骨折之断端，另一手轻轻旋转其远端。在触摸过程中，必须心、眼、手三方面密切配合，以达到手摸心会。

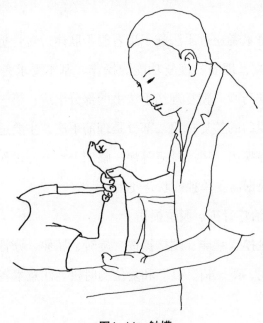

图1-11 触摸

（2）牵导：牵导是术者对患者的肢体施以牵拉，使其肌肉、肌腱、韧带等软组织发生不同程度的延长的手法操作，又称为顺势牵导。是离而复合的手法，借此使骨折的移位重叠归复原位，此即为"欲合先离，离而复合"（图1-12）。中医根据骨正则筋复的道理，牵导主要是对骨而言。牵导时须顺势用力，其力由轻至重，均匀持久，在骨折的远、近两端作相反方向的牵拉，当移位重叠之骨折断端离开后，以骨折远端去对合骨折之近端。

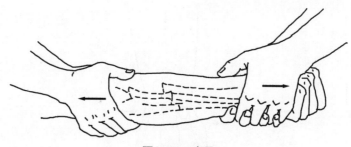

图1-12　牵导

　　牵导为整复骨折、脱位的重要手法。施行牵导手法时，对术者及患者的体位、姿势均有严格的要求，使牵导手法更趋合理、有效。另外，对筋肉丰富、肌力强大的部位，可利用软绳或器械等进行力的转换以加大牵拉力量，提高整复的成功率。牵导手法可以由一人完成或多人共同施行，方法是先在近端做好稳妥固定，以产生一个与牵拉方向相反的作用力并稳定患者身体，然后在骨折、脱位的远端，沿肢体纵轴方向牵拉，以远对近或根据需要施行折顶或旋转等手法。

　　施行牵导手法时应注意，患者肢体必须采取适当的体位和姿势。一般先顺势牵导，然后再根据复位需要的方向进行牵导。牵导的主要着力点力求接近骨折的远近端、脱位的关节附近。如四肢长骨的骨干骨折，牵导的着力点在骨折远近段，而不跨越上、下关节；关节脱位及近关节、关节内骨折，牵导的着力点则放在组成该关节的远近两骨干上，也不宜跨越其上、下关节。牵导时，用力要持续、平稳，力量大小要以患者肌肉抵抗力及承受力为依据，做到轻重适宜。此外，牵导时可根据骨折、脱位的移位情况，对牵导方向及力量稍做变化，以利于复位。

　　（3）端挤提按：缩短、成角及旋转移位矫正后，还要矫正骨折的侧方移位。以人体中轴为界，矫正内、外侧移位（左、右侧移位）要用端挤手法，操作时在助手持续用力牵引下，术者的两手拇指或两手掌分别挤压移位的两骨折端做端挤手法，使凹者复起，突者复平（图1-13）。矫正前、后移位（即上、下移位）用提按手法，操作时应在持续牵引下，术者两手拇指压住突出的远端，其余四指捏住近折端，向上提按。应用端挤提按手法时，部位要准确，用力要适当，方向要正确，着力点要稳定。端挤提按亦有人称之为捺正手法。

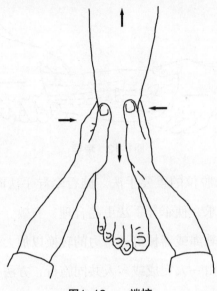

图1-13　端挤

（4）旋转：即围绕纵轴的扭转或以关节盂为中心转动的手法操作。《仙授理伤续断秘方》指出：肢体有旋转移位时，手握持骨折远端，在拔伸下，围绕肢体关节轴向左或向右旋转；陈旧性关节脱位在松解粘连时常用旋转手法；对脊柱施行旋转手法可令患者取坐位或侧卧位，在其同侧的肩、髂骨翼后方同时作推、扳；颈部则用手法使头部向左或向右旋转的方法。

（5）折顶：折顶即利用加大骨折端的成角，使两断端同侧骨皮质接触后再反折回来纠正其重叠移位使之复位的手法操作。

折顶手法适用于单靠手力牵拉不易完全矫正重叠移位的横断形或锯齿形的长管骨骨折，如股骨干骨折、桡尺骨干双骨折等。但使用要谨慎，动作要协调、稳妥、敏捷，不应猛折和猛抖，在有重要血管、神经部位，要避免让折端骨锋损伤。

（6）分骨：当两根以上骨骼并排的肢体发生双骨折时，术者用指端的力量，主要用拇指及示指、中指、无名指三指作挤捏分骨（图1-14）。

（7）回旋：回旋就是使骨折远端循近折段侧方回转到对侧，而引导背向移位的斜面骨折的断端对合，或使骨断端之间嵌入的软组织解脱的手法操作。

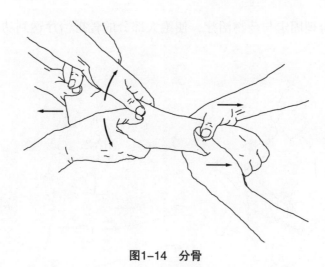

图1-14　分骨

对背向移位的斜面骨折，单用拔伸手法难于复位，而且使软组织在拔伸下延伸这么长的距离，实际上是很困难的，即使能成功，亦将增加软组织的损伤，影响功能的恢复。若使用回旋手法，使骨折远端经近端侧方绕行至对侧而两骨折面对合，这样，整复时省力，成功率高，软组织损伤少，因而功能恢复亦好；对长管骨折断端之间嵌入了软组织，使用回旋手法使软组织解脱，断端才能复位和愈合。

（8）叩击：以手法在骨干骨折的远端实施纵向叩击令远近折端触碰，骨折断端紧密相接。此法可用于骨折检查及促进骨折愈合，如常用于四肢骨干骨折、骨不连。

在施行以上正骨手法时，要善于辨证识别和对待各个具体的损伤，做充分的术前准备，要"以顺其性，因势利导"，珍重生机，反对粗暴偾事；操作时"手随心转、法从手出"，务求达到稳、准、巧；对于难以手法整复和固定困难的骨折，要利用"筋能束骨"的解剖特点，"制器正之"。

西关正骨医家们在长期的医疗实践过程中，对以上手法积累了丰富的经验，代表手法有何（竹林）氏"桡骨下端骨折牵导端挤法"（图1-15）、"前臂双支骨折牵导分骨法""肱骨髁间骨折牵导屈伸捺正法""肱骨外科颈骨折纵向叩击法""颞颌关节脱位一抹嘴复位法""肩关节脱位旋转复位法""肘关节脱位牵导屈伸逐步复位法""髋关节后脱位牵导内收复位法"（图1-16）等，方法简单，然后加上合理固定与药物治疗，使绝大部分的骨折治疗达到功能好、复原时间短的疗效。

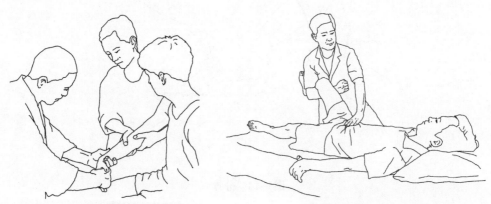

图1-15　桡骨下端骨折牵导端挤法　　　图1-16　髋关节后脱位牵导内收复位法

因为损伤情况有异，人体虚实有别，施行正骨手法需遵循辨证施治的原则，切记正骨整复理伤应遵循筋骨并重、内外兼治、医患合作、动静结合四原则。在骨关节损伤手法、夹缚治疗后，按动静结合原则，适时地指导患者肢体的功能锻炼，以促进肢体的康复。

具体施行整复理伤手法时，西关正骨医家尤善于通过语言沟通来解除患者的忧虑，在这方面他们积累了丰富的经验。如分神法、上病下治法、下病上治法等。

2. 理筋手法（治疗软组织损伤）。

理筋手法在临床上应用范围较广，西关正骨医家对理筋手法积累了丰富的经验，尽管各家不同，手法不一，其原理和目的是一致的。西关正骨理筋手法大致可归纳为：按摩法、揉捏法、搓法、推压法、运摇法、击打法、振抖法、拿法、滚法、点穴法、导引法、旋转扳法、顶推法、牵伸法、按压法等。

西关正骨理筋手法功能具有可缓解全身性肌肉疲劳，通过舒筋活络、滑利关节，松解粘连，纠正解剖位置的失常，达到骨正筋柔，气血以流，同时理筋手法可以调节神经反射，促进组织新陈代谢。

长期以来，理筋手法成为粤港地区群众日常生活中缓解颈、肩、腰、腿痛，乐于接受的一种方式。西关正骨以理筋手法见长的有何氏手法、李氏手法、彭氏手法、黄氏点穴法、药棒按摩法。

（1）按摩法：即按与摩两种手法的合称。

①按法：是以手指指腹、掌心、掌根、拳面或肘尖往下按压的手法。按法有活血祛瘀、消肿止痛、松解肌肉之功。适用于局部脉络损伤、皮下出血、肿胀较重和筋肉粘连患者。按法有：掌按式、拳按式、指按式、肘按式。

②摩法：是以手掌面或手指指腹，贴于皮肤表面，作直线或盘旋形来回摩动。轻而缓慢，力量只达皮肤表面者，称表面抚摩法。快速的摩动，按压力量达皮下组织者，则称为摩擦法。摩法有活血行气、散瘀消肿、温经散寒、解痉止痛之功。表面抚摩法适用于急性伤筋有肿痛者；摩擦法适用于慢性损伤、陈旧性损伤、风寒疼痛者。摩法有：掌摩式、指摩式等。

（2）揉捏法：用手部对患者病变位置进行揉和捏的治疗手法（图1-17）。

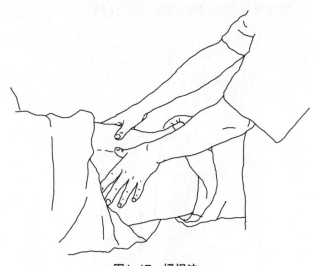

图1-17　揉捏法

①揉法：是以手掌或拇指、四指指腹按压于皮肤上，作圆形揉动，或呈螺旋形向前揉动。揉动力量浅者只达皮下组织，深者可达筋骨。揉法有活血散瘀、消肿散结、舒筋止痛之功，多用于慢性损伤、筋肉紧硬不舒者，或急性损伤1周后瘀血肿胀未消者。

②捏法：是拇指与四指分开，握压肢体，以适当力量，作一松一紧的捏合动作。操作时，频率约每分钟30次左右。手指、足趾，或肌腱部位的损伤，可用拇

指与示指、中指操作。若拇指在操作时配合揉动手法，则称揉捏法。捏法有舒筋活血，解除肌肉痉挛疼痛之功。多用于四肢慢性损伤，肌肉痉挛、疲劳酸痛等症。

（3）搓法：是以两手掌指关节自然伸开，以掌部紧贴于肢体局部的相对侧，两手同时用力，做方向相反的来回搓动。施行搓法时，两手配合要协调，动作要连续，力量要均匀，频率一般较快，以每分钟60次为宜，并持续2~3分钟。搓法有温通经络、活血止痛之功，能消除筋肉酸胀疲劳，使筋肉舒利，增加关节活动范围。常用于四肢、肩、膝关节和臀部、胸、腰、背劳损。

（4）推压法：是用手掌或手指，紧压于皮肤上，沿筋络的走行方向推动，推压力量达深层组织，常用有直向推压法和双手操作的分向推压法。推压法有舒筋通络、理顺筋肉、行气活血、消肿止痛之功。常用于腰、背、四肢扭挫伤，或伤后筋肉移位、痉挛疼痛、肿胀不消散等（图1-18）。

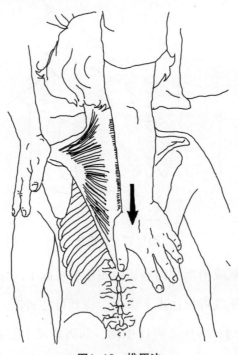

图1-18　推压法

（5）运摇法：即摇动关节之法，又称摇晃法。用一手握关节近端，另一手握关节远端，做屈伸、内收外展、内旋外旋、环绕旋转等被动摇晃关节的活动。

此法操作时，亦可两手皆握于关节的一端做被动摇晃活动，如摇晃髋部、肩部。活动幅度由小到大，以患者能耐受的活动范围为限。本法有松解粘连、灵活关节、利于关节功能恢复之功。多适用于关节损伤中后期、慢性损伤，或外感风寒引起之筋肉挛急、关节粘连、活动受限者。此法多在摩、擦、揉、捏等手法之后进行。

（6）击打法：是用手或器械，直接击打肢体的一种方法。双手掌心相对，五指自然微分，以手的尺侧缘（即小鱼际肌和第5掌骨的尺侧缘）击打，又称掌侧击；若手自然伸直，以手掌面拍打，又称拍击。若用粗细如铜钱直径之木棒等轻轻击打，又称振挺法（振挺为正骨器械之一，出自《医宗金鉴》）。操作时，力量不可过大，以患者感舒适为宜，击打时应有节律感，速度以每分钟60次以上为宜。击打法有行气活血、散瘀止痛、消除肌肉紧张之功。常用于腰背、臀部及四肢肌肉丰厚处。适用于慢性损伤，运动后肌肉疲劳，胸、腰部的扭闪岔气或皮肉瘀血未散者（图1-19）。

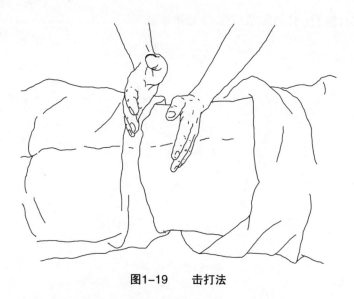

图1-19　击打法

（7）振抖法：振抖法包括振法和抖法。

①振法：用指端或手掌置于治疗部位上，使手臂发出的震颤波传递到机体。振法有指振法和掌振法，指振法常用于头面及胸腹，掌振法主要用于胸腹。也可用一手手掌按在治疗部位上，另一手握空拳有节奏地叩击按在治疗部位上的手

背，使其局部深层有振动感觉，称之为振动法。常用于胸背部。

②抖法：是抖动关节的一种手法。即以一手固定关节的近端，另一手握肢体的远端，作上下、左右的快速抖动。抖法又有牵抖法和用于腰部的背抖法之分。有解痉止痛、松解筋肉关节粘连的作用。常用于腰、肩、肘、腕、髋等部位的急、慢性损伤或外感风寒引起之关节功能受限，亦可用于腰椎间盘突出症等。抖法常与摇法配合运用。

（8）拿法：此法又称拿捏法。是以拇指与示指、中指或拇指与其他四指的指端将肌肉或肌腱用力捏着片刻，然后松开的一种强刺激手法。拿着肌肉后将其提起，然后在放开的同时用手指如提弹弓弦状，以拨动所提之筋肉的方法，又称弹筋法或提弹法。拿法是一种强烈刺激的理筋手法，有舒筋活血、解痉止痛之功。多施用于四肢躯干的肌腱、肌束，如斜方肌、肱二头肌，前臂的伸肌、屈肌，腰大肌，股直肌，股二头肌，腓肠肌，跟腱及经穴，如风池、内关、外关、阳陵泉、阴陵泉等穴。适用于慢性劳损，陈伤或风寒湿所致的筋肉挛缩、麻痹、萎缩，以及急性扭伤引起的肌痉挛而无肿胀者（图1-20）。

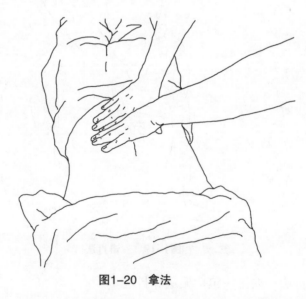

图1-20 拿法

（9）滚法：是以手的小鱼际掌、尺侧及第3~5掌骨的背侧有节律地进行来回滚压。操作时手应紧贴皮肤，随着前臂主动旋前旋后带动手腕的旋转而滚动，以及顺肌肉走行方向进行。压力宜适当，对筋肉的表浅部位病变、急性损伤、体弱者，压力宜轻；对肌肉厚实部位、慢性损伤、体壮者，压力宜重。滚法有舒筋活络、祛风散寒、解痉止痛之功。多用于腰背、臀、肩及四肢的慢性劳损，新伤，以及面积较大的筋肉不适。

（10）点穴法：又称经穴按摩、穴位按摩、指针、穴道按摩等。本法以经络学说为理论根据，有与针刺疗法相类似的作用。是用手指在经穴上施以按压、推、揉、拨、拿、捏等手法以刺激经穴，达到按摩经络，通郁闭之气之目的。取穴原则同针刺疗法，每个穴位每次按摩时间不少于30秒，并可重复。点穴法有通闭解痉，行气活血，舒筋止痛，调和脏腑，平衡阴阳的作用。常用于急性扭伤，岔气，筋肉痉挛不舒，关节功能障碍，筋肉关节劳损，陈伤，风寒湿痹及内脏疼痛等症。操作时，以顺经按摩为补，逆经按摩为泻；力量轻而和缓手法为补，力量重而快速的手法为泻。故急性损伤，邪实者宜重而快速的逆经手法推压，慢性劳损、陈伤、体虚者多宜轻而和缓的顺经手法推揉。（图1-21）

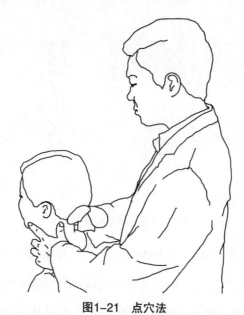

图1-21　点穴法

（11）导引法："导"是指导气。"引"是指引体。导气令和，引体令柔。导引法用意识呼吸配合身体进行有规律的俯仰屈伸运动，以促进损伤肌体功能恢复。以体松、气固、神凝为要点，分头、颈、上肢、躯干、下肢等不同部位的导引法。

（12）旋转扳法：是扳动肢体使关节伸展或旋转活动的一种手法。常用于四肢及颈腰部，有舒展筋脉、滑利关节、松解粘连、帮助复位等作用。

根据用力方向和施行方法的不同而有侧扳、后扳、斜扳等多种。本法常用的是脊柱旋转扳法，多用于腰椎间盘突出症、腰椎小关节滑膜嵌顿及颈椎病变等。操作时宜用力适当，避免用力过度致小关节和神经、血管损伤。

如治疗腰椎小关节滑膜嵌顿的旋转扳法：以第4腰椎棘突右侧偏歪为例，患者坐位，助手用双腿钳夹固定患者的左侧膝关节，术者在患者后方，以右手从患者右侧腋下穿过经其头后方至左侧肩后，让患者在作腰椎前屈，右侧弯右旋转的同时，施以旋转手法。同时用左手拇指拨动偏移的棘突，使该椎体承受一个与损伤性质相反的旋转力使错位的小关节得到纠正（图1-22）。

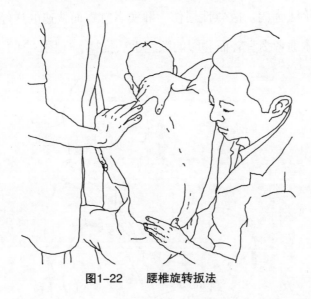

图1-22　　腰椎旋转扳法

治疗神经根型颈椎病的定点旋转扳法：患者坐位，嘱其颈部稍向前屈约10°~15°，术者立于患者背后，用一手拇指指腹顶住病变颈椎横突或棘突，其余四指自然放松。另一手屈肘，置于患者下颌部，手扶其枕颞部，与前臂、上臂及前胸一起固定患者头部，随后缓慢带动头部向侧方旋转至最大限度，快速向上牵引。与此同时，按住患处的拇指协同用力向对侧推动，此时可感觉拇指下有跳动感，并可听到弹响音，提示复位成功（图1-23）。

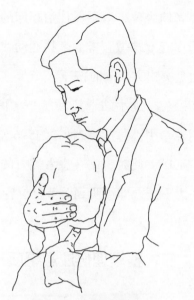

图1-23　颈椎旋转扳法

（13）顶推法：多用于颈椎复位。患者侧卧位，术者站在患者的背后方，以一手托住其下颌部，另一手的拇指、示指张开，按在患椎的棘突旁，然后双手同时用力，一手将头部向后仰，另一手将患者的棘突往前推，此时也可以听到一声或数声的关节复位音（图1-24）。

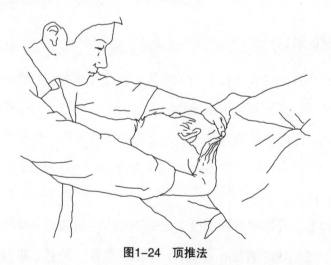

图1-24　顶推法

（14）牵伸法：即牵引、拔伸之法，固定肢体或关节的一段，牵拉另一端的方法。主要有头颈部牵伸、肩关节牵伸、腕关节牵伸、指间关节牵伸。

（15）按压法：常用于神经根型颈椎病、腰椎间盘突出症等。

腰椎按压复位法：患者俯卧位，双手抓住治疗床的一侧，助手牵患者足踝，先对抗牵引约10秒，然后提起双踝做腰椎的牵抖运动，使腰脊在过伸的状态下，术者双手重叠对准腰椎间盘突出方向同时按压。

颈椎按压法：患者俯卧位，助手站于其上方，一手托住患者下颌，另一手固定在枕部，然后做颈部间歇牵引，每次1~2秒，约5~6次。在颈部有松弛感后，做1次颈后伸牵引，角度15°~20°，此时，站在患者侧方的术者，双手重叠，以大鱼际按压患椎，用垂直向的力下压，即可听到关节复位音。

三、整复理伤注意事项

在应用整复理伤手法治疗时，必须临证相度，辨病辨证相结合，正确地施用整复理伤手法。对于骨质疏松症、结核病或化脓性的骨关节病、类风湿或恶性肿瘤者，或年老体弱病情严重者，以及局部有传染性皮肤病、伤口感染、肌肉破损、烫伤者等均应慎用或忌用手法。另外，有脊髓受压的患者也不要使用手法，否则会加重病情。怀孕或月经期的女性在腰骶部和腹部也不要使用手法。

［附］手法的练习

要掌握好骨伤科的整复理伤手法必须认真地进行基本功的锻炼，功夫不是一朝一夕所能练成的，必须坚持不懈地勤学苦练，才能有健全的体格和熟练的基本功。历代骨伤科医家都极为重视这一点，下面介绍西关正骨整复理伤手法的练习方法。

（一）摸诊练习

摸诊是伤科的一种重要诊断手段，也是手法治疗前的必须步骤。因此我们除了学好诊断外，还要熟练掌握解剖知识，不但熟悉骨、关节、肌肉等各个标志的体表部位，而且对骨、关节、肌肉的形态结构及它们的各项功能也要掌握。所以我们除平时在临床中对患者摸练外，还应多在自身上摸练，才能更好地了解异常的变化，也才能把X线片显示的骨折移位方向和患者的具体情况结合起来。

（二）推拿按摩劲力的练习

初期可备一小枕头大小的沙袋一个，作为练习按摩的对象，要求认真对待，呼吸均匀，一般手法要轻柔，做到重而不滞、轻而不浮，刚中有柔、柔中有刚。待熟练后可用布袋装上棉花练习，从而使自己的指法及手法更柔软。

（三）结合临床病例练习

在对骨折、脱位及伤筋的病例进行治疗及练习时，手法一定要准确、轻柔，以免加重损伤，且应认真听取患者的评价，观察疗效，不断改进整复理伤的手法和提高疗效。

（四）积极参加体育锻炼

为能有足够的力量胜任整复理伤手法的操作，要求术者必须要有强健的体魄，因此除加强手法的练习外，还应努力锻炼身体，按各人的特点及爱好，采取不同的方法，如练习易筋经和咏春拳等。这十分符合西关正骨医家"医武结合"的精神，既可强身健体，又可力到功成。

四、杉皮夹缚固定术

（一）夹板的种类与固定方法

1. 夹板。

是中医骨伤科治疗骨折、损伤，尤其是四肢骨干损伤时最常用的外固定工具。一般以就地取材为宜，常用的有杉皮、杉木、竹片、厚纸板、黏合板、金属铝板等。西关正骨流派以杉皮为常用，因为杉皮夹板不但具有弹性、韧性和可塑性，并能被X线穿透，而且天然绿色环保，具有透气性好的特点，在岭南地区取材容易。夹板的长度应根据病情需要作超关节的固定和不超关节的固定两种。夹板的宽度通常因人而异，制作不同宽窄的夹板，一般要求在绑扎后每两板之间留有一定距离为宜。夹板的厚薄要由各部位肢体本身的重量及长度来选择，一般来说，承受的重力较大，肢体较长，则需选取厚度大的材料作夹板；反之可选薄一些的材料。不管用什么材料制成夹板，板的两端要修剪成弧形，并稍加压软或向外翻起。若需弯曲型的夹板，可贴上胶布后，敲打压弯。

2. 托板和支架。

为要把受伤肢体固定在某一种特殊的位置上，以利骨折及组织的生长，常用不同的材料做成各种形式、形状的托板和支架。如金属制成的铁丝托板、钢背心、牵引架，其他材料制成的木托板、宽腰带、皮背心、弹力骨盆兜等（图1-25）。

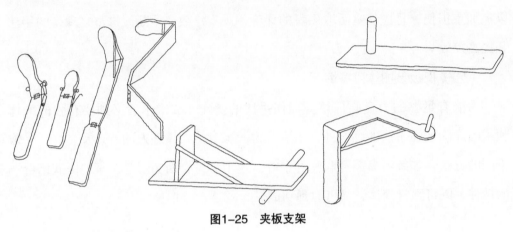

图1-25　夹板支架

3. 夹板的衬垫。

夹板制成后，在应用时为使皮肤不受坚硬的固定器材直接压迫，可在其接触皮肤的一面贴上衬垫，并以纱布或外套封住。衬垫应选用有一定吸水性、可散热，对皮肤无刺激且质地较柔软的棉花、海绵等。衬垫厚薄要均匀，一般0.3~0.5cm，应覆盖夹板的面及边缘。

4. 压力垫。

由于压力垫在夹板下产生的加压或杠杆作用，可以用于维持骨折断端在整复后的良好位置。

压力垫常选取有弹性而柔软，又能维持一定形态，支持力较好并且能散热、吸水，对皮肤无刺激的材料制成，如棉花、毛头纸或纱块等材料。常用的压力垫有以下几种。

（1）平垫：多用于四肢骨干部平坦的部位。

（2）塔形垫：用于肘关节、踝关节凹陷处。

（3）梯形垫：用于肢体近关节的斜坡处，如肘后部、踝下方。

（4）高低垫：多用于锁骨骨折、下桡尺关节脱位。

（5）抱骨圈：用纱布或绒毡制成，用于髌骨骨折。

（6）葫芦垫：用于近关节的骨折、脱位，如桡骨头脱位。

（7）横垫：用于桡骨下端骨折。

（8）合骨垫：常用于桡尺骨的下桡尺关节分离。

（9）分骨垫：用于双根或多根并排的长骨骨折，如桡尺骨干骨折、掌骨及跖骨骨折等。

各种压力垫可预先制作好备用，但经常需要临时按患者的肢体大小制作。

5. 夹缚固定的步骤。

（1）敷药。完成复位以后，在肢体维持适当的体位或牵引下，再敷外用药物，必须敷得平整均匀，厚薄恰当，以绷带松而平整地缠绕数周。

（2）放压力垫及夹板。在需要放压力垫的地方放上预先准备好的压力垫，再放置夹板。

（3）捆绑缚带。用1~2cm宽的布带或绷带折叠成缚带状3~4条（西关正骨称之为过江带）作为缚带备用，然后绑扎夹板，以两圈固定夹板。缚结的活结一般在肢体的外面或上面，其顺序是先缚扎中间，再远端，最后近端。完成以上工作后，把肢体放于妥善的舒适位置，或者用支具、支架固定。

夹缚固定松紧度要适当，对骨折后整复的骨位既要起到较牢固的固定作用，以防骨折再移位，也要防止夹板绑扎得太紧而引起皮肤压迫性坏死，甚至缺血性肌挛缩等并发症的发生。一般来说缚带绑扎夹板后能不费力地在夹板上面上、下移动1cm为合适，可以抓住缚带结上、下移动检查，这样的松紧度既有固定作用，也不会出现皮肤压迫性坏死或阻断血运的情况。当然损伤初期宜稍松弛，而中、后期因肿胀已消退，则缚扎稍紧一些为合适，这些都需要我们医者细心观察，及时调整。

（二）小夹板固定告知程序

小夹板通常固定范围小，一般不包括上、下两个关节。其特点是便于患者早期功能锻炼，不妨碍肌肉的纵向收缩运动。为维持有效的固定，促进骨折的愈合，在固定时要将相关事项交代清楚，以达得医患配合。

1. 固定前指导。

（1）如果有开放伤口，应更换敷料，敷料要纵形放置，避免横形捆绑肢体，影响肢体的血运。还要注意伤口的渗血、渗液情况。

（2）将患肢或关节固定在功能位或者特殊体位，以利于骨折的对线对位稳定，进行固定的过程中不能变换体位。

2. 固定后指导。

（1）注意骨折端末梢血运，如有颜色苍白或青紫、温度低、剧烈疼痛或麻木、活动不灵活应立即松开夹板，马上就医。

（2）夹板固定缚带松紧适宜；将患肢抬高于心脏水平，以利消肿；叮嘱患者定期复诊，骨折早期应3~5天复诊1次，中、后期1周1次。

（3）保持夹板清洁，皮肤干燥；若出现固定处皮肤瘙痒，应及时就诊调整夹板外固定缚带，不能自行解除夹板。

3. 心理指导。

（1）心理疏导，使患者逐渐接受自身的疾病和治疗疾病造成的影响。

（2）介绍成功病例，消除紧张恐惧心理。

4. 健康指导。

（1）伤后1~2周患肢做肌肉收缩，即握拳、手指或足趾屈伸。

（2）伤后3~5周患肢继续做肌肉收缩，活动各大关节，即关节屈伸。

（3）伤后6~8周活动全身各部肌肉和关节，功能锻炼应循序渐进。

（4）注意观察夹板使用中患肢的感觉情况、皮肤的挤压情况，有红肿水泡、溃疡及时到医院做X线复查，了解骨折愈合情况。

（5）告知行夹板固定的时间和拆除夹板的时间。

（6）饮食指导：骨折早期忌酸辣，可煲田七汤等活血祛瘀之品；中、后期可饮用健脾补肾的汤水。

五、牵 引 疗 法

持续牵引是通过滑车的装置，把重量置于肢体另一端的一种牵引方法。此种方法既可以克服肌肉的收缩力，矫正重叠移位和肢体挛缩，又可防止骨折、脱位的复位后的再移位和缩短畸形。可见它既是一种整复的方法之一，也是固定方法之一。常用的持续牵引法有如下几种。

1. 皮肤牵引。

本法多用于不需太大牵引重量的下肢骨、关节损伤和疾患。如12岁以下的儿童髋部骨折，需将患肢固定于功能位者，部分上肢的上臂骨折有时亦可应用此法。一般取胶布贴在患肢上，再以绷带包扎，装上牵引装置，如中间有孔的小方板（扩张板）、牵引架、滑轮，牵引的重量等，同时需抬高床的一端，借患者体重做对抗牵引。除做器械的准备外，还要做患者患肢的局部准备，如患肢皮肤的清洁及剃毛工作。为减少胶布对皮肤的刺激及增加黏性，可先涂上复方苯甲酸酊。贴胶布前，应于骨突部用少许棉花垫上，同时应让关节有足够的活动空间。胶布的长短、大小应视患者肢体决定而临时剪取。牵引的作用力大部分通过皮肤而起作用，因此牵引过重则易使皮肤起水泡或破损，所以一般牵引重量在5kg内。本法对皮肤有创面或对胶布过敏者不适用。

2. 布托牵引。

（1）枕颌牵引：将两条布带按适当的角度缝合好，然后套在头部，系上牵引绳，通过滑车，接上牵引重量，抬高床头进行牵引。一般3周后亦可做坐位间歇牵引。此法适用于牵引时间较短或只需稍作固定的疾患，如无移位的颈椎损伤、颈椎综合征等。如果牵引重量过大，可影响张口及饮食，还会产生其他并发症，因此其重量一般不超过5kg。

（2）骨盆兜悬吊固定：由于将骨盆悬吊起来后，能产生向中间挤压的作用，从而可进行整复和固定。适用于对位比较好的骨盆骨折及严重的耻骨联合或骶髂关节分离者（图1-26）。

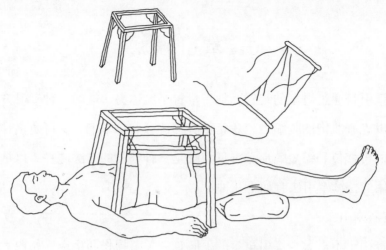

图1-26　　传统骨盆兜悬吊固定

（3）骨盆牵引（腰椎牵引）：适合较大重量的牵引，一般用帆布或皮革制成较坚固的布托，紧束于腰部和骨盆部，左、右两侧分别连接牵引绳，通过滑轮接上牵引重量进行牵引。这种方法可作持续牵引，也可作间歇牵引，每侧可负重5~10kg或更大重量。主要用于治疗腰部疾患，如慢性腰腿痛、腰椎间盘突出症等。

3. 骨骼牵引。

（1）颅骨牵引：此法为骨伤科常用的牵引方法，适用于颈椎骨折脱位患者。为防止牵引钳滑脱，应将牵引钳装置恰当。方法：先剃光头发，患者仰卧位。定好冰钳（颅骨牵引弓）钉尖插入部位，以颅骨中线和两乳突在头顶部连线交点为中点，向两侧旁开3.5cm处即是。头皮常规消毒，在局部麻醉下分别做一约1cm的皮肤切口，深达颅骨。用栓上安全螺丝帽骨钻钻头，方向与颅骨顶水平线成45°，钻穿颅骨外板（成人约4mm，儿童约3mm）不能穿过颅骨，否则会损伤脑组织。然后将冰钳钉尖插入骨孔内，旋紧并固定它，用酒精纱布遮盖伤口，抬高床头，牵引绳系上冰钳通过滑轮装置接上牵引重量进行牵引。重量因人因病而不同，一般情况第1、第2颈椎用4kg，每下一节颈椎增加1kg。但有时可用10kg左右，而复位后可逐步减少至3~4kg维持。

（2）四肢骨骼牵引：临床上较常应用的是尺骨鹰嘴、股骨髁上、胫骨结节、跟骨等处。定好位置后，皮肤常规消毒，在局部麻醉下穿入钢针，以无菌纱块遮盖针口，装上牵引弓，把患肢放到相应的牵引架上进行持续牵引。由于这种牵引力较大且直接，适用于各种不稳定而又需牵引力较大的四肢骨折。但必须密切观察，防止牵引过重而致骨折断端分离，从而影响骨折的愈合。为了避免损伤血管和神经，必须掌握正确的进针部位、方法及方向。牵引股骨时可以在平髌骨上方2cm的股骨髁上部，由内向外进针；做胫骨结节牵引时，在胫骨结节后方一横指处，由外向内进针；牵引胫腓骨可做跟骨牵引，其进针点是在内踝与跟骨牵引连线之中点，由内向外进针；治疗肱骨髁上或髁间骨折做尺骨鹰嘴牵引，可在尺骨鹰嘴尖端下2cm离尺骨嵴皮下缘一横指许，由内向外进针。其牵引重量上肢常用2~4kg，下肢常用1/10~1/6体重的重量。

六、手术的选择

手法治疗骨伤科疾病在积累历代医家经验的基础上成功率不断提高，大部分骨折损伤用非手术疗法可以治愈，尤其四肢的长管骨。但仍有某些骨关节损伤和疾病采用非手术治疗效果不佳或无效，还须运用手术治疗。

手术治疗是使用手术器械治疗病变部位的一种外治法，适用于开放性损伤的清创、肿瘤病灶的切除、化脓性病灶的切开引流、某些类型的骨折必须做内固定、血管神经断裂需要吻合等。元代危亦林《世医得效方》曰："诸骨碎骨折出臼者，每服（麻药）二钱，好红酒调下，麻倒不认痛处，或用刀割开，或用剪剪去骨锋者，以手整骨归原、端正、用夹夹定，然后医治。或箭镞入骨不出，亦可用此麻之，或用铁钳拽出，或用凿凿开取出，后用盐汤或盐水与服。"应用手术治疗骨伤科疾患，手术必须严格掌握适应证，并且应在有一定的设备条件及技术力量下进行。若手术切开、剥离局部组织，造成局部抗病能力下降，如若达不到无菌条件或无菌操作观念较差，则容易发生感染，因此手术治疗必须全面考虑。正如危亦林所说："又切，不便轻易自恃有药，便割，便剪，便弄。须要详细审视，当行则行，尤宜仔细。"

七、开放性骨折的处理原则

开放骨折因有伤口，有发生感染的危险。一旦感染，由于病变部位深，治疗困难，危害性大，所以开放性骨折的处理有区别于一般伤口的处理原则。其原则为：争取时间，抓紧治疗，不给污染创面的细菌在组织内有扎根繁殖的机会，把开放性骨折变为闭合骨折处理。

（一）术前准备要充分

开放性骨折要争取时间，尽早进行清创缝合术，使开放性骨折变为闭合性骨折。然而开放性骨折的清创是较为复杂的手术，因此术前要对病情和身体情况做充分的估计，对手术中可能发生的问题作充分讨论及准备相应对策，术前的准备工作要做好。

（1）术前摄片：对开放性骨折，虽然骨折断端已可见，但术前要拍X线片，充分了解骨折的位置、骨折线的形态、骨折的性质，使术前能估计手术的大小及方案。

（2）术前要根据骨折X线片选好内固定的材料和特殊的器械，如钢板、螺丝钉的长短和配套，髓内针的粗细、长短，克氏针的粗细等。特别是对内固定髓内针，选取不合适会造成手术失败。故除了术前认真选择外，有时还主张多选几种规格，以备手术中选用。

（3）开放性骨折清创术后一般都要作固定，或内固定，或外固定。对于一些比较严重的损伤，为有利于伤口及软组织愈合，需要将肢体固定于功能位或特殊体位。一般临床上都需要做外固定以加强固定效果和促进创口愈合，所以术前就要选择好外固定的方式和材料，或是石膏绷带，或是夹板，或是持续牵引固定。

（4）备血：开放性骨折的清创术是一种较复杂的手术，出血较多。若术前出血较多者，手术时大多要输血，故必须配血、备血，随时准备输血。

（5）做必要的化验检查，如血常规，生化，出、凝血时间，血型，小便常规等，以上化验数据是手术前需参考的资料。

（6）做好必要的药物过敏试验，以利相关药物在手术前或手术中使用。

（7）使用足量的抗生素，以预防及治疗感染。可根据受伤的情况选用一种广谱抗生素，伤口污染严重的可两种抗生素联合使用。

（二）骨折断端的处理

骨折断端已被细菌污染，清创时可用骨凿，凿去断端表层的骨质。在坚质骨部分，污染深入程度一般不超过0.5~1.0mm，但在松质骨部分，可深入至1cm左右。用毛刷洗刷污染骨是不适宜的，因为会将污物和细菌挤入深处。已暴露而又污染的骨髓腔，应注意彻底清除干净，必要时可用小刮匙伸入骨髓腔刮除。粉碎性骨折，已与周围组织完全失去连系的游离的小碎骨片可以除去；与周围组织尚有连系的小碎骨片切勿轻易除去，因这些小碎骨片尚有血液供应，仍有生命力，在骨折愈合过程中均可成为一个骨化中心，有助于骨折的愈合；大块的游离骨片在清洁后，用1%苯扎溴铵或5%碘伏浸泡5分钟，再用生理盐水清洗后仍宜放回原处。若除去过多的小碎骨片或大块游离骨片，骨外膜将因失去支撑而塌陷皱缩，不能维持筒状，新骨不能按原有骨的形状生长，只形成一些零乱的小碎骨，骨折端不能牢固连接，形成骨质缺损，骨折不愈合，后续治疗困难，疗效将大受影响。

（三）开放性骨折的内固定

清创后，应在直视下将骨折复位。若复位后较为稳定，用石膏托或持续骨牵引外固定较为安全可靠。需要用内固定物时，在不加重周围软组织损伤的情况下适当选用。如用一枚螺丝钉贯穿固定斜形或螺旋形骨折，或用骨圆针或细钢针作交叉固定等，必要时可以用钢板螺丝钉固定，以保证骨折端不致移位。对于成人股骨中上1/3开放性骨折选用髓内针固定是较为理想的，术后仍应加用外固定。若创口发生感染，待炎症控制、肉芽组织形成、骨折端已稳定后，可提早拆除钢板螺丝钉，改用管型石膏固定，开窗换药。

超过12小时的开放性骨折，不用内固定，但伤口初期缝合，需加强外固定。

（四）开放性骨折的创口闭合

开放性骨折经严格清创内固定后，将创口全部闭合，争取一期愈合，使开放性骨折转化为闭合性骨折，是清创术的主要目的。对于受伤6~8小时之内的创口，清创完毕后，绝大多数是可以缝合的。为了避免在创口内部埋入较多的异物及减轻创口内的张力，可仅缝合皮肤或做整层缝合。创口闭合的办法有：①直接缝合创口：皮肤缺损较少，缝合时张力不大，可直接缝合。对关节部位的创口，应采用"Z"形成形术的原则，改变创口的方向，然后缝合。防止因线状瘢痕挛缩或与肌腱粘连而影响关节活动。②皮肤缺损较多的创口，缝合时张力过大，不可勉强直接缝合。否则皮肤边缘发生坏死，创口内部张力增大，深部组织坏死，发生感染的机会将大为增加。应根据不同情况，分别采用减张缝合，局部转移皮瓣，带蒂皮瓣移植，点状植皮，中厚游离皮片植皮等方法闭合创口。③大块皮肤脱套伤的肢体，已失去原有的血液供应，若将其原位缝合，日后必将发生大片皮肤坏死，导致伤口严重感染。必须将撕脱的皮肤全部切下夹，用取皮机切成中厚游离皮片作游离植皮。在缺乏设备时，也可以顺着肢体纵轴将脱套的皮肤袖剪开，向两旁摊开，用弯剪尽量将真皮下层的脂肪清除，然后拉紧包绕肢体，中间剪些小孔，在纵轴上剪去多余的皮肤，并在适当紧松的情况下缝合。

（五）开放性骨折术后外固定

开放性骨折清创术后不管有无内固定，都要作外固定。外固定的方法有：①石膏托外固定。此固定的优点是可根据手术后患肢需要的位置而固定，可直可弯，可置特定位置，固定可靠，检视伤口也方便，因而较常采用。②持续骨牵引外固定。此固定法的优点是肢体无过多的包扎，分泌物容易引流；方便伤口的检视，方便换药；受固定的关节可以减少。

对于下肢大面积皮肤撕脱伤合并开放性骨折，清创内固定术后更适宜于持续骨牵引外固定，因为植皮不会受外固定的压迫，存活率高。

（六）术后抗生素的应用

开放性骨折清创术后，感染机会较大，一旦感染后，治疗效果较差，故一般都主张用一到二联抗生素静脉滴注，连续1周左右。另外还要肌内注射破伤风抗毒素1 500 U，皮试阴性后一次完成。

八、练功疗法

练功疗法古时称"导引"，它是患者在医务人员的指导或帮助下，通过肢体的各种主动运动和被动活动的方法去锻炼身体，防治某些损伤性并发症，达到尽快康复的一种方法。《素问·异法方宜论篇》说："故其病多痿厥寒热，其治宜导引按跷。"张介宾在《类经》注解中说："导引，谓摇筋骨，动肢节以行气血也。""病在肢节，故用此法。"汉代华佗总结前人的经验，创立了"五禽戏"，后世医家根据临床实践不断总结和积累经验，把练功疗法作为治疗骨伤科疾病的一种有效方法。骨伤科的练功疗法和其他外治法一样，在应用时必须贯彻局部与整体及动静结合的治疗原则，以使肢体的功能尽快恢复。

（一）练功的作用

（1）通过患者本身的活动，既能促进全身的气血循行，亦能使脏腑的功能得到统一协调，从而使患处局部的气血灌流充足，各种有益物质得以吸收，废物得以排除，从而能濡养皮肉筋骨，促进组织的修复。

（2）由于外伤后肢体功能的丧失及疼痛，患者的自主活动减少，或活动范围明显缩小，此时为防止筋肉废用性萎缩、骨质疏松、关节僵硬及瘢痕粘连，必须指导患者积极地进行力所能及的功能锻炼。如上肢的耸肩、握拳，下肢的股四头肌的舒缩及踝关节的背伸、跖屈活动等。

（3）骨折后需要固定，应在有效的固定下，利用肌肉的弛张、收缩而产生的挤压和对抗作用而使复位后的骨折端趋向稳定。

（4）由于损伤后，即开始循序渐进的功能锻炼，因此在损伤治愈以后功能则可以更快地恢复。

（二）练功要求和原则

练功疗法应在医务人员的指导下以主动运动为主，被动活动为辅，练功的过程一般以健肢带动患肢，动作要协调、平衡、对称、循序渐进，次数由少到多，活动范围逐步加大，耐心细致，切勿由他人用任何粗暴的被动活动。依照病情及各人的体质，从损伤后的时间、程度、性质、部位、类型及骨折固定的稳定程度，决定锻炼的方法及动作。对不利于骨折愈合的活动（如前臂骨折的早期旋转活动、胫腓骨骨折的抬举活动等）应禁止，这样不但能得到好的结果，还能防止发生疼痛、肿胀及骨折的再移位。总之，在行练功疗法的整个过程，医务人员要向患者讲明目的意义和作用，使患者不但有与伤病做斗争的信心，而且能掌握符合自身愈合需要的各种练功方法，从而自主地锻炼，才能发挥患者的主观能动性。

（三）西关正骨的练功疗法

1. 颈项部的练功疗法。

站立位时，双足分开与肩同宽，呼吸自然，双手叉腰做以下动作（亦可坐位）。

（1）前屈后伸：颈部尽量前屈，还原中立位；颈部尽量后伸，还原中立位。反复4~5次，上身及腰部不动，范围逐渐加大。

（2）左右侧屈：头向左屈，还原中立位；头向右屈，还原中立位。反复多次。

（3）左右旋转：头向左转，还原；头向右转，还原。反复多次。

（4）左右回环：头部作顺时针方向或逆时针方向回环活动，顺逆交替。小回环3~4次，最后做大回环顺、逆方向各1次。

以上方法能增强颈项部的肌肉力量，适用于颈背部的扭挫伤，落枕和颈椎病的辅助治疗。

2. 腰背部的练功疗法。

（1）前屈后伸：站立位，双足分开与肩同宽，双下肢不要弯曲，双手叉腰，腰部做前屈、后伸活动。反复4~5次，活动范围由小逐渐增大、

（2）左右侧屈：体位同前屈后伸，不叉腰而双上肢下垂，腰部做左侧屈，左手顺左下肢外侧尽量往下，还原。同样方法做右侧活动。反复4~6次。

（3）左右回旋：体位同前屈后伸，腰部做顺时针及逆时针方向各旋转1次，速度由慢到快，范围由小到大地顺、逆交替回旋4~5次。

（4）拱桥式：仰卧位，头后仰、屈肘、屈髋、屈膝，用头部、双肘、双足五点支撑，双掌托腰用力把腰拱起，反复多次。经一定时间锻炼，腰背肌增强，可将双上肢屈曲于胸，以头及双足三点做支撑拱腰锻炼，再逐渐过渡到用双手掌、双足四点支撑做拱桥状锻炼。

（5）飞燕式：俯卧位，将双上肢伸直放于身旁，用力将头、肩并带动双上肢向后上方抬起；或下肢伸直向后抬高，经过锻炼一段时间，可将两个动做合并同时进行成飞燕状。反复多次锻炼。

以上方法可作为腰痛，胸腰椎骨折及腰肌劳损、腰部扭挫伤等的辅助治疗，主要是能增强腰肌的力量。

3. 肩、肘部练功疗法。

（1）前屈后伸：站立位或半蹲位，双手握拳放在腰部，先将一上肢用力向前上方伸直，然后用力收回。双手交替，反复多次。

（2）弯腰划圈：站立位，两足分开，向前弯腰，双上肢伸直下垂，做顺、逆时针方向划圈。双上肢交替进行，由小到大、由慢到快。

（3）内外运旋：半蹲位，双手握拳，肘关节屈曲，前臂旋后位，且来回划半圆圈做肩关节的内旋和外旋活动，两上肢交替，反复多次作冲拳运动。

（4）上肢回环：站立位，两足分开与肩同宽，一手叉腰，另一手握拳伸肘，整个上肢做顺时针及逆时针方向划圈回环，由小到大，由慢到快。反复多次。

（5）手指爬墙：两足分开站立位，面对或侧身向墙壁，把患侧手指沿墙缓缓地往上爬行，高举到最大限度，再逐渐归回原处。反复多次。

（6）马步云手：双足一前一后成弓步站立位，健手托住患肢前臂，双肘屈曲，身体重心后移，前臂置胸前位。在重心前移的同时将患肢的前臂在同一水平上做顺时针或逆时针方向弧形伸出，前后交替。反复多次。

（7）肘部曲伸，坐位，患肢放于桌面，肘部用一软枕垫好，握拳，用力徐徐屈、伸肘关节。反复多次。

（8）手拉滑车：在滑车上连一条绳，患者坐或站于滑车下方，两手同时持绳之两端，以健肢带动患肢，徐徐来回拉动绳子。反复多次。

以上方法主要对肩、肘两节的功能障碍，如肩周炎，外伤后的肩、肘关节功能障碍或陈伤旧患有一定的治疗作用，亦可起预防的作用。

4. 前臂、腕、手部练功疗法。

（1）前臂旋转：屈肘90°，且贴于胸两侧，手握拳，做前臂的旋前旋后活动。

（2）抓空握拳：张开五指，再用力抓紧握拳。

（3）背伸掌屈：在用力握拳下，做腕关节的背伸、掌屈活动。

（4）手滚圆球：用手指的活动，使在手掌上的两个圆球滚动或变换两球位置。

以上方法主要是锻炼或恢复前臂的旋转和腕关节及各指掌关节、指间关节的功能。

5. 下肢练功疗法。

（1）举屈蹬腿：仰卧位，把下肢伸直逐渐举起，再尽量屈髋、膝，背伸踝关节，向前上方伸腿蹬出。如此反复。

（2）旋转摇膝：站立位，两足并拢膝稍曲成半蹲状，两手分别放于膝上，膝关节作顺、逆时针方向旋转，由伸直到屈曲，又由屈曲到伸直。反复交替。

（3）踝部伸屈：卧位或坐位，踝关节尽量背伸，跖屈。反复多次。

（4）足踝旋转：卧位或坐位，足按顺、逆时针方向旋转，互相交替两足。反复进行。

（5）搓滚舒筋：坐位，足底蹬踏圆棒，做前后滚动，膝、踝关节作屈伸活动。

（6）蹬车活动：坐在练功车上，用足尖练习踏车，从而下肢各个关节及肌肉得到锻炼。

第五章　西关正骨名医心法

一、骨伤科内治法探微

我国伤科医术多因师授秘传，少有专书刊行，有之亦略而不详，缺乏系统。过往医者如有一些秘术、秘方，便认为至宝，不传他人，于是大部方药逐渐遗失，大好的祖国医学遗产日趋失传。往昔《秘传损伤用药论》等书虽有内治法述及，介绍方药亦有独到之处，但其整复理伤手法似为简略，初学者如不善用则会反失其美。因此大凡配方选药须能善用其法，灵活变通，才能得到良效。

医者用药必须善用其法，若无其法，有方如无。骨伤科医师之所以能用药愈人，就是了解药物，熟识用法。用药之法，骨伤科医生素有优良之传统心得。虽然很多医术都因日久秘传而遗失，但他们的用药方法仍保留极丰富经验，他们不但能以寒胜热、以热制寒，还能寒热并用、攻补兼施；他们不仅熟识汗、吐、下、和、温、清、消、补诸法，而且可活用方中之法、方外之法。因此骨伤科用药讲究辨证施治，内外兼顾。古来外科名医如华佗、扁鹊之俦，在医林中能冠绝古今者，实有其因。

中医诊病理论上必述阴阳，治理尤重血气，骨伤科医病自不能例外。古人认为，人体阴阳是小天地之两大代表，常人必须互相调和，运行无阻。所谓阴阳，积传为一周，气里形表而为相成也。《素问·生气通天论》曰："阴者，藏精而起亟也；阳者，卫外而为固也。阴不胜其阳，则脉流薄疾，并乃狂。阳不胜其阴，则五藏气争，九窍不通。是以圣人陈阴阳，筋脉和同，骨髓坚固，气血皆从。如是则内外调和，邪不能害，耳目聪明，气立如故。"所以，血气通顺无阻则康强无病，一有阻滞，血易成瘀，全身牵掣，疼痛肿胀，百病丛生。人未受伤，血气流畅；一受损伤，血气即阻，久而致积。因此，骨伤科用药必须从调理血气为主，所谓察其所痛，而知其有余与不足，当补则补，当泻则泻，毋逆天时，是谓至治。兹简述（西关正骨流派）骨伤科用药内治八法如下。

（一）通下逐瘀法

骨伤科诸症，血脉受损，气机逆乱，必致积瘀。古人曰：血离常道曰离经，离经之血谓之瘀，瘀之凝积谓之积瘀。《灵枢·百病始生》认为："起居不节、用力过度，则脉络伤。"均可积瘀。故举凡金疮、跌仆、骨折、脱臼，皆为积瘀之因。瘀既积成为肿为痛，且经脉之中，既有瘀血踞住，新血必难安行，故历来骨伤科医者，都认为破瘀是治伤第一要法。如肢体新伤，瘀阻作痛多以泽兰汤、桃红四物汤通脉祛瘀；若内伤瘀血留滞，腑膈瘀阻者，起手多以大成汤或桃核承气汤攻下逐瘀。又常人骨折之治疗，初期多通下逐瘀，瘀血一去，新血可生，骨折能愈，故前人有"瘀去、新生、骨合"之说。

（二）活血化瘀法

筋骨脉络伤后血离经脉或瘀积不散，气血凝滞，则肿痛青紫并见，此治当活血化瘀，消肿止痛，始得收效。活血化瘀方药甚多，大抵以《医宗金鉴》之桃红四物汤、《医学发明》之复元活血汤及《伤科大成》之活血止痛汤为基础，以虚实为纲，随症加减。即以本法用药之当归、红花配伍为例，可随两药之量变化，则活血与化瘀各有侧重矣。中医用药如善施攻补，常有奇效。辨证遣方能虚实兼顾，调理气血，攻补有序，方称灵活。因活血有助化瘀，瘀去则百脉流畅，伤疾可愈。

（三）和营通络法

骨伤中期，瘀血未尽，或因筋骨劳损久痹，人体过损之气益虚。此时气血不和，经脉欠通，治当调气血，和营通络，以《伤科补要》之和营止痛汤调气活血、和营祛瘀，或舒筋活血汤和营通络、舒筋祛湿加减治之；若夫骨折者，可在和营通络之基础上加入续筋骨、调气血之药。

（四）温通行瘀法

《素问·调经论》曰："血气者，喜温而恶寒，寒则泣而不流，温则消而去之。"此言血气之循环，遇寒则凝，遇温则行也。阳虚不能温阳运气，气行无力则血寒凝滞，如用温阳通络，则血活瘀化。劳伤顽痹，外用药物，素尚温煦。所用药物于煮沸后炼药出味敷患处，取其温通且能帮助去瘀也。

古时有寒凝温散之说，欲通畅血气，温散为要。昔有熨法与灸法外用，凡拘急挛缩、痛痹不仁、血瘀阴寒凝结者，皆可用之。《素问·血气形志篇》曰："形苦志乐，病生于筋，治之以熨引。"《灵枢·寿夭刚柔篇》曰："寒痹之为病也，留而不去，时痛而皮不仁……以药熨之。"《灵枢·刺节真邪篇》曰："治厥者必先熨，调和其经，掌与腋，肘与脚，项与脊，以调之，火气已通，血脉乃行。"故古时治久痹之病，凡血气之不通者，治多取温通为所主。

（五）清凉解毒法

新伤之候，瘀血不通，盛极则热，热则变化多端，易为毒症。故药用清凉，以制其热，此不独骨伤科有之，其他病亦有见及也。缪仲淳曰："血热宜清之、凉之。热则为痛肿、疮疖，为鼻衄，为齿衄，为牙龈肿，为舌上出血，为舌肿，为血崩，为赤淋，为月事先期，为热入血室，为眼部赤肿。"又黄宫绣之《本草求真》曰："第血有盛于气，则血泣而不流，故有必用温暖之药以行之；气胜于血，则血燥而不通，故有必赖清凉之药以行之。"古云：阳盛则热，热盛则火，火盛则毒。故红、肿、热、痛，一并俱来。于此时也，不宜温补，应用凉寒通散以解之，《医宗金鉴》之五味消毒饮为代表方也。

（六）行气活血法

《素问·阴阳应象大论》曰："血实宜决之，气虚宜制引之。"故血实须去瘀，气滞则宜行气。此尤以身部受伤，积瘀疼痛者为甚，苟不配合行气之药，而单从破血，则瘀无所去，伤无所治。祛瘀之法，必须以气为使，以血为用。古云：气凝则血凝，气行则血运，气有一息之不通，则血有一息之不行。病出于血，须调其气，故欲去瘀者，必以血气为本也。气为阳，血为阴。阳顺则阴和，气顺则血和，血和则瘀去，瘀去则病除矣。经曰："人之血气精神者，所以奉生而周于性命者也。经脉者，所以行气血，而营阴阳，濡筋骨利关节者也，……是故血和则经脉流行，营覆阴阳，筋骨劲强，关节清利矣。"

（七）固本培元法

受伤太重，攻伐太过，久则必致元气大虚，所谓之虚，乃气血、脾胃、肝肾之类也，故常以益气养血之八珍汤、健脾养胃之异功散、补益肝肾之六味加减而用之。前人有云："气为阳，血为阴，阳回阴自复，阴阳调和，两不亏欠，则百病趋佳。可见血气乃互相关联，故补气则血复矣。"《素问·阴阳应象大论》曰："形不足者温之以气，精不足者补之以味。……审其阴阳，以别柔刚。阳病治阴，阴病治阳。定其血气，各守其乡。"故"劳者温之""损者益之"，以温气补味，调治阴阳，则病能治矣。

（八）兼病治法

人若受伤，难保不会有六淫七情之病，如气血痰郁七情六欲之患；风寒、暑湿、燥火之外侵；或在伤前潜伏，伤后发病；或于伤后感染，加重伤状；或伤与病同来，这些均致扰乱医者之诊断，影响我们之用药。此等兼症，如不除去，则伤无所愈，故应连同治之。治理之法，有先治病而后治伤者，有先治伤而后治病者，视其情况之急缓，伤病之轻重，以为决定。因此，伤科医生须明晓各科之诊断及用药也。骨伤科医师之能愈人者，当不离此等基础也。

文中所论，首重调理血气，血是指血液，人体受伤，局部循环不无影响。最显见莫如骨折，血运常遭波及，故治伤必理气血。血运凝滞，亦可影响气机，故气血是连带关系。如以阴阳代表血气，则血病为阴，气病为阳。瘀血是血液循环凝滞的结果，所以治伤以祛瘀为第一法。中医认为受伤后的诸多症状，都是瘀为要因。因为瘀之凝泣，致令血运不通，不通则为肿为痛，故必须祛瘀以消之。前人有"通则不痛，痛则不通"就是这个道理。瘀去之后，有利新血复生，伤病便渐痊愈矣。例如桃核承气汤之应用，是方即以调胃承气汤加桂枝、桃仁两味。以调胃承气之泻下，以桂枝通血脉而助循环，桃仁破血积且能缓下，故用于腹部或他部之瘀症颇能见效。如《医学发明》之复元活血汤、《仙授理伤续断秘方》之大成汤等，均有类似道理。唯症状较轻或体力过弱者，不宜妄施硝、黄之泻下。其次扶正祛邪法，此为中医方剂配伍优点之一。因为我们用去瘀的真正目的，是使血运正常而助生新血，伤患因而恢复。但不得单纯只顾攻逐破瘀，医者既要去瘀，又要新生，就有先攻后补或攻补兼施之用。如攻瘀之后，瘀未尽去，或血气素虚之伤者，可使用益气养血以助去瘀，血气充足，则瘀能自去，此犹巩固国防，添兵制敌也。血既然与气有关，故血病可以治气，中医用药之高明，就是善于采用各种治法把会影响该病的各种因素去掉。换而言之，即是能活用间接之法治病，因此调气以助活血、温阳可以通脉，以及兼病之驱除，实有利于伤病之早愈。《素问·阴阳应象大论》云"阳病治阴，阴病治阳"。按此推之，则能血以气治，故气行而助瘀去矣。中医的整体疗病讲究相生相克，表里相应，例如骨之有病，中医认为益肾就可壮骨。《黄帝内经》中多处皆有骨与肾内外相袭之说法，如《素问·经脉别论篇》曰："渡水跌仆，喘出于肾与骨。"《素问·金匮真言论篇》曰："北方黑色，入通于肾，开窍于二阴，藏精于肾，……是以知病之在骨也。"《素问·五脏生成篇》曰："肾之合骨也。其荣发也。"骨、肾之关联既如上述，故健肾便可壮骨。同一间接道理，补气便可生血，治血而用补气，是以阳治阴。中医不独理论上认为可以间接治病，而且认为很多致病原因也可间接所成。因为伤病除了其主因外，其人体的刺激因素也能加以影响，如五劳、七伤、七情、六欲皆与骨伤病有关。以现代名词解释，凡是体力过度疲劳、缺乏运动、酒色失节、饮食失调、精神激动等，均是致病原因。骨伤病之主因及其他刺激，不独可影响治疗，还可成为其他疾病之诱因。七情、六欲固然可生内病，金疮、跌仆常来自外伤，但还可因此而招外邪。因为重伤之后，其正气虚弱，外来病邪，易于乘虚而入，故治疗兼病，亦为治伤之要点。兼病之能除，亦即助伤之速愈。总而言之，中医治病，必须要整体而观，因人而异，讲究辨证施治。

（《岭南伤科名家何竹林·伤科内治法探微》）

二、新伤知要

凡跌打损伤，外伤筋骨、内动脏腑，当知治伤养病之禁忌，尤逢新伤来诊，更须明了诸般不宜。

（1）凡见红肿热痛，戒食虾、蟹、鲤鱼、雄鸡、牛肉，以免脾胃生热毒之气。

（2）凡煎炒油炸辛辣之物，因燥热动肺家之气，治疗期间不宜食。

（3）伤后见血不可饮酒，以其易动血升提及伤肝损胃。

（4）服药期间，寒凉生冷不可过食，恐其寒湿阻胃伤中，有碍药力。

（5）不宜以冷水洗浴，盖体虚不能御寒也，着凉发热可诱它患并至。

（6）切忌房事，不可泄精耗神，乃精能养气，气可养身之故。

（7）宜静养而不可动怒，怒则伤气动血，十药不及一怒也。

（8）不可信巫为医，妄投药石，贻误伤情。

（9）病初愈，忌动气用力，尤忌过劳，以其易于再伤，遗留后患也。

（《岭南伤科名家何竹林·新伤知要》）

三、伤科辨脉

辨脉素为医之所重，验伤察脉，则有助辨证。脉候不明，则施治无方。五脏化生气血，血行脉中以营养四肢百骸。气血盛则脉盛，气血衰则脉衰，此谓脉随症现之候。《黄帝内经》云："善诊者，察色按脉，先别阴阳，审清浊，而知部分。"损伤之症，虽有外形可观，然其内脏虚实、气血盛衰，须持脉辨之，则有利救治。

骨伤科脉诊的运用，不但在身体内损或严重外伤时，必须加以对脉象的诊察；而且对合并其他疾病处方用药时，也须按切脉之所得，结合患者之体质，辨明当时之证候，方可予以处方用药。

古人论脉，各持己见。有些脉象，只能意会，难以言传。临床切脉贵在知常知变，正常之脉有胃、有神、有根，即寸、关、尺三部之脉和缓有力，节律均匀。凡脉无胃、无神、无根的便是败脉。

历代医家对骨伤科辨脉之道积累了丰富的经验，常见骨伤科之脉象有十数种。如浮脉主表，沉脉主里，弦脉主痛。体表受伤，新伤瘀肿疼痛多见浮弦脉；内伤气血，腰脊损伤疼痛多见沉弦脉；重伤痛极脉多弦紧；损伤发热多见数脉；胸部挫伤血瘀气壅多见滑脉；血亏津少不能濡润经络或气滞血瘀之陈伤多涩脉；

气虚不足，诸虚劳损或久病体弱多见细脉；创伤或内伤出血过多时多见芤脉；气血两虚多见濡脉；损伤疼痛剧烈偶可出现结代脉，随着痛止，脉律可恢复正常；正邪俱盛脉多洪大；正邪俱虚脉多微细；气脱血脱可出现脉微欲绝。临床常见的脉象，均各有主证，一般是脉证相符，但亦有少数患者脉证不符，应舍证从脉或舍脉从证，这就需要全面分析，脉证合参。

利用切脉有助于对损伤危候的顺逆判断。前人有根据伤后失血和脉象关系，辨别危重证候脉诀一首，收录如下。

蓄血症脉洪大宜，沉涩而微命苟延。失血浮芤缓涩喜，数大邪盛速救治。六脉模糊吉凶混，脉症相反术难施。和缓有神危不哭，重伤结代尚可医。

以上脉诀所指：闭合性损伤瘀血蓄积的脉象宜坚强而实，不宜虚细而涩，所以，洪大之脉就有生机，沉细无力便会凶险；失血过多便出现按之无力的芤脉，如脉象虚细而涩，此缓涩有根之脉乃生机之喜，数大无根的脉就会凶险，必须迅速救治；六脉模糊的，外在症状虽轻但预后凶险；倘热盛之症出现沉迟之脉，治疗上就有一定的困难；和缓有神的脉象，症虽重却预后好；重伤痛极的时候，一时出现结脉和代脉，如果是情绪所致也没有多大妨碍，若频繁出现结代脉则应注意。临证时必须细心诊察，加以明辨。

脉象之变化是辨证重要依据之一，但必须"四诊合参"，才能取舍得宜。如果只是闭目塞听，单凭切脉诊病，定然是不够全面的。

（《何竹林正骨医粹·伤科辨脉》）

四、诊脉津梁

诊家之要四般脉，浮沉迟数为之则。浮沉轻重指端详，迟数息中分缓急。浮而无力即为虚，浮而有力便为洪。脉沉而无力是弱，微沉有力是为实。迟而有力滑脉居，迟而无力缓与涩。数而有力为紧弦，数而无力为芤脉。浮迟即是表间虚，沉迟即是里冷极。浮数原来表热真，沉数原来里热炎。此言不出古人书，是我传心之秘识。

诸脉主病

浮为风虚芤失血，滑为吐逆实为热，弦为拘急紧为疼，若是洪来多发热。沉寒积痛微冷结，缓主风虚涩少血，迟病冷顽伏积攻，濡弱气血少分别。长为壮热短为食，虚脉心中多恍惚，促缘积聚热相攻，结为阴寒有所积，动为惊悸血崩淋，牢为寒痛木乘脾，代为正气已飘离，细是精枯形瘦极。

诊脉总要

脉中义理极微玄，一诊传心即了然。左寸心脉浮大散，左关肝胆脉长弦。右寸肺脉浮涩短，右关脾胃缓大兼。两尺属肾宜沉软，此为无病体安然。

春脉弦兮夏脉钩，秋脉毛兮冬脉石，顺时为吉逆为凶，指下须详辨生克。

左手人迎脉一盛，便是风寒暑湿症，恶寒发热更无殊，四脉四症要审定。浮而无力是伤风，浮而有力伤寒症，浮而虚者暑伤心，浮而缓者湿之病，发散渗利不可差，用药和平保元命。

右手气口脉一盛，便是内伤饮食症。内伤劳倦脉浮洪，饮食伤脾脉洪盛。又有七情气所缠，喜散怒弦忧涩认，悲紧思结恐为沉，惊则脉来动不定，平其胃气保安全，实实虚虚能损命。

左关脉实肝有余，右关脉涩脾土虚。左关涩兮血不足，右关滑兮食积居。左尺浮芤小便血，右尺浮洪大便结。左尺迟兮阳事衰，右尺数兮相火烈。

一息四至号和平，更加一至无大疴，三至为迟一二败，两息一至即云殂，六至为数七至极，八脱九险十危急。脉无上下阴阳绝，脉无来去本元枯，动止频频不久矣，直须决绝莫含糊。大凡诊脉要数息，五十不止身无疾，指下欣欣生意多，虽然有病将安逸。

诊脉六法

切脉下指先看心，心脉浮大为正形。浮而有力心经热，热主舌破小便疼。感冒风寒弦又紧，头疼寒热数难平。惊悸怔忡沉细弱，上焦蓄热洪大应。（心脉）

次看肝脏弦又长，总然有病也无妨。忽然浮大风为患，紧带洪兮疟痢当。微涩原来阴血少，数为着怒缓为尪。有余因实知肝火。沉细为虚亦是常。（肝脉）

若逢肾脉沉无病，洪大须知阴火生。男子下元微不足，女人滑利定为妊。弦紧极虚艽下血，痛连腰胁现微沉。五心烦热洪无力，犯着房劳数不宁。（肾脉）

右寸诊之浮短涩，肺家清净病无干。邪气上冲多发嗽，洪大分明仔细看。弦紧必然咽燥破，数时胸府热难安。浮而有力风外感，沉主生痈滑生痰。（肺脉）

脾家性燥宜迟缓，倘逢滑数知伤食。洪大原来胃火炽，弦紧定遭寒痛疟。虚汗泄泻腹膨膨，嗳气吞酸是数热。土不制水肢浮肿，沉细而微见肾脉。（脾脉）

命门相火只宜静，虽然沉细未为病。若逢盛旺反成殃，阴虚盗汗肌消甚。浮洪呕血梦遗精，滑数昏花耳聋症。迟缓多缘下部寒，女子旺时应有孕。（命门脉）

（刘一仁传心录·选文）

五、验 伤 留 意

骨伤科之验伤，虽以望、闻、问、切为要，但也需顾及老、幼、妇人之别。验伤之时，遇有重伤，须解衣谛视遍身。若为妇人伤及胸腰下部，只可嘱其自解罗衣，不可手替。自解时最好有其亲人在侧，此为一要；以手切诊时，应先言明，勿令人惊恐，此为二要；若患者不从，可任由她去，不可勉强，此为三要。若验伤完毕，当立嘱其扣上衣钮，不要暴露过久。非与伤有关之部位，不必多切，以问代之可也。

凡为医须心存戒欺二字，求治者无论贫贱富贵，一律皆须施以验方正药，不可以衣冠取人，喜富贵而恶贫贱也。

（《何竹林正骨医粹·验伤留意》）

六、病 证 同 辨

　　"辨证"是"论治"的前提，"论治"是"辨证"的目的。辨病，是对局部病理状况的辨识；辨证，是对全身状况的辨识。两者结合，对疾病的认识和治疗更精确，西关正骨医家在辨证结合辨病的同时，还结合了辨该病的分型，即与辨型相结合。例如，在颈项强痛症中辨出颈椎病后再根据症状的不同表现，分清该病种的病理分型，有颈型、神经根型、交感型、椎动脉型、脊髓型等，在此基础上，将其症状按中医的四诊八纲进行辨证，辨明中医的辨证分类。如椎动脉型颈椎病中有气血不足型、痰阻血瘀型、肝肾亏虚型等，而脊髓型颈椎病又有痉证和痿证之分。这样的结合辨证过程，使疾病从症、病、型、类逐个分辨清楚，对疾病的认识逐渐深化，治疗用药更有针对性，更能有的放矢，疗效也更加显著。辨证较之辨病更加精确，是因为辨证使得患病的机体由最适合于它的药物来治疗，使不良反应控制在最低限度，机体容易接受。西关正骨医家遵循："外有所伤，内有所损。"创伤后局部及全身将产生一系列生理、病理变化，局部组织的损伤，不仅伤及气血，也会影响脏腑功能。正如《医林绳墨》中指出："夫人身之气血，精神之所依附着，并行不悖，循环而无端，以成生生息息运用也。血者依附气之所行，气行则血行，气止则血止。"所以骨伤病，损伤早期，必首重气血，因为一旦机体受伤，伤气则气滞，伤血则血凝，气滞使血凝，血凝则阻气行，瘀血停留，气血外不能温煦肌肤，内不能濡养脏腑。损伤中期，气血壅滞的病理现象有所缓和，但气机不畅，血脉未和；损伤后期，元气耗损，气血亏虚。所以，药治的方向首先是活血化瘀，其次为养血舒筋，最后是培元补气，这是治疗创伤的三大原则。骨伤患者早、中、后期的各期症状，应该符合"四诊"，加以辨证，全面考虑，才能确定治疗的原则，不能一概而论。所以，西关正骨医家一贯主张临床用药须辨证辨病相结合，审证求因，据因立法，宗法拟方，依方遣药。

（摘自《西关正骨——李氏临症经验》）

七、手摸心会，法从手出

西关正骨医家遵循手法乃正骨之首务，手法首先用于诊断了解伤情，主张医者必熟悉人体解剖，了解骨骼经筋的形态及功能，即知其体相，识其部位。运用"摸"心领神会，判断损伤的程度及移位方向。"虽在肉里，以手扪之，自悉其情"。临床上医者用手触摸骨折和关节脱位处，根据骨与关节的异常征象，辨认出骨折与关节脱位的轻重类型和移位方向。手法摸诊要贯穿每一疾病的整个疗程，随时了解痛点的变化，功能恢复程度，全身脏腑气血变化等。当前虽处于科学仪器发达时代，损伤之症手摸检查自有其优越性，仍不可缺少，仪器尚不能完全代替。摸其外而知其内须依赖功夫。所谓功夫，一是要积累经验，熟练应用；二是要有练功基础。有了基本功，腕指即能灵活有力，感应灵敏。施法时部位准确，深达病源，迅速敏捷，恰到好处。触摸有以下要求：①触摸时要认真仔细，操作时手法要轻巧，不可粗暴草率，以免增加患者痛苦。②平时多练习触摸正常肢体的位置，提高临证时对异常骨骼触摸的准确性。③多作比较，必要时将健肢放在与患肢对称的位置，进行对比。如怀疑脊椎有骨折时，亦可找一形体相似的健康人，在相同的部位，对比触摸，以作鉴别。

另外，西关正骨医家要求手法在接骨续损、脱位整复、舒筋理伤等施治时，讲究轻灵敏捷，准确快速，用四两拨千斤之功效，切忌使用蛮力、暴力，尽量减少骨折端及周围筋的损伤，以利骨折稳定愈合。对脊柱病的手法遵循"机触于外、巧生于内、手随心转、法从手出"的正骨推拿要旨。整复理伤手法治疗必须要做到"一旦临证，知其体相，识其部位"，并指出"筋喜柔不喜刚""法之所施，使患者不知其苦，方称为手法也"。在手法运用上尤其强调轻柔绵软、外柔内刚，力量由轻渐重，治疗中使患者在并不感到痛苦的情况下即获得症状的缓解或痊愈。

（摘自《西关正骨——李氏临症经验》）

八、常用药性括要

《常用药性括要》[①]1965年由原广州中医学院教务处长、中药教研组主任朱敬修主编。"文革"期间《常用药性括要》的编辑曾一度停止，最后由中药教研组高汉森、张俊荣、何国梁等协作整理完成。20世纪70年代初《常用药性括要》定稿之际，将初稿分发蔡荣、岑泽波等同道，征求修改意见，岑泽波认为《常用药性括要》言简意赅、朗朗上口、易记好用，为朱敬修老师心血之作，特将手抄本《常用药性括要》传之后人。

（一）解表药

外感表证，解表为先。辛温以发散风寒，辛凉以疏解风热。麻黄散风寒而平喘利水；桂枝解肌表并温经通阳。荆芥发表祛风，初起疮疡并治；防风祛风胜湿，肢体疼痛能疗。羌活祛风除湿以通痹；沉香理气和中而宣痰。生姜发散风寒，温胃止呕；葱白疏解肌表，散寒通阳。解肌表透痧疹，以芫荽、柽柳；祛头风通鼻窍，用苍耳、辛夷。香薷散暑风并化湿利水；青蒿解暑热而治疟除蒸。蝉蜕宣表透疹，解痉退翳；薄荷疏风解表，利膈清咽。蔓荆子疏风以清头目；牛蒡子泄热而利咽喉。宣表清络以桑叶；疏风明目用菊花。柴胡和解少阳之枢，疏肝解郁；葛根透解阳明之表，散火升津。木贼宣表退翳；升麻解毒升阳。浮萍透疹毒并消水；淡豉散郁热而除烦。表解里和，治当慎始。

（二）清热药

热盛于里，用药当清。苦寒、甘寒、咸寒，药性有别；泻火、救津、解毒，治证不同。黄连泻心，苦燥湿而寒胜热；黄芩泻肺，上凉膈而下清肠。栀子泻三焦湿热之蕴结；黄柏泻肝肾壮火之有余。石膏清胃经高热烦渴；知母清肺经燥火烦蒸。牛黄凉肝化痰以镇痉；犀角（今已禁用）清心解毒而化斑。胡黄连清肝热，消疳除蒸；龙胆草泻肝火，利湿退黄。草决明、青葙子，以治头痛目赤障

[①] 《常用药性括要》是已故名老中医朱敬修先生所著，文中涉及麝香、熊胆、穿山甲、羚羊角、虎骨等国家保护动物，今一律禁用。

翳；天花粉、芦苇根，用治热病烦渴津伤。蒙花、谷精，疏风明目；苦参、秦皮，治痢清肠。马勃清肺利咽消肿，外伤出血可治；熊胆（今已禁用）凉肝明目止痛，肿毒熨伤宜涂。玄参咸寒，软坚增液；生地甘寒，凉血救津。白薇草、牡丹皮，泄血分之伏热；地骨皮、银柴胡，除阴虚之骨蒸。赤芍消瘀热痈肿；紫草清麻疹热毒。青天葵清肺热，解毒凉血；藏红花清心热，凉血消斑。消斑疹以大青叶；治热痢用白头翁。清心除烦灯心草为先；清热解毒银花为良。连翘透热散结；白蔹解毒消痈。夜明砂消疳热，兼治夜盲目翳；蜡梅花清疹毒，并涂疮溃火伤。鱼腥草、败酱草，解毒排脓，肺痈肠痈都可治；紫地丁、蒲公英，清热散结，疔疮肿毒也能疗。山豆根能疗咽喉肿痛；莲子心善治心烦昏谵。芦荟清肝通便消疳热；青黛泄热凉血涂肿疮。射干根清热痰以利咽喉；白藓皮清湿毒而除疹痒。察热邪之所在，审津气之盛衰，才能切合病情，药皆中肯。

（三）祛寒药

里寒诸证，祛之以温。辨上中下三焦之寒，别肺脾肾三经之治。附子温肾回阳以救脱；干姜暖脾通脉而祛寒。肉桂补命门火衰，温肝暖血；细辛主痰饮气逆；疗胸腹冷痛、胃寒呕吐，以高良姜；疗肝寒头痛吐沫，以吴茱萸。丁香暖胃止呃；蜀椒温中杀虫。益智仁温涩肾气以缩尿；小茴香温散肝寒而治疝。腹痛呕逆宜荜拔；寒中吐泻需胡椒。荜澄茄温行脾胃；豆豉姜温散风寒。辛温祛寒皆耗液，阴虚阳亢总非宜。

（四）泻下药

实热可下，实水可攻。便秘津枯，只宜润滑。大黄苦寒泻热，泄气血而推陈致新；芒硝咸寒软坚，攻燥实而逐积消癥。郁李仁通便利水；火麻仁滋液润肠。牵牛子苦寒峻利二便；巴豆仁辛热温下寒凝。番泻叶泻热去实，兼消积滞；乌桕皮逐水消肿，并治蛇伤。泄脏腑水饮以大戟；泻胸胁痰水用芫花。甘遂泻水逐饮；商陆逐水消痈。用毒药以攻邪，药量必须谨慎。

（五）祛湿药

水湿停聚，见证多端，或为肿满吐泻，或为黄疸淋浊。热化宜苦泄淡渗，寒化宜辛散温行。佩兰消暑，化脾湿而辟浊；藿香解表，止吐泻而和中。草果逐寒破滞；苍术燥湿运脾。草豆蔻化湿行气而开胸。猪苓通水道以治淋浊；茯苓导水气而益心脾。车前子清肝热，能明目利水；灯心草降心火，可泄热除烦。通草渗湿热治热淋涩痛；木通导心火疗尿赤口疮。泽泻渗湿热以利水；扁豆化暑湿而和中。薏苡仁除湿痹，和脾止泻；冬瓜仁消痈毒，清肺祛痰。金钱草利湿热，以治石淋黄疸；土茯苓清湿毒，能治梅毒恶疮。滑石清暑利湿；萆薢去浊分清。石苇清肺热以利水；瞿麦破瘀结而通淋。冬葵子利二便而通乳闭；茵陈蒿清湿热并退黄。海金砂利血分湿热，并治五淋尿痛；萹蓄草除膀胱湿热，兼疗皮肤疹疮。若是脾肾虚弱，渗利应当慎施。

（六）祛风药

风分内外，药治不同。审脏腑之虚实，别经络之浅深。五加皮祛风湿以壮筋骨；威灵仙宣经络而散风寒。防己利关节，治热痹水肿；木瓜舒筋络，疗湿痹拘挛。独活胜湿祛风，并治腰膝痹痛；秦艽宣络疏风，并除劳热骨蒸。治风痹化湿浊以蚕沙；疗热痹利关节用桑枝。治湿火胸痛以丝瓜络；疗风湿浮肿用海桐皮。白花蛇搜风通络，以利顽痹；石楠藤祛湿舒筋，而解拘挛。络石藤除筋骨痹痛之热；海风藤治风湿痹痛之寒。鸡血藤养血通痹；宽筋藤活络舒筋。千年健治风寒湿痹，而壮筋骨；豨莶草治风湿热痹，且平肝阳。藁本治巅顶痛；白芷散头风肿疡。白蒺藜散风热以止痒；白附子祛风痰而解痉。治抽掣痉挛以全蝎；疗脐风口噤用蜈蚣。察诸风证候之因，明风药性能之异。

（七）润燥药

燥胜则干，润可去枯。茅苈润肺利咽兼疗痈肿；百合宁心止嗽并治虚烦。蜂蜜甘润益脾，调药可用；沙参润肺养胃，清补为宜。龙脷叶润肺燥以止嗽；雪梨皮清肺热而生津。润法滋腻易留邪，表证中满宜慎用。

（八）祛痰药

痰之为患，随证求因。辨寒、热、湿、燥、风之痰，别温、清、燥、润、散之治。法夏燥湿痰以降逆；南星祛风痰而消痈。白前温降肺气以止嗽；前胡清宣肺气而除痰。旋复花降气祛痰以止噫；白芥子温化寒痰而消疽。葶苈子泻肺祛痰治胸腹积水；紫苏子降肺利气疗喘咳痰多。竹茹清化热痰而止呕；桔梗开提肺气以排脓。久咳阴虚，宜川贝母之清润；痰火痈肿，宜浙贝母之苦寒。苦杏仁泄肺实以平喘；甜杏仁滋肺燥而润肠。瓜蒌皮消痰清肺，瓜蒌仁滑痰润肠。枇杷叶降肺和胃，马兜铃清肺开音。紫苑润肺止咳，化痰力胜；款冬温肺化痰，宁嗽功多。桑白皮泻肺利水；天竺黄化痰定惊。白果定喘祛痰兼缩尿止带；百部润肺止咳且止痒杀虫。海蛤壳、浮海石，胶结热痰皆可用；鹅管石、青礞石，顽痰积结并能攻。皂荚祛痰浊以通关开窍；竹沥清热痰而透络定惊。昆布清痰火之核块；海藻散热结之瘿瘤。治痰知其性质，用药便可不差。

（九）消导药

饮食不节，肠胃乃伤。气滞食停，治宜消导。山楂能消肉食之积，活血而化瘀滞；六曲能消痰湿之滞，消食又解时邪。谷芽消谷和胃，麦芽消麦宽中。五谷虫疗疳开胃，兼消积滞；鸡内金消积健脾，并化石淋。化湿滞以葫芦茶，杀虫消积兼解暑；消食滞用莱菔子，降气定喘且祛痰。积滞日久便成疳，及时消导应注意。

（十）理气药

气贵周流，逆滞则病。气逆宜降，气滞宜行。陈皮行气以健脾，青皮破气而疏肝。厚朴除满兼降逆；枳实消痞而宽肠。郁金理气活血；香附解郁调经。佛手舒郁和肝兼能化滞；乌药顺气调中并可理疝；木香调气行滞而治痢；沉香纳气定痛并温中。檀香利气宽胸，善疗胸膈气滞；降香活血解郁，能治瘀滞金疮。通阳宣痹以薤白；运脾行气用砂仁。京柿蒂、刀豆干，降胃止呃有效；杧果核、荔枝核，舒肝治疝为良。素馨花疏肝和胃，胸胁之疼可治；延胡索调气活血，心腹诸痛能疗。川楝子泄肝气以止痛；大腹皮散水气而宽中。姜黄行气活血，能除四肢风湿。甘松醒脾开郁，善疗脘腹诸疼。黑老虎行气散血消瘀痛；九香虫疏肝理气助元阳。行气降气也伤元，调气使平勿太过。

（十一）理血药

血属于阴，随气而行。血溢不止要敛涩，血瘀不行宜宣通。仙鹤草止血功捷；侧柏叶涩血效良。茜根行瘀滞以止血；茅根治吐衄而通淋。槐花清肠热，内治脏毒；地榆疗血痢，外敷烫伤。牛膝引血下行而利关节；白芨收敛止血又疗损伤。益母草调经活血以利水；祈艾叶温经止血而固崩。丹参微寒，泄热而行瘀滞；

川芎温散，活血并去头风。王不留行通经下乳；大蓟小蓟凉血消痈。治吐衄创伤以三七；通经闭血瘀宜泽兰。棕榈炭、百草霜涩血效捷；专于收敛莲藕节；血余炭止血擅长，并能消瘀。水蛭、虻虫攻血块以破结；土鳖、苏木散瘀积而续伤；血竭敛创伤而祛瘀止痛；琥珀消癥块并利水安神。止血化瘀以花蕊石；温中涩血宜伏龙肝。疗痈疮伤痛以乳香、没药；治心腹瘀痛用灵脂、蒲黄。穿山甲（今已禁用）攻里通乳；皂角刺消痈溃脓。消癥积取三棱、莪术；去瘀血用桃仁、红花。凌霄花凉血破瘀，疗乳痈经闭；刘寄奴通络止痛，治瘀滞金疮。消痰软坚用瓦楞子，驳骨疗伤以自然铜。须辨血证之寒、热、溢、瘀，再施血药以温、清、涩、通。

（十二）补益药

虚证宜补，首辨阴阳。阴虚补之以甘润，阳虚补之以甘温。补气重在肺，补血重在肝。先天不足宜补肾，后天不足宜补脾。黄芪固表升阳，内托疮溃；人参扶元益气，并补阴阳。党参甘温益气；洋参甘凉生津。山药养脾阴而止泻；白术健脾阳且安胎。大枣调营补土；饴糖缓急建中。黄精补脾滋肾；首乌益血和肝。生地黄凉血而熟滋肾；生甘草清热而炙补中。乌豆衣养肝血而止汗；太子参益气阴以生津。血虚宜当归之温补；阴虚宜阿胶之滋养。女贞子平补肝肾；桑葚子养血滋阴。胡桃肉补肺肾以定虚喘；龙眼肉益心脾而定怔忡。狗脊壮腰健肾；锁阳益精兴阳。补骨脂温脾肾而逐冷；肉苁蓉益精血以润肠。杜仲补肝肾而壮腰膝；续断强筋骨并治折伤。胡麻仁养肝血而润燥；胡芦巴温肾阳以祛寒。纳肾气，平虚喘，最宜蛤蚧；补督脉，固冲任，推重鹿茸。虚劳喘嗽用冬虫草；精血亏损用紫河车。巴戟壮阳，风寒湿痹可治；仙茅温肾，腰膝冷痛能除。关沙苑、枸杞，固肾益精兼明目；菟丝子、桑寄生，养肝益血且安胎。淫羊藿补肾壮阳，能除湿治痹；骨碎补健肾坚齿，可接骨疗伤。天门冬清肺润燥；麦门冬清心除烦。石斛甘平养胃并退虚热，玉竹柔润息风且养阴津。除劳热，益肾阴，龟板效著；退骨蒸，通肝络，鳖甲功良。益阴凉血以旱莲草；养胃止汗用糯稻根。蕤仁养肝明目善退翳膜；韭子固肾兴阳而暖膝腰。补药性味各不同，温清作用应区别。

（十三）收涩药

药有收涩，滑脱所宜。精滑尿频宜固肾，泻多痢久要固脾。五味子敛肺气而止喘咳；山茱萸敛精气以补肾肝。芡实健脾涩精而固肾；莲子健脾止泻且养心。金樱子敛肾精兼止带；覆盆子缩小便且涩精。桑螵蛸涩精止遗，固肾效著；海螵蛸止带调经，胃痛能医。肉豆蔻固脾止久泻；石榴皮涩肠治脱肛。乌梅安蛔并治久痢；诃子敛肠又治失音。敛肺涩肠以五倍子；止自盗汗用麻黄根。禹余粮涩大肠而止久泻；赤石脂涩下焦并治崩中。浮小麦养心敛汗；莲蕊须固肾涩精。如无实邪存在，收涩之药可投。

（十四）镇潜药

心神不宁，恍惚怔忡。肝风内动，痉厥眩晕。取滋潜以安神定怯，用重镇以降逆息风。酸枣仁治肝虚不寐；柏子仁宁心悸怔忡。远志祛痰、通窍；合欢解郁、安神。白芍平肝养血而和里；珍珠安神退翳且生肌。重以潜阳，磁石纳浮火以归肾；重以镇怯，朱砂定惊痫而安神。龙骨镇惊兼固脱；牡蛎益阴并软坚。钩藤除肝经风热；天麻治头痛眩晕。石决明平肝阳而明目；代赭石镇逆气以降冲。定惊通络以蚯蚓；镇痉散结用僵蚕。象牙丝消疳热，定惊解毒；羚羊角（今已禁用）清肝热，镇痉息风。凡此镇潜诸药，有外邪宜慎用。

（十五）宣窍药

实邪内闭，卒倒昏迷。开窍通神，宣其邪陷。麝香（今已禁用）通窍消痈，而治癥瘕里积；冰片开窍散火，善疗喉痹疮疡；谵语神昏，石菖蒲通心逐秽；风痰气厥，苏合香开闭回苏。宣窍药泄人正气，勿过用以免伤元。

（十六）外用药

痛痒疮疡，外发之证。涂撒熏洗，外治之方。硫黄外用杀虫，内服壮命门之火；雄黄外用解毒，内服除中恶之疴。轻粉攻毒驱梅，内服逐水通便；樟脑杀虫止痒，内服辟秽通关。蛇床子燥湿杀虫，内服助阳温肾；地肤子除湿止痒，内服利水通淋。明矾外用燥湿而内服消痰浊；硼砂外用去腐而内服利咽喉。收湿生肌退翳以炉甘石；杀虫攻毒治痫用露蜂房。蟾酥外用攻毒消肿，内服辟秽恶而苏神志；砒石外用蚀疮去腐，内服祛寒痰而定冷哮。铅丹治痈肿疮溃；硇砂除目翳赘疣。此类药物，毒性较强，外用要随证选择，内服当审慎为先。

（《常用药性括要》朱敬修主编）

九、跌 打 药 诀

跌打伤损归尾芍[①]，桃红生地乳没药[②]，老少扭跌各不同，虚实寒热君参酌。头部钩藤天麻随，项背葛根还须着，胸中烦热栀子芩[③]，胁痛柴胡与橘络。腑膈瘀热何所施，大黄芒硝不宜迟，腰伤狗脊川杜仲，溺赤茅根共淡竹。肩臂灵仙分桑桂[④]，腿用牛膝别川怀，若言接骨土鳖虫，续断碎补[⑤]自然铜。脘腹之痛必当用木香，阴虚气盛又非良，补气不离参术芪[⑥]，肺经有热当须弃。

重伤失音童子尿，止痛理血三七妙，湿火留筋关节肿，秦艽薏仁忍冬[⑦]要。丹皮丹参清瘀热，香橼香附散气结，辛散苦寒若用多，反泻元气易改作。

凡用纯寒纯热药，必佐甘草缓其中，寒热相杂为妙用，理明药当建奇功。

（《何竹林正骨医粹·跌打药诀》）

十、用药轻重说

凡跌打一症，或肿或痛，甚者断筋骨，神脱晕死，斯时，脾胃气微，故救治之药，行君臣佐使，方中各药固不可少，而所用药量，当别体之刚柔，病之轻重；病重体虚者，量则不宜过重，重则脾胃难承，反伤脾胃，有如雪上加霜。故凡药证相符，而量失轻重，即难尽方药之妙。余见有方中乳香、没药动辄过10~15g之重，何以入口？一服数剂，脾胃焉有不伤乎。

切记药之轻重宜与脾胃之气相应，凡丸、散、汤药，调服得宜，脾胃方可承运，医者不可不明此理。以为跌打痛症非重药不效，可叹也。

---

① 归尾芍：当归尾、赤芍。
② 乳没药：乳香、没药。
③ 栀子芩：栀子、黄芩。
④ 桑桂：桑枝、桂枝。
⑤ 碎补：骨碎补。
⑥ 参术芪：人参、白术、黄芪。
⑦ 忍冬：忍冬藤。

故不知古人方药应用之法，是舍绳墨而意裁曲直，弃权衡而手端轻重，终是错谬。

（《何竹林正骨医粹·用药轻重说》）

十一、用 药 琐 谈

要提高临床疗效，除了辨证准确，熟悉方药之外，掌握好用药方法也是事关疗效成败的重要环节。由于未能重视药物的增减变化及煎服调养等方法，则治疗难免功亏一篑。

（一）知常达变

骨伤科一证，不离气血之变，治疗的重点在气血。但伤有轻重，病有新旧，体有强弱，年有长幼，还有阴阳、表里、寒热、虚实之变，处方用药都应考虑。若只是生搬硬套古人之方剂，不知灵活化裁而用之，一不应手则抱怨古方不灵，岂不可惜！病情经过治疗往往出现进退损益，用药也应接着变化，一成不变的东西是没有的。如治伤用当归、红花入药，早期以祛瘀为主，药用的红花用量就宜大于当归；中期以养血为主，则红花、当归用量一致；后期以补血为主，则当归用量大于红花。可见即使调理气血，不同阶段，虽药物相同，但随药量变化而治法随之不同。书本不教接方，以接方之法无定。然医者全凭接方上见功夫，所以为医能知常达变，始能方对药灵。

（二）选妥剂型

骨伤科内服药方有汤、丸、散、酒等剂型。剂型不同，应用有别。若治新伤及大病宜取开发腠理、疏通经络、荡涤脏腑、调和阴阳的汤剂，如葛根汤之开腠理，承气汤之涤脏腑，身痛逐瘀汤之疏经络，桂枝汤之调阴阳。皆取其力大而去病，所谓汤者荡也。汤剂的特点是吸收快，易发挥疗效，且便于加减使用，能灵活地照顾伤者的特殊性。若治肝肾不足，气血亏虚之劳损，或痰瘀积聚之久患，不能迅速取效的，宜采用丸剂，如六味地黄丸之治肾虚腰痛，虎潜丸（虎骨今已禁用）之治脚痿，犀黄丸（犀牛黄今已禁用，用牛黄代替）之化痰散结等，均宜小量长服，缓消缓补以丸剂图缓治之。

骨伤科为携带方便和应急之用，常将药物碾研成干燥粉末，称之为散剂。散剂有内服、外用两种，散剂末细量少，可直接冲服，如伤科通脉散、三七末等。古云"散者散也，去急病之用"，说明散剂的吸收亦较快。散剂在外用方面由于粉末易于制成，作用稳定，如外用如意金黄散、驳骨散均可用水蜜调敷患处，操作简单方便。

酒剂则取其轻扬而行药势，凡伤后无皮损出血者均可用酒制药或饮用药酒，以助用药力，行通血脉。对于陈旧性软组织损伤也可用药酒涂搽按摩，或配合膏药外敷，加入洗剂熏洗则疗效更佳，选用合适的剂型，药酒适量，有助于疗效提高。

（三）煎服有法

正确掌握中药煎服法，亦是提高疗效的重要之一环。古人常说："凡服汤药，虽品物专精，修治如法，而煎药者，鲁莽造次，水火不良，火候失度，则药亦无功，如药多水少，则药味难出，药少水多，又煎耗药力。"煎药之法宜分清先煎、后下。凡汤药宜用清水浸透方能加火煎之，以使药味尽出。芳香解表药取其气者，不宜久煎；补益药取其味者，应略多加水，煎煮时间宜长；服药应温服，凉则令人吐。乳香、没药宜去油，碾末冲服则止痛力强。

服药宜有序次，若病在胸膈以上，应先进食，后服药；病在心腹以下，应先服药，后进食。取其不为食阻，而使药力下行直达病所。对于沉痼之疾，陈伤之患，宜饭前服，使药力积留肠腹，徐徐奏效。病在四肢，早晨空腹服；治疗阴虚、血虚、失眠者，宜睡前服；治疗阳虚、气虚、瘀结者，宜在晨间服，服之在日间则气力充沛，无夜间服时心烦不安，难以入寝之现象。

煎药之次数，通常骨伤科之药一剂可煎两次，将两次煎液混合分服，则有效部分多少均衡，药力相续，药能胜病。

（四）取效为度

骨伤科在每一个阶段用药剂量和次数均是因人因病而权变，取效为度。如服大成汤要求以药后得下，立即停药，即中病即止，勿犯虚虚，实实之戒。须遵循"以知为度"的原则，《金匮要略》中指出"水能载舟，也能覆舟"。服药亦是如此，服之得当能活人，反之亦能害人。张仲景十分注意用药的两重性，为了做到祛邪不伤正，治病防中毒，注重安全用药，先以小量开始，试探药效，然后逐步加重剂量。如乌头桂枝汤的服法是："初服二合，不知，即服三合，又不知，复加至五合。"这样既可发挥乌头祛寒止痛作用，又可以防止乌头中毒。骨伤科用药中，部分药物也有毒性，如马钱子、川乌、草乌、全蝎、蜈蚣等，用时都应加以注意。

（五）调养得宜

服药后能否取得疗效，正气能否及时得到恢复，饮食宜忌调护十分重要。常言道：三分治，七分养。治疗过程中作为医者不可不重视。《黄帝内经》有"药以祛之，食则随之"的理论，特别重视饮食调养，在《金匮要略》最后的两个篇章中，专门提到有关禽、兽、鱼、虫禁忌并治和果、实、菜、谷禁忌并治，提示避免因饮食调护不当而影响药效。如服大成汤后，胃气受损，需要及时补充水谷之气，养正复原，忌食厚味黏滑及生冷煎炸之食物，宜以粥糜之清淡以助胃。大凡重伤之后，脏腑气血皆不足，营卫未和，肠胃未和，唯从容易消化吸收的食物入手，如节瓜排骨汤、白粥、咸瘦肉粥等就是病后的理想食物。伤后新愈应逐渐增加饮食及营养，但不可令其暴食，特别是雄鸡肉、鲤鱼肉、虾、腊肠、酸竹笋、烧鹅等中医认为热毒之品应有所忌避，以免热从内生，变生他患，影响药效。

（《何竹林正骨医粹·跌打药诀》）

十二、名家验方选

中医骨伤科药物治疗分外敷药和内服药两种。无论外敷或内服，皆具有活血、祛瘀、消肿、止痛、补益、续骨等功效，为治疗骨伤的主要方法之一。现将外敷、内服药分述如下。

（一）西关正骨名家外用药验方选

1. 跌打风湿药酒（外用药——何竹林验方）。

【组成】三七、当归、威灵仙、羌活、五加皮、透骨消、大黄、栀子、防风、豨莶草、寮刁竹、九里香、独活、薄荷、忍冬藤、黄柏、伸筋草、海桐皮、泽兰、川续断、甘草各120g，骨碎补、白芷、木瓜各240g，樟脑480g，桃仁30g。

【制作】将上药切细，蒸半小时，待温度降低，放进酒坛，加入酒精浓度50°的米酒20L，密封，浸泡3周，滤出药液即成。

【用法】外涂患处，或在施行整复理伤手法时配合使用，亦可棉纱浸湿外敷；加入外洗剂中熏洗患处甚佳。开放性伤口忌用。

【功效】活血祛瘀，消肿定痛，祛风除湿，舒筋活络。

【主治】骨折，脱位，软组织扭挫伤，肌腱劳损，筋骨酸痛，风湿痹痛。

按：跌打风湿药酒对骨伤科疾患有较好的疗效，该药酒剂型于1982年经广州白云山制药厂改进成霜剂后，由广东省中医院等4所医院临床验证具有较好的活血祛瘀、消肿止痛，祛风除湿、舒筋活络的功效，对跌打损伤、风湿痹痛等常见疾患有较显著的疗效。该霜剂具有携带方便、不易破损泄漏的优点，且霜剂可溶解于水，容易清洁，局部使用其药效更持久集中。本药无毒，副作用少。为使临床更广泛的应用，2009年，广州市荔湾区骨伤科医院制剂室通过提取百年伤科名药——跌打风湿药酒中的有效成分与适宜的亲水性基质调配而成凝胶膏剂，其优点载药量大，水性柔软，贴敷舒适无刺激，不会撕扯皮肤毛发，无贴痕并且可以反复粘贴。

2. 生肌膏（软膏，外用药——何竹林验方）。

【组成】当归60g，血竭、乳香、没药、儿茶、三七、松香、川黄连各30g，冰片、麝香（今已禁用）各2g，樟脑90g，蜂蜡180g，猪油680g，面粉120g。

【制作】

（1）分别将当归、川黄连、三七、血竭、乳香、没药、儿茶研末。混合过筛备用。

（2）将面粉炒到米黄色，将上药掺入搅匀。

（3）把猪油、蜂蜡、松香用铁锅文火煎至完全溶解，去渣，加入上药搅拌均匀离火。

（4）离火后待温度降至60℃时加入樟脑、冰片、麝香（今已禁用）（麝香、冰片先用等量递增法调配）。

（5）制成后用大口容器存放，待冷成膏备用。因药膏中有冰片、麝香（今已禁用）等含挥发成分，故存放膏药之容器宜密封，不令泄气。

【用法】伤口按常规清洁消毒处理后，将生肌膏按伤口大小摊在敷料上，外敷患处。

【功效】消肿止痛，排脓解毒，去腐生肌。

【主治】各类外伤感染创面，诸般溃烂，久疮余毒未清、腐肉不脱，伤口难收。枪弹贯通伤、开放性骨折伤口难收、痈疮余毒未清、死肉不脱新肌难生、褥疮溃疡Ⅲ度，烧伤创面溃烂，敷之能脱痂，促进上皮生长。

3. 双柏散（外用药——黄耀燊验方）。

【组成】大黄1 000g，薄荷500g，黄柏500g，泽兰500g，侧柏叶1 000g。

【制作】上药研为细末，混合过筛备用。

【用法】水、蜜调敷。

【功效】活血祛瘀，清热凉血，消肿止痛。

【主治】跌打扭伤，筋肉肿痛、发红；各期阑尾炎有包块者。

按：外敷药散一般采用摊于油纸上，然后再敷贴伤处，这样除起到外敷药的药理作用外，还有一定的固定作用。外敷药的调配一般可分为加水、醋、酒、油、蜜等赋型剂。醋能软坚收敛，肿胀明显时加醋；酒能穿透和运行药力，深部损伤加酒；油和蜜可延长药效，润护皮肤，不需经常更换（一般损伤是敷药时加油，浅表损伤或皮肤易受刺激时加蜜）。

4. 跌打万花油（外用药——蔡荣验方）。

【组成】蔓荆子、野菊花、葛花、大蒜、葱、松节油、白胶香、苏木、马钱子（炒）、樟脑油、薄荷脑、两面针、田基黄、血竭、钱包金、甘菊、海风藤、宽筋藤、土田七、过塘蛇、蜡梅花、扁柏叶、大风艾、乌药、大黄、泽兰、威灵仙、金银花、九节茶、察习竹、大罗伞、木棉皮、防风、蛇床子、羊蹄草、声色草、谷精草、倒扣草、山慈菇、山白芷、瓜子菜、刘寄奴、水翁花、马齿苋、无名异、皂角、白芷、黄连、茴香油、白树油、桉叶油、红花油、油松节、柳枝、红花、九层塔、栀子、旱莲草、蓖麻子、大风子、还魂草、辣蓼、三棱（制）、莪术（制）、莲叶、白背木耳、丁香油、牡丹皮、赤芍、蒲黄、桃仁、白及、柚皮、青皮、陈皮、黄连、骨碎补、苍耳子、川芎、姜皮、砂仁、草豆蔻、肉豆蔻、羌活、独活、白胡椒、荜茇、香附、紫草、天南星、丁香、紫草茸、茶油

【用法】油剂供外搽或外敷，涂搽患处。

【功效】活血祛瘀，行气止痛，消肿止血，祛风去湿，清热解毒，收敛生肌。

【主治】跌打损伤、烫伤、刀伤出血、鼻出血等，或损伤出血，以及风湿痹痛、筋骨不利诸证。

5. 舒筋汤（外用洗剂——何竹林验方）。

【组成】桂枝、宽筋藤、路路通、两面针、海桐皮、大风艾各30g。

【制作】共碾粗末，以纱布袋盛之。

【用法】用水3 000mL煎药液熏洗患处，每天2次。用时注意药液温度（宜45℃以下），以免烫伤皮肤。软组织损伤为主者，可在熏洗患处时加入药酒50mL；骨关节退行性病变如跟骨骨刺者，于药液中加入陈醋100mL浸浴患处，有散结止痛之效。

【功效】舒筋活络，消肿止痛。

【主治】用于骨折、脱位后期解除外固定后，肢体活动不利或肌筋拘挛，肿痛难消，以及陈年旧患遇寒则痛、腰肌劳损、风湿痹痛者。适合于闭合性损伤。

【禁忌】皮肤溃疡禁用，皮肤过敏者慎用。

（二）西关正骨名家内服药验方选

1. 伤科通脉散（胶囊）（内服药——何竹林验方）。

【组成】麝香（今已禁用）、冰片各0.6g，熊胆（今已禁用）1g，儿茶、三七、延胡索、郁金、乳香、没药、天麻各12g，当归20g，血竭、五灵脂各15g，琥珀3g。

【用法】每次服0.5g，用温开水冲服，每天3次。孕妇忌服。

【功效】通脉止痛，安神定惊。

【主治】各类骨折、脱位、筋伤及头部内伤，胸胁挫伤之早、中期瘀血作痛，惊恐不安者。

【禁忌】妊娠者忌服。

2. 骨仙片（内服药——黄耀燊验方）。

【组成】骨碎补、熟地黄、黑豆衣、女贞子、怀牛膝、仙茅、菟丝子、汉防己、枸杞。

【用法】口服，1次4~6片，1天3次。

【功效】填精益髓，壮腰健肾，强壮筋骨，舒筋活络，养血止痛。

【主治】脊柱及骨关节退行性病变，骨质增生引起的疾患。

【禁忌】感冒发热者忌服。

3. 土地骨汤（内服药——罗广荫验方）。

【组成】土地骨15g，猪苓15g，泽泻12g，苍术9g，黄柏9g，独活9g，苦地胆15g，桑枝30g，威灵仙12g。

【用法】清水煎服。

【功效】清热祛湿、舒筋活络、消肿定痛。

【主治】风湿热痹证，关节红肿热痛，湿火流筋，口渴，舌苔黄腻，脉滑数者。

【禁忌】虚寒体质忌服。

十三、西关正骨协定处方

西关正骨协定处方，也即是院内协定处方，是西关地区老中医在新中国成立后由个体医疗转向集体医疗，从联合诊所到创办成医院所使用的常用方剂，经长期医疗实践，证明协定处方具有简、便、廉、验的效果。临症时主诊医生根据病情需要随症加减，其多、快、好、省的特点符合时代发展要求。

1. 骨一方（桃红四物汤加减）。

【组成】当归10g，桃仁10g，生地黄12g，钩藤10g，红花6g，赤芍10g，骨碎补10g，乳香3g，天花粉15g。

【功效】养血活血，祛瘀生新。

【主治】骨折筋伤早期。血虚兼血瘀证的各类颈肩腰腿痛，以及妇女经期超前，血多有块，色紫黏稠，腹痛，脉弦略数等。

2. 骨二方（自然铜饮）。

【组成】当归10g，川断10g，熟地黄15g，土鳖虫5g，赤芍10g，自然铜10g，骨碎补10g，五加皮15g，千斤拔30g。

【功效】祛瘀消肿，接骨续伤。

【主治】骨折中期跌打损伤，骨折肿痛，瘀血攻心。

3. 骨三方（独活寄生汤加减）。

【组成】党参15g，狗脊15g，当归10g，续断10g，熟地黄15g，牛膝10g，茯苓15g，淫羊藿10g，桑寄生30g，黄芪12g，千斤拔30g。

【功效】祛风湿，止痹痛，益肝肾，补气血。

【主治】骨折筋伤后期痹证日久，肝肾两虚，气血不足证。腰膝疼痛、痿软，肢节屈伸不利，或麻木不仁，畏寒喜温，心悸气短，舌淡苔白，脉细弱。

4. 骨四方（血府逐瘀汤加味）。

【组成】柴胡5g，桃仁10g，当归10g，乳香5g，红花5g，甘草5g，枳壳10g，花粉10g，大黄10g，钩藤15g。

【功效】活血化瘀，行气止痛。

【主治】胸中血瘀证。胸痛，头痛，日久不愈，痛如针刺而有定处，或呃逆日久不止，或饮水即呛，干呕，或内热瞀闷，或心悸怔忡，失眠多梦，急躁易怒，入暮潮热，唇暗或两目暗黑，舌质暗红，或舌有瘀斑、瘀点，脉涩或弦紧。

5. 骨五方（三棱莪术散）。

【组成】三棱10g，桃仁10g，莪术10g，红花10g，乌药10g，赤芍10g，乳香3g，骨碎补10g，郁金10g，香附10g。

【功效】活血化瘀，破血行气。

【主治】退行性骨关节炎，肋软骨炎、跌打内伤、陈年旧患、胸胁刺痛。血滞不行，内有瘀血。

6. 骨六方（仙方活命饮）。

【组成】蒲公英15g，连翘10g，赤芍10g，天花粉15g，乳香3g，白芍10g，没药3g，王不留行10g，桑叶10g，归尾10g，金银花10g，甘草10g。

【功效】清热解毒，消肿散结，活血止痛。

【主治】阳证痈疡肿毒初起，红肿焮痛，或身热寒战，苔薄白或黄，脉数有力。

7. 骨七方（经验方）。

【组成】川芎10g，制首乌5g，当归10g，地龙10g，赤芍10g，桑寄生30g，生地黄15g，过江龙30g，丹参10g。

【功效】滋肾补阴。

【主治】用于真阴不足，腰酸膝软，盗汗，神疲口燥。

8. 骨八方（土地骨汤）。

【组成】桑枝30g，绵茵陈10g，威灵仙10g，苍术10g，秦艽15g，木通10g，土地骨10g，滑石15g，忍冬藤15g，甘草6g。

【功效】祛风湿，清热除痹。

【主治】热痹。证见膝踝肿痛，肢体屈伸不利，腰痛连足，小便短黄，舌红苔黄。

9. 舒一方（柴胡疏肝饮）。

【组成】柴胡5g，云苓15g，白芍10g，薄荷3g，当归12g，白术10g，炙甘草3g。

【功效】疏肝理气，活血止痛。

【主治】肝气郁滞证。胁肋疼痛，胸闷善太息，情志抑郁易怒，或嗳气，脘腹胀满，脉弦。

10. 舒二方（川楝子饮）。

【组成】川楝子12g，枳壳6g，白芍12g，郁金6g，山栀子10g，茉莉花6g，甘草5g。

【功效】理气解郁，疏肝止痛。

【主治】胁肋疼痛，胸闷善太息，情志抑郁易怒，或嗳气，脘腹胀满，舌红少津，脉弦。

11．舒三方（平胃散）。

【组成】苍术5g，白芍12g，厚朴5g，法半夏10g，陈皮3g，云苓15g，佛手10g，甘草3g。

【功效】燥湿运脾，行气和胃。

【主治】湿滞脾胃证。脘腹胀满，不思饮食，口淡无味，恶心呕吐，嗳气吞酸，肢体沉重，怠惰嗜卧，常多自利，舌苔白腻而厚，脉缓。

12．调一方（四君子汤）。

【组成】党参20g，茯苓15g，白术10g，炙甘草3g。

【功效】益气健脾。

【主治】脾胃气虚证。面色萎黄，语声低微，气短乏力，食少便溏，舌淡苔白，脉虚弱。

13．调二方（四物汤）。

【组成】川芎6g，当归12g，熟地黄15g，白芍12g。

【功效】补血和血，调经化瘀。

【主治】冲任虚损，月经不调，脐腹亏痛，崩中漏下，血瘕块硬，时发疼痛；妊娠将理失宜，胎动不安，腹痛血下；及产后恶露不下，结生瘕聚，少腹坚痛，时作寒热；跌打损伤，腹内积有瘀血。

14．调三方（金樱子汤）。

【组成】熟地黄15g，枸杞10g，桑葚子15g，川木瓜12g，桑寄生15g，女贞子15g，金樱子15g。

【功效】滋肾养阴，佐以清虚火。

【主治】用于肾阴亏损，头晕耳鸣，腰膝酸软，骨蒸潮热，盗汗遗精。

15．调四方（一贯煎）。

【组成】生地黄18g，白芍10g，当归10g，川楝子10g，枸杞10g，麦冬10g，沙参12g。

【功效】滋阴疏肝。

【主治】肝肾阴虚，肝气郁滞证。胸脘胁痛，吞酸吐苦，咽干口燥，舌红少津，脉细弱或虚弦。亦治疝气瘕聚。

16.调五方（补中益气汤）。

【组成】黄芪15g，升麻3g，党参15g，柴胡5g，当归10g，白术10g，大枣10g，陈皮3g，炙甘草3g。

【功效】补中益气，升阳举陷。

【主治】脾虚气陷证。饮食减少，体倦肢软，少气懒言，面色萎黄，大便稀溏，舌淡，脉虚；脱肛、子宫脱垂、久泻久痢，崩漏等。

17.调六方（天王补心丹）。

【组成】柏子仁10g，丹参12g，天冬12g，玄参12g，麦冬6g，党参15g，当归10g，远志3g，熟地黄12g。

【功效】滋阴清热，养血安神。

【主治】阴虚血少，神志不安证。心悸怔忡，虚烦失眠，神疲健忘，或梦遗，手足心热，口舌生疮，大便干结，舌红少苔，脉细数。

18.调七方（归脾饮）。

【组成】党参15g，当归10g，云苓15g，黄芪15g，白术10g，木香3g，大枣10g，远志3g，炙甘草3g。

【功效】益气补血，健脾养心。

【主治】心脾气血两虚证。症见心悸怔忡，健忘失眠，盗汗虚热，食少体倦，面色萎黄，舌淡，苔薄白，脉细弱。

19.调八方（天麻钩藤饮）。

【组成】生地黄12g，白芍10g，天冬10g，五味子3g，沙参10g，首乌15g，蒺藜15g，牡蛎30g，钩藤15g。

【功效】平肝息风，清热活血，补益肝肾。

【主治】肝阳偏亢，肝风上扰证。头痛，眩晕，失眠多梦，或口苦面红，舌红苔黄，脉弦或数。

20. 调九方（六味地黄汤加减）。

【组成】熟地黄25g，菟丝子30g，云苓15g，牡丹皮15g，淮山15g，泽泻10g。

【功效】滋补肾阴，三阴同补。

【主治】滋阴补肾。用于肾阴亏损，头晕耳鸣，腰膝酸软，骨蒸潮热，盗汗遗精。

21. 调十方（胶艾汤）。

【组成】熟地黄15g，白术10g，当归12g，艾叶5g，川芎5g，白芍10g，大枣12g，桂枝10g，炙甘草5g，阿胶5g。

【功效】养血安胎。

【主治】孕妇胎动不安兼漏血。

22. 感一方（银翘散）。

【组成】金银花15g，芦根18g，连翘12g，牛蒡子10g，桔梗10g，淡竹叶12g，甘草5g，荆芥穗15g。

【功效】辛凉透表，清热解毒。

【主治】温病初起。发热无汗，或有汗不畅，微恶风寒，头痛口渴，咳嗽咽痛，舌尖红，苔薄白或微黄，脉浮数。

23. 感二方（桑菊饮）。

【组成】桑叶12g，菊花12g，连翘10g，桔梗6g，北杏10g，芦根15g，甘草5g。

【功效】疏风清热，宣肺止咳。

【主治】风温初起。咳嗽，身热不甚，口微渴，苔薄白，脉浮数者。

24. 感三方（杏苏饮）。

【组成】苏叶6g，枳壳6g，北杏10g，橘红3g，前胡10g，法半夏10g。

【功效】轻宣凉燥，宣肺化痰。

【主治】治痘症初起，风寒客肺而喘，喷嚏频频，鼻流清水。

25. 导滞一方（保和丸）。

【组成】连翘12g，布渣叶12g，绵茵陈12g，车前子12g，金银花15g，泽泻

12g，枳壳6g，鸡蛋花15g，谷芽15g。

【功效】健脾利湿，和中止泻。

【主治】伤食积滞，胸脘痞满，腹胀时痛，嗳腐吞酸，恶食，或大便泄泻，舌苔厚腻而黄，脉滑等症。

26. 导滞二方（藿香正气丸）。

【组成】藿香10g，大腹皮10g，神曲10g，茯苓15g，苍术5g，川厚朴5g，佩兰10g。

【功效】解表化湿，理气和中。

【主治】用于外感风寒、内伤湿滞或夏伤暑湿所致的感冒，症见头痛昏重、胸膈痞闷、脘腹胀痛、呕吐泄泻。胃肠型感冒见上述证候者。

27. 清一方（泌尿感染经验方）。

【组成】金钱草15g，车前草15g，瞿麦10g，玉米芯15g，木通10g，甘草5g。

【功效】清热泻火，利水通淋。

【主治】湿热淋证。尿频尿急，溺时涩痛，淋漓不畅，尿色浑赤，甚则癃闭不通，小腹急满，口燥咽干，舌苔黄腻，脉滑数。

28. 清二方（三仁汤）。

【组成】北杏10g，木通12g，蔻仁6g，淡竹叶10g，薏苡仁15g，法半夏10g，泽泻12g，佩兰12g。

【功效】宣畅气机，清利湿热。

【主治】湿温初起及暑温夹湿之湿重于热证。头痛恶寒，身重疼痛，肢体倦怠，面色淡黄，胸闷不饥，午后身热，苔白不渴，脉弦细而濡。

29. 清三方（痛风饮）。

【组成】忍冬藤15g，蚕沙12g，绵茵陈12g，薏苡仁12g，土地骨12g，桑枝30g，丝瓜络15g。

【功效】清化湿热，宣痹通络。

【主治】湿热痹证。湿聚热蒸，阻于经络，寒战发热，骨节烦疼，面色萎黄，小便短赤，舌苔黄腻或灰腻。

30．清四方（桑白皮饮）。

【组成】桑白皮12g，枇杷叶6g，冬瓜仁12g，瓜蒌皮10g，北杏10g，薏苡仁10g，苇茎20g。

【功效】泻肺平喘，利水消肿。

【主治】肺热喘咳，吐血，水肿，脚气，小便不利。

31．清五方（增液汤）。

【组成】玄参15g，生地黄12g，麦冬10g，白芍12g，甘草3g。

【功效】增液润燥。

【主治】阳明温病，津亏便秘证。大便秘结，口渴，舌干红，脉细数或沉而无力。

32．咳一方（止嗽散）。

【组成】紫菀10g，桔梗5g，百部10g，陈皮10g，白前5g，茯苓15g，甘草5g，荆芥穗15g。

【功效】宣肺疏风，止咳化痰。

【主治】外感咳嗽。症见咳而咽痒，咯痰不爽，或微有恶风发热，舌苔薄白，脉浮缓。

33．咳二方（定喘汤）。

【组成】麻黄3g，法半夏10g，北杏10g，苏子5g，橘红3g，桑白皮12g，款冬花10g，甘草3g。

【功效】宣降肺气，清热化痰。

【主治】风寒外束，痰热内蕴证。咳喘痰多气急，质稠色黄，或微恶风寒，舌苔黄腻，脉滑数者。

34．痹一方（独活寄生汤）。

【组成】独活10g，白芍10g，桑寄生15g，云苓15g，防风10g，桂枝6g，秦艽10g，木瓜12g，当归10g，党参12g，威灵仙12g。

【功效】祛风湿，止痹痛，益肝肾，补气血。

【主治】痹证日久，肝肾两虚，气血不足证。腰膝疼痛、痿软，肢节屈伸不利，或麻木不仁，畏寒喜温，心悸气短，舌淡苔白，脉细弱。

35．痹二方（四妙散）。

【组成】苍术10g，蚕沙12g，黄柏10g，赤芍10g，桑枝30g，防己10g，威灵仙12g，海桐皮15g。

【功效】清热祛湿，通络止痛。

【主治】湿痰风痹，筋骨拘挛，气虚体肥，经络酸麻疼痛。

36．小一方（银翘散）。

【组成】金银花6g，牛子3g，连翘6g，芦根10g，淡竹叶6g，蝉蜕3g，甘草2g。

【功效】辛凉透表，清热解毒。

【主治】治小儿或者儿童温病初起，发热无汗，或有汗不畅，微恶寒，头痛口渴，咳嗽咽痛，舌尖红，苔薄白或薄黄，脉浮数者。

37．小二方（桑菊饮）。

【组成】桑叶6g，连翘6g，菊花6g，枇杷叶10g，桔梗6g，芦根10g，北杏6g，甘草3g。

【功效】疏风清热，宣肺止咳。

【主治】小儿风温初起之咳嗽，身热不甚，口微渴，苔薄白，脉浮数者。

38．小三方（七星茶）。

【组成】蝉蜕3g，谷芽10g，钩藤3g，甘草2g，竹叶5g，通草3g，薏苡仁10g。

【功效】定惊消滞。

【主治】用于小儿消化不良，不思饮食，二便不畅，夜寐不安，舌红苔腻。

39．小四方（经验方）。

【组成】麦芽15g，孩儿草5g，葫芦茶15g，独脚金5g，白芍6g，旱莲草5g，珍珠草10g，象牙丝6g。

【功效】消积导滞，清热泻火。

【主治】小儿饮食积滞、湿热内阻所致的脘腹胀痛、不思饮食、大便秘结、痢疾里急后重。

40．小五方（小儿盗汗经验方）。

【组成】白薇6g，甘草3g，白芍10g，糯稻根10g，石斛6g，地骨皮6g，旱莲草6g。

【功效】养阴敛汗。

【主治】小儿阴虚有热，寐中盗汗。

41. 小六方（保和丸）。

【组成】山楂10g，云苓10g，药曲5g，白术5g，法半夏6g，陈皮3g，莱菔子6g，连翘6g。

【功效】消食、理气、和胃。

【主治】主小儿食积停滞，胸脘痞满，腹胀时痛，嗳腐吞酸，厌食，或呕吐泄泻，脉滑，舌苔厚腻或黄。

42. 外一方（痔疮经验方）。

【组成】忍冬藤40g，连翘20g，甘草10g，牛蒡子10g。

【功效】清热凉血，活血化瘀。

【主治】血栓外痔。

43. 洗一方（宽筋通络散）。

【组成】桂枝30g，透骨消30g，宽筋藤30g，路路通30g，两面针30g，海桐皮（或大风艾）30g，荆芥30g，防风30g，苍术30g。

【功效】舒筋活络，化瘀消肿。

【主治】跌打损伤、关节僵硬、肌肉肿痛及各种闭合性关节肿胀。

44. 洗二方（甘柏清热散）。

【组成】蛇床子30g，侧柏叶15g，苦参15g，荆芥15g，蒲公英15g，大黄15g，甘草10g，海桐皮15g。

【功效】疏风除湿，清热养血。

【主治】主治风疹、湿疹。皮肤瘙痒，疹出色红，或遍身云片斑点，抓破后渗出津水，苔白或黄，脉浮数。

45. 洗三方（皮肤过敏经验方）。

【组成】黑面神30g，漆大姑30g，三桠苦30g，薄荷15g，紫苏15g。

【功效】疏风、清热、止痒。

【主治】主治皮肤过敏，皮肤瘙痒，疹出色红，或遍身云片斑点，苔白或黄，脉浮数。

十四、骨伤科之饮食忌宜

（一）骨伤科忌口

中医治病，不但以药物祛除病邪，而且注意饮食调养。早在东汉时期，张仲景就在《金匮要略》中提出："所食之味，有与病相宜，有与身为害，若得宜则益体，害则成疾。"可见饮食与骨伤之关系密切。通常患病后的身体有寒热虚实之异，而食物也有生冷温补之不同，当食物性质与疾病或药物有所矛盾时，就应有所避忌，这就是所谓的"忌口"。忌口的道理多从实践中得来，有一定的合理性。如发热、咽痛者，忌食辛辣煎炒，以免动火生痰；胃寒湿阻者，忌食生冷瓜果，以免寒凉伤胃；感染伤口或疔疮早期者，忌食牛肉、雄鸡等"发物"，以免热毒炽盛，病情加重或疔疮走黄。因此注意骨伤患者的饮食，认识各种"发物"对病情的影响，有助于早日康复。元代贾铭在《饮食须知》中说"饮食藉以养生，而不知物性有相宜相忌，从然杂进，轻则五内不和，重则立兴祸患，是以养生者亦未尝不害生也"。可见即使是可以养生之各种鱼、虾、蟹、肉，如果不注意患病期间的进食忌宜，同样会诱发或加重疾病。日常饮食中有数种"发物"，损伤后宜忌口。

雄鸡肉　性味甘咸大热，补虚损、助阳生热，凡损伤后瘀热困里、疔疮热痱、痔疮肛裂诸般实热之证，均不宜食。

牛肉　性大热，有益气补虚功效，可强阳道、益肾气，骨损伤后期气血两虚者可进食。凡宿热、热病初愈者及伤后早期发热者，均不宜食。骨伤内热患者，早期可用田鸡肉（蛙肉）、瘦猪肉代之。

鹅肉　性味甘平，有补中益气、养血补虚之功。但鹅肉气味俱厚，发风（痒），发疮。湿滞生痰，皮肤瘙痒、痈疮肿毒者忌服；烧鹅、烧鸭对湿火流筋，无名肿毒，痛风性关节炎，肝胆湿热者尤忌。

鲤鱼 性微温味甘平，有助阳热、益气血之功。骨伤后期体虚者以赤豆、白豆同煮汤，饮之助肢体消肿。但早期新伤瘀肿未消，多食鲤鱼有引发助热成脓之弊。凡疮毒、痈疽、敷药后皮疹等应忌。

猪蹄 性味甘平，有通乳、托疮之功效。治产后短乳及痈疽、疮毒后期溃而不敛者。疮疡初起，或伤后久卧，中气不足，肠胃湿滞者慎勿过服。

蟹类 性味咸寒，有清热活血之功效。蟹性专破血，炒烘研末可医血瘀胸痛，胸中热等症；中气虚寒者服之腹泻便溏，外敷跌打药后皮肤出现湿疹忌服。

虾类 性味甘温，有补肾壮阳、通乳之功效。可治肾虚阳痿、骨折迟缓愈合。但可动风，发疮疖、皮肤湿疹，部分骨伤后气促心烦者忌服。

酒类 性味辛温，有活血疏筋通脉之功效，配药饮之，可助药力，体虚眩晕服之多效。外用活血、止痛。《养生要集》记载："酒能益人，亦能损人，饮之失度，体气使弱，精神侵昏。"凡伤后内外出血者忌服。脾虚湿热如肝炎、疮疡、痔漏等患者应忌。

动物内脏 （肝、肾、脑等）有益气血、健脾胃、补肾气、养肝阴、益脑生髓等多种功能。但动物内脏易诱发痛风性关节炎，高龄跌打受伤者应忌食。

中医治疗外伤骨折是从整体观点出发，因而一贯都是重视忌口，如酸辣、寒凉、生冷、热毒的食品，以及酸笋、咸菜头、空心菜、菠菜等，在用药治疗期间均有所忌避。若不注意，则会抵消药力，甚或加重病情，增加患者的痛苦。

谈到忌口，也不是凡骨伤患者都需忌口，也不能笼统地一提忌口就什么东西也不敢吃，这样反而营养不良，减弱身体抵抗力。《素问·生气通天论》指出饮食调养的原则时说："谨和五味，骨正筋柔，气血以流，腠理以密。"即要我们注意食物与身体的相适宜，遵循了有益健康，违反了便五脏六腑不和。

（二）骨折饮食调养

骨折饮食护理的原则是根据骨折分三期治疗的原则进行三期饮食调护。

1. 初期（伤后1~2周）。

因气滞血瘀，肝脾不和，胃肠失调。此期饮食宜清淡薄素易消化之品，如新鲜蔬菜、胡萝卜、薏苡仁粥、鱼片粥、瘦肉粥等，以调理脾胃；多饮水，或蜜糖水，多食水果（苹果、大蕉等），以通调二便。忌油腻、生冷、酸辣及"发物"。

（1）鱼片粥。鲩鱼或大鱼片100g，大米50g。先把大米煮成粥后再放入生鱼片便可。

（2）冬瓜苡仁粥。冬瓜250g，薏苡仁20g，大米50g。加水一起煲成稀粥便可。

（3）山斑鱼冬瓜汤。山斑鱼1条（250~500g），冬瓜500g。加水一起煲汤1小时以上。

（4）黑木耳瘦肉汤。黑木耳15g，瘦猪肉50g。加水，一起煲汤1小时左右。

（5）豆腐鱼汤。豆腐3块，山斑鱼1条（约300g），姜丝少许。加水，一起煲汤1小时左右，放入香菜（芫荽）。

（6）三七煲瘦肉。三七5g，瘦猪肉200g。加水煲汤1小时即可。

2. 中期（3~4周）。

以接骨续筋为主，此期饮食宜清补之品，如白鸽、鸡蛋、牛肉、羊肉等。

血虚型：症见面色淡白，头晕目眩，心悸怔忡，倦怠无力，舌淡少苔，脉弦细或细数。

（1）黄芪当归乌鸡汤。当归5g，炙黄芪25g，乌鸡肉250g。乌鸡肉洗净，切块，当归、黄芪洗净，一起放入瓦锅内，加水适量，文火煲1小时以上。调味喝汤吃渣。

（2）枸杞大枣沙参煲鸡蛋。枸杞10g，大枣10枚，沙参15g。加水适量，一起煲30分钟后，加入1~2个鸡蛋再煮约30分钟便可。

（3）龙眼肉炖瘦肉。龙眼肉10g，瘦猪肉60g。瘦猪肉切成片，放入炖盅，加入龙眼肉，加水200mL，隔水炖30~60分钟。

脾胃虚型：证见食少，怯寒，倦怠，少气懒言，大便溏泄，肠鸣腹痛，舌淡苔白，脉虚弱。

（1）黄芪党参胡椒猪肚汤。黄芪15g，党参15g，胡椒15~20粒，猪肚250g。

加水，一起煲汤2小时。

（2）生姜大枣煲猪肚。生姜50g，大枣10枚，猪肚250g。加水，一起煲汤2小时。

3．后期（5~8周及以后）。

此期宜补肝肾，壮筋骨，多食滋补肝肾之品，如骨头汤、鸡汤，动物之肝脏、肾脏，枸杞、大枣等。

肾阳虚：证见畏寒，腰膝酸痛，耳鸣，手足乏力，筋骨不坚，面色㿠白，舌淡胖苔白，舌边有齿印，脉沉迟。

（1）枸杞核桃仁肉桂心炖甲鱼。枸杞10g，核桃仁15g，肉桂心3g，甲鱼250g。加水200mL，一起隔水炖2小时。

（2）韭菜炒猪腰。猪腰1个，韭菜100g。将猪腰洗净切片，与韭菜一起用武火炒熟，放入少许姜丝，当菜吃。

（3）巴戟核桃仁煲鸡。巴戟15g，核桃仁25g，鸡肉500g去净皮。加水，一起煲汤1小时。

（4）当归生姜羊肉汤。当归15g，生姜25g，羊肉250g，八角、茴香少许。先将羊肉飞水，再把各种食品一起放入锅内，加水，煲汤1.5小时以上，喝汤吃渣。

肝阴虚型：证见烦躁易怒，胁痛，眩晕，失眠，五心烦热，舌边红而干，脉弦细数。

（1）淮杞党参炖水鸭。淮山15g，枸杞10g，党参30g，玉竹15g，薏苡仁15g，陈皮、生姜少许，水鸭约250g。加水500mL，一起隔水炖2.5小时。

（2）熟地枸杞煲黄猄。熟地黄20g，枸杞10g，黄猄肉250g。加水，一起煲汤2小时。

肝肾两虚型：证见头晕，目眩，目干，视物昏花或雀盲，耳鸣，心悸失眠，多梦易惊，月经不调，经少经闭，肢体麻木，筋脉拘急，抽搐，爪甲枯脆，胁肋隐痛、形体消瘦，腰酸疲乏，五心烦热，舌红少苔，脉细数等。

（1）鹿筋煲花生汤。鹿筋100g（清水浸泡2天），花生米200g。加水，一起煲汤2小时以上，可分2次服。

（2）川断杜仲煲猪尾。川断25g，党参30g，杜仲30g，黑豆30g，猪尾1条。加水，一起煲汤1个小时以上，分服。

（3）猪脊煲莲藕。猪脊（连脊髓）500g，莲藕500g。加水，一起煲汤1小时以上，分服。

（三）关节流注和附骨疽的饮食调养

症见：发热或壮热，患部红肿热痛，甚至有波动感，大便结，小便短赤，舌红苔黄腻，脉弦数。

（1）土茯苓煲龟。土茯苓250g，草龟1只（350~500g）。土茯苓去皮，草龟经市场处理后，加水适量，煲汤2小时以上，可分2次服。

（2）塘葛菜煲生鱼汤。生塘葛菜200g，少许姜片，生鱼1条（约400g）先用油煎，然后加水，一起煲汤1小时，分服。

（四）骨痨的饮食调养

症见：慢性病容，面色㿠白无华，少气懒言，消瘦，低热或无热，患部寒性脓疡或长流清稀脓液，舌淡苔白，脉沉细。

（1）桂圆肉枸杞瘦肉汤。桂圆肉20g，枸杞15g，党参30g，姜片少许，瘦猪肉100g。加水，一起煲汤1小时，分服。

（2）淮山枸杞茨实生鱼汤。淮山20g，枸杞15g，茨实15g，生姜1块。加水约3 000mL，一起煲20分钟，然后将油煎过的生鱼1条（约500g）放入汤中慢火煲30分钟，分服。

（3）鸡肉炖清补凉。鸡肉200g去净皮，蜜枣2个，淮山10g，党参10g，枸杞10g，茨实10g，玉竹10g，黄芪10g，沙参10g，薏苡仁适量。放入炖盅内加清水适量，隔水炖至极烂服食。

（4）黄芪绿豆煲白鸽汤。黄芪20g，绿豆50g，陈皮1小块，白鸽1只。加水，一起煲汤1.5小时以上，分服。

以上各类药膳忌供给无名肿毒、痛风性关节炎引致的骨关节肿痛者。

中　篇
──
骨伤各论挈要

第一章 骨 折

概述：

在外力作用下，骨的完整性或连续性受到破坏，称为骨折。

300年来，西关正骨对骨折的诊断和治疗积累了丰富的经验，随着时代的发展，这些治疗方法也有所创新。他们崇尚"无创为尚""骨正筋柔，气血以流""气通血活，诸患能除"的学术观点。治疗骨折，除了用常规的整复理伤手法，还根据实际情况，利用"筋能束骨"肌筋夹板的生理特点，指导整复骨折。通过活页夹板，牵引活动，在动中复位。通过逐步复位，动中观察，最大限度恢复关节内骨折的整复和功能。

本章集众家之长介绍30多种骨折的整复、固定和用药经验。

桡骨下端骨折

桡骨下端骨折是指桡骨远侧端3cm范围内的骨折，亦称辅骨下端骨折。

【损伤机制】

桡骨下端为松质骨，血液供给较丰富，关节面以上2~3cm处为坚质骨与松质骨接壤处，是桡骨下端薄弱环节，易发生骨折。直接暴力和间接暴力均可引起，但多为间接暴力所致，儿童该处受伤者多为骨骺分离。

根据骨折发生原因及移位情况常见有数种类型，主要有伸直型和屈曲型。腕关节正侧位X线片，可明确骨折类型和移位方向。

（一）伸直型

最为常见。患者跌仆时，前臂旋前，腕关节背伸，传达暴力作用于桡骨下端可造成伸直型骨折。骨折远端向背侧、桡侧移位，或可有嵌插，严重者可有重叠或有三角软骨撕裂而致下尺桡关节脱位，甚至将尺骨茎突撕脱。老年人桡骨下端骨折常为粉碎性骨折，关节面可被破坏。少年易发生桡骨下端骨骺分离，移位情况与成人相似。若被重物打击、碰撞等直接暴力所致者，常可发生粉碎性骨折。

（二）屈曲型

较伸直型少见，多为间接暴力所致。跌仆时，前臂旋前，腕关节掌屈，手背先着地，传达暴力作用于桡骨下端可造成屈曲型骨折。

【诊查要点】

有手掌或手背着地外伤史，手腕上方肿胀、疼痛、功能障碍，桡骨下端有明显压痛，可扪及骨擦感，纵向叩击痛阳性，可见"餐叉样"或"锅铲样"畸形，X线片可明确诊断。

【治疗方法】

（一）手法治疗

（1）桡骨远端伸直型骨折（其远端向桡背侧移位）：患者取坐位或仰卧位，屈肘90°，前臂旋前，助手固定前臂中段，术者两手紧握患肢手掌，两拇指并列置于骨折远端的背侧，其他手指置于腕掌部，握紧大小鱼际，与助手顺畸形方向牵引，并轻轻上下摇摆。

若重叠较多而骨折端较完整者，可先扩大畸形牵引几分钟，使折端嵌插松解，在拉开重叠移位同时，术者将骨折远端向下按压，使骨折端背侧相顶，然后用示指将骨折远端向上顶起，同时将腕关节迅速掌屈，并向尺侧内收即可复位。

若骨折线已进入关节面，骨折粉碎移位者，患者坐位或仰卧位，屈肘前臂旋前，一助手紧握患肢肘臂，另一助手握手部，两助手对抗牵引，边牵引边摇动，使断端重叠移位纠正，可使粉碎的骨折块自然靠拢。术者两拇指并列置于远折端背侧向下推按，其他手指上提近折端，同时远侧助手掌屈，纠正背侧移位。术者向尺侧推按骨折远端，助手同时牵患腕向尺侧屈，纠正桡偏移位。然后，术者一手捏住复位的断端，助手做掌背屈伸腕，使粉碎的桡骨远端关节面得到塑型，恢复其平滑。整复的目的是恢复患肢的掌倾角、尺倾角。

（2）桡骨远端屈曲型骨折（其远端向桡掌侧移位）：患者取坐位或仰卧位，屈肘90°，前臂旋前，助手固定前臂中段。术者同样两手紧握患肢手掌，与助手顺畸形方向牵引，并轻轻上下摇摆，松解嵌插的骨折端。术者用拇指顶住骨折近端背侧，示指将桡骨远端向背侧端提，待复位后，维持腕关节背伸尺偏位。

（二）固定疗法

在骨折复位满意的基础上，由助手维持牵引，患处敷2层西关正骨跌打油纱。桡骨远端伸直型骨折于远折端的背侧处及桡侧各放置一棉质压垫（厚度约1cm），随即安放背、桡侧杉皮夹板，夹板长度近端达前臂中上1/3，远端超腕关节，以限制骨折远端背、桡侧移位。然后在近折端的掌侧及尺骨茎突各放一棉质压垫（其中尺骨茎突压垫中心呈凹陷），再安放掌侧与尺侧杉皮夹板，不超过腕关节。桡骨远端屈曲型骨折于远折端的掌侧处及桡侧各放置一棉质压垫（厚度约1cm），再安放掌、桡侧杉皮夹板，夹板长度近端达前臂中上1/3，远端超腕关节，以限制骨折远端掌侧、桡侧移位。然后在近折端的背侧及尺骨茎突各放一棉质压垫（其中尺骨茎突压垫中心呈凹陷），掌侧夹板远端应达掌中纹，其上放一楔形垫以托住掌心，起到控制桡骨远端骨折碎片的移动，并有利下桡、尺关节复位后的固定；尺侧夹板远端则宜超过尺骨茎突1cm。四块夹板放妥后以缚带（广东称过江带）3条，将夹板捆扎，松紧度以缚带能上下推移1cm为妥，将患臂悬吊胸前。

（三）药物疗法

骨折损伤用药分为三期，早期可用中药活血化瘀、消肿止痛为法，以骨一方加减，肿甚可加用五皮饮；中期肿痛轻，主要是肩、肘关节功能恢复，用中药和营生新、舒筋活络为法，以骨二方加减；后期用骨三方加减，以补益肝肾、强筋壮骨，可配合洗一方熏洗患处。

【康复指导】

骨折经复位固定，即应鼓励患者主动进行指间关节、指掌关节屈伸锻炼和肩、肘关节活动。粉碎性骨折非手术治疗者，应早期进行腕关节的功能锻炼，使关节面得到塑型，改善关节功能。拆除固定后，积极做腕关节屈伸、旋转和前臂旋转锻炼。

【经验荟萃】

对绝大多数关节外骨折无严重移位的，或稳定性骨折，经过手法复位、夹板外固定，多能获得良好效果。而对大多数伸直型桡骨远端骨折，应用西关正骨端挤手法（端挤手法详见前述）及小夹板配合压垫固定，多能恢复其腕关节的功能。对老年人及儿童骨折需注意再次移位、压疮等问题。

根据临床经验对桡骨远端骨折的治疗，手法复位、夹板外固定应当作为首选治疗方法，在早期更应如此。内固定术能维持关节面的解剖复位和稳定性，但钢板对邻近的肌腱有刺激，可能出现肌腱炎甚至肌腱断裂。外固定支架治疗桡骨远端骨折也是一种有效方法，但操作有难度，术后管理问题和并发症多，很难将关节面完全复位，且难以维持复位，针孔松动及感染较常见。在临床上应根据患者年龄、骨折的情况做出恰当的选择。

锁 骨 骨 折

锁骨是具有两个弯曲的长骨，为肩胛带与躯干间的唯一骨性联系。

【损伤机制】

锁骨较细、部位表浅,易受暴力而发生骨折。锁骨中1/3是两个弯曲的交接处,且无肌肉保护,容易发生骨折。

锁骨骨折多发生于幼儿,成人次之。跌仆时,肩部外侧或手掌、肘部着地,向上传导的间接暴力作用于锁骨而发生骨折,多呈短斜骨骨折,在幼儿多发生青枝骨折。骨折后,内侧段可因胸锁乳突肌的牵拉而向后上方移位,外侧段则由于上肢的重量和胸大肌牵拉而向前下方移位,两骨折端常有重叠移位。直接暴力所致骨折呈横断型或粉碎型,临床较少见。

【诊查要点】

锁骨位置表浅,骨折后肿胀、疼痛、压痛均较明显,较易摸到移位的骨折端,有局限性的压痛与骨擦感,X线片可明确诊断。患者常将肩下垂,以健手托住患肢,头向患侧倾斜,颏部转向健侧,以减轻疼痛。

【治疗方法】

（一）手法治疗

复位时,令患者坐凳上,挺胸抬头,双手叉腰,助手站立在患者背后,用膝部顶住患者背部正中,双手握患者两肩外侧,向后、上方徐徐用力拔伸,使之挺胸后伸肩,以矫正缩短移位,并能使远骨折端向上、向后、向外凑对近骨折端。术者以两手拇指、示指、中指分别捏住两骨折端,用推挤手法矫正侧方移位。

（二）固定疗法

先在两侧腋下各置一块厚棉垫,用绷带从背后起,经患侧腋下绕肩前上方,再向后经背部绕到健侧腋下,经健肩前向上又横过背部,再回患侧腋下,如此反复包绕8~12层。亦可用斜"8"字形绷带（不经健侧肩部的"8"字形绷带）固定、双圈固定。嘱患者尽可能保持挺胸抬头，双手叉腰或是悬臂带抬高患肢制动于胸前，以防骨折端出现短缩移位。移位明显者，可在骨折部放置压垫和施短固定方法，固定后用三角巾悬吊患肢。如有腋部神经、血管压迫症状，应立即调整固定的松紧度。

睡眠时，取仰卧位，在两肩胛骨之间的纵向垫一窄枕头，使两肩后张，胸部挺起。儿童固定1~2周，成人固定4周，粉碎性骨折者固定6周。

（三）药物疗法

按骨折三期辨证施治。

【康复指导】

患者复位固定后应尽量嘱其保持挺胸姿势，4周内禁做肩前屈动作；在骨折未愈合前，禁抬臂动作。复位固定后即可做手指、腕、肘关节的屈伸活动和用力握拳等，2周后鼓励患者做肩关节后伸扩胸运动，幅度由小及大，以促骨折愈合；4周以后如骨折处疼痛减轻，应加强肩关节的外展和旋转活动，对于锁骨外侧段骨折患者尤为重要，以防止肩关节因长时间固定而致功能受限。

【经验荟萃】

锁骨骨折绝大多数可用非手术方法治疗，骨折无移位者，用三角巾悬吊患肢2~3周，可获得较好的疗效。即使复位不理想，一般都能愈合，错位愈合并不影响功能。锁骨骨折通常采用双肩"8"字形绷带外固定，这种保守治疗方法，容易发生骨折断端再发移位。而能最大限度防止再发移位发生的方法，就是嘱患者治疗期间，3周内尽量仰卧于硬板床上，双肩胛间区垫一窄枕，以使两肩后伸，令骨折断端可持续维持在良好的复位位置，并定期拍X线片复查。对不稳定的锁骨外1/3段骨折及中1/3段骨折缩短移位较严重者，可采用内固定术。

幼儿多为青枝骨折，因不能自述疼痛部位，且锁骨部皮下脂肪丰富，畸形不甚明显，诊断易被忽略。若患儿一侧上肢不敢活动或压迫锁骨时患儿啼哭，应考虑到锁骨骨折的可能。骨折后应注意有无血管、神经损伤或合并其他骨折或血气胸等情况。检查桡动脉搏动情况，若搏动减弱且骨折部高度肿胀，应警惕是否有合并血管损伤的可能；应注意排除是否合并有肩胛骨骨折或肋骨骨折或血气胸，初期应严密观察患者是否有胸闷、憋气等异常情况出现，如发现有上诉异常情况，应立即处理。儿童患者骨折愈合迅速，如无兼证，后期不必用药。移位短缩大于2cm，影响肩关节稳定（浮肩）的宜采取手术治疗。

肩胛骨骨折

肩胛骨骨折是指肩胛盂、肩胛颈、肩胛体、肩峰、喙突、肩胛冈的骨折。多见于成年人。肩胛颈部较细，是薄弱的环节，故骨折多发生于此处；肩胛体部边缘较厚，且内、外两面均有肌肉保护，但其扁薄如翅，遭受强大暴力时亦可致骨折；肩峰、喙突、单纯肩胛冈骨折很少见。

【损伤机制】

肩胛体部骨折多为直接暴力撞击、挤压所致，以裂缝骨折或粉碎骨折为多见。肩胛体部周围有骨膜和肌肉包裹，骨折后不易移位，若暴力较大时，可并发肋骨骨折等。肩胛颈部和盂部骨折多为间接暴力所致，跌倒时肩部、手掌或肘部着地，暴力传导至肩部而发生肩胛颈部或盂部骨折。肩胛颈部骨折时，骨折线多自肩关节盂下方向上延伸到肩胛切迹部或喙突外方，远骨折段包括肩胛冈外段与肩峰。若喙锁韧带、喙肩韧带未被撕脱时，骨折一般移位不大；若韧带撕脱或断裂时，远骨折段因被胸部肌肉牵拉和上肢重量而向内、向前、向下移位。肩胛盂部骨折时多为裂缝骨折或粉碎性骨折，较重者常和肩关节脱位同时发生。

【诊查要点】

有明显外伤史，伤后肩胛部周围肿胀、青紫、瘀斑，压痛明显，患肩活动受限，不能抬高，活动患肢则疼痛增加。肩胛体部骨折，手触摸肩胛下角并稍加活动，疼痛加剧，有时可扪及骨擦感，且压痛区较广泛。肩胛盂部骨折时腋部肿胀、青紫，肩关节作内、外旋转时疼痛加剧。有移位的肩胛颈部骨折，局部肿胀较重，常有肩部畸形和有异常活动。X线片检查可助了解骨折类型及移位情况。

（一）手法治疗

有移位的肩胛颈部骨折，可作手法复位。患者卧位，一助手用布单绕过患肢的腋部固定骨折近端作对抗牵引，另一助手将患臂屈肘外展70°~90°作拔伸牵引，术者作肩部的手法推挤，以纠正肩胛颈部骨折的前后移位（图2-1）。此时可配合尺骨鹰嘴牵引于外展70°位，维持患肢的功能位。2周后复查，复位不满意者，可选取内固定术。

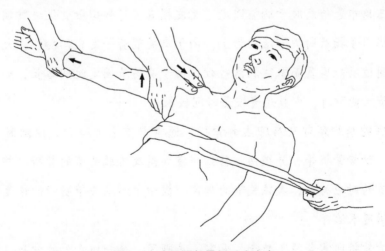

图2-1 肩胛颈部骨折手法治疗

（二）固定疗法

复位后，患侧腋窝内用圆柱腋垫或竹制腋管，外包棉花绷带，将腋部托起，用斜"8"字形绷带进行固定，再用三角巾将上肢悬吊于胸前。亦可用铁丝外展架将上肢肩关节固定在外展80°~90°、前屈30°位置上，固定3~4周。

（三）药物疗法

按骨折三期辨证施治。

【康复指导】

固定后即可开始做手指、腕、肘关节的屈伸和前臂旋转的功能锻炼，2~3周后，用健手扶持患肢前臂做肩关节轻度活动，拆除固定后做肩关节主动活动。肩胛颈部骨折有典型移位者，早期避免做患肩下垂提物和牵拉动作。

【经验荟萃】

肩胛骨各部位血运丰富，多易愈合。如为无移位、轻度移位及嵌入性骨折，无需复位；粉碎及移位者，若不引起心肺功能及本部位畸形者亦可不必强求复位，仅用三角巾悬吊患肢于胸前固定，无皮损者可外敷田七膏促进肿痛消除。患者功能锻炼以手指及肘关节活动为主，由于肩关节有一定代偿功能，大部分肩胛骨骨折可通过功能康复而取得满意疗效。由于肩关节固定时间略长，愈合后可能遗留肩关节功能障碍，少数患者恢复时间较长。

有移位的肩胛颈部及肩胛盂部骨折，通常严重暴力所致，诊治时要注意气胸、血胸、肋骨骨折等合并损伤。移位严重和累及盂肱关节的骨折，整复时应恢复盂肱关节的对应关系，盂肱关节的稳定，提示今后肩关节功能的恢复程度。严重者应内固定术治疗。

肩胛骨骨折通常会涉及肩峰、喙突、肩胛冈、肩胛体等处的骨折，治疗上应以辨清伤情、无创为尚的原则去指导治疗。

肱骨外科颈骨折

肱骨外科颈骨折是指肱骨解剖颈下2~3cm范围内的骨折。

【损伤机制】

肱骨外科颈为肱骨大结节、小结节移行为肱骨干的交界部位，是松质骨与密质骨的交界处，力学的薄弱区，容易发生骨折。而肱骨解剖颈很短，骨折较为罕见。

此骨折多为间接暴力所致，如跌倒时手或肘着地，暴力沿肱骨干向上传导冲击引起骨折；肩部外侧直接暴力亦可引起骨折。各种年龄均可发生，老年人较多，尤其有骨质疏松者，此处骨折发生率高。

【诊查要点】

伤后局部肿胀、功能障碍、疼痛，有压痛和纵轴叩击痛，上臂内侧可见瘀斑，非嵌插性骨折可出现骨擦音和异常活动。X线正位片、穿胸侧位（或外展侧位）片可确定骨折类型及移位情况。

临床中常根据暴力作用的方向、患者受伤姿势及骨折的移位情况分为以下5类。

（1）裂缝骨折：肩部直接暴力所致。造成肱骨大结节骨裂与肱骨外科颈骨折，骨折多无移位。

（2）嵌插骨折：受传达暴力所致。断端互相嵌插。

（3）外展型骨折：较为多见。受外展传达暴力所致。断端外侧嵌插而内侧分离，多向前、向内侧突起成角。有时远端向内侧移位，常伴有肱骨大结节撕脱骨折。

（4）内收型骨折：受内收传达暴力所致。断端外侧分离而内侧嵌插，向外侧突起成角。

（5）肱骨外科颈骨折合并肩关节脱位：受外展外旋传达暴力所致。若暴力继续作用于肱骨头，可引起前下方脱位，有时肱骨头受喙突、肩盂或关节囊的阻滞得不到整复，肱骨头关节面向内下，近端骨折面向外上，位于远端的内侧。临床较少见，若处理不当，常容易造成患肢严重的功能障碍。

【治疗方法】

（一）手法治疗

无移位及嵌插骨折，无须复位，仅用三角巾或布托悬吊患肢1~2周即可开始活动。有移位骨折者则采用手法整复，患者坐位或卧位，一助手用布带绕过腋窝向上提拉，屈肘90°，前臂中立位；另一助手握其肘部，沿肱骨纵轴方向牵拉，纠正缩短移位，然后根据不同类型再采用不同的复位法。

（1）外展型骨折：术者双手握骨折部，两拇指按于骨折近端的外侧，其他各指抱骨折远端的内侧向外捺正，助手同时在牵拉下内收其上臂即可复位。

（2）内收型骨折：术者两拇指压住骨折部向内推，其他四指使远端外展，助手在牵引下将上臂外展即可复位。如成角畸形过大，还可继续将上臂上举过头顶，此时术者立于患者前外侧，用两拇指推挤远端，其他四指挤按成角突出处，如有骨擦感，断端相互抵触变平，则表示成角畸形矫正。对合并肩关节脱位者，有些可先整复骨折，然后用手法推送肱骨头；亦可先持续牵引，使肩盂间隙加大，纳入肱骨头，然后整复骨折。

若手法复位效果不理想，可考虑施行内固定术治疗。

（二）固定疗法

肱骨外科颈骨折属于嵌插无移位的，用三角巾悬吊患肢3周即可。有移位的骨折复位后在助手维持牵引下，将3~4个棉垫放于骨折部的周围，短夹板一端加大头垫放在内侧；若为外展型骨折，大头垫应顶住腋窝部骨折端向内成角突起处，余三块长夹板分别放在上臂前、后、外侧。外侧夹板在肱骨大结节处加棉垫以对抗，用三条横带将夹板捆紧，最后将三块夹板的顶端在肩峰处用绷带绑好，并固定在对侧腋下（腋下应用厚棉花垫保护以防勒伤）。若内收型骨折，可将大头垫放在肱骨内上髁，骨折端外侧加棉垫对抗以纠正内收成角畸形（图2-2）。对移位明显的内收型骨折，除夹板固定外，尚可配合皮肤牵引3周，肩关节置于外展前屈位，其角度视移位程度而定。对于有条件的患者，可配合使用外展支架。

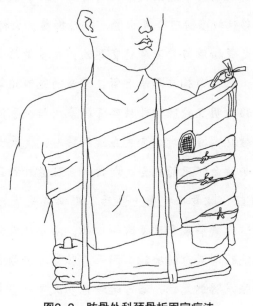

图2-2　肱骨外科颈骨折固定疗法

（三）药物疗法

按骨折三期辨证施治。

【康复指导】

初期先让患者握拳，屈伸肘、腕关节，让上肢肌肉做等长收缩等活动。3周后练习肩关节各方向活动，活动范围应循序渐进，每天练习10多次。一般在4周左右即可解除外固定。后期应配合中药熏洗，以促进肩关节功能恢复。康复活动对老年患者尤为重要。

【经验荟萃】

肱骨外科颈是位于解剖颈下2~3cm，为骨松质和骨密质的交界处。肩关节是人体活动范围最大的关节，其关节周围肌肉比较发达，关节囊和韧带比较松弛，肱骨外科颈骨折后容易发生软组织粘连或结节间沟不平滑，导致并发肱二头肌长头肌腱炎、冈上肌腱炎或肩关节周围炎。因有臂丛神经、腋动静脉在肱骨外科颈内侧经过，故有骨折移位较多时可合并血管、神经损伤，应特别注意。

由于肱骨外科颈是骨松质与骨密质的交界处，大多数肱骨外科颈骨折均呈嵌插，经中药内服外敷，三角巾胸前悬吊上臂，结合功能锻炼等治疗，一般都能达到理想的疗效。对于移位明显的肱骨外科颈骨折采用传统手法治疗能避免对肩关节及其周围软组织的破坏，减少对肱骨头血运的破坏，大大降低了继发肩关节粘连、僵硬及出现肱骨头缺血坏死的机会。即使部分肱骨外科颈骨折没有获得良好位置，只要骨折对线好，肱骨头完整，预后不影响肩关节的活动功能。由于肩关节周围肌肉比较发达，关节囊和韧带比较松弛，活动度或代偿功能大，只要通过早期功能锻炼，也能获得满意的功能。因而，肱骨外科颈骨折的复位要求较其他近关节骨折低，不强求解剖复位，治疗时避免多次手法整复再次损伤周围软组织，强调早期功能锻炼，就能确保肩关节活动功能得到较好恢复。

肱骨干骨折

肱骨干骨折是指肱骨外科颈以下至肱骨髁上2cm处之骨折。古人有"三折肱骨乃为良医"之说，说明肱骨治疗有一定难度。

【损伤机制】

肱骨干上部较粗，自中段以下逐渐变细，至下段渐成扁平状。在肱骨中、下段交界处，桡神经与肱骨干相接触，肱深动脉与之并行，故该处骨折易并发桡神经损伤。骨折多为直接暴力引起，常为横断形或粉碎性骨折。肱骨干下1/3骨折多由传达暴力所致，如跌倒时手或肘部着地，暴力传至肱骨干下1/3而发生骨折，且多为斜形骨折或螺旋形骨折。旋转的间接暴力，如掰手、投掷或被机器扭转，常可发生肱骨干中下1/3螺旋形骨折。由于肌肉的牵拉，不同部位的骨折常造成不同的移位，如果骨折线位于肩袖与胸大肌止点之间，骨折近端由于受到肩袖的作用而外展外旋，骨折远端受胸大肌的牵拉而向内侧移位；如果骨折位于胸大肌与三角肌之间，骨折近端受胸大肌、大圆肌的作用内收向前，骨折远端受三角肌牵拉向外向上移位；如果骨折位于三角肌止点以下时，骨折近端受三角肌、喙肱肌牵拉向前向外移位，骨折远端受肱二头肌和肱三头肌作用向上移位；如果骨折位于肱桡肌和伸腕肌近端，远折端则外旋。桡神经在肱骨中段及中下段后外侧桡神经沟内经过，该处闭合性或开放性骨折时，常合并桡神经损伤，出现腕下垂、拇指不能外展、掌指关节不能自主伸直等。

【诊查要点】

骨折后，患臂肿胀、疼痛，不能抬举，且有明显的压痛和纵轴叩击痛，绝大多数为有移位骨折，上臂有缩短、成角或旋转畸形，并有明显异常活动和骨擦音。无移位的裂纹骨折和骨膜下骨折，患臂无明显的畸形，但有纵轴叩击痛。如果桡动脉搏动减弱，患肢远端发冷、苍白，应当警惕可能损伤血管；如果感觉异常、麻木应当注意合并神经损伤。拍摄X线正侧位片，可了解骨折的部位、类型和移位情况。

【治疗方法】

（一）手法治疗

患者取坐位，垂臂屈肘，在助手维持牵引下，术者一手拇指按捺向外移位的骨折端外侧，另一手拇指按捺向内移位的骨折端内侧，两手同时用力，使两骨折端靠拢归原。纠正移位后，术者捏住骨折部，助手徐徐放缓牵引，使断端互相接触。对于部分复位不佳者，术者以两手掌合抱端挤骨折处，助手于牵引下，辅以轻微摇摆骨折远端，可进一步矫正残余侧方移位。若感到断端摩擦音逐渐减小，骨折处平直，表示已基本复位。

（二）固定疗法

维持对位牵引下，外敷跌打油纱，根据需要放置压垫，其长度视骨折部位而定，注意前夹板下端不能压迫肘窝。若侧方移位及内、外侧成角未能全部复位，可利用压垫固定，三点加压逐渐矫正，但压垫厚度要适中，防止皮肤压迫性坏死，而且注意肱骨桡神经沟处不可放置压垫，以防桡神经受压而损伤。肱骨上1/3骨折超肩关节固定，下1/3骨折超肘关节固定，中1/3骨折宜超上、下关节固定。固定时间成人约4~6周，儿童约3~5周。肱骨中1/3骨折是迟缓愈合和不愈合的好发部位，固定时间应适当延长，骨折临床愈合后才能解除固定。应定期做X线检查，以了解在固定期间骨折端是否有分离移位。若发现断端分离，应加用弹性绷带或橡皮带条上下缠绕肩部、肘部，使骨折端纵向挤压而触碰。

（三）药物疗法

按骨折三期辨证施治。

【康复指导】

肱骨干骨折固定后须进行功能锻炼。早期可作指、掌、腕等关节活动。手、前臂肿胀时，可每天进行轻柔抚摩。肿胀开始消退时，患肢上臂肌肉应做纵向舒缩活动，以加强两骨折断端在纵轴上的挤压力，防止断端分离，保持骨折部位相对稳定。骨折固定期间，避免做云手活动，以免增加骨折端剪力。可作耸肩，屈肘关节活动，防止关节僵直。

【经验荟萃】

患者复位固定后，要动作轻稳，防止因肢体的重力使骨折端再移位。避免下垂肢体，以促进血液及淋巴液的回流，减轻肢体的肿胀及疼痛。垫高的体位垫应选用沙袋或不易压扁的软枕。固定期间要密切观察伤肢的血运情况，特别是固定后3~4天内更应注意患者的主观感觉和患肢肢端皮肤颜色、温度、感觉及肿胀程度。如发现肢端肿胀、疼痛，温度下降，颜色紫暗或者苍白、麻木，屈伸活动障碍并伴剧痛者，应及时处理。注意询问骨骼突出处或局部皮肤有无灼痛感，如患者持续疼痛，则应解除外固定进行检查，以防止发生压迫性溃疡。

注意观察患肢的皮肤情况，尤其是夹板或石膏固定的边缘受压情况及有无张力性水疱的形成。肱骨干骨折最常见的并发症除容易合并桡神经损伤外，也可见骨折迟缓愈合或不愈合，这与整复后，固定时未能完全解决好上肢的旋转扭力及分离力量有关。若忽略肱骨干的生理特点，急于求成，过早地嘱患者做肩外展或云手锻炼，会使骨折远端因前臂的重力旋转而发生剪力和扭力，从而影响骨折端的骨痂生长。因此，伤臂的肩部外展，在早期除非有外展架的承托，否则，务必要达到骨折临床愈合后才能外展平举活动或上肢摆动。这种骨折的固定时间，通常较其他部位骨折要长一些。夹板的固定也可同时配合石膏托固定肩、肘关节，这样利于抵消断端扭转、分离等不良因素。

此外，影响骨折愈合的另一因素是肱骨中下1/3骨折时，导致经此处的肱骨滋养动脉供血途径中断，使远折端血供减少而影响骨折愈合。根据临床辨证特点应用益气血、补肝肾的中药治疗，令身体气血调和，利于加速骨折的愈合。

肱骨髁上骨折

肱骨髁上骨折系指肱骨远端内外髁上方的骨折，亦称臑骨下端骨折，以小儿最多见。

【损伤机制】

肱骨髁上部处于疏松骨质和致密骨质交界处，且前后薄而内外宽，前侧有冠状窝，后侧有鹰嘴窝，两窝之间仅为一层极薄的骨板，故肱骨髁上部比较薄弱，在儿童时期尤其如此，容易发生骨折。肱骨髁上骨折为儿童常见骨折之一，多见于3~12岁儿童，尤多见于5~8岁；成人和老年人亦可发生，但较少见。男多于女，左侧多于右侧。骨折移位可使前倾角改变，如不整复矫正，将影响肘关节的伸屈，继而发生肘内翻或肘外翻畸形，严重移位时，可损伤肘部神经和血管。

根据暴力形式和受伤机制的不同，肱骨髁上骨折可分为伸直型、屈曲型（表2-1）。

表2-1　常见肱骨髁上骨折类型

类型	受伤机制及移位方向	
伸直型	伸肘位或半伸肘位跌倒，手掌撑地而致伤。骨折线多从前下方斜向后上方，亦有横断形或粉碎性者，远骨折端向后上移位，近骨折端向前移位而突向肘前窝	由于暴力作用的方向不同，伸直型及屈曲型骨折还可发生尺偏移位或桡偏移位
屈曲型	跌倒时肘屈曲位肘尖着地而致伤。骨折线由后下方斜上前上方，骨折远端向前上方移位	

【诊查要点】

骨折后，肘部肿胀、疼痛，肿甚则出现张力性水泡，局部压痛，功能障碍，有异常活动和骨擦音。伸直型骨折呈半伸肘位，移位明显时呈靴形畸形，肘后三点关系正常，此点可与肘关节后脱位相鉴别。移位严重时，还应注意检查腕和手部的感觉、运动及桡动脉的搏动情况，以预防骨筋膜室综合征。若处理不当，则可形成缺血性肌挛缩所致的爪形手畸形。肘关节正侧位X线片可显示骨折类型和移位情况。

【治疗方法】

（一）手法治疗

肱骨髁上骨折无移位骨折可置患肢于屈肘90°位，超肘关节夹板固定，用三角巾悬吊胸前2~3周；有移位骨折，按以下方法整复（表2-2）。

表2-2　肱骨髁上骨折有移位骨折整复方法

整 复 方 法	类型	分型整复方法
整复时，患者仰卧位或坐位，两助手分别握住其上臂和前臂，肘半屈曲位，徐徐用力，顺势拔伸牵引，纠正重叠移位。若远端旋前（或旋后），应先使前臂旋后（或旋前），术者用两手分别握住远、近骨折端，推挤捺正，纠正旋转和内外方向的侧方移位，然后再纠正前、后方向的移位	伸直型	以两拇指从肘后推按远骨折端向前，余指扳拉近骨折端向后，并令助手在牵拉下徐徐屈曲肘关节至110°左右，即可复位（图2-3）
	屈曲型	整复方法与伸直型相反，即用两拇指按捺远骨折端向后，余指扳提近骨折端向前，助手将患肘徐徐伸直，即可复位

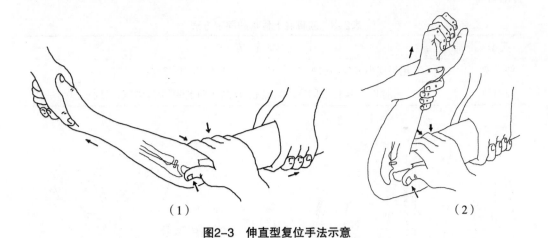

（1）　　　　　　　　　　　　　　（2）

图2-3　伸直型复位手法示意

应争取将骨折整复到解剖复位，旋转畸形必须矫正。整复内、外方向侧方移位时，宁可遗留轻度桡偏，不可有尺偏，因在尺偏下愈合多发生肘内翻畸形。

开放性骨折则应清创后进行手法复位内固定，再缝合伤口。若为粉碎性骨折或因软组织肿胀严重而水泡较多者，不能手法整复。又或开放性骨折超过清创时间者，可在屈肘45°~90°位置进行尺骨鹰嘴牵引或皮肤牵引，重量1~2kg，一般待水泡及创口好转后再进行整复。

若并发血运障碍，必须紧急处理，首先应在麻醉下手法整复移位的骨折断端，并行尺骨鹰嘴牵引，以解除骨折断端对血管的压迫。如冰冷的手指逐渐转暖，手指可主动伸直，则可继续观察。如经上述处理无效，则应及时探查肱动脉情况。肱骨髁上骨折所造成的神经损伤，一般多为挫伤，骨折移位整复后多可逐渐恢复。

（二）固定疗法

骨折复位后，用四块夹板超肘关节固定患肢（表2-3）。对伸直型骨折，为防止远骨折端后移，可在鹰嘴后方加一梯形垫；为防止肘内翻，可在近骨折端外侧及远骨折端内侧分别加塔形垫和梯形垫。固定夹缚后，须密切观察患肢血运情况，如有不良情况，应立即调节夹板松紧度或重新绑扎；肿胀严重者可抬高患肢。夹缚后用颈腕带悬吊。如骨折对位不理想或粉碎性骨折，可采用尺骨鹰嘴牵引治疗。

表2-3 肱骨髁上骨折的固定方法

类型	固 定 方 法
伸直型	用杉皮小夹板超肘关节于屈肘90°~110°位置固定3周。（图2-4）
屈曲型	屈肘40°~60°位置固定2周，以后逐渐屈曲至90°位置固定1~2周

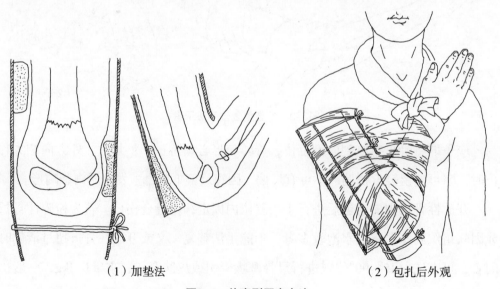

（1）加垫法　　　　　　　　　　（2）包扎后外观

图2-4　伸直型固定方法

（三）药物疗法

按骨折三期辨证施治。

【康复指导】

固定期间多做握拳、腕指屈伸等活动。解除固定后，积极主动锻炼肘关节伸屈活动，严禁暴力被动活动，以免引起损伤性骨化，影响肘关节活动功能。

【经验荟萃】

肱骨髁上骨质扁薄，并有30°~50°的前倾角，这种解剖结构特点决定了其骨折后的不稳定性。另外，儿童骨膜较厚，即使骨折移位较重，一般只造成局部骨膜从骨折端剥离，很少出现断裂，且伸直型骨折肘后部的骨膜等软组织较前侧完好，屈曲型骨折前侧软组织相对完好，在复位的同时保护和利用这些特点，一般骨折复位后都是相当稳定的，所以做到轻巧准确的一次复位成功是十分重要的。这样既有利于骨折的稳定，又避免了骨骺损伤的可能性。手法复位的重点在于矫正尺偏移位避免矫枉过正，而远端稍桡偏者，可不予矫正。

无移位或仅有前倾角稍变小的肱骨髁上骨折，无须手法复位，只需行塑形夹板或石膏托固定，否则会加重骨折移位。对移位严重的肱骨髁上骨折，判断肱动脉有无损伤是处理过程中应该重点注意的问题。骨折整复后，远折端骨片刺激或压迫血管引起的血液循环障碍能很快好转。最常用的方法为手法整复，小夹板或石膏托固定，一般能取得较为满意的效果。对于伤后时间久、肿胀严重者，或合并有张力性水泡者，应用尺骨鹰嘴牵引，待其肿消后再整复。

在良好的复位基础上更要重视固定的问题。前臂置于旋前位，同时肘关节应屈曲在100°~120°固定，这样固定也更利于肘关节功能的恢复。肘关节屈曲120°位时，肘前、后肌力相对平稳，屈肘不够，断端向前成角不易纠正，断面前侧骨质分离前侧骨膜松弛，断端不稳定。复位后加大肘关节的屈曲度，使后侧的骨膜及软组织被拉紧，前臂近端与上臂下段对骨折端形成挤压力，而且由于肘关节周围的肌肉、肌腱、关节囊和皮下组织及皮肤张力增加可起到内在的夹板作用，使断端稳定性加大。有研究表明屈肘角度越大，骨折端前侧嵌插越紧，骨折端则越稳定，更能防止骨折远端的旋转及移位。配合前臂合理的体位放置，肘内翻的发生率大大降低。同时将患肢上臂固定于胸前外侧，有效地防止上臂前屈及外展，也即防止了由于远折端重力作用致折端向外成角及远折端向内移位的趋向，从而降低肘内翻的发生率。

肘内翻发生的原因有多种因素，但多数认为，骨折远端向尺侧移位是导致肘内翻的一个重要因素。由于肱骨髁上骨折扁平而薄，致使肱骨远端向尺侧移位后，很难维持在正常生理轴位上。而且，由于骨折端接触面狭小，稳定性差，再加上患肢前臂的重力作用等原因，使各型骨折均有远折端尺偏的倾向。另外，肱骨髁上骨折后，肱二头肌丧失了旋后的作用，旋前圆肌可将近侧尺桡关节旋转至旋前位，使骨折远端发生内旋，复位后尽管对位对线良好，但旋转倾向依然存在，因而其骨折断端接触面的稳定性差，再加上肢体位置的变化和重力作用，更易发生肘内翻。所以，旋转移位是造成肘内翻多发的一个直接原因。对于复位效果不理想或不稳定骨折，可采取内固定术治疗。

肱骨髁间骨折

肱骨髁间骨折又称肘部骨折，是肘关节的一种严重损伤，好发于青壮年。这种骨折常造成肘关节功能障碍、骨不连或畸形愈合，对肘关节功能有严重影响。

【损伤机制】

肱骨髁间骨折由直接暴力或间接暴力所引起，根据暴力形式和受伤机制的不同，又可分为屈曲型和伸直型。

（1）屈曲型：是患者肘部遭受暴力的撞碰、打击或跌仆时屈肘着地，在造成肱骨髁上骨折的同时暴力作用于尺骨上段，经尺骨半月切迹和桡骨头向上、向前的冲击，将肱骨两髁纵形劈裂分开，劈成两块的骨折远端向前移位，骨折近端向后移位。

（2）伸直型：是患者跌仆时，肘关节伸直或半屈位，手掌着地，暴力经前臂传导至肱骨下端，造成肱骨髁上骨折。同时由上向下的重力，使坚硬的骨折近端向下冲击骨折远端，加之下部的尺骨切迹垫在两髁间下部，骨折近端由两髁上部楔入，故两髁常呈倒"八"字形旋转分离移位，骨折近端向前、骨折远端向后的移位。

屈曲型和伸直型骨折由于骨折线方向的不同，呈"T"形、"Y"形或粉碎型，两髁除向两侧分离外，还可旋转，向前、向后移位。移位严重时，骨折端可穿破皮肤而形成开放性骨折，或损伤肘部血管、神经。若为肱骨小头和肱骨滑车之间的纵沟处劈裂，预后较好；若肱骨小头或肱骨滑车本身被劈裂，损伤了主要的关节面，有可能并发损伤性关节炎导致关节僵硬。

【诊查要点】

伤后肘部肿胀、疼痛较严重，关节腔内有瘀血，皮下瘀斑，能摸到突起骨折端，压痛明显，可闻及骨擦音。有倒"八"字形旋转分离移位者，肘后三点关系发生改变，肘关节屈伸活动功能障碍，触诊内、外髁间距离较健侧宽，肘关节功能丧失，做前臂旋转活动时可产生剧痛。X线片可了解骨折的移位情况、类型和肘关节间隙中有无小骨折片嵌入。应注意检查桡动脉搏动情况，腕和手指的感觉、皮温、颜色和活动能力，以便确定是否有血管和神经损伤的并发症。

【治疗方法】

（一）手法治疗

患者仰卧位，肩外展70°~80°，屈肘40°~60°，前臂中立位，一助手握住上臂，另一助手把持前臂，进行拔伸牵引。术者站于患肢前外侧用两手掌在肘两侧面抱住内、外两髁，或两手拇指、示指、中指分别捏住内、外两髁，向中心挤按，矫正两髁分离移位，同时还须作轻微摇晃手法，使骨折端相互嵌合。术者在抱髁作临时固定下，再根据尺偏或桡偏移位，将远骨折端向内或向外按捺，以矫正侧方移位。如仍有前、后移位，屈曲型可将髁部向后方挤按，骨折近端向前端提；伸直型可将髁部向前方端提，将骨折近端向后按捺。

（二）固定疗法

复位后固定肘关节于屈曲位90°~110°位置2周。夹板长度应上达三角肌中部水平，内、外侧夹板下达（或超过）肘关节，前侧夹板下至肘横纹，后侧夹板远端呈向前弧形弯曲，然后配合石膏托外固定，起到前臂重力牵引。后侧夹板固定超过肘关节至前壁，以维持肘关节轴向运动。采用杉树皮固定时，前臂作旋后位固定。为防止骨折远端后移，可在鹰嘴后方加一梯形垫；为防止肘内翻，可在骨折近端外侧及远端内侧分别加塔形垫。夹缚后用颈腕带悬吊。

屈曲型骨折应固定肘关节于屈曲40°~60°位置2周，以后逐渐屈曲至90°位置1~2周。如外固定后患肢出现血循环障碍，应立即松解全部外固定，置肘关节于屈曲45°位置进行观察，固定时间约4周。

如肱骨髁间粉碎性骨折为不稳定骨折，复位后无法稳定固定，整复后需取臂部外展80°，屈肘60°~90°位置下进行尺骨鹰嘴牵引以维持对线、对位。牵引重量用1.5~2.5kg，在内、外侧夹板远端各开一小孔，以便骨牵引针穿过。牵引期间注意观察牵引轴线、重量，并指导患者逐渐做前臂屈伸动作、握拳伸指活动。通过前壁的重力活动，最大限度使肘关节骨折在关节囊的约束下达到复位。

（三）药物疗法

按骨折三期辨证施治。

【康复指导】

肱骨髁间骨折为关节内骨折，正确的功能锻炼有整复骨折端残余移位和对损伤的关节面有模造塑形作用，有利于骨折的愈合和功能恢复。在骨折整复固定后，即可做握拳活动，2周左右开始在活页夹板固定下做肘关节主动伸屈活动，直至功能恢复。

【经验荟萃】

肘部骨折的早期常合并软组织损伤、局部肿胀、血运障碍，接诊治疗用药时应引起注意。肱骨髁上骨折和髁间骨折不同，前者为关节外骨折，多见于儿童；后者是关节内骨折，多见于成人。如果复位达不到要求，或整复后缺乏有效的固定，都可以发生各类并发症。肱骨髁间骨折的治疗方法虽然很多，而要取得良好的效果，关键是掌握好各种治疗方法的适应证。对于肱骨髁间粉碎性骨折肿胀后的整复和固定均有一定的困难，采用骨骼牵引既是骨折整复方法的补充，又是维持对位的有效固定方法，但要掌握牵引力。牵引力不宜太大，注意牵引力的一部分是由肘部侧副韧带传至内、外髁，而内、外髁间骨折失去原有的连续性，牵引力太大易增加内、外髁两骨折片的分离和旋转移位，故适宜的牵引力至关重要，一般为1.5~2kg，对位合适后可适当减少。牵引前可用手法整复移位，使肘关节骨折碎片尽可能地对位，然后通过持续骨牵引及配合肘臂的屈伸运动。这在一定程度上有促使已经骨折的关节面进行模造复位的作用，利用"筋能束骨，动中复位"的观点，令骨折片逐渐推挤排列在功能位。通过手法治疗配合持续牵引复位，同时作前臂屈、伸活动治疗肘部骨折，多可获得较好的活动功能。

尺骨鹰嘴骨折

尺骨鹰嘴骨折亦称肘骨骨折，大多数病例为骨折线波及半月状关节面的关节内骨折。《医宗金鉴·正骨心法要旨》云："肘骨者，胳膊中节上下支骨交接处也，俗名鹅鼻骨。若跌伤其肘尖向上突出，疼痛不止。"在尺骨鹰嘴外围有肱三头肌腱膜附着，肱三头肌强力收缩，可使该处损伤。尺骨鹰嘴较表浅，也易于遭受直接暴力损伤。多见于成人，儿童较少见。

【损伤机制】

多为间接暴力所致。跌仆时，肘关节半屈位，手掌着地，肱三头肌急骤地强力收缩，将尺骨鹰嘴撕脱。骨折多为横断形或短斜形，近端被肱三头肌牵拉而向上移位。若投掷运动用力过猛，肱三头肌强烈收缩亦能产生尺骨鹰嘴骨折，但少见。

直接暴力所造成尺骨鹰嘴骨折，如屈肘位跌仆时，肘部直接撞地，或暴力直接打击于肘部尺骨鹰嘴处，多发生粉碎性骨折。由于肱三头肌腱膜未被撕裂，故骨折移位不大；若肌腱膜、关节囊同时被撕裂，骨折块被肱三头肌腱牵拉，亦可造成分离移位，但较少见。

【诊查要点】

伤后尺骨鹰嘴部疼痛，局限性肿胀，肿胀的程度与骨折移位成正比，肘关节屈伸活动障碍，不能主动伸直或对抗重力。

尺骨鹰嘴部有明显压痛，骨折分离移位时，肘后三角关系改变，鹰嘴部可扪及凹陷性间隙和向上移位的骨折片，有时可扪及骨擦音。注意检查有无尺神经损伤征象。拍摄肘部正侧位X线片可了解骨折类型和移位程度。按骨折线形状鹰嘴骨折可分为无移位和有移位两大类。

（1）无移位骨折指骨折端分离<2mm，伸肘功能尚完整，有抗主动伸肘活动的能力。

（2）有移位骨折（表2-4）。

表2-4　尺骨鹰嘴骨折有移位骨折的常见分型

骨 折 类 型	骨折线形状
撕脱骨折	多在肱三头肌腱止点处，骨折线不进入关节腔内
横断形骨折或斜形骨折	骨折线多从前上斜向后下
粉碎性骨折	多为直接暴力所致，半月切迹软骨面可塌陷

【治疗方法】

（一）手法治疗

无移位骨折或老年人粉碎性骨折移位不显著者，不必手法整复。若骨折有移位，肿胀较严重者，先在无菌操作下抽出关节内积血，然后患者仰卧位，助手握患肢前臂，患肘微屈呈30°~45°，术者站在患肢近端外侧，两手环握患肢，以两拇指推迫其近端向远端靠拢，两手其余四指使肘关节徐徐伸直，可令助手屈伸肘数次，纠正残余移位。复位成功后，术者最好不要松手，由助手固定屈肘0°~20°位。

（二）固定疗法

对无移位的各种类型骨折，以后侧超肘夹板或石膏固定肘关节屈曲20°~60°位3周。对于有移位的骨折整复后的用弹力抱骨垫（先用双层纸壳剪成同患肘后侧面大小的半月形，再将一根约1m长的弹力带夹在半月形纸壳内用胶布固定，外加厚棉垫，即成弹力抱骨垫）加塑形夹板固定。固定时，用半月形缺口顶住尺骨鹰嘴的上端，再用前、后侧超关节塑形夹板压住抱骨垫，稳定后缚扎带，再将抱骨垫两侧的弹力带适当拉紧并固定于前侧夹板的腕部。固定肘关节于屈曲0°~20°位3周，以后逐渐屈肘至90°位1~2周。

（三）药物疗法

按骨折三期辨证施治。

【康复指导】

固定3周内只作手指、腕关节屈伸活动，禁止肘关节屈伸活动。第4周以后才逐步作肘关节主动屈伸锻炼。拆除夹板后逐渐加大活动度，以使关节面重新模造塑形，保持光滑，避免创伤性关节炎。此外，可配合肩关节练功活动。

【经验荟萃】

尺骨鹰嘴骨折多数为关节内骨折，整复较为困难，骨折整复应力求达到解剖复位，使肘关节恢复正常的活动功能和伸屈力量，避免发生创伤性关节炎。

治疗稳定性尺骨鹰嘴骨折关键在于解决肱三头肌的收缩力。一般在手法复位后，用小夹板和弹力抱骨垫于半伸肘位固定，即可使肱三头肌松弛，从而保持骨折端有良好的对位而获得满意疗效。固定后须注意观察患肢远端血运情况，尤其在5~7天内。随着肿胀消退，肌肉痉挛缓解，夹板松动时，骨折易发生再次分离移位，所以应注意经常调节夹板的松紧度。定期拍摄X线片检查，及时发现和矫正骨折端再移位。

对于粉碎性鹰嘴骨折，采取切开复位内固定为优。

孟 氏 骨 折

孟氏骨折是指尺骨上1/3骨折合并桡骨头脱位。是上肢较常见的损伤，多发生于青壮年及小儿，直接或间接暴力皆可引起。

【损伤机制】

尺骨上1/3骨折合并桡骨头脱位是指尺骨半月切迹以下的上1/3骨折，桡骨头同时自肱桡关节、尺桡上关节脱位，而肱尺关节无脱位。关节脱位和骨折同时发生的损伤，常为间接暴力所引起，直接暴力亦可引起，但较少见。根据暴力作用的方向和骨折移位情况，可分为四种类型（表2-5）。

表2-5　孟氏骨折的分型

类型	受 伤 机 制
伸直型	比较常见。多见于儿童。跌仆时，肘关节伸直或过伸位，前臂旋转后，并在肘关节内收姿势手掌着地，暴力向上传导先造成尺骨上1/3斜骨折，并向掌侧、桡侧成角移位，由于暴力继续作用和尺骨骨折端的推挤，以及骨间膜的牵拉，致使环状韧带受桡骨上端的冲击而损伤，桡骨头向前外方脱出。在成人，暴力直接打击于尺骨近端的后、内侧，亦可造成伸直型骨折，骨折为横断形或粉碎性
屈曲型	多见于成人。跌仆时，肘关节呈屈曲位，前臂旋前，手掌着地，传达暴力先造成尺骨上1/3骨折，骨折端向背侧、桡侧成角移位，由于骨折端推挤和骨间膜的牵拉，使桡骨头向后外方脱出
内收型	多见于小儿。跌仆时，身体向患侧倾斜，肘关节处于伸直内收位，前臂旋前，手掌着地，可造成尺骨上1/3骨折或喙突部骨折，多为向桡侧成角的青枝骨折，桡骨头被移位的尺骨推挤向外侧脱出
特殊型	最为少见，见于成人。为尺桡骨双骨折合并桡骨头向前脱位，其受伤机制与伸直型大致相同，但暴力成分较大

【诊查要点】

伤后前臂上段肿胀、疼痛、畸形，压痛明显，肘关节功能障碍，不能自动旋转前臂。有严重移位者，在尺骨上1/3可摸到畸形，在肘外侧、前方或后方可摸到脱出的桡骨头。对儿童的尺骨上1/3骨折，必须仔细检查是否同时有桡骨头脱位。检查时应注意腕和手指感觉及运动功能，以便确定有无合并桡神经挫伤。

X线检查有助于明确诊断。正常桡骨头与肱骨小头相对，桡骨干纵轴线向上延长，一定通过肱骨小头的骨骺中心。肱骨小头骨骺一般在1~2岁出现，因此对1岁以内的患儿，必要时可拍摄健侧X线片以便对照。如X线片上有尺骨上段骨折并向外成角，而无桡骨头脱位者，应注意可能是内收型骨折，桡骨脱位后，自行还纳。

【治疗方法】

（一）手法治疗（表2-6）

表2-6　孟氏骨折的手法复位方法

类型	整复方法	
伸直型	原则上先整复桡骨头脱位，后整复尺骨骨折。患者平卧位，前臂置中立位，两助手顺势拔伸，矫正重叠移位	两拇指放在桡骨头外侧和前侧，向尺侧、背侧推挤，肘关节屈曲90°，使桡骨头复位，然后术者捏住骨折断端进行分骨，向掌侧加大成角，再逐渐向背侧按压，使尺骨复位
屈曲型		两拇指放在桡骨头的外侧、背侧，向内侧、掌侧推按，肘关节伸直至0°位，使桡骨头复位，先向背侧加大成角，再逐渐向掌侧挤按，使尺骨复位
内收型		牵引并外展患肘，术者拇指放在桡骨头外侧，向内侧推按桡骨头，使之还纳，尺骨向桡侧成角亦随之矫正

（二）固定疗法

复位后，在维持牵引下，先以尺骨骨折平面为中心，在前臂的掌侧与背侧各置一分骨垫，在骨折端的掌侧（伸直型），或背侧（屈曲型）置一平垫，在桡骨头的前外侧（伸直型、特殊型），或后外侧（屈曲型），或外侧（内收型）放置葫芦垫；在尺骨内侧的上、下端分别放一平垫，用胶布固定。然后放置掌、背侧夹板，桡、尺侧夹板作前臂旋后位超肘关节固定，用四道布带缚扎。伸直型及特殊型应固定于屈肘位4~6周；屈曲型或内收型宜固定于伸肘位2~3周后，改屈肘位固定2~3周。

【康复指导】

对骨折整复的患者，应在充分保证其固定的稳定性前提下进行腕、指的屈伸功能活动，而肘关节活动的锻炼应视愈合情况，但不宜过早运动，以免影响骨折端的稳定或导致桡骨头再脱位。3周内禁作前臂旋转活动，屈曲型禁作屈肘活动，伸直型禁作伸肘活动。4~6周后，拆除固定，可加强肘部屈伸和前臂旋转锻炼。

总之，在前臂的功能锻炼期间，前臂的中立位是应该保持的重要体位，除非骨折的愈合和脱位经整复已稳定才能作旋转锻炼。否则，不要旋转前臂或随意改变体位，这点尤其要向患者交代清楚。在固定期间应加强肩关节功能活动的锻炼，特别是年龄偏大的成年患者，更要防止因肩关节的废用而出现的肩周炎，故在固定中、后期必须做大云手的运动。对伴有桡神经深支损伤者，一般随致伤的牵拉被松解而可自行恢复，但在恢复期间出现的桡神经瘫痪，可辅助做一些瘫痪部的按摩治疗和做被动活动的功能锻炼。

【经验荟萃】

孟氏骨折以儿童为多见。儿童发生孟氏骨折时，桡骨头脱位多数致环状韧带横形断裂，少数致环状韧带从尺骨撕脱，故早期采用闭合复位即可获得成功。闭合复位适用于各型新鲜的孟氏骨折，复位方法简单，整复后骨折愈合快，将桡骨头复位后，尺骨骨折可自行纠正。但应注意，如环状韧带嵌入上尺桡关节或卡压在桡骨头和尺骨的桡骨切迹之间及在尺骨切迹处嵌有软骨或骨软骨块时，闭合复位均不能成功。如果勉强复位，一旦拆除固定，桡骨头可发生再脱位。如果复位前影像学检查发现上述情况，应立即行内固定术，以避免和减少因反复手法复位所致的损伤，尤其是神经损伤。因此，在闭合复位固定初期应定期行X线检查。而严重且极不稳定的孟氏骨折，特别是陈旧性且畸形愈合以致前臂及肘功能障碍者，采取切开复位的整复治疗方法，是恢复正常功能的重要途径。

桡骨头骨折

桡骨头骨折包括桡骨头部、桡骨颈部骨折和桡骨头骨骺分离，亦称辅骨上端骨折，属关节内骨折。幼年、少年、青壮年均可发生，是人体肘部最易发生的骨折，通常疼痛症状较轻，临床上容易误诊。

【损伤机制】

多为间接暴力所致。跌仆时，肘伸直，前臂旋前位，手掌着地，迫使肘关节外翻的暴力使桡骨头向上、向尺侧冲击，躯干重力向下传导，使肱骨小头向下、向桡侧撞击于桡骨头，而发生桡骨头骨折，在儿童则发生桡骨头骨骺分离。

根据骨折发生的部位、程度和移位情况，可分为六种类型（表2-7），各型在临床上可单独出现，亦可2种类型混合出现。

表2-7　桡骨头骨折的分型

类型	骨 折 特 点
裂缝型	桡骨头部或桡骨颈部形成裂缝
劈裂型	桡骨头外侧缘被劈裂，骨折块约占关节面1/3~1/2，且常有向外、向下移位。内侧缘劈裂者少见
嵌插型	在桡骨颈部产生纵向嵌插，或有轻度成角或侧方移位
倾斜型	桡骨颈骨折或桡骨小头骨骺分离，桡骨头关节面沿线与肱骨小头关节面的沿线由平行改变为交叉成角30°~60°，俗称"歪戴帽"式移位。两骨折端仍有部分接触，骨折端的外后侧有不同程度的压缩或嵌插，如为骨骺分离，有时有干骺端劈下三角形小骨折片连接在骨骺上
翻转型	桡骨颈骨折或桡骨头骨骺分离、移位严重，肱骨小头关节面沿线与桡骨头沿线交叉呈60°以上的角度，桡骨头关节面朝向外、后方，严重时近、远两骨折端可无接触，正位或侧位X线片上桡骨头呈圆盘状
粉碎型	较强的暴力撞击，致桡骨头呈粉碎性骨折。骨碎片有分离或部分被压缩

【诊查要点】

伤后肘关节桡侧有肿胀、疼痛、瘀斑、压痛明显，肘关节活动受限，前臂旋转功能丧失，正侧位X线片可确定骨折类型和移位程度。

【治疗方法】

（一）手法治疗

整复时，一助手固定上臂，另一助手牵引前臂在肘关节伸直内收位来回旋转，术者两手拇指将桡骨头向上、向内侧推挤，使其复位。骨折块复位后，再缓慢地将肘关节屈到90°，前臂中立位固定。翻转型复位先用拇指端将翻转骨折块之上端（即桡骨头关节面的内缘）向尺侧顶按入肱桡关节间隙，另一手拇指在骨折块下端（即桡骨头关节面的外侧缘）处，向上推顶，使骨折块翻回，再按上法进行整复。若为倾斜型骨折，骨折端有嵌插塌陷者，有部分患者甚难达到解剖复位，若改善倾斜度在30°以内，日后则对肘部功能影响不大。若针拨复位，则用针尖圆钝的钢针由桡侧偏后侧处，刺入骨折块倾斜侧的下方进至骨折端间隙处，将倾斜的骨折块撬起并顶回原位。应注意操作要谨慎，不能损伤桡骨头关节面。

（二）固定疗法

无移位骨折可屈肘90°，用三角巾悬吊胸前2~3周；有移位骨折复位后在桡骨头部的后、外侧加一长方形平垫，在前臂骨间隙的中、上1/3段掌、背侧各加一分骨垫，将肘关节屈曲90°位，用前臂超肘夹板固定3~4周。

（三）药物疗法

按骨折三期辨证施治。儿童骨折愈合快于成年人，可按情况采取中药熏洗为主，减免内服药。

【康复指导】

固定后即可做指、腕、肩关节功能锻炼。解除固定后，做肘关节的伸、前臂屈旋转功能锻炼。

【经验荟萃】

一般而言，发生单纯的桡骨头、桡骨颈骨折的并不普遍。而临床上常见到即使在桡骨头骨骺尚未闭合的少儿，当桡骨头发生骺离骨折时也常会合并有肘部的其他骨折，因此临床上所见桡骨头、桡骨颈的骨折常常只是肘部或前臂的广泛损伤的一个部分，它可同时合并有尺骨的鹰嘴、肱骨的内上髁骨折，甚或有尺骨上端的斜形骨折，还可累及神经等。

桡骨头骨折临床上易被忽略，其损伤后若血肿被关节囊包裹，肘部可无明显肿胀。治疗的目的在于恢复肘关节伸屈和前臂旋转功能。对裂缝骨折和移位较小的骨折，小于1/3的劈裂型骨折且移位不大者，可外用活血化瘀消肿药物外敷，三角巾悬吊于胸前，早期做指、腕、肩关节的伸屈旋转活动，1周后，待肿胀减退，即可做肘关节的功能锻炼。如为倾斜型骨折，倾斜度在60°以下者或为1/3~1/2劈裂骨折，折端仍有部分接触或轻度分离者，嵌插或粉碎性骨折有倾斜成角移位者，翻转型两骨折端仍有部分接触或轻度移位者，粉碎型骨碎片轻度移位者，均可做手法复位，前臂超肘夹板固定，三角巾悬吊于胸前。若劈裂型骨折，骨折块分离较远者，或骨折块占桡骨头1/2以上者及翻转型骨折块分离移位较大者，可试做手法整复，用超肘关节夹板固定；亦可用针拨法进行整复。若骨骺分离或骨折块嵌入肱尺关节间隙，试行手法整复不成功者，可考虑手术治疗。

桡尺骨干双骨折

桡尺骨干双骨折亦称前臂双骨折，在全身骨折中较为多见。由于解剖功能的复杂关系，两骨干完全骨折后，骨折端可发生侧方、重叠、成角及旋转移位，故整复较困难，复位要求较高。

【损伤机制】

桡尺骨干双骨折为常见骨折，于桡尺骨干中1/3或下1/3处多发，多见于青少年。人体前臂是由尺、桡二骨并列组成，尺骨位于内侧，桡骨位于外侧。正常的前臂是以尺骨为轴心，其尺骨上端大而下端小，是构成肘关节的重要组成部分；桡骨则相反，上端小而下端大，为构成腕关节的主要组成部分。前臂肌肉较多，有伸肌群、屈肌群、旋前肌和旋后肌等，治疗桡尺骨干双骨折要求达到解剖复位或接近解剖复位，若整复不良，将影响前臂旋转功能。若两骨折线在同一水平，向轴心靠拢呈"×"形移位者，如不纠正，可形成交叉愈合，致使前臂功能丧失。

直接暴力或间接暴力均可产生桡尺骨干双骨折。碰撞、打击、挤压等直接暴力所致者，多发生横断形、粉碎性骨折或多段骨折，且常合并较严重的软组织损伤或开放性骨折，桡、尺骨两骨折线多在同一水平位。传达暴力所致者，多为跌倒手掌触地暴力向上传达桡骨中或上1/3骨折，残余暴力通过骨间膜转移到尺骨造成尺骨骨折，所以骨折线位置不在同一平面。桡骨中、上段骨折为横断形或锯齿状；尺骨骨折线低，为短斜形骨折。由于前臂周围软组织损伤较少，若成角移位较大，骨折端可刺破皮肤而形成开放性骨折；在儿童多产生桡尺骨干下1/3段青枝骨折，桡骨骨折线高于尺骨骨折线。扭转暴力所致者，多为前臂被旋转机器绞伤，或跌倒时手掌着地，躯干过度倾斜、扭转，致前臂遭受扭转间接暴力，多发生螺旋形或斜形骨折，尺骨骨折线高于桡骨骨折线。

【诊查要点】

伤后前臂肿胀、疼痛、畸形、压痛明显，有异常活动及骨擦音，前臂旋转功能障碍，重叠移位严重时，患臂缩短。儿童青枝骨折则仅有成角畸形。X线片应包括肘、腕关节，除确定骨折类型和移位方向外，还可了解上、下尺桡关节有无脱位。对手指甲的血运及神经功能的检查亦不可忽视，若一旦出现远端的疼、麻、发凉，动脉搏动微弱或无脉搏时，则可能是前臂肌筋膜间隔综合征。

【治疗方法】

（一）手法治疗

整复时，患者仰卧位，患肩外展90°，屈肘90°，两助手行拔伸牵引。桡尺骨干上1/3骨折，前臂应置于旋后位；桡尺骨干中、下1/3骨折，则前臂应置于中立位进行拔伸，以矫正旋转、成角和重叠移位。如骨折段互相成角向轴心靠拢移位时，术者可行挤捏分骨。横形或短斜形骨折，有侧方移位者，术者一手捏持住近骨折端，另一手捏持住移位的远骨折端，将骨折突起处按捺平整，如重叠移位未获改善，可改作反折捺正手法。斜形或螺旋形骨折，有背向移位，术者持住近、远两骨折段，沿原旋转移位的途径，使骨折远段绕骨折近段旋转使两骨折面接触，再用挤捏法，使两骨折面紧密吻合。如为儿童青枝骨折，有成角移位者，在拔伸下，术者用手掌在成角侧角顶部位向下按压，并使矫枉稍过正，以免弹回再移位。若复位前桡、尺骨相互靠拢者，可用分骨垫放置在两骨之间；若骨折原有侧方移位或成角移位，可用二垫或三垫固定。

（二）固定疗法

骨折整复后维持固定中立位，患臂缠敷跌打油纱3~4层，可根据需要放置压垫预防成角畸形，用杉皮小夹板4块做前臂固定。先捆扎中间缚带，然后捆扎两端缚带，要求捆绑小夹板时松紧适宜。X线片复查复位情况，如符合要求，维持屈肘90°，前臂中立位外加旋中托板固定，以限制前臂旋转活动，悬吊胸前。

固定后应避免患肢下垂，注意手的温度、颜色、感觉和活动情况。若因肿胀严重，皮肤温度低下，颜色发紫，感觉麻木，剧痛难忍，则应检查缚带，并适当放松，必要时去除外固定。

（三）药物疗法

按骨折三期辨证施治。

【康复指导】

骨折整复后，即使在固定期间，也要注意加强患肢的肘功能锻炼。早期宜进行手部的抓握运动，以避免出现手部关节废用性僵硬；肘、腕关节的活动应主动地进行，范围由小到大，但应避免前臂的旋转运动，特别是经闭合整复方法者更应谨慎，一般应在6周以后方可缓缓进行。功能锻炼是通过运动来促进患部的血液循环，也可促使肿胀消退。功能锻炼初期鼓励患者做握拳、手指屈伸活动及上肢肌肉舒缩活动；中期做肩、肘、腕关节轻度活动，如箭步云手等，但不宜作前臂旋转活动；后期活动范围逐渐增大，解除固定后做前臂旋转活动。

【经验荟萃】

桡尺骨干的青枝型双骨折多见于儿童，只要采取合理的固定，其愈后是良好的。对于有移位的双骨折，手法整复后为了防止骨折端出现旋转移位，一般在固定方式上采用夹板配合石膏固定，但本身上述两种固定方式皆有可能出现压疮或患肢血运受阻的并发症，两者联合固定，这种并发症的发生率就会更加高。因此在护理中应注意观察固定的松紧度，一般以患者无固定范围内或边缘固定性疼痛、发热，以患肢无麻木、冰冷等为度。复位固定后抬高患肢高于心脏10cm，以促进血液及淋巴液的回流，减轻肢体的肿胀及疼痛。垫高的体位垫应选用沙袋或不易压扁的软枕。定期检查患肢夹板捆扎的松紧度，由于肢体外伤和固定后，肢体肿胀明显，随着肿胀的逐渐消退，可出现扎带松动，夹板移位，因而需要及时进行调整。否则夹板移动，起不到固定的作用，并可导致骨折再移位。因此，应定期进行调节夹板的松紧度，以扎带能上、下移动1cm为宜。并注意夹板不宜捆扎过紧，以免压迫皮肤引起水疱或压疮。一般骨折端及组织损伤不大的，整复后骨痂生长均较快，功能恢复良好。

在临床上，只要手法能使复位后的骨折端稳定，即使骨折两断端不能很理想的对位，只要两骨间隙的骨间膜保持其紧张状态，其对位能达到1/2以上时，均不会影响骨痂的生长和前臂功能的恢复。为了追求解剖对位而反复施以手法的做法是不可取的，这会人为地加重了骨折端及周围组织的创伤，同样也会影响到骨折愈合和功能恢复。

桡骨干骨折

桡骨干骨折亦称辅骨骨折、缠骨骨折。桡骨的功能除支持前臂外，主要是参与前臂的旋转活动。单纯桡骨干骨折较少见，多发生于青少年。桡骨干上1/3段骨质较坚固，且有丰厚的肌肉包裹，甚少发生骨折，桡骨干中、下1/3段肌肉较少，骨折易于此段发生。在桡骨干中、下段交界处，是桡骨干生理弯曲的顶点，也是桡骨薄弱环节，骨折多发生于此。

【损伤机制】

直接暴力和间接暴力均可造成桡骨干骨折。直接暴力多为重物打击于前臂桡侧所致；间接暴力为跌仆时手掌着地，暴力向上冲击作用于桡骨而产生。在儿童多为青枝骨折或不完全骨折，成人或承受较重的暴力者可产生横断形、短斜形或粉碎性骨折。因有尺骨的支撑，不易发生缩短重叠移位，骨折后由于受骨间膜的牵拉可向尺侧成角。桡骨上1/3段骨折，骨折线位于旋前圆肌止点之上时，由于附着于桡骨结节的肱二头肌及附着于桡骨上1/3段的旋后肌的牵拉，骨折近段产生旋后移位；附着于桡骨中、下部的旋前圆肌和旋前方肌的牵拉，骨折远段旋前移位。若为桡骨干中或中下1/3段骨折，骨折线位于旋前圆肌止点以下时，因肱二头肌与旋后肌的旋后倾向被旋前圆肌的旋前力相抵消，故骨折近段处于中立位；骨折远段可被旋前方肌牵拉而向前旋转移位。如上尺桡关节或下尺桡关节有脱位时，骨折端可发生重叠、成角畸形，但较少见。

【诊查要点】

伤后局部肿胀、疼痛明显，有异常活动和骨擦音，前臂旋转功能障碍，被动旋转活动时有锐痛。若为不完全骨折，可无骨擦音和异常活动，旋转功能稍差。X线摄片，应包括肘、腕关节，注意有无合并上、下尺桡关节脱位。

【治疗方法】

（一）手法治疗

无移位骨折仅用前臂夹板固定2~3周；有移位骨折，需用手法整复。如为青枝骨折有成角移位者，将患肢置于操作台，成角处朝上，术者用手掌按压成角顶部位置直至得到改善。整复后用前臂夹板固定2~3周。有移位骨折，复位时，患肩外展90°，屈肘90°，两助手行拔伸牵引；若为桡骨上1/3骨折，前臂置于旋后位拔伸；若中1/3及下1/3骨折，将前臂均置于中立位拔伸；若为骨折向尺侧成角及远骨折端向尺侧移位，术者用挤捏分骨，将成角端向桡侧挤捏，并将骨折远段向桡侧提拉，同时作轻微的摇晃，使骨折端复位；若为上1/3骨折，术者作分骨手法后，如仍有骨折远端向掌侧移位时，术者用两点捺正法，一手拇指将近骨折端向掌侧推按，另一手拇指将远骨折端向背侧推按，使前后移位得到整复。如有上桡尺关节分离，在桡骨干骨折复位后分离仍未改善时，术者可用两手掌置于肘部近上桡尺关节的桡侧和尺侧处，用力作相对挤捏法进行整复。

（二）固定疗法

复位后，用前臂夹板固定，桡骨上1/3骨折者，前臂固定于旋后位；桡骨中、下1/3骨折者，固定于中立位，并应将腕关节固定于尺偏位。若桡骨骨折的骨折端有向内、向外侧移位，经复位后，可用两垫固定法固定，一平垫置于向桡侧移位的骨折端部，再用两分骨垫分别放在前臂骨间隙的掌、背侧，挤住向尺侧移位的骨折端。夹板固定约4~8周，待骨折临床愈合后去除固定。

（三）药物疗法

按骨折三期辨证施治。

【康复指导】

在固定后即可作肩、肘、腕、指关节的功能锻炼，如作小云手，待前臂肿胀减轻或消退，则可作大云手，以加大肩、肘关节的活动量。当骨折端有较多骨痂生长，且有可靠的稳定性后，此时可作前臂的旋转活动锻炼。

【经验荟萃】

桡骨干的不完全骨折和无移位的骨折，只要固定到位，骨折的愈合是没有问题的，一般预后效果均较好。即使是有移位的骨折，只要复位后较稳定，纠正了旋转畸形，使桡骨干的旋转弓形态基本保持正常，且能进行有效的固定，通过手法进行闭合复位也应是治疗的首选。对桡骨干骨折的治疗，重要的是不能残存旋转畸形，如闭合手法整复后的固定不能保证恢复桡骨旋转弓的形态，尽管骨折愈合好，但仍有可能使前臂的旋转功能障碍。因此，对不稳定性骨折和手法复位不成功者，可考虑内固定。但内固定可能使骨折愈合时间延长，因为骨内的内固定物会影响到骨痂的生长。

尺骨干骨折

尺骨干骨折亦称臂骨骨折。多见于外力突然袭击，患者举手遮挡头面部时被棍棒直接打击所致，又称截路骨折，临床较少见。发生时其部位多在尺骨下1/3段，这主要是由于尺骨中、下段较为细弱，特别是在其背侧及内侧无肌肉保护，故在皮下的骨骼容易在外触及到，如遭受外力打击，则很易造成骨折，骨折线多呈横形或带有三角形骨块。

【损伤机制】

尺骨干骨折为打击或挤压等直接暴力所致，多为横断形或粉碎性骨折。最常见的损伤因素是抬举前臂以阻挡暴力对头、胸部的伤害而使前臂尺侧直接招致外力的打击。发生的骨折多为横断形或粉碎性骨折，所以，形成的这种有特点的伤害又称之为"迎击伤"。如前臂遭受极度旋前的间接暴力，亦可引起尺骨中、下1/3骨折。骨折后，由于有桡骨支撑，一般移位不大。尺骨下1/3骨折有时骨折远段受旋前方肌的牵拉，易向桡侧、掌侧移位。

【诊查要点】

伤后局部疼痛、肿胀、瘀斑，有明显压痛和纵轴叩击痛，因尺骨位置表浅，易摸到骨折端、异常活动和骨擦音。尺骨中、上1/3骨折应注意鉴别桡骨头有无脱位；尺骨下1/3段骨折如有明显缩短或成角畸形时，亦应检查有无下尺桡关节脱位。拍摄正侧位X线片，可进一步明确诊断。

【治疗方法】

（一）手法治疗

无移位的裂缝骨折，用前臂夹板固定；有移位骨折，必须手法整复。由于一般骨折移位不大，整复并不困难。患者仰卧位，肩外展，肘屈曲90°，用宽布带系在上臂下段，助手一手握住患肢拇指及大鱼际部，另一手握住中指、无名指、小指进行拔伸。中、上1/3尺骨骨折有侧方移位者，术者一手捏住近骨折端，另一手捏住远骨折端，用捺正法矫正骨折的侧方移位；尺骨下1/3骨折，则前臂置于旋前位，术者作挤捏分骨并将尺骨向尺侧、背侧挤捏提拉，整复尺骨远端向桡侧和掌侧的移位。若尺骨下段骨折伴有下尺桡关节脱位时，待骨折整复后，可在牵引下用手掌分别在尺桡骨的下端向中心相对挤按，使下尺桡关节的脱位得到整复。

（二）固定疗法

整复后，在移位的骨折端掌侧、背侧各加一固定垫。如为内、外方向的侧方移位时可在前臂掌、背侧间隙处各加一分骨垫；如有成角移位，可用三点加压法防止骨折再移位，外加四块夹板固定。尺骨中、上1/3骨折将前臂固定在中立位，尺骨下1/3骨折可固定于旋前位。固定时间4~6周，尺骨下1/3骨折若有愈合较慢趋势，可适当延长固定时间。

（三）药物疗法

按骨折三期辨证施治。

【康复指导】

在经整复固定后的早期，可鼓励患者做手部抓握运动及上肢肌肉收缩运动，但勿作前臂旋转活动；中期可逐步增加肘、肩关节的活动，如小云手、大云手等；后期解除夹板后，则逐步进行前臂的旋转功能锻炼，同时不断增加腕、肘关节活动量。

【经验荟萃】

尺骨干单骨折极少见，因有桡骨支撑，加之附着肌群较少，因而移位程度亦多轻微，整复固定能取得满意的疗效。由于尺骨是前臂旋转活动的主轴，因此尺骨骨折后的旋转畸形和成角畸形对前臂的旋转功能的影响远大于桡骨畸形对前臂旋转功能的影响。因此，若尺骨骨折发生于下段且有移位时，应注意到多有合并下尺桡关节分离的可能。尺骨单骨折在前臂损伤中所占比例不大，但由于它是前臂旋转活动的主轴，而一旦发生骨折，必将影响前臂的旋转功能。特别是尺骨中、下段的骨折，由于骨干细弱，加之附着肌肉少，骨折后手法整复应稳、准、争取一次成功。

一般来说，闭合手法整复可以使骨折愈合更快一些，但整复成功后应有良好的外固定作保证，否则产生再移位。如尺侧夹板达第5掌指关节，可防止骨折远端因手部重心影响而向桡侧成角。此点在临床治疗中不可忽视。

腕舟骨骨折

腕舟骨骨折是较常见的腕骨骨折，亦称上力骨骨折。骨折多在舟状骨腰部发生，骨折线先自掌、尺侧开始，后达背外侧。多见于年轻人，儿童罕见。舟状骨骨折同时有其他腕骨骨折及脱位时，预后不佳。

【损伤机制】

多见于成年人。腕舟骨是近排腕骨中最大的一块，呈长弧形，其状如舟，中段较细者为腰部，骨折多发生在此处。由于掌侧腕横韧带附着在舟骨结节部，而舟骨其余表面多为关节软骨所覆盖，血液供给较差，故除结节部骨折愈合较佳外，舟骨腰部骨折或近端骨折容易发生迟缓愈合、不愈或缺血性坏死。

【诊查要点】

多为间接暴力所致。跌仆时，手掌先着地，腕极度桡偏、背伸，暴力向上传达，舟骨被锐利的桡骨关节面的背侧缘及茎突缘切断而骨折。伤后腕部外侧疼痛，活动受限；腕背伸、桡偏时疼痛加重，阳溪穴部位肿胀、压痛明显；令患者握拳，叩击第1、第2掌骨头部时，骨折处有纵轴冲击痛。拍摄正侧位和尺偏斜位X线片可协助诊断。第一次X线片未发现骨折而临床表现仍有可疑时，可于2~3周以后再次拍X线片，此时骨折端骨质被吸收，骨折线较易显露。

【治疗方法】

（一）手法治疗

此类骨折是稳定型骨折，一般不需要施行手法，仅作前臂超腕关节固定。有移位骨折，必须手法复位。前臂轻度旋前位，可在用手牵引下使患腕尺偏，术者以拇指向掌侧、尺侧按压移位的远骨折端，即可复位。

（二）固定疗法

以温水清洁手腕及前臂，拭干，外敷西关正骨跌打油纱，取前臂中立、腕关节掌屈尺偏和拇指于对掌功能位，用矫形夹板夹缚制动，定期复查固定情况。固定时间为8~12周，并拍摄斜位X线片1~2次检查愈合情况。若仍未愈合，需延长固定时间，直至骨折愈合。

（三）药物疗法

按骨折三期辨证施治。因该骨折损伤气血较轻，故不宜用大剂化瘀药物。若舟骨腰部或近端骨折愈合缓慢，应加强补益肝肾、接骨续损，内服健步虎潜丸（虎骨今已禁用）、接骨丹、八厘散等。

【康复指导】

固定后应鼓励患者做握拳及患肢肩、肘锻炼，促进腕部血液循环，并可由于肌肉收缩力而使两骨折端纵轴加压而紧密吻合，但禁忌作腕桡偏活动。固定3周内，应3~4天复查1次固定情况，及时调整至适合的松紧度。拆除固定后逐步加强患肢肩、肘、腕的锻炼。

【经验荟萃】

腕舟骨骨折酷似腕部扭伤，临床易被忽视。早期骨折线隐匿不易发现，后期又因处理不及时常造成骨折不愈合或缺血坏死，故腕舟骨骨折的漏诊率极高。腕舟骨大部分为关节软骨覆盖，只有腕舟骨结节和腰的背外侧部有骨质裸露，滋养血管由此进入骨内并向四周分支供血。供血的血管可因腰部骨折而损伤断裂，导致近侧骨折段发生缺血坏死。因为腕舟骨的血供极其有限，所以损伤后一旦移位明显，则骨折不愈合率及坏死率会明显增高。腕舟骨骨折不愈合常多见于移位性骨折缺血坏死，同时移位性骨折常在晚期可致腕关节骨性关节炎，接诊时遇到该类骨折患者应做好沟通工作。

因腕舟骨骨折患者多为青壮年，患者急于早日康复，在功能锻炼上往往不能按照医护人员的要求，往往超负荷锻炼，结果适得其反。医生要与患者有良好的沟通，正确的引导，使患者能按要求进行功能锻炼，避免暴力运动，以防止固定失效及发生再骨折。

掌　骨　骨　折

掌骨骨折是常见的手部骨折之一。多由直接暴力打击或挤压伤所造成，可以为单一或多个掌骨骨折。骨折类型以横断形和粉碎性多见，因扭转和间接暴力亦可发生斜形或螺旋形骨折。

【损伤机制】

掌骨骨折多见于成人，男多于女。第1掌骨短而粗，骨折多发于基底部，还可合并腕掌关节脱位；第2、第3掌骨细而长，拳击时受力点多落在第2、第3掌骨而易发生骨折；第4、第5掌骨细而短，第5掌骨易受直接打击而致掌骨颈骨折（表2-8）。

表2-8　常见的掌骨骨折类型

类　型	受　伤　机　制
掌骨基底部骨折	第1掌骨基底部骨折较常见，多为间接暴力所致，骨折线多呈横形。直接暴力碰撞打击亦可使该处发生骨折，多为横形或粉碎性骨折。远骨折端受屈拇长、短肌及拇指内收肌的牵拉而向尺侧、掌侧移位，近骨折端受外展拇长肌的牵拉而向桡侧、背侧移位，骨折部向桡侧、背侧成角畸形。第2~5掌骨基底部骨折时，多因直接暴力砸压打击所致，呈横断形或粉碎性骨折，骨折端因受掌横韧带的约束，一般移位不大
第1掌骨基底部骨折并脱位	为间接暴力所致。跌倒或被重物碰撞，作用于拇指纵轴上的暴力传导至基底部，而呈斜形骨折。骨折线通过腕掌关节，在基底部尺侧形成三角形骨折块，因有掌侧韧带相连，多无移位。而骨折远端被拇长展肌牵拉而向桡侧、背侧脱位，并向桡侧、背侧成角移位
掌骨干骨折	暴力直接打击所致者多见，多为横断形或粉碎性骨折。扭转及传达暴力所致者，多为斜形骨折或螺旋形骨折。骨折后因屈指肌及骨间肌的牵拉而向背侧成角及侧方移位
掌骨颈骨折	多为间接暴力所致，常见于打架或拳击，多发生于第5掌骨，亦有发生于第2~4掌骨，为握拳时掌骨头被撞碰所引起。骨折端受蚓状肌和骨间肌牵拉而向背侧成角，掌骨头则向掌侧屈转，近节指骨受伸肌腱牵拉而向背侧移位，形成掌指关节半脱位
掌骨头骨折	可由直接暴力或间接暴力引起，但以直接暴力引起的粉碎性骨折多见

【诊查要点】

有外伤史，骨折后局部疼痛，肿胀，活动受限，功能障碍，压痛或纵轴叩痛。患手正斜位X线片可确定骨折部位和性质（表2-9）。

表2-9　常见掌骨骨折的临床表现

类　型	临　床　表　现
第1掌骨基底部骨折	第1掌腕关节处瘀肿，压痛，拇指内收、外展、对掌活动障碍
第1掌骨基底部骨折脱位	第1掌腕关节处瘀肿，压痛，骨折远端向桡侧、背侧与近侧移位，拇指内收、外展、对掌活动障碍
掌骨干骨折	掌骨中段瘀肿，压痛及纵轴叩痛，骨折端常向背侧成角及向侧方移位
掌骨颈骨折	掌指关节畸形，掌指关节过伸，掌骨头向掌侧屈曲；在握拳时，见不到正常突出的掌骨头
掌骨头骨折	掌指关节瘀肿，压痛，掌指关节活动障碍

【治疗方法】

（一）手法治疗（表2-10）

表2-10　常见掌骨骨折的手法整复方法

类　型	整　复　方　法
第1掌骨基底部骨折	术者一手握腕，拇指置于第1掌骨基底部突起处，另一手握患侧拇指，先将拇指向远侧及桡侧牵引，然后将第1掌骨头向桡侧与背侧推扳，同时以拇指向掌侧与尺侧压顶骨折处以纠正向桡侧与背侧突起成角
第1掌骨基底部骨折折脱位	与第1掌骨基底部骨折整复方法相似，但应注意要使拇指外展而不要将第1掌骨外展，否则反而加重掌骨内收，则脱位难以整复
掌骨颈骨折	术者一手握手掌，手指捏住骨折近端；另一手握患指，将掌指关节屈至90°，使掌指关节侧副韧带处于紧张状态，以近节指骨基底托住掌骨头。此时沿近节指骨纵轴向背侧推顶，同时用拇指将掌骨干向掌侧按压，畸形即可纠正
掌骨干骨折	助手握持前臂，术者一手牵引患指，在拔伸牵引下，另一手先按压骨折端纠正向背侧成角，然后用示指和拇指在骨折的两旁自掌侧与背侧行分骨挤压，纠正侧方移位

（二）固定疗法

复位后，用铝板、竹片或薄木板的固定方法。第1掌骨干或基底部骨折、第1掌骨基底部骨折并脱位，均可用拇外展固定方法；第2~5掌骨基底部骨折、骨干骨折，可用掌、背侧夹板固定方法，在背侧骨间隙处安放分骨垫数条，在背侧掌骨成角处放置棉制小压垫。掌骨颈骨折，可用"匚"形铝板或石膏固定于背侧，将掌指关节和近侧指间关节固定在各屈曲90°位置上。掌骨基底部骨折、基底部骨折脱位、掌骨颈骨折固定4~5周，掌骨干骨折固定5~6周。

（三）药物疗法

按骨折三期辨证施治。

【康复指导】

复位后即可做肩、肘、腕关节及除患指外手指的功能锻炼，但在3~4周内第

1掌骨各类骨折不能做腕掌关节内收活动；固定3周内，应3~4天复查1次固定情况，及时调整至适合的松紧度。掌骨颈骨折不能作伸指活动，第2~5掌骨干骨折不能做用力的伸指、握拳活动。拆固定后逐步加强患肢肩、肘、腕、手的锻炼。

【经验荟萃】

掌骨周围均为肌肉，且掌骨间互为支持，骨折后一般移位不大，对掌功能影响较小。但第1掌骨基底部骨折属于不稳定的骨折，远骨折段常受拇内收肌、大鱼际肌、拇长屈肌的牵拉而发生内收移位，如不注意矫正，愈合后，拇外展功能将受到限制。

整复骨折后切忌利用手掌作固定物，将拇指于虎口处并拢一起包扎。注意夹板或石膏的松紧度，尤其是弧形固定方法时第1掌骨基底部的固定垫不宜过厚，掌骨干骨折时的分骨垫不宜过厚过硬，以免引起压疮。由于掌指关节的侧副韧带在伸直位时最短，若在伸直位固定掌指关节很容易引起关节囊和侧副韧带挛缩，导致关节强直，并且掌指关节发生挛缩后不容易纠正，故应避免在伸直位固定掌指关节或尽量短时间的使患指处于伸直位固定。

手部各关节的强直、僵硬，以致手功能的大部丧失是本病最严重的后遗症之一，故应将防治作为本病的护理重点。早期即应鼓励患者进行指间关节活动，既要充分固定又要适当早期活动，有利于手功能的恢复。对于未受伤手指绝对不能固定，以保证其他手指的活动。当骨折移位畸形2~3周以上，整复方法和外固定都将会有一定困难，可以采用内固定术。

指 骨 骨 折

指骨骨折是手部最常见的骨折，亦称竹节骨骨折。指骨骨折在手部最为常见，多为直接暴力所致开放性骨折。指骨骨折由于部位不同，受到来自不同方向的肌腱的牵拉作用，产生不同方向的移位，可于手指的任何部位导致各种不同类型的骨折。

【损伤机制】

指骨骨折是手部最常见的骨折，发生率高，占四肢骨折的首位，多见于成人。指骨周围附着的肌腱和肌肉收缩牵拉，可影响骨折端的移位。

指骨骨折多由直接暴力所致，且多为开放性骨折。骨折可发生于近节、中节或末节，而以近节指骨骨干骨折为多见。有横断形、短斜形、螺旋形、粉碎性或波及关节面的骨折（表2-11）。

表2-11　指骨骨折的分型

类　　型	受伤方式及移位机制
近节指骨骨干骨折	多由间接暴力所致，骨折近端受骨间肌、蚓状肌的牵拉，骨折远端受伸肌腱的牵拉，骨折端向掌侧成角畸形
近节指骨颈部骨折	常由间接暴力所致，骨折远端受伸肌腱中央部的牵拉，向背侧旋转达90°，使远端的背侧与近端的断面相对
中节指骨骨折	由直接暴力打击引起的为横断骨折，由间接暴力引起的为斜形或螺旋骨折。骨折部位在指浅屈肌腱止点的近侧，远侧骨折端因被指浅屈肌腱牵拉，骨折端向背侧成角畸形；骨折部位在指浅屈肌腱止点的远侧，近侧骨折端因被指浅屈肌腱牵拉向掌侧移位，骨折端向掌侧成角畸形
末节指骨骨折	多因重物砸伤、挤压伤等直接暴力所致，轻者为骨裂纹，重者为粉碎性骨折，可合并有软组织裂伤。末节指骨远端无肌肉肌腱附着，骨折移位不大。若为末节指骨基底背侧撕脱，多由于手指伸直时，间接暴力作用于指端，使末节指骨突然屈曲，由于伸肌腱的牵拉，末节指骨基底背侧可发生撕脱骨折，呈典型的锤状指畸形

【诊查要点】

外伤后手指局部肿胀、疼痛，局部压痛明显。手指伸屈活动受限，被动伸屈手指可引起剧烈疼痛。骨折移位明显时，手指可呈现成角畸形，并可触及骨擦音及异常活动。远节指骨骨折时，甲下可见黑色血肿，如远节指骨基底背侧部撕脱性骨折，可出现锤状指畸形（表2-12）。X线片检查可明确诊断，并区分骨折类型。对儿童近节基底部骨折常表现为骨骺线分离，应特别注意。

【鉴别诊断】

表2-12　指骨骨折与脱位、肌腱断裂的鉴别

类　型	不　同　点	共　同　点
指骨骨折	被动活动有剧烈疼痛，甲下可见黑色血肿，严重时出现畸形，X线片检查可明确诊断	均有外伤史、手指部肿胀、疼痛、活动受限
指间关节脱位	指间关节弹性固定在伸直位，X线片检查可明确诊断	
伸肌腱断裂	疼痛在手指背侧，被动活动正常，X线片无骨折征	

【治疗方法】

（一）手法治疗

（1）近节指骨干骨折的复位及外固定：近节指骨干骨折由于受肌腱的牵拉，骨折端向掌侧成角。复位时，术者一手握住患指近端，另一手拇指及示指捏住骨折远端手指，拇指顶住骨折掌侧成角处作为支点，牵引下屈曲指间关节，拇指轻轻用力向背侧挤压骨折部，纠正成角。如有侧方移位，则在牵引下，捏住近端的拇指、示指对捏断端，纠正侧方移位。整复时宜将腕关节尽量背伸，掌指关节屈曲30°~40°，近侧指间关节屈曲80°。屈曲掌指关节不止是为了解除外侧束的紧张，而且使侧副韧带紧张来固定近侧骨折端，这样便于整复。整复后，将腕关节背伸30°，掌指关节屈曲30°~40°，近侧指间关节屈曲50°~60°，远侧指间关节轻度屈曲位固定。如为斜形骨折伴有侧方移位，于指骨侧方加小垫，并用侧方微型固定方法。如为横断骨折，于原来掌侧成角处放一薄垫，胶布固定，掌背侧各放一瓦形小夹板（竹、木或铝制），其长度不超过指间关节，然后用胶布固定。

（2）近节指骨颈骨折：整复时，应先用反折手法加大畸形，即将骨折远

折段呈90°向背侧牵引，然后迅速屈曲手指，并将近端的掌侧向背侧推，可使之复位。

（3）中节指骨骨折：如向掌侧成角，其整复方法与近节指骨干骨折基本相同。如向背侧成角，方法为术者一手拇指、示指扣住患指末节，另一手拇指和示指捏住骨折近段固定患指，在对抗牵引下，使患者近节指间关节过伸，拇指按于骨折部背侧作为支点，轻轻按压使之复位。如有侧方移位，拇指和示指改为对捏骨折端，可纠正侧方移位。

（4）远节指骨骨折：远节指骨骨折无明显移位，无须复位，可用夹板（竹或铝制）固定2周。如明显畸形或断端间有空隙，可轻轻以按压手法纠正，然后用小竹夹板托于掌侧稍加包扎固定。

（5）远节基底背侧撕脱骨折引起锤状指的整复：牵引下，术者拇指按压住背侧移位的骨块，同时使远侧指间关节逐渐过伸位，让断面接触复位。然后用匙形铝固定末节于过伸位和近侧指间关节屈曲位，使靠近止点处的伸指肌腱处于松弛状态，以利于愈合。

（二）固定疗法

复位后将患指固定手功能位3周，3周后取掉固定近节的铝板，保留远节固定铝板，6周后去除所有外固定。对末节指骨基底背侧撕脱骨折，宜将近侧指间关节屈曲、远侧指间关节过伸固定6周。在固定期间，应注意观察患指血液循环情况及骨折的稳定。

（三）药物疗法

按骨折三期辨证施治。

【康复指导】

复位固定后，未固定的手指需经常活动。骨折一旦愈合，患指即应及早进行功能锻炼，经常做抓握动作，用最大力气握拳然后尽力伸开，以免关节僵硬。关节内骨折（除末节指骨基底背侧撕脱骨折）固定3周后，即应开始功能锻炼。

【经验荟萃】

手指的灵巧活动源于肌腱附着指骨上的收缩运动，当指骨不同部位发生骨折时，两折端常受肌腱的收缩牵拉而发生移位。治疗中，既要充分固定又要适当活动。固定时，尽量避免累及未受伤指。固定后，要抬高患肢，以利于消肿。指骨骨折处理不当，可出现骨折畸形愈合、关节囊挛缩、肌腱粘连，引起关节功能障碍，甚至关节僵硬，严重影响手的功能。采取何种体位整复和固定，直接影响着骨折的解剖复位和愈合后的功能恢复。

股骨颈骨折

股骨颈骨折是指股骨头下至股骨颈基底部的骨折。股骨头颈部又名髀杵，《医宗金鉴·正骨心法要旨》云："环跳者，髋骨外向之凹，其形似凹，以纳髀骨之上端为杵也。"此骨折以50~70岁者为最多，因老年人骨质疏松，股骨颈脆弱，轻微跌倒即可发生骨折。

股骨颈前面部分完全位于关节囊内，而后面只有内侧2/3被关节囊所覆盖。股骨颈的血供复杂且供给量较差，若骨折处理不及时、不适当，都会导致骨折不愈合或并发股骨头缺血性坏死，创伤性关节炎，严重地影响老年人的生活。

【损伤机制】

股骨颈骨折多发于老年人，儿童或青年发病甚少，女略多于男。股骨颈部细小，处于疏松骨质和致密骨质交界处，负重量大。老年人因肝肾气血不足，筋骨衰弱，骨质疏松，有时仅受较轻微的旋转外力便可引起骨折。青年、儿童多由车祸，高处坠下等强大暴力而致伤。股骨颈骨折横断形较少，多系嵌插型、斜形或螺旋形骨折，骨折部所受剪力的大小与骨折线的倾斜度成一定的比例关系。根据损伤程度可以将股骨颈骨折分为以下几种类型。

（1）股骨颈骨折按损伤机理分类：有内收骨折和外展骨折。内收骨折临床上较多见，常因间接暴力所致。当患者自高处坠下，两足着地，体重由股骨头部下压，遂产生骨折。骨折时由于肌肉收缩力的影响而发生剪力作用，远端向上，髂腰肌及外旋肌的收缩和下肢的重量，致使下肢呈外旋位置。这类骨折移位较多，骨折远端多内收上移，血运破坏大，骨折愈合率低，股骨头缺血性坏死率较高。外展骨折较少见，多为间接暴力所致。当患者滑倒时，股骨干外展，大粗隆着地，以致体重经髋臼而压于股骨头上造成骨折。这类骨折常因体重及肌肉收缩而呈嵌插状态，骨折局部剪力小，较稳定，血运破坏较少，故愈合率较高。

（2）按骨折部位分类：有头下骨折、经股骨颈骨折和基底骨折。头下骨折和经股骨颈骨折为囊内骨折，由于局部气血不足，常能影响连接，甚至可致股骨头缺血性坏死；基底骨折为囊外骨折，由于局部气血旺盛，瘀血易去，新血易生，故预后良好。

（3）按骨折线之倾斜度分类：骨折线之倾斜角度越大，骨折越不稳定，预后不良。骨折线与股骨干纵轴的垂直线之间所成的角度小于30°者，骨折面相互嵌插，位置稳定，骨折容易愈合；角度大于50°者，承受剪式应力较大，位置不稳定，骨折不易愈合，预后欠佳。

【诊查要点】

骨折后髋部疼痛，髋关节任何方向的被动或主动活动都能引起局部剧烈疼痛，有时疼痛沿大腿内侧向膝放射，腹股沟中点附近有压痛和纵轴叩击痛。囊内骨折有关节囊包裹，局部血液供应较差，且其外为厚层肌肉，故肿胀瘀斑不明显。囊外骨折则肿胀明显，或伴有瘀斑，伤后即不能站立行走，髋关节功能丧失。但部分嵌插形骨折仍可能站立或跛行，检查时应加以注意。有移位骨折，患肢呈外旋、缩短畸形，髋、膝关节轻度屈曲。囊内骨折受关节囊的束缚，外旋角度较小，45°~60°；囊外骨折则外旋角度较大，可达90°，并可扪及股骨大转子上移。拍摄髋关节正侧位X线片，以明确骨折部位、类型及移位情况。若临床症状可疑，初次拍摄X线片虽未发现明显骨折线，仍应摄健侧X线片对比，或骨折1~2周后再摄X线片检查，高度怀疑者可行髋部MRI检查。

【治疗方法】

（一）手法治疗

对外展（嵌插）型骨折的治疗，可让患者仰卧于床上，置患肢轻度外展内旋位皮肤牵引，悬重1~2kg，或穿防止外旋的丁字鞋。2周后X线正侧位片检查，若仍保持其外展嵌插形位，在骨折后4~6周，可解除牵引，患肢不负重扶双拐下地活动。约在伤后3个月可改用单拐步行，5~6个月后若骨折已愈合，始可弃拐行走。如骨折由外展型变为内收型时，则应按内收骨折处理。

对内收型骨折的治疗，应在骨折早期行手法复位。可采用屈髋屈膝法，患者仰卧，助手双手压住患者双侧髂前上棘固定骨盆，术者一手托其腘窝，使髋关节和膝关节均屈曲90°，并向上拔伸纠正缩短畸形，然后伸髋内旋外展以纠正成角及旋转畸形，并使骨折面紧密接触。复位后进行掌跟试验，即以手掌托住患侧的足后跟，如患足外旋畸形消失，表示复位成功。亦可采用手牵足蹬法，以右侧股骨颈骨折为例，《伤科汇纂·环跳骨》云："令患人仰卧于地，医人对卧于患人之足后，两手将患脚拿住，以右足伸牮患人胯下臀上，两手将脚拽来，用足牮去，身子往后卧倒，手足身子并齐用力。"若成角及内旋畸形仍未完全矫正，则可将患肢外展内旋。亦可采用骨牵引逐渐整复，方法如下：在外展中立位行股骨髁上骨牵引或胫骨结节骨牵引，重量4~8kg，牵引2~3天。将患肢由中立位改为微内旋位，以便纠正骨折的向前成角，使复位的骨折端紧紧扣住，并在床边拍摄髋关节正侧位X线片，如尚未复位，则调整内收或外展角度，或适当调整重量。此时移位应大有改善，若仍有残余移位，则采用手法整复纠正。一般情况下，复位在1周内完成。若牵引后仍未完全复位，可配合手法整复。

（二）固定疗法

不完全骨折及外展嵌插形骨折，可采用皮肤牵引或骨牵引，保持患肢于中立位8~12周后拆除牵引。有移位的复位后可采用持续牵引或三翼钉、三支钢针等内固定；老年人股骨颈骨折移位严重者，考虑股骨头血运破坏严重，为避免以后股骨头缺血性坏死和尽早恢复患者生活质量，也可以行人工股骨头置换术或者人工全髋置换术。

（三）药物疗法

按骨折三期辨证施治。

【康复指导】

治疗期间应进行全身锻炼，鼓励患者每天卧床做气功或深呼吸，主动拍胸咳嗽排痰，给臀部垫气圈或泡沫海绵垫，定期翻身及骨突处用田七膏按摩防褥疮，预防因长期卧床发生的并发症。同时应积极指导患肢进行股四头肌舒缩活动、踝关节和足趾屈伸功能锻炼，以防止肌肉萎缩、关节僵直的发生。解除固定后，在床上进行髋、膝关节的屈伸活动，避免髋内翻和外旋。待骨折愈合后方可逐步负重锻炼，如果发现股骨头部有变形、塌陷，局限性骨密度增高区的边缘有斑片状密度减低区，提示缺血性坏死征象时，要延迟负重的时间。

【经验荟萃】

股骨颈骨折临床多见，发病率日益增多；临床诊断并不困难，但应高度警惕无移位骨折及嵌插形骨折的患者。这类骨折并不绝对需要作紧急治疗，因为大多数老年患者有许多本身基础性疾病方面的问题，手术前经过12~24小时的观察和治疗，通常是有好处的。经过这个阶段处理，麻醉意外和手术后并发症的倾向都会减少。在12~24小时期间，对患肢作2~3kg的皮肤牵引或者腿套牵引，患者一般都比较舒适。

老年人伤后气血虚，常出现神色憔悴，面色苍白、倦怠懒言，胃纳呆滞，舌质淡白，脉细弱等症。气虚后津液亏损，舟无水则不行，可出现大便秘结。长期卧床还可出现褥疮、淋证、喘咳等并发症。老年患者伤后并发感染发热，有时体温不一定很高而仅出现低热，临床应高度重视。

股骨头颈部的血液供应差，其股骨头颈部的血运有三个来源：①股骨头圆韧带内的小凹动脉，仅供给股骨头内下部分，发自闭孔内动脉。②股骨干滋养动脉分支，对股骨颈血供很少，血运仅达股骨颈基底部。③旋股内、外动脉的分支是股骨颈的主要血液供应来源。旋股内动脉来自深动脉，在股骨颈基底部关节囊滑膜反折处分成三组进入股骨头，即骺外动脉、干骺端上动脉和干骺端下动脉。旋股内动脉的损伤是导致股骨头缺血性坏死的主要因素，当股骨颈骨折或股骨头脱位时均可破坏血供，致骨折不易愈合，或发生股骨头缺血性坏死。因此，在骨折移位严重，或骨折损伤旋股内动脉时，可考虑人工关节置换。

股骨干骨折

股骨干骨折是指股骨转子下至股骨髁上部位的骨折。股骨干包括粗隆下2~5cm至股骨髁上2~5cm的骨干，是人体中最长的管状骨，且是下肢主要负重骨之一，如果治疗不当，将引起下肢畸形及功能障碍。

【损伤机制】

股骨干是人体中最长的管状骨，由厚而坚的圆柱形的皮质骨所构成，表面光滑，后方有一粗线，为肌肉附着处。股骨干有轻度向前突的弧度，骨髓腔略呈圆形，上、中1/3的内径大体均匀一致，下1/3的内径较膨大。股骨干骨折多见于小儿和青壮年，老年人则很少发生，男多于女。股骨干骨折多由强大暴力如车祸、受重物打击、挤压等所致，或由高处坠下、强力扭转的间接暴力而引起。直接暴力引起者多为横断形或粉碎性骨折，间接暴力引起的多为斜形或螺旋形骨折，均属不稳定性骨折。骨折端若移位明显，软组织损伤也比较严重，尤其是直接暴力打击、绞伤或挤压伤所致者更甚。小儿则可能为不完全骨折或青枝骨折，属稳定性骨折。

股骨干骨折后，由于局部内出血较多，加之疼痛剧烈，有的患者早期可能出现血虚气脱。若同时有多处骨折者更应注意。股动脉，股静脉在股骨上、中1/3骨折时，由于有肌肉相隔不易被损伤。而在股骨下1/3骨折时，由于血管位于骨折的后方，而且骨折断端常向后成角，故易刺伤该处的腘动、静脉。

【诊查要点】

骨折端因受暴力作用、肌群的收缩、下肢本身的重力及搬运的影响，可以发生各种不同移位（表2-13）。

表2-13　股骨干骨折的分型

类　　型	移　位　情　况
股骨干上1/3骨折	骨折近端受髂腰肌、臀中肌、臀小肌及其他外旋肌的牵拉而产生屈曲、外展、外旋移位；骨折远端由于内收肌群作用而向后、向上、向内移位
股骨干中1/3骨折	两端有重叠，移位无一定规律，多数骨折近端呈外展、屈曲倾向，骨折远端因内收肌的作用，其下端向内上方移位，故骨折端多向前外侧突起成角
股骨干下1/3骨折	因膝后方关节囊及腓肠肌的牵拉，骨折远端往往向后移位，严重者骨折端有损伤腘动、静脉及坐骨神经的危险

骨折后局部肿胀、疼痛、压痛、功能丧失，出现缩短、成角和旋转畸形，可扪及骨擦音和异常活动。由于剧痛和出血，早期可并发血虚气脱。严重移位的股骨干下1/3骨折，腘窝部有巨大的血肿，足下垂、足趾伸屈无力和足部感觉障碍，足背、胫后动脉搏动减弱或消失，末梢血循环障碍者，应考虑为血管、神经受压损伤。X线正侧位片可以显示骨折的类型及移位的方向。

【治疗方法】

（一）手法治疗

临床多采用如下手法复位（表2-14）。

表2-14　股骨干各段骨折的整复方法

整 复 方 法	类型	分型整复方法
患者取仰卧位，一助手固定骨盆，另一助手用双手握小腿上段，顺势拔伸，并徐徐将患肢屈髋90°、屈膝90°，沿股骨纵轴方向用力拔伸。矫正重叠移位后，再按骨折不同部位分别采用不同复位手法	股骨干上1/3骨折	将患肢外展，并略加外旋，然后由助手握骨折近端向后挤按，术者握住远断端由后向前端提
	股骨干中1/3骨折	将患肢外展，同时以手自断端的外侧向内挤压，然后以双手在断端前后、内外夹挤
	股骨干下1/3骨折	在维持拔伸下，膝关节徐徐屈曲，并以紧握在腘窝处的两手作支点，将骨折远端由后向前向近端推迫推挤

前人已认识到股骨干骨折移位倾向力大，提出在复位和固定方法治疗时，要用穿线绳作扎带，以增强外固定力。对整复方法，《普济方·折伤门》云："用手拿患者膝下，一手拿脚腕，伸舒扯拽脚跟对齐，如骨折处，再用手按捏骨平正，用消毒散敷贴，外用长板纸包裹，绢带扎缚，里外用砖靠定，勿令腿摇动，脚头抵正。"《陈氏秘传》云："令患者仰卧，绑其胸胁于凳脑上。如左足伤者，直伸左足，竖屈右足。术者侧立其右手凳沿边，系其左足之胫骨，着力挽带拔伸患骨，复又揣扣患骨归原接定，双手按住勿动，令伸其足，试其齐否，然后贴膏药，外加夹缚。"

若股骨干骨折重叠移位较多，手力拔伸未能完全矫正时，可取反折手法矫正；若斜形、螺旋形骨折背向移位，可用回旋手法矫正，往往骨断端的软组织嵌顿亦随之解脱；若有侧方移位，可用两手掌合抱或两前臂相对挤压，施行端提捺正。

（二）固定疗法

复位后根据股骨干骨折上、中、下1/3不同部位放置压垫。上1/3骨折放在骨折近端的前方和外侧，中1/3骨折放在断端的外侧和前方，下1/3骨折放在骨折近端的前方，再放置夹板。固定后，还应按不同年龄采用不同的牵引方式（表2-15）。皮肤牵引适用于儿童和年老、体弱的成年人；骨牵引适用于下肢肌肉比较发达的青壮年或较大的儿童。儿童牵引重量约1/6体重，约3周。成人牵引重量约1/7体重，8~10周。第1周床边X线片复查骨折对位对线良好，即可将牵引重量逐渐减轻至维持量（一般成人用5kg，儿童用2kg）。若对位对线不良，应调整牵引的重量和方向，检查牵引装置，保持牵引效能，但要十分注意牵引的重量，防止过度牵引。

表2-15　股骨干骨折的牵引要点

类　型	牵引方法及适应证		
垂直悬吊皮肤牵引	适用于3岁以下的幼儿。此法把患肢和健肢同时垂直向上悬吊，可避免幼儿不合作引起的断端旋转，治疗和护理都比较方便，患儿很快能适应。牵引期间臀部要离床，并要注意双下肢血循环情况		
水平持续牵引	股骨髁上牵引	适用于股骨干中1/3骨折及骨折远端向后移位的股骨干下1/3骨折	股骨干上1/3骨折应置于屈髋外展位
	股骨髁间牵引	适用于骨折位置很低且远端向后移位的股骨干下1/3骨折	股骨干中1/3骨折置于外展中立位
	胫骨结节牵引	适用于股骨干上1/3骨折及骨折远端向前移位的股骨干下1/3骨折	股骨干下1/3骨折远端向前移位时应置于屈髋屈膝中立位
	皮肤牵引	适合4~8岁下肢肌肉不丰盛的患儿	牵引时要加夹板，股骨干上、中、下1/3骨折牵引方向同上

对股骨干骨折亦可采用局部牵引固定架治疗，通过牵引，可以自行复位。对一些粉碎性、斜形或螺旋形骨折，经过牵引和手法复位，并加用压垫、夹板，同样可以达到满意的效果。但对有背向移位的骨折端，必须加用回旋手法复位。对严重重叠移位的横断形骨折应加大牵引重量，力争在1~2天内将重叠畸形完全纠正，而后进行手法复位。复位满意后，牵引量维持在4~8kg，大腿的前、内、外、后侧用选好的夹板和四道扎带固定起来。

（三）药物疗法

按骨折三期辨证施治。

【康复指导】

应从复位后第2天起先练习股四头肌舒缩及踝关节、跖趾关节屈伸活动。如小腿及足出现肿胀可适当配合按摩。从第3周开始，可以坐起，用健足蹬床，以两手扶床练习抬臀，使身体离开床面，以达到髋、膝关节活动的目的。从第5周开始，两手拉吊杆，健足踩在床上支撑，收腹、抬臀、臀部完全离床，使身体、大腿与小腿成一平线，以加大髋、膝关节活动范围。经X线摄片或透视，骨折端无变位，可从第7周开始扶床架练习站立。解除牵引后，对股骨干上1/3骨折加用外展夹板，以防止内收成角。在床上活动1周即可扶拐下地作患肢不负重的步行锻炼。当骨折端有连续性骨痂时，患肢可循序渐进地增加负重。经观察证实骨折端稳定，可改用单拐，1~2周后弃拐行走。这时再做X线片检查，若骨折无变位且愈合良好，方可解除固定方法。

【经验荟萃】

由于股骨受丰富的肌肉支配，骨折后远端、近端可因肌肉收缩和外力的作用而发生移位。这时应在膝关节屈曲位牵引，以利放松膝后方的关节囊和腓肠肌。当牵引的部位、方向和重量正确，骨折即能自行对位，可不必进行手法复位。持续滑动牵引是治疗下肢骨折的重要治疗方法。20世纪60年代初期，全国开展中西医结合治疗骨折，较好地解决了下肢骨折复位和维持复位及功能锻炼等问题。

我国古代对骨折的整复和夹缚虽然积累了较丰富的经验，但对下肢骨折整复后的固定，因为未能完全克服下肢强大肌肉的收缩作用，下肢骨折的缩短畸形愈合率发生较高。应用持续的滑动牵引配合夹缚固定治疗下肢骨折，较好地解决了缩短移位和侧方移位这一难题。为了更有效地恢复下肢功能，避免卧床时间过长的不足，应该不断完善其治疗方法。另外股骨干骨折患者容易出现失血性休克、脂肪栓塞、重要血管神经损伤等严重并发症，如果对于早期病情观察和出现并发症的处理不到位即可导致患者的死亡或严重后遗症。因此，临床医生要注意观察，减少不良后果的发生，提高治愈率。

股骨转子间骨折

股骨转子间骨折又叫股骨粗隆间骨折，系指股骨颈基底至股骨粗隆5cm部位之间的骨折。股骨粗隆部血运丰富，骨折后极少不愈合，但甚易发生髋内翻。高龄患者长期卧床引起并发症较多。患者多为老年人，男多于女，青壮年发病者较少。

【损伤机制】

老年人因内分泌失调，肢体不灵活，股骨转子部骨质疏松，易于折断。若患肢因过度外旋、内旋或内翻的传达暴力或跌倒时大转子部直接遭受暴力冲击，均可造成骨折。根据骨折线的方向和位置，可分为顺转子间型、反转子间型、转子下型三种类型（表2-16）。

表2-16　股骨转子间骨折的分型

类　型	骨折线形状
顺转子间型	骨折线的走行方向与转子间平行。自大转子顶点的上方或下方开始，斜向内下方行走，到达小转子的上方或稍下方
反转子间型	骨折线自大转子下方斜向内上方走行，到达小转子上方，小转子也可能成游离骨片
转子下型	骨折线经过大、小转子的下方，成为横形、斜形或锯齿形，骨折也可能轻度粉碎

【诊查要点】

骨折后局部疼痛、肿胀明显，瘀斑广泛，患者不能站立或行走，患肢明显缩短、内收、外旋畸形，髋关节任何方向的主动和被动活动受限。大转子上移，按压或叩击大转子部位时可引起剧痛。X线片可明确骨折类型和移位情况。

【治疗方法】

（一）手法治疗

无移位骨折可采用丁字鞋制动或悬重3~5kg持续牵引6~7周。有移位骨折着重纠正患肢缩短和髋内翻，应采用手法整复（参照"股骨颈骨折"整复方法）。

（二）固定疗法

整复后，采用持续骨牵引，悬重6~8kg，固定患肢于外展中立位8周（稳定型骨折）至10周（不稳定型骨折）。

（三）药物疗法

按骨折三期辨证施治。

【康复指导】

治疗期间应进行全身锻炼，鼓励患者每天多喝水，卧床做气功或深呼吸，主动咳嗽排痰，保持肺张力。给臀部垫气圈或泡沫海绵垫，预防因长期卧床发生的各种并发症，同时应积极进行患肢股四头肌收缩活动，踝关节和足趾屈伸功能锻炼，以防止肌肉萎缩、关节僵直的发生。解除固定后，在床上进行髋、膝关节的屈伸活动，避免髋内翻和外旋。如骨折愈合良好，全身情况允许，第7天起在理疗师的帮助下可用双拐站立，继续锻炼到有能力及灵活地用手杖帮助负重行走。通常在解除固定后第6周可以完全负重，但须继续用行走支架保护3~4周。

【经验荟萃】

股骨转子部位血液供应丰富，很少发生骨折不愈合或股骨头缺血性坏死。但若处理不当，可发生缩短和髋内翻畸形。髋部骨折多有移位，即使伤后无明显移位，但因下肢重力的剪力及肌肉牵拉的影响，也容易发生移位，维持复位后的稳定至关重要。固定期间，应注意不盘腿、不侧卧，经常做患肢肌肉运动和全身锻炼。对不稳定骨折，应通过临床和X线片证实骨折愈合后才可逐步负重。长时间牵引患者易出现各类并发症甚至危及生命，其常见的是髋、膝关节僵直或僵硬，需要较长时间功能锻炼才能恢复。

股骨髁上骨折

股骨髁上骨折是指股骨髁上约3cm范围内的骨折。多发生于青壮年，临床上不多见。

【损伤机制】

一般是因从高处跌下，足部或膝部着地的间接暴力所致，或因直接暴力的打击或扭转外伤所造成。此外，若膝关节僵直的患者，因废用性骨质疏松，以及膝部的杠杆作用增加，亦易发生髁上骨折。股骨髁上骨折可分为屈曲型和伸直2型，屈曲型比较多见（表2-17）。

表2-17　股骨髁上骨折分型

类　　型	骨折移位和骨折线形状
屈曲型骨折	其骨折远端向后侧移位，其骨折线是从后上斜向前下；骨折远端因受腓肠肌的牵拉和关节囊的紧缩，而向后侧移位。易损伤腘动脉、腘静脉、腘神经
伸直型骨折	其骨折远端向前移位，骨折线是从前上斜向后下，远、近两骨折端前后重叠

【诊查要点】

临床表现与股骨干下1/3骨折类似，检查时，要注意防止膝关节过伸，以免加大移位畸形，造成血管损伤。如发现腘窝有较大血肿和胫后动脉、足背动脉搏动消失时，须考虑腘动脉的损伤。膝关节正侧位X线片，可确定骨折类型和移位情况。

【治疗方法】

（一）手法治疗

对无移位的股骨髁上骨折，不需整复。若膝关节内有积血，应在无菌操作下将其抽净，然后用四块夹板超关节固定即可。对于有移位的屈曲型股骨髁上骨折，可采用股骨髁冰钳或钢针牵引法；有移位的伸直型骨折，可采用胫骨结节牵引法。以上两种骨折只要做到正确牵引，在骨折端稍加提捺手法即可复位。整复时要注意保护腘窝神经血管，用力不宜过猛。如为屈曲型骨折，术者可将骨折远端向上端提，助手向下挤按骨折近端，即可复位；伸直型骨折的整复手法则相反。复位困难者，可加大牵引重量后再整复。骨折复位后局部用夹板固定于屈膝位，两侧板下端呈叉状，骑在冰钳或钢针之上，将腿放在牵引架上持续牵引。

（二）固定方法

采用四块夹板超关节固定，侧板下端至髌骨上缘，后侧板的下端至腘窝中部，两侧以带轴活动夹板施行超关节小腿上端固定，放好棉纱衬垫及固定垫后，用四条布带捆缚夹板。4~6周解除牵引，改用超关节夹板固定，直至骨折愈合。

（三）药物疗法

按骨折三期辨证施治。

【康复指导】

在固定期间宜经常练习股四头肌收缩活动，随着肿痛的消退，可逐渐练习膝关节活动。待拍X线片及检查骨折已临床愈合时，再开始负重练习。一般固定6周以后可以离床，做扶拐不负重步行。

【经验荟萃】

　　股骨干下1/3骨折包括股骨髁上骨折，其下端紧靠膝关节，骨折愈合后膝关节常遗留不同程度的强直。此种情况并不少见，因此在治疗骨折的同时，最大限度地恢复膝关节功能是重要的。对合并腘动脉的损伤的病例，应争取时间，在骨折固定的同时，迅速解决腘动脉损伤的修复。缺血时间过长，若不引起肢体坏死，亦可引起小腿缺血性肌挛缩，造成踝关节强直，尖足畸形，影响下肢功能。腘动脉血栓形成的患者，应予高度重视，否则，可引起肢体坏死，脱落的栓子可闭塞血管远端，引起足趾坏死。

　　骨折处尚未临床愈合前，做过多的关节活动是不相宜的，因股骨髁上骨折的伤员做膝关节活动时，会增加股骨下端骨折段的杠杆力，从而影响愈合。为使骨折愈合与功能恢复同时并进，应使用膝关节康复架加强患肢的功能锻炼，锻炼方法与股骨干骨折基本相同。但因骨折靠近关节，易发生膝关节功能受限，故应尽早进行股四头肌舒缩活动和膝关节屈曲功能锻炼。

　　下肢骨折的处理，要求对位、对线满意，尽量保留下肢的长度，固定牢靠，早期功能锻炼等。一旦处理不当，骨折端重叠、成角或旋转移位，则可能发生跛行和不能负重的不良后果，使患者失去劳动力。

　　股骨髁上骨折大多数都可用手法整复，除非骨折移位严重，用上述手法仍不能整复或并发血管损伤者，可考虑切开复位内固定。

股骨髁部骨折

　　股骨髁部骨折较少见。根据其骨折的部位，可分为单髁骨折和髁间（双髁）骨折。以股骨髁间骨折为多见，好发于青壮年男性，单髁骨折较少见。

【损伤机制】

股骨髁间骨折可由直接或间接外力所致。如从高处跌下，足先着地，因体重沿股骨干向下冲击，即可将股骨髁劈裂为"T"形或"Y"形骨折。骨折线进入关节，因而有不同程度的关节内积血。单髁骨折可因直接外力或间接暴力所致。在过度膝外展损伤时可发生外髁骨折，在过度膝内收损伤时则发生内髁骨折，骨折块一般完整，但移位较大。严重者可伴有膝关节脱位或侧副韧带损伤。

【诊查要点】

伤后膝关节疼痛、肿胀及功能障碍。由于关节腔内常有大量积血和髁骨片的分离，致使膝关节肿胀迅速，髁部的横径加宽。拍摄股骨髁部（包括膝关节）正侧位X线片，以明确骨折类型和移位情况。

【治疗方法】

（一）手法治疗

无明显移位者，可用胫骨结节牵引；有移位者，整复前应先抽净关节内积血。对内、外二髁分离者，可采用股骨髁冰钳牵引。在牵引下术者用两手掌压迫分离的股骨内外髁，以拿捏拢聚的手法，使内、外二髁的骨折块复位，最后施行夹板超关节固定。

以左侧股骨外髁骨折为例，令患者仰卧位，麻醉后，助手一手握踝关节，另一手向外推膝关节，术者用双手自上而下地推按捺正移位的骨折片，使骨折复位。复位后，用超关节夹板固定膝关节于屈曲及轻度内翻位，2周后可逐渐伸直膝关节，3周后可离床扶拐不负重步行。必须注意，负重过早易造成膝外翻。

（二）固定疗法

采用四块夹板超关节固定，前侧板下端至髌骨上缘，后侧板的下端至腘窝中部，两侧以带轴活动夹板施行超关节小腿上端固定，放好棉纱衬垫及固定垫后，用四条布带捆缚夹板。将小腿放在牵引架上，膝关节保持在45°的屈曲位置，使腓肠肌处于松弛状态。4~6周解除牵引，改用超关节夹板固定，直至骨折愈合。

（三）药物疗法

按骨折三期辨证施治。

【康复指导】

在固定期间嘱患者做股四头肌舒缩锻炼，通过肌肉的收缩和夹板的压力作用，使未完全复位的骨折块逐渐复位。按骨折类型和X线片显示的骨折愈合情况，开始不负重的关节活动。骨折愈合坚固后方可负重行走。

【经验荟萃】

股骨髁间骨折是股骨远端骨折中损伤最严重、治疗最困难的关节内骨折。故治疗时，必须达到良好的对位，使关节面光滑完整，才能有效地恢复关节的功能和防止发生创伤性关节炎。单髁骨折的处理原则与髁间骨折相似，但须注意预防因复位不当而产生膝内、外翻，以及创伤性关节炎。

在治疗过程中，在不致使骨折移位和影响愈合的情况下，宜应用膝关节康复架加强膝关节的功能锻炼。因为髁部骨折多累及关节面，而关节面必失去其固有的光滑性，若能进行合理的功能锻炼，对关节面的磨造和防止关节僵硬是非常有利的。骨折块有明显移位，手法整复不能达到圆满复位者，可考虑施行内固定治疗。

髌骨骨折

髌骨骨折又称膝盖损断、膝盖骨破。

【损伤机制】

髌骨系人体中最大的种籽骨，呈三角形，底边在上而尖端在下，后面是软骨关节面。股四头肌腱连接髌骨上部，并跨过其前面，移行为髌下韧带止于胫骨结节。髌骨有保护膝关节，增强股四头肌力量的作用。髌骨骨折多见于成年人，儿童极为少见。

髌骨骨折可由直接暴力或间接暴力所造成，以后者多见。直接暴力所致者，是由于髌骨直接碰撞地面或重物直接打击而引起，多呈粉碎性骨折；髌骨周围的筋膜及关节囊一般尚完整，故骨折多无明显移位或轻度移位，但髌骨关节面软骨常遭受损伤，往往影响膝关节活动功能。间接暴力所致者，大多是在膝关节半屈曲位跌倒时，由于股四头肌强力收缩，髌骨与股骨滑车顶点密切接触成为支点，髌骨受到强力牵拉而骨折，多呈横形骨折；髌骨周围的筋膜和关节囊的破裂，使两骨折块分离移位，伸膝装置受到破坏，如不正确治疗，可影响伸膝功能。

【诊查要点】

骨折后局部肿胀、疼痛，膝关节不能自主伸直，常有皮下瘀斑及膝部皮肤擦伤。骨折分离移位时，可以摸到凹下呈沟状的骨折断端，有骨擦音或异常活动。膝关节X线正侧片、轴位片可以明确骨折的类型和移位情况。

【治疗方法】

（一）手法治疗

按髌骨骨折不同类型可以采用如下方法治疗（表2-18）。

表2-18 髌骨骨折的复位方法

类　　型	整　复　方　法
无移位的髌骨骨折	其关节面仍保持光滑完整者，在患肢后侧（由臀皱纹至足跟部）用单杉皮夹板固定膝关节于伸直位4周，外敷西关正骨跌打油纱。
轻度分离移位的骨折	可在局部麻醉下，先将膝关节内的积血抽干净，患肢置于伸直位，术者用两手拇、示指、中指捏住断端对推，使之相互接近触碰。然后用一手的拇指、示指按住上、下两断端，以另一手触摸髌骨，以确定是否完整。如完整者可用抱膝圈固定或弹性抱膝兜固定，后侧长夹板将膝关节固定在伸直位4周，外敷活血祛瘀、消肿止痛药物（如西关正骨跌打油纱）
两折端分离较大的骨折	整复方法及抱膝固定困难者，可分别在两骨折端水平方向闭合钻入两根钢针，针的两端均露在皮肤外。手法复位后，把两针端靠拢拉紧，使两骨断端紧密接触，然后拧紧固定器螺钉，如无固定器也可代以不锈钢丝固定，至临床愈合后拔针；亦有用"抓髌器"做外固定，治疗本类型骨折。如复位不满意，也可采用切开复位与钢丝内固定
粉碎性骨折	已整复及内固定的上、下极粉碎性骨折可作髌骨部分切除，术后固定膝关节于伸直位4~5周

（二）固定疗法

先清洁皮肤。用石膏托或石膏夹板固定膝关节于微屈膝位，以防屈膝时使骨断端发生分离。也可用纱布棉花做成的套圈，按髌骨周边的大小恰好套紧，可对髌骨起到束缚的作用。两侧系布带各2条，膝后置弧形木板，将布带经膝两侧绕过木板后方结扎。固定2周后开始股四头肌的收缩锻炼。3~4周后，可在石膏托或抱膝圈的保护下练习步行。6周后可做不负重的膝关节屈伸活动。

（三）药物疗法

按骨折三期辨证施治。

【康复指导】

整复、固定2周后开始股四头肌的收缩锻炼。3~4周后，可在石膏托或抱膝圈的保护下伸膝练习步行。6周后开始不负重的膝关节屈伸活动，并加强膝关节活动度及股四头肌肌力锻炼。

【经验荟萃】

抱膝圈固定要注意避免外侧固定带压迫腓总神经，造成腓总神经麻痹，影响锻炼和治疗效果。有移位的髌骨骨折经整复方法后，用抱膝圈固定，定期检查，纠正髌骨位置。复位满意，即骨折端紧密接触，髌骨前关节面平坦。有时关节面平坦而前面仍可扪及一小裂缝，也可以认为复位满意，可以每隔1~2天再推挤髌骨，逐渐对位。

若固定的骨折块仍分离或旋转移位者，会导致骨折不愈合或两骨折断端向前成角畸形愈合，影响髌股关节。如发现固定失败，及早改用其他有效的固定方法。陈旧性髌骨骨折发生伸膝无力而跪跌或引起疼痛者，可考虑手术治疗。

胫骨髁骨折

胫骨髁骨折亦称胫骨平台骨折。胫骨上端的扩大部分为内髁和外髁，其平坦的关节面称胫骨平台，中央为胫骨棘。胫骨髁为松质骨，所以容易被股骨髁撞击而造成骨折。青壮年多见，男性多于女性。除影响胫骨平台关节面外，可常常合并半月板损伤，甚至交叉韧带损伤和侧副韧带的损伤，因而易于造成不良后果——关节疼痛、僵硬、不稳定或畸形。

【损伤机制】

胫骨髁部为松质骨所构成，其外髁皮质不如内髁皮质坚硬，胫骨髁部骨折亦称胫骨平台骨折，以胫骨外髁部位多见，多由膝外侧遭受直接或间接暴力打击引起，以间接暴力多见。受伤姿势是高处跌下，足先着地，力量传膝关节，致使膝关节过度内翻或外翻引起。若两髁受力不相等时，则受力较大的一髁发生骨折；若内、外两髁所受压力相等时，则两髁同时发生骨折（表2-19）。

表2-19 胫骨髁骨折分型

类　型	暴力方向	受 伤 机 制
外翻骨折	外翻暴力	最多见。造成胫骨平台外髁的压缩和劈裂。如坐或站立时，膝外侧遭受暴力打击，或自高处坠落时膝外翻位着地，外力沿股骨外髁撞击胫骨外髁所致。除骨折外，常合并内侧副韧带损伤和半月板损伤，有时合并腓骨头骨折和腓总神经损伤
内翻骨折	内翻暴力	较少见。造成胫骨平台内髁的压缩和劈裂。除骨折外，常合并外侧副韧带损伤和半月板损伤
垂直冲击骨折	垂直暴力	外力沿股骨两髁向下冲击胫骨平台，引起胫骨内、外髁同时骨折，骨折线呈"Y"形或"T"形

【诊查要点】

骨折后膝部明显瘀肿、疼痛、功能障碍，可有膝外（内）翻畸形。若交叉韧带断裂，则抽屉试验阳性；若侧副韧带断裂，则侧方试验阳性。膝关节正侧位X线片可显示骨折类型和移位情况。疑有侧副韧带损伤者，还应在被动外（内）翻位摄双侧膝关节正位X线片，与健侧对比关节间隙的距离，又或者行膝关节MRI检查。对于一些X线片显示不清的，而又高度怀疑的骨折可以行三维螺旋CT检查或者MRI检查。

【治疗方法】

（一）手法治疗

对无移位的骨折，不需整复，将膝关节内积血吸净后局部外敷西关正骨跌打油纱，用内、外、后侧三块夹板固定膝关节伸直位置4~5周；对有移位的内、外髁劈裂骨折，可采用手法复位。

二人整复方法：移位不多，关节面无挤压塌陷，或塌陷不严重的单髁骨折，可用此法。以外髁为例：助手一手按于股骨下段向外侧推，同时，另一手握小腿下段牵拉并向内扳拉，使膝成内翻位，并扩大膝关节外侧间隙，以利于骨折块复位。当膝外翻被矫正时，膝关节囊即紧张，可把骨折块拉回原处，术者站于患侧，在助手牵拉同时，用拇指推压骨折片向上、向内，以进一步纠正残余移位。复位后，必须拍摄X线片，以观察复位情况。

三人整复方法：单髁骨折患者复位方法同二人复位法。双髁骨折时，一助手握大腿下段，另一助手握小腿下段对抗牵引，术者用两手掌合抱，用大鱼际部置于胫骨内、外髁之两侧，相向对挤，使骨折块复位。

（二）固定疗法

复位后用内、外、后侧三块夹板超关节伸膝位固定4~6周。固定时先在外髁的前下方放好固定垫，注意不要压伤腓总神经；内侧髁可放塔形垫。若骨折移位较大的单髁骨折或者双髁骨折复位后不稳定者，可结合跟骨结节骨牵引，重量3~5kg，牵引4周。对外侧平台中部塌陷骨折，可在膝关节内收位下做骨圆针撬拨复位，复位后可保留骨圆针作固定。合并韧带断裂者，早期做韧带修补术或晚期做重建术，以稳定膝关节。

（三）药物疗法

按骨折三期辨证施治。

【康复指导】

骨折早期，应强调进行股四头肌舒缩锻炼，及踝关节和上肢功能锻炼。经8周左右，骨折已临床愈合，可做膝关节主动功能锻炼，活动范围应由小到大，循序渐进，半年左右方可负重行走。

【经验荟萃】

胫骨髁骨折为关节内骨折，骨折线通过关节面，整复和固定都有一定难度，治疗的目的是恢复关节面平整及正常力线，确保关节稳定，并恢复活动范围。在治疗方法的选择上，应根据不同类型的骨折选择适当的方法，以期获得最佳的疗效，将并发症降至最小。

若骨折无移位或轻度塌陷与劈裂可闭合复位，石膏或夹板外固定，适时正确的功能锻炼可防止关节僵硬，获得满意效果。对于严重的粉碎性骨折，西关正骨名家继承、创新、总结了一套较为实用的方法。胫骨上端髁部骨折常波及关节面，其疗效直接影响下肢负重及膝关节的功能。治疗上要求较高，既要使平台骨折的复位达到接近解剖复位，又要求治疗过程中尽量不损伤伸膝组织的完整性，以求关节功能最大限度的恢复。西关正骨名家们一起分析骨折部位的解剖特点，充分利用了"筋能束骨""离而复合"这一传统正骨原则，研制了膝关节康复架（图2-5）。治疗上先行局部手法整复，并配合足腿部骨牵引，继用膝关节的屈伸滑动牵引，令膝关节韧带通过能张能弛地舒缩运动有效地促使塌陷或劈裂的骨折复位。因为患肢是在康复架承托中进行生理范围内的被动渐进活动，所以不会加重软组织的损伤。同时骨折的愈合过程能按股骨髁的形态重新模造成型，康复活动增加了关节软骨的营养和代谢能力，更有利于关节软骨的创伤修复，使膝部的软、硬组织愈合更接近生理形态，而不只是内生瘢痕替代。整个治疗过程融复位—固定—康复一体，为治疗胫骨髁部粉碎性骨折提供了一种较好的方法。

移位较大的劈裂或塌陷骨折造成关节不稳，可选择内固定治疗。若严重的粉碎性骨折，如软组织条件不适宜切开复位内固定，可选择外固定支架。

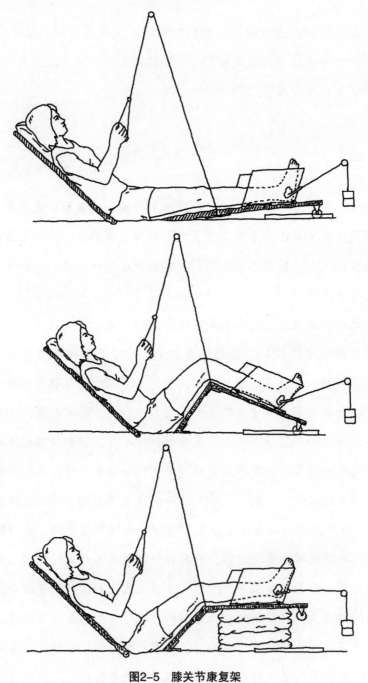

图2-5　膝关节康复架

胫腓骨双骨折

胫腓骨双骨折，亦称为骬骨骨折。《仙授理伤续断秘方》称之为"两胫俱断"。《医宗金鉴·正骨心法要旨》云："骬骨，即膝下踝上之小腿骨，俗名臁胫骨也。其骨二根，在前者名成骨，又名骭骨，其形粗；在后者名辅骨，其形细，又俗名劳堂骨。"胫骨干中上段横截面呈三角形，胫骨干下1/3处，横截面是四方形。该中下1/3交界处比较细弱，俗称"下五寸"为骨折的好发部位。胫腓骨干双骨折较常见，仅次于单纯胫骨干骨折。各种年龄均可发病，尤以10岁以下儿童或青壮年为多。儿童多为青枝骨折或无移位骨折。

【损伤机制】

直接暴力或间接暴力均可造成胫腓骨干双骨折。从高处坠下，足部先着地，小腿旋转，或受重物直接打击挤压引起。直接暴力的打击多来自外侧或前外侧，骨折多为横断、短斜面，亦可造成粉碎性骨折；直接暴力致胫腓骨两骨折线都在同一水平，软组织损伤较严重。由传达暴力或扭转暴力所致的骨折，多为斜形或螺旋骨折；双骨折时，腓骨的骨折线较胫骨为高，软组织损伤较轻。

影响骨折移位的因素，主要是暴力的方向、肌肉的收缩、小腿和足部的重力造成的，可以出现重叠、成角或旋转畸形。因小腿外侧受暴力的机会较多，肌肉又位于后外侧，所以骨折端向前、向内成角。同时肿胀消退后，亦易引起断端移位。骨折若发生成角和旋转移位，会影响步行和负重功能，并可导致膝、踝、髋创伤性关节炎的发生。胫骨的前缘与前内侧面表浅，仅有皮肤遮盖，骨折时容易刺破皮肤形成开放性骨折。

胫骨上1/3骨折移位时，有可能损伤胫前、后动脉。由于小腿深筋膜坚厚、致密，胫骨骨折后导致小腿筋膜间室内肿胀，压迫血管，引起小腿筋膜间室综合征。胫骨的营养血管由胫骨干上1/3的后方进入，在致密骨内下行一定距离，而后进入髓腔，胫骨下1/3又缺乏肌肉附着，故胫骨干中、下段发生骨折后，往往因局部血液供应不良，而发生迟缓愈合或不愈合。

【诊查要点】

骨折后局部肿胀、疼痛和功能丧失，可有骨擦音和异常活动。有移位骨折者，可有肢体缩短、成角及足外旋畸形。损伤严重者，在小腿前、外、后侧骨筋膜间室单独或同时出现极度肿胀，扪之硬实，肌肉紧张而无力，有压痛和被动活动牵拉痛，胫后或腓总神经分布的皮肤感觉丧失，即属骨筋膜间室综合征的表现。严重外伤、开放性骨折应注意发生脱证（创伤性休克）。《医宗金鉴·正骨心法要旨》云："若被跌打损伤，其骨尖斜突外出，肉破血流不止，疼痛呻吟声细，饮食少进，若其人更气血素弱，必致危亡。"胫骨上1/3骨折者，检查时应注意腘动、静脉的损伤。腓骨上端骨折时要注意腓总神经的损伤。小儿青枝骨折或裂纹骨折，临床症状可能很轻，但患儿拒绝站立或行走，局部有轻微肿胀及压痛。正侧位X线片可以明确骨折类型、部位及移位方向。因胫骨和腓骨骨折处可以不在同一平面（尤其是间接暴力引起的骨折）故X线片应包括胫腓骨全长。

【治疗方法】

（一）手法治疗

无移位骨折只需用夹板固定，直至骨折愈合；有移位的稳定性骨折（如横断骨折），可用手法整复，夹板固定；不稳定性骨折（如粉碎骨折、斜形骨折、螺旋骨折）可用手法整复，夹板固定，配合跟骨牵引。《医说》记载了一例胫腓骨多段骨折采用切开复位治疗。《普济方·折伤门》对本病采用手法整复和夹板固定治疗。

整复胫腓骨干骨折时，让患者平卧，膝关节屈曲20°~30°，一助手用肘关节套住患者腘窝部，另一助手握住足部，沿胫骨长轴作拔伸牵引3~5分钟，矫正重叠及成角畸形。若近端向前内移位，则医者两手环抱小腿远折端并向前端提，一助手将近折端向后按压，使之对位。如仍有内外侧方移位，可同时推近折端向外，推远折端向内，一般即可复位。螺旋、斜形骨折时，远折端易向外移位，医者可用拇指置于胫腓骨间隙，将远折端向内侧推挤，其余四指置于近段的内侧，向外用力推挤，并嘱助手将远折端稍稍内旋，使之完全对位。然后，在维持拔伸下，医者两手握住骨折处，嘱助手徐徐摇摆骨折远端，使骨折端紧密相插。最后以拇指和示指沿胫骨前嵴及内侧面来回触摸骨折部，检查对线对位情况。

（二）固定疗法

固定时，可根据骨折断端复位前移位的方向及其倾向性而放置适当的压力垫。上1/3部骨折时，膝关节置于屈曲40°~80°位，夹板下达内、外髁上4cm，内外侧板上超过膝关节10cm；胫骨前嵴两侧放置两块前侧板，前侧板上端平胫骨内、外两髁；后侧板的上端超过腘窝部，在股骨下端作超膝关节固定。中1/3部骨折时，外侧板下平外踝，上达胫骨外髁上缘；内侧板下平内踝，上达胫骨内髁上缘；后侧板下端抵于跟骨结节上缘，上达腘窝下2cm，以不妨碍膝关节屈曲90°为宜；两块前侧板下达踝上，上平胫骨结节。下1/3部骨折时，内、外侧板上达胫骨内、外髁平面，下平齐足底；后侧板上达腘窝下2cm，下抵跟骨结节上缘；两块前侧板与中1/3骨折同。将夹板按部位放好后，横扎3~4道布带。下1/3骨折的内、外侧板在足跟下方作超踝关节结扎固定；上1/3骨折内外侧板在股骨下端作超膝关节结扎固定。腓骨小头处应以棉垫保护，避免夹板压迫腓总神经而引起损伤。

对于患肢严重肿胀或有皮肤外伤不能行夹板固定的，或粉碎型、斜形、螺旋形等不稳定型骨折需要配合跟骨牵引。穿钢针时，跟骨外侧要比内侧高1cm（相当于15°斜角）；牵引时足跟便轻度内翻，恢复了胫骨生理弧度，骨折对位更稳定。牵引重量一般为3~5kg。牵引后1~2天内摄床边X线片检查骨折对位情况。如果患肢严重肿胀或大量水泡，则不宜采用夹板固定，以免造成压疮、感染；可暂时单用跟骨牵引，待消肿后再上夹板固定。运用夹板固定时，要注意松紧度适当，既要防止消肿后外固定松动而致骨折再移位，也要防止夹缚过紧而妨碍患肢血运或造成压疮、骨筋膜间室综合征。另外要抬高患肢在中立位置，膝关节屈曲20°~30°（上1/3部骨折的膝关节要屈曲40°~80°），还要经常注意检查和调整布带的松紧度。若骨折对位对线良好，则4~6周后拍摄X线片复查，如有骨痂生长，则可解除牵引。

（三）药物疗法

按骨折三期辨证施治。

【康复指导】

在整复固定后，即可作踝足部关节屈伸活动及股四头肌舒缩活动。跟骨牵引者，还可以用健腿和两手支撑体重抬起臀部。稳定性骨折固定2周后，在指导下进行抬腿及膝关节活动。在第4周开始扶双拐做不负重步行锻炼。不稳定性骨折则解除牵引后仍需在床上锻炼5~7天，才可扶双拐做不负重步行锻炼。经锻炼后骨折部若无疼痛，自觉有力，即可改用单拐逐渐负重锻炼。在3~5周内为了维持小腿的生理弧度和避免骨折段的向前成角，在床上休息时，可在患肢膝部和足跟部各放置一棉枕。

若解除跟骨牵引后，胫骨有轻度向内成角者，可令患者屈膝90°，髋屈曲外旋，将患者的足放于健肢的小腿上，呈盘腿姿势，利用肢体本身的重力来恢复胫骨的生理弧度。8~10周根据X线片及临床检查，达到临床愈合标准，即可去除外固定。骨折迟缓愈合者，应首先从固定和活动两方面寻找原因，克服因固定不稳和活动不当而对骨折愈合不利的影响，及时改进固定方法。

【经验荟萃】

胫腓骨骨折的治疗原则主要是恢复小腿的长度和负重功能，因此，应重点处理胫骨骨折。对骨折端的成角和旋转移位，应予纠正。根据骨折特点，可早期用石膏托固定，后期用小夹板。用石膏托的优点是可避免远端旋转。

开放性骨折应彻底清创，尽快闭合伤口，将开放性骨折变为闭合性骨折。并发骨筋膜间室综合征者若保守治疗无效的应尽早切开深筋膜，打开骨筋膜室，彻底减压。开放感染骨折则可出现骨髓炎、骨缺损，骨折畸形愈合者，可致膝踝关节创伤性关节炎。

因小腿解剖及生理的原因，胫腓骨上1/3骨折容易愈合，但移位之骨折易挫伤腓总神经或骨痂（特别是粉碎性骨折之骨痂）易将腓总神经包埋卡压致腓总神经损伤；中下1/3骨折因血运较差，易出现延迟愈合或不愈合，故后期内治法应着重补气血、养肝肾、壮筋骨。陈旧骨折施行手法整复或切开复位、植骨术后，亦应及早使用补法。

跟 骨 骨 折

跟骨骨折是足部较常见的骨折，跟骨是足的主要承重骨。

【损伤机制】

其骨呈弓形，分为体部及跟结节。体的上面有前、中、后关节面与距骨相对应。跟骨结节上缘与跟距关节面成30°~45°的结节关节角（BOHLER角）。载距突承受距骨颈，也是坚强的跟舟韧带附着处。足底的负重是在跟骨、第1跖骨头、第5跖骨头三点组成的距面上。

跟骨骨折多由传达暴力造成。从高处坠下或跳下时，足跟先着地，垂直暴力从距骨传至跟骨，使跟骨被压缩或劈开；亦有少数是足尖先着地，因跟腱牵拉而致撕脱骨折。跟骨骨折后常有足纵弓塌陷，结节关节角减少、甚至变成负角，从而减弱了跖屈的力量和足纵弓的弹簧作用。跟骨骨折线的走向与预后关系密切（表2-20），根据骨折线的走向可分为两类。

表2-20　跟骨骨折线的走向与预后

类　型	预　后
不波及跟距关节面骨折	预后较好
波及跟距关节面骨折	预后较差，易发生创伤性关节炎，严重时可遗留患足疼痛和运动功能障碍

【诊查要点】

骨折后足跟部剧烈疼痛，肿胀和瘀斑明显，足跟不能着地行走，跟骨压痛。严重者足跟部畸形，其横径加宽，足弓变平，外踝下部的正常凹陷消失。跟骨X线侧位、轴位片，可明确骨折类型、程度和移位方向，和了解骨折线是否进入关节，以及结节关节角的变化，该角为跟距关系的一个重要标志。跟骨骨折常与脊柱骨折、颅底骨折合并发生，检查时应特别注意。

【治疗方法】

（一）手法治疗

无移位或轻度移位无须整复，局部敷西关正骨跌打油纱，制动。跟骨结节骨骺未闭合前，骨折块有明显向上移位者，如不予以整复，则跟骨底不平，影响日后步行和站立。有移位的跟骨结节纵形骨折，以及跟骨结节横形骨折有明显移位时，患者俯卧屈膝，足跖屈，术者在跟腱两侧向下推挤骨折块，使其复位；也可用骨圆针撬拨法整复（麻醉下，用骨圆针在跟骨结节外侧自后外向前下方偏内侧进针，方向与跟骨外缘成15°，与足底成60°，针尖插到内侧骨折裂隙处，利用杠杆原理向下撬动后方的骨折块，同时跖屈患足，恢复足弓，X线透视检查跟距关节面及结节关节角，骨折复位满意后，将针尖穿入距骨。

（二）固定疗法

骨圆针撬拨法复位后采用石膏托或者石膏管型连骨圆针一块外固定患肢于膝微屈、跖屈位4周。4周后拔去骨圆针，再固定2~3周。跟骨结节骨折复位后，为了保持骨折的稳定，可采用杉皮小夹板超踝关节固定，前侧加用一弧形夹板维持患足于跖屈位，小腿后侧弧形夹板下端抵于跟骨结节之上缘。跟骨压缩增宽骨折者，跟骨内外两侧，各置一压垫，一般固定6~8周。如跟骨前端骨折，一般无大移位，仅用石膏托固定中立位4~6周。

（三）药物疗法

按骨折三期辨证施治。

【康复指导】

复位后即可进行膝及足趾屈伸活动，肿胀稍减后扶双拐下地不负重行走，并在固定方法下进行足部活动。关节面可自行模造而恢复部分关节功能，6~8周后逐渐下地负重。

【经验荟萃】

跟骨结节骨骺未闭合前，骨折块有明显向上移位者，如不予以整复，则跟骨底不平，影响日后步行和站立。患足下地负重行走时，鞋底上面中间加垫保护足弓。患足的负重由小到大，要在骨折处无痛感的前提下循序渐进，定期拍摄X线片复查，防止骨坏死。由于跟骨骨折多发生于高处坠落，属于高能量损伤，可并发颅底和脊柱骨折，临床上应予以注意。

踝部骨折与脱位

踝部骨折是最常见的关节内骨折。踝部，由胫、腓骨下端和距骨组成踝关节，因踝关节负重较大，当跌仆、扭伤、暴力打击或高处坠下时，均容易引起踝部骨折与脱位。以青壮年发生为多。《普济方·折伤门》称之为"脚腕蹉跌出臼"。《证治准绳·疡医》又称为"脚骨伤""脚盘出臼"。胫骨下端为内踝，腓骨下端为外踝，胫骨下端的后缘形如唇状者为后踝。踝穴由胫骨远端关节面、内踝、外踝和后踝组成。外踝比内踝略偏后，距骨体密纳于踝穴内。《医宗金鉴·正骨心法要旨》云："踝骨者，骱骨之下，足跗之上，两旁突出之高骨也。在内者名内踝，俗名合骨。在外者为外踝，俗名核骨。"因踝关节负重较大，所以骨折的机会较多。以青壮年为常见。

【损伤机制】

从高处坠堕、跌仆、扭伤、暴力打击等，均容易引起踝部骨折与脱位。《世医得效方》已将踝关节损伤分为内翻与外翻两大类型。踝部骨折与脱位原因复杂，类型很多。踝关节呈内翻姿势损伤者为内翻损伤，呈外翻姿势损伤者为外翻损伤，亦即《医宗金鉴·正骨心法要旨》云："或驰马坠伤，或行走错误，则后跟骨向前，脚尖向后"而引起。根据受伤的机制，可分为外翻、内翻、外旋、纵向压缩、侧方挤压、跖屈和背伸等多种骨折，前面四型骨折较常见，其中又以内翻骨折最多见，外翻骨折次之。前三型又按其损伤程度分为三度，即单踝骨折为一度；双踝骨折、距骨轻度脱位为二度；三踝骨折、距骨脱位为三度（表2-21）。

表2-21　踝部骨折的分型

类　型	受 伤 机 制
外旋骨折	发生在小腿不动，足部强力外旋，或足部不动，小腿强力内旋时，距骨体的前外侧挤压外踝的前内侧，迫其向外向后移位，一般下胫腓联合韧带的坚强性超过两踝的骨质，因此便发生了下列变化：如距骨的外旋力量加大，使腓骨下端发生斜面或螺旋形骨折，而成第一度损伤；若暴力继续进行，则内侧韧带（三角韧带）断裂或内踝被撕脱，发生双踝骨折，成第二度损伤；如暴力再继续加大，因内侧韧带的牵制消失，距骨及外踝向后外侧及向外旋转移位，外力严重时，可将胫骨关节面后缘碰折一块，造成三踝骨折和距骨后脱位，而成第三度损伤
外翻骨折	由足强力外翻所致。如从高处跌下时，足内侧着地，或小腿外侧下方受暴力直接冲击。若暴力先作用于内侧韧带（三角韧带），因为此韧带甚坚强，不易被撕断，遂将内踝撕脱，造成第一度损伤；如暴力继续作用，距骨体将外踝内面向上方推挤，使腓骨在下胫腓联合的上方或下方发生横断或斜形骨折，形成双踝骨折，致第二度损伤；若暴力继续作用，偶尔可能发生胫骨下关节面后缘骨折，造成三踝骨折和距骨脱位，成第三度损伤
内翻骨折	发生在足部强力内翻。如由高处跌下时，足外缘首先着地，或小腿内下方受暴力直接打击，或步行在不平道路上，足底内侧踏在凸处，使足突然内翻，外侧韧带部分断裂是最常见的踝部内翻扭伤，有时外踝尖部小块骨质被撕脱，直至整个外踝被横形拉断，造成第一度损伤。此种骨折较少见，因外侧韧带不够坚强之故。若暴力加大，内踝和外踝同时发生骨折，成第二度损伤。若暴力再大，偶尔可见胫骨下关节面后缘骨折和距骨脱位，此为三踝骨折与脱位，致第三度损伤

续表

类 型	受 伤 机 制
纵向压缩骨折	发生在从高处坠下足底着地，踝关节呈中立位，胫骨下端可发生粉碎性骨折，或"Y"形、"T"形骨折。当踝关节背伸时，则胫骨下端前缘骨折并有距骨向前脱位。当踝关节跖屈时，可发生后踝骨折及距骨向后脱位。

【诊查要点】

骨折后的临床症状较明显，局部肿胀严重，多有瘀斑，剧痛和压痛。可因不同性质的骨折而发生不同的畸形，踝关节功能完全丧失，有明显的骨擦音，不论何种骨折，在推、叩足跟时，踝部伤处疼痛必显著加剧。在检查时应注意，因为外踝骨折有时位置较高，医者可用手握患肢小腿中部，稍用力挤压，骨折部即可发生疼痛。踝关节X线正侧位片可显示骨折脱位程度和损伤类型。外踝骨折易合并第5跖骨基底部骨折，临床上应注意鉴别（表2-22）。

【鉴别诊断】

表2-22 外踝骨折与第5跖骨基底骨折鉴别点

类 型	共同点	不同点
外踝部骨折	同是内翻受伤，局部瘀肿、疼痛和压痛、功能障碍	外踝压痛，弥漫性肿胀
第5跖骨基底骨折		压痛局限于第5跖骨基底，血肿局限，常形成丘状隆起

【治疗方法】

（一）手法治疗

踝部骨折是关节内骨折，无移位骨折仅将踝关节固定在90°中立位3~4周即可；有移位骨折，要求准确的复位，有效的固定和早期合理的练功活动。临床上常采用如下手法：患者平卧屈膝，一助手抱住其大腿，另一助手握其足跟和足背作顺势拔伸，然后用推挤和旋转手法，按暴力作用的相反方向进行整复。内翻骨折先内翻拔伸；外翻骨折外翻拔伸；无内、外翻畸形，仅两踝各向侧方移位者，则垂直拔伸。拔伸力不宜太大、太猛，以免加重内、外侧韧带的损伤。

在矫正内、外翻畸形前，首先要矫正旋转畸形。拔伸足部的助手将足内旋或外旋，并同时改变拔伸方向。外翻骨折的拔伸方向，由外翻逐渐变成内翻：内翻骨折的拔伸方向，由内翻逐渐变成外翻。同时医者两手在踝关节上、下对抗挤压，促使复位。整复内翻骨折时，内侧手掌在内踝下方，外侧手掌在外踝上方，内侧手掌向外推内踝，外翻骨折的整复方法则相反；对有下胫腓联合分离者，医者用两手掌紧贴于内、外两踝，嘱助手将足稍稍旋转，医者反复扣挤两踝，直至下胫腓联合分离消失，距骨内、外侧脱位完全整复为止；然后在固定方法下，医者一手把住小腿下端向后推，另一手握足前部向前拉，使向后脱位的距骨回到正常位置。在推拉过程中，可将踝关节背屈到90°，这时向前张口的内踝亦随之复位。如仍有裂口，可用拇指由内踝的后下方向前上方推挤，使骨折对位满意。

三踝骨折常有移位，根据骨折发生机制，距骨可向外、向后（外翻骨折），或向内、向后（内翻骨折），或向外旋转移位（外旋骨折）。后踝骨折块不超过胫骨下关节面的1/3时，都可用手法整复。整复时，先整复并用双夹板固定内、外两踝，然后再整复后踝。施术时，一助手用力挤压已捆好的内外两侧木板，医者一手握胫骨下端向后推，另一手握足向前拉，慢慢背屈，使向后脱位的距骨回到正常位置。同时在背屈踝关节时，可利用紧张的后关节囊，把后踝拉下，直到与胫骨下端关节面相平。若后踝骨折超过胫骨下关节面的1/3时，一般不易达到解剖对位。先按上述方法整复两踝，然后用"袜套悬吊牵引法"，即将患肢用长袜套套上，上达大腿根部，用宽8cm的黏膏固定。袜套下端超过脚尖20cm，用细绳结扎。袜套外面，根据骨折机制放好纸压垫，木板超关节固定。将膝关节置于屈曲位作悬吊牵引，利用肢体重量，使后踝逐渐复位。

（二）固定疗法

整复后，先在内外两踝的上方各放一塔形垫，下方各放一梯形垫，或放置一个空心垫，防止夹板直接压在两踝骨突处。用5块夹板进行固定，其中内、外、后板上自小腿上1/3，下平足跟，前内侧及前外侧夹板较窄，其长度上起胫骨结节，下至踝关节上方。夹板必须塑形，使内翻骨折固定在外翻位，外翻骨折固定在内翻位。最后可加用踝关节活动夹板（铝制或木制），将踝关节固定于90°位置4~6周。兼有后踝骨折者，还应固定踝关节于稍背伸位；胫骨前唇骨折者，则固定在跖屈位，并抬高患肢，以利消肿。

（三）药物疗法

按骨折三期辨证施治。

【康复指导】

整复固定后，鼓励患者主动背伸踝部和足趾。双踝骨折从第2周起，可在保持有效固定的情况下加大踝关节的主动活动范围，并辅以被动活动。被动活动时，医者一手握紧内、外侧夹板，另一手握前足，只作背伸和跖屈，但不作旋转或翻转活动。3周后可将外固定打开，对踝关节周围的软组织（尤其是肌腱经过处）进行按摩，理顺筋络，点按商丘、解溪、丘墟、昆仑、太溪等穴，并配合中药熏洗。若采用袜套悬吊牵引法，亦应多做踝关节的主动伸屈活动。

【经验荟萃】

足踝部不同的受伤姿势，可以发生不同的类型骨折。接诊时除了仔细阅读X线片，还须结合临床体征和病史，才能做出确切的诊断，避免盲目的整复和错误的固定。

踝关节属屈戌关节，关节面比髋、膝关节面小，但负重要求高。踝部发生骨折，即使是单踝骨折，其距骨的稳定性必然受到不同程度的影响而发生错位。因此，在整复骨折时，不但要求胫骨下关节面与距骨滑车的鞍形关节面一致，而且要求内、外踝恢复其生理斜度，以适合距骨后上窄、前下宽的形状。部分伤者骨折整复位置虽然满意，但不一定就恢复了踝关节的正常解剖生理关系，若使内、外踝斜度适合距骨的体形，常需通过距骨自身的滑动模造来完成。因此，治疗踝部骨折，既要正确的整复对位，又要稳妥的固定，还必须保持关节在一定范围的活动，遵循"动静结合""筋骨并重"的原则，才能收到良好的效果。

此外，对于部分外踝骨折经治疗仍未能达到复位要求时，踝穴会变宽，以致距骨不稳定，将会发生创伤性关节炎；而内踝骨折看似移位不大，当骨折线较宽，常提示骨膜等软组织夹在其中，极易导致不愈合。此外，某些后踝骨折，其折块超过关节面1/3，难于手法复位者，宜选择内固定术为优。

跖 骨 骨 折

跖骨骨折是足部最常见的骨折，又名足掌骨骨折。

【损伤机制】

第1与第5跖骨头是构成内外侧纵弓前方的支点，与后方的足跟形成整个足部主要的3个负重点。5根跖骨之间又构成足的横弓。治疗时，对第1、第5跖骨骨折，要求有良好的复位，同时必须注意保持足的正常横弓。

跖骨骨折多由直接暴力，如压砸或重物打击而引起，以第2、第3、第4跖骨骨折较多见，可数根跖骨同时骨折。间接暴力如扭伤等，亦可引起跖骨骨折，以第5跖骨基底部骨折较多见。长途跋涉或行军则可引起疲劳骨折。骨折的部位可发生于基底部、骨干及颈部。

按骨折线可分为横断、斜形及粉碎型骨折。因跖骨相互支持，骨折移位多不明显。按骨折的原因和解剖部位，临床上可分为3种类型（表2-23）。

表2-23　常见的跖骨骨折类型

类 型	受 伤 机 制
跖骨干骨折	多由重物压伤足背所致，多为开放性、多发性，有时还并发跖跗关节脱位。且足部皮肤血供较差，容易引起伤口边缘坏死或感染

续表

类　型	受 伤 机 制
第5跖骨基底部撕脱骨折	因足内翻扭伤时附着于其上的腓骨短肌或有时还有第3腓骨肌的猛烈收缩所致。一般骨折片的移位不严重
跖骨颈疲劳骨折（行军骨折）	好发于长途行军的战士，故又名行军骨折，多发于第2、第3跖骨颈部，其中尤以第2跖骨颈发病率较高。由于肌肉过度疲劳，足弓下陷，第2、第3跖骨头负重增加，超过骨皮质及骨小梁的负担能力，即逐渐发生骨折，但一般骨折端不至完全断离，同时骨膜产生新骨

【诊查要点】

骨折后足背肿胀、疼痛、皮下有瘀斑，活动功能障碍，局部压痛，并有纵向叩击痛。有移位骨折，往往很易触及骨擦音。拍摄足正、斜位X线片，以明确骨折类型和移位情况。

跖骨颈疲劳骨折最初为前足痛，劳累后加剧，休息后减轻，2~3周后在局部可摸到有骨隆凸，由于没有明显的暴力作用病史，诊断常被延误。X线检查早期可能为阴性，2~3周后可见跖骨颈部有球形骨痂，骨折线多不清楚。

第5跖骨基底部撕脱性骨折应与跖骨基底部骨骺未闭合、腓骨长肌腱籽骨相鉴别，后两者不属于损伤，无肿胀及压痛，X线片显示小骨块光滑、规则，且为双侧性。

【治疗方法】

（一）手法治疗

无移位的裂纹骨折，不需整复，急性损伤局部外敷西关正骨跌打油纱，再用杉皮固定方法。有移位的跖骨干骨折、骨折脱位或多发性骨折，可采用手法整复。在适当麻醉下，患者取平卧位，膝微屈，助手固定小腿中下部，医者用纱布包缠骨折部位对应的足趾，一手先顺势拔伸，然后徐徐向趾背的远方提拉，与跖骨纵轴呈20°~30°，矫正重叠移位后，再反转向跖侧屈曲，同时另一手拇指从足底部推压断端，纠正骨折移位及成角畸形。如仍有残留的侧方移位，仍在拔伸下，从跖骨之间用拇示二指以夹挤分骨法迫使其复位。最后用分骨垫放置背侧跖骨间隙之间，上方再以压力垫加压包扎于足托板或木板鞋上。跖骨骨折上下重叠移位，或向足底突起成角必须矫正，否则会妨碍将来足的走路功能。而侧方移位则对足功能妨碍较小。

（二）固定疗法

第5跖骨基底骨折、行军骨折或无移位的跖骨干骨折可应用局部敷西关正骨跌打油纱，外用杉皮夹板或胶布固定4~6周，以后应用药物熏洗并逐渐负重步行。第5跖骨基底骨折片常有软组织嵌入，骨折线消失时间比较长，只要症状消失，即可负重行走，不必待X线片示有骨性愈合才进行负重。开放性骨折或闭合性骨折在手法复位失败后，可采用内固定。

（三）药物疗法

按骨折三期辨证施治。

【康复指导】

早期进行足趾和踝关节屈伸活动，1~2周后可扶拐下地，不负重行走。患足负重时，要足底加垫保护足弓。

【经验荟萃】

诊断与分型跖骨骨折一般均较为容易，其外伤史明确，且该骨骼表浅，易于检查，加之X线片显示一般较清晰；但跖骨基底部裂缝骨折，可出现X线投照角度不当而难以辨认，此时，应以临床诊断为主。跖骨疲劳骨折临床上要表现为局部痛、压痛、疲劳无力感及行走受限等症状；X线平片早期难以显示，1~2周后方出现骨折线，后期则有骨膜增生反应改变。跖骨骨折X线平片（正位、侧位及斜位）可明确诊断骨折移位程度。多数骨折可以通过保守方法得到满意的疗效。其中第1跖骨由于比较粗大，很难骨折，一旦发生骨折则应更积极处理，以尽快恢复足的负重功能。对于第5跖骨基底骨折（Jones骨折），根据具体损伤类型，可以采用加压包扎、石膏固定或拄拐治疗，若发生不愈合可以应用内固定治疗。对骨折严重重叠移位，皮肤肿胀严重出现张力性水疱，或开放性损伤伤口已不宜清创缝合者，可考虑用外固定架固定的方法治疗。

跖骨复位固定后，早期可进行固定部分的肌肉收缩活动与未固定部分的关节功能活动。患足负重要循序渐进，保护足弓，拆除固定后，配合足部自我按摩与药物熏洗，注意足部保暖。

趾 骨 骨 折

趾骨骨折是足部常见的骨折之一，亦称足节骨骨折，占足部骨折的第二位。

【损伤机制】

趾骨骨折多由重物压砸等直接暴力引起，一般为粉碎性骨折；踢触硬物等间接暴力所致的骨折，多为横断或斜形骨折。趾骨骨折若合并有趾甲及皮肤损伤，多为开放性。

【诊查要点】

有明显外伤史，伤后患趾剧烈疼痛，不能用前足着地行走。伤趾肿胀，局部触痛，可触到骨折处的异常活动，常有甲床下瘀血。X线检查可显示骨折部位及移位情况。

【治疗方法】

（一）手法治疗

术者可用双手拇、示指分别捏住骨折远、近端作对抗牵引，沿纵轴方向牵引，同时用捺正、端提、折顶等手法纠正成角和侧方移位。对甲下血肿严重者，应放血或拔甲。

（二）固定疗法

复位后用邻趾固定法或微型铝制片固定方法。最为常见的固定方法是邻趾固定法。即在患趾与邻趾间垫数层纱布，用宽约1cm的黏膏2或3条将患趾固定于邻趾上。也可以用微型铝制片固定方法。多根趾骨骨折，可采用足底托板或石膏固定3~4周。

（三）药物疗法

按骨折三期辨证施治。

【康复指导】

固定期内，作踝部屈伸活动，4周后试行扶拐、患趾不着地行走。进行功能锻炼时，不急于施行手法牵拉和对骨折部位的被动按摩，任何练习都不应引起剧痛。有时练习可产生轻微疼痛，但在停止活动后，疼痛应消失。如活动后疼痛剧烈，甚至出现水肿，表示运动过量及不适。

【经验荟萃】

在人类进化过程中，为了适应生理功能的需要，足部诸骨筋骨紧密相连，构成具有弹性足弓，负担体重、站立和行走，并保持步态的稳定。如趾骨骨折畸形愈合或趾关节僵硬则影响患足负重功能与步态，尤其是拇趾，当行走时，承重足离地之前，拇趾的后蹬力，在前行中功不可没。

胸 骨 骨 折

胸骨骨折较为少见。胸骨古称龟子骨、歧骨，蔽心骨。

【损伤机制】

胸骨骨折的原因是直接暴力，以车马撞击、坠跌抢着硬物、房屋倒塌等造成前胸受挤压而致。外力使脊柱过度前曲也可造成胸骨骨折。骨折往往在体部或近于体柄交界部，多为横形骨折，偶尔呈现纵裂。严重的骨折移位时，下骨折端多重叠移位于上骨折端前面。《医宗金鉴·正骨心法要旨》指出胸骨骨折是"或打扑，或马撞"等引起。

【诊查要点】

有胸部损伤病史，伤后胸骨区肿胀、疼痛，咳嗽、深吸气和抬头等均使疼痛加重。由此，头、颈、肩往往保持在前倾的位置。骨折移位可见高突畸形，按之凹陷，并能摸到重叠的上下骨折端及骨擦音。严重者可发生血胸和骨折片压迫心脏和大血管，甚至造成死亡。拍摄胸骨侧位或斜位X线片有助于明确诊断，必要时CT或心脏彩色多普勒、胸部彩超等可明确有无胸腔内脏损伤。

【治疗方法】

（一）手法治疗

患者仰卧，取头低脚高位，背后垫薄枕使上胸部前凸，两手上举过头并后伸，医者用手下压向前移位的骨折端使之复位。复位后处理同无移位骨折。对体柄分离手法不能复位时，则考虑手术治疗。对有移位骨折，应尽早在局麻下复位，手法复位困难者，可采取内固定。

（二）固定疗法

对无移位骨折，局部外敷西关正骨跌打油纱，再放置毡垫或棉花垫，外用胶布交叉固定，肩部捆八字绷带，保持两肩后伸。平卧时，应在肩胛间垫薄枕以保持挺胸位置。一般6周左右可愈合。

（三）药物疗法

按骨折三期辨证施治。

【康复指导】

胸骨骨折多数伴有脊柱或胸腔内脏器损伤，康复治疗应在治疗的早期开始，鼓励咳嗽排痰，病情允许的情况下可采用半坐卧位以利排痰，预防肺部感染。

【经验荟萃】

造成胸骨骨折的暴力较重，通常有多处合并伤，建议患者伤后应立即到有条件的医院就诊。现场急救亦相当重要，损伤后不应进行长途颠簸，部分胸腔内脏器损伤不一定立即出现大出血，可因心包膜或主动脉外膜在转运过程中破裂大出血，危及生命。

胸骨骨折的治疗，应重点放在胸内脏器的合并伤处理上，无明显移位的骨折提示遭受的暴力较小，合并脏器损伤的可能性小，一般仅需卧床、镇痛、药物对症处理，但应注意观察病情变化，监测心肌酶谱和心电图，伤后如出现心肌酶异常升高及延迟出现的心电图异常，应考虑心脏挫伤。

肋 骨 骨 折

肋骨骨折是较为常见的胸部损伤之一。又称金井骨骨折、胁骨骨折、肋肢骨折损、肋断等。

【损伤机制】

肋骨骨折多发生在4~9肋。由于1~3肋有锁骨和肩胛骨的保护，不易折断；11、12肋为浮肋，甚少骨折。多见于成年和老年人，儿童肋骨由于富有弹性，不易折断。直接暴力和间接暴力可造成肋骨骨折。直接暴力所致肋骨骨折，可能发生在暴力打击部。间接暴力如前后方向胸部挤压所致肋骨骨折，多在腋中线处。轻者仅可造成肋骨无移位的骨折，重者可多根多处骨折，骨折端可刺破胸膜，乃至心、肺等组织，形成如气胸、血胸等严重并发症。肋骨居于胸膺，伤后不仅浅表瘀血凝聚，而且内通脏腑，可导致气机阻滞，肺失肃降，甚则肺络亦伤。若瘀血内蕴，不仅可致气血失和，尚易发生瘀血化热的现象，若患者素为虚羸之体，则可发生亏损的现象。

【诊查要点】

有胸部外伤史，或合并其他外伤。伤后自觉疼痛，呼吸、咳嗽、喷嚏、疼痛加剧，甚则伛偻难仰。胸壁软组织肿胀，有时可见瘀血斑。若无移位的单根肋骨骨折，则外表无畸形可见，如属多根双处肋骨骨折，则局部塌陷不起，胸廓失去正常的弓形状态，并呈现反常呼吸运动（吸气时骨折处下凹，呼气时反凸起），使呼吸功能发生严重的障碍。胸廓挤压征阳性（医者两手前后或者左右挤压胸廓时，可引起骨折处疼痛加剧），伤处可扪及骨折断端、骨擦感。合并血气胸或肺损伤者可有严重呼吸困难，甚至发绀、休克等症状。

X线检查可了解骨折的数目、类型及有无血胸、气胸等。肋骨肋软骨交界处骨折及线状骨折或因照片角度关系骨折显示不出来，若局部有症状，则不能排除骨折的存在，可拍胸部螺旋CT，或者1周后再拍X线片可见骨折线，隔2~3周再拍X线片即可见骨折处骨痂出现。站立位胸部X线片或胸部B超对于合并血胸患者诊断意义较大，可判断胸腔内积液量、确定穿刺部位。

【治疗方法】

（一）手法治疗

大部分肋骨骨折为闭合性无移位骨折，或仅有轻度移位。因此不必复位，愈合后对功能恢复并无影响。对移位较多者，则需要复位。患者仰卧位，背部垫高，医者用手摸准肋骨折端，令患者鼓气，使患处陷下之肋骨托起，医者再用推按手法将高凸部按平，即可复位。亦可对骨折端进行局部封闭后，医者用左右两手的拇、示指将骨折端下捺或上提骨折端使之复位。

（二）固定疗法

常用的方法为先外敷西关正骨跌打油纱，后覆盖以厚纸板，再用自黏弹力绷带作松紧适当的捆扎。或用宽7~8cm，长度超过患者胸围半周的胶布，于患者呼气末在患侧自下而上，由后向前作叠瓦状固定，固定范围应为整个患侧胸胁部以及过前后中线。如属多根双处肋骨骨折出现反常呼吸者，可行肋骨牵引术或者胸骨牵引术。开放性肋骨骨折，应妥善处理其并发症，并考虑手术治疗。

（三）药物疗法

按骨折三期辨证施治。

【康复指导】

整复固定后，轻者可下地自由活动，重症需卧床休息，一般采用卧位。待疼痛高峰过后，鼓励采用坐卧位或半坐卧位，多咳嗽排痰，减少坠积性肺炎的发生。伴有肺挫伤患者，更应加强肺部感染的预防。可锻炼腹式呼吸运动，幅度逐渐加大，直至呼吸恢复正常。

【经验荟萃】

肋骨骨折后因胸部软组织损伤及胸腔内损伤，常引起肺部感染或呼吸困难等并发症，骨折处理的原则在于预防与治疗各种合并损伤，如血气胸等。单发肋骨骨折或多根单处肋骨骨折即使伴有血气胸，经积极治疗，预后较好。

成人胸部外伤后疼痛，咳嗽、喷嚏时症状加重，应立即考虑肋骨骨折的可能，伴有呼吸困难者严密监测血氧饱和度，必要时血气分析以防出现低氧血症。老年患者可在轻微暴力作用下发生骨折，应予以重视。

胸腰椎椎体单纯压缩骨折

胸腰椎椎体单纯压缩骨折为稳定性骨折，亦称背脊骨折（《世医得效方》），临床比较常见。

【损伤机制】

多为遭受较轻微的屈曲暴力作用，老年骨质疏松患者可由摔倒臀部着地引起，甚至由于搬运重物或者剧烈咳嗽、打喷嚏而引起，临床病理改变主要体现为脊柱前柱压缩呈楔形改变，不伴有中柱的损伤，后柱棘间韧带部分损伤，少有韧带断裂及关节突骨折与交锁者；因中柱结构完整，椎管形态无改变，脊髓除少数因冲击作用直接损伤外，一般无明显骨性压迫损伤和神经损伤，个别患者有一过性肢体麻木乏力，多能在短时间自行恢复。如椎体压缩不超过50%，脊柱稳定性无破坏。

【诊查要点】

一般有明确外伤史，伤后腰背部疼痛，脊柱活动受限。受伤的椎体棘突触痛和叩痛（+），少数患者可见轻度脊柱后凸畸形，早期双下肢主动抬腿肌力减弱，这是由于髂肌、腰大肌痉挛，伤区疼痛等间接原因所致，不应与神经损伤相混淆。X线检查：正位片显示伤椎椎体变扁，侧位片示椎体方形外观消失，代之以伤椎前低后高呈楔形改变。测量伤椎前缘的高度，一般不低于后缘高度的50%，个别患者在伤椎后上缘可见小的撕脱骨块，骨块稍向上后移位，脊柱中柱、后柱完整性多无破坏。

【治疗方法】

（一）手法治疗

伤后立即卧硬板床，腰下垫枕，使伤区脊柱前凸以达复位之目的。腰背部垫枕厚度应逐步增加，应以患者能够耐受为度，不可操之过急，尤其是高龄患者，复位过于急促，可导致严重的消化道症状。垫枕开始时，厚度5~8cm，适应数天后，再增加高度，1周后达15~20cm。少数骨折后腰背部疼痛严重，长时间不能缓解或者年老患者不能耐受伤后疼痛和长期卧床者，可采用手术治疗，如椎体成形术等。

（二）药物疗法

按骨折三期辨证施治。

【康复指导】

患者伤后1~2周疼痛症状基本消失，此时即应积极行腰背肌功能锻炼。具体做法是：开始时采用俯卧位抬高上半躯体和双下肢（燕子背飞）的方法；腰部力量有所恢复后采用双肩（力量较强者头顶）顶住垫在床头板的枕头上，双手扶床，膝关节屈曲，双足着床，挺腹，将躯干中部上举，以获脊柱过伸，使压缩的椎体前部在前纵韧带、椎间盘组织的牵拉下复位、每日3次，每次5~10下，开始次数和高度要求不过于勉强，循序渐进，并定期拍摄X线片，观察骨折复位情况。一般1周后，多能获得满意的复位结果。练习间歇期间，应坚持腰背部垫枕，维持脊柱过伸位。3个月后，可下地练习行走。过早下地活动，极易造成患者畸形加重并导致远期顽固性腰背疼痛。

【经验荟萃】

胸腰椎椎体单纯压缩骨折的治疗一直主张非手术治疗、卧床为主，长时间的卧床要防止肺部并发症和褥疮的出现。此类骨折多见于中老年患者，一般无脊髓、神经损伤，且属稳定性骨折，其预后较好，但不正当的治疗和过早负重有导致后凸畸形和晚期顽固性腰背痛的风险。因此，建议患者引起足够的重视，及时就医。

骨 盆 骨 折

骨盆骨折包括骶骨、尾骨、髋骨、耻骨、坐骨等部位的骨折。

骨盆为环形，两侧为宽大之髂骨，在后面髂骨与骶骨形成骶髂关节，骨接触面大，韧带连接坚固，是保护骨盆的稳定结构，俗称主弓，为负重弓，由两部分组成：站立位，两髋关节承受重力通过骶髂关节向脊柱传递，称为股骶弓；坐位时，两侧坐骨结节承受重力通过骶髂关节向脊柱传递，称为坐骶弓。前面两侧耻骨联合成耻骨联合，俗称副弓。

耻骨联合最细，为前环之弱点，最易骨折。

【损伤机制】

骨盆的近侧由腰骶关节与第5腰椎相连，远侧由髋关节与两下肢的股骨头相连，故骨盆的负重支持作用主要通过后半个骨盆环而传递到两下肢。盆腔中有直肠和部分大、小肠，生殖器和泌尿器官，髂动脉和髂静脉沿骨盆环经过，在坐骨大孔、闭孔和腹股沟部均有大血管、神经通过，故骨盆有保护盆腔内的脏器和组织的作用，若骨盆骨折严重移位时，可能并发盆腔内的脏器、神经、血管的损伤。

强大的直接冲击和挤压暴力均可引起骨盆骨折。如车祸、房屋倒塌或重力撞击等。而当骨盆环受到挤压时，因耻骨联合有坚强的韧带连接，故多在薄弱的耻骨上下支发生骨折，而后累及其他部位。少数由于外力直接撞击尾骨、骶骨或髂骨翼而发生局限性骨折。或由于肌肉的急骤收缩可引起髂前上、下棘或坐骨结节撕脱骨折。

根据骨折后骨盆环遭受破坏程度，分为骨盆环无移位骨折和骨盆环断裂移位骨折两种（表2-24）。

表2-24　骨盆骨折的分型

类　型	临 床 表 现
骨盆环无移位的骨折	髂前上、下棘和坐骨结节撕脱骨折、尾骨骨折脱位为骨盆边缘的骨折；髂骨翼骨折，耻骨或坐骨的单支骨折，骶骨骨折为骨盆环单弓断裂。但此类骨折常无明显的移位，较为稳定，对骨盆之持重功能亦无大的影响，预后较好
骨盆环双弓断裂移位的骨折	单侧耻骨上下支或坐骨上下支骨折合并耻骨联合分离；双侧耻骨上下支或坐骨上下支骨折；髂骨骨折合并耻骨联合分离；单侧耻骨上下支或坐骨上下支骨折合并骶髂关节脱位；耻骨联合分离合并骶髂关节脱位；骨盆环多处骨折。此类骨折移位较大而不稳定，不仅影响持重，而且可合并其他损伤

【诊查要点】

骨盆骨折均有明显的外伤史，伤后会有局部疼痛、肿胀、瘀斑。除了骨盆边缘骨折和骨盆环单弓断裂无移位的骨折外，由于骨盆为松质骨，邻近血管丰富，因此严重的骨盆骨折损伤后可有严重的内出血而引起血虚气脱证。外力和移位的骨折片可损伤尿道、膀胱或直肠，其中以尿道损伤最多见。此外，还可能并发头、胸、腹、四肢等处的复合伤。骨折后局部疼痛、肿胀、会阴部、腹股沟部或腰部可出现皮下瘀斑，下肢活动和翻身困难，患侧下肢可有短缩畸形。骨盆挤压试验（即以两手向内对向挤压两侧髂骨翼）和分离试验（即以两手分别置于两侧髂前上棘向后外方推压骨盆）时骨折处疼痛加剧。若腹膜后血肿时，可出现腹膜刺激症状。若尿道或膀胱的损伤，可发生尿血、排尿困难、尿外渗等症状。拍摄X线正位片有助诊断，骨盆环双弓断裂时，除见明显的骨折外，尚可见到患侧髂骨关节面较健侧为高，尤以坐骨棘及髂后上棘明显，闭孔变小，股骨外旋。骶尾椎骨折脱位应加拍侧位片。

【治疗方法】

（一）手法治疗

骨盆骨折的治疗应把抢救血脱、气脱放在首位，若并发头、胸、腹复合伤，宜请专科会诊。病情稳定后，再整复骨折。《普济方·折伤门》云："凡臀盘左右跌出骨者，右入左，左入右，用脚踏进，搏按平正，用药。如跌入内，令患人盘脚，按其肩头，医用膝抵入，虽大痛一时无妨，整顿平正，却用贴药，只宜仰卧，未可翻卧，大动恐成损患。"根据其不同类型可采用不同的治疗方法。

1. 骨盆边缘骨折，即构成骨盆的某一处发生骨折，而未累及骨盆环者，称为骨盆边缘骨折。临床根据其骨折部位分为数型（表2-25）。

表2-25 骨盆边缘骨折的常见分型

类型	损伤机制	手法复位	固定方法
髂前上棘撕脱骨折	因跑跳时，缝匠肌强烈收缩引起，骨折片可有不同程度的移位	不需固定，屈曲髋关节疼痛即可缓解	屈髋屈膝位，卧软垫硬板床休息1~2周即可。一般6~8周可完全恢复功能
髂前下棘撕脱骨折	多为赛跑突然起步时，股直肌强烈收缩所致，治疗方法亦较简单	不需整复	屈髋屈膝位，卧软垫硬板床2周即可
坐骨结节撕脱骨折与骨骺分离	多发生于跳高和短跑运动员，骨折由腘绳肌急骤牵拉所造成，其特征为伸髋屈膝活动受限，被动屈伸髋时疼痛加剧	无明显移位的不需整复；移位较大的，超过0.5cm的宜手术固定	侧卧位，伸髋屈膝位卧床2~3周，以后下地练习活动，8周左右即可恢复功能

2. 骨盆骨折，包括一侧或两侧耻骨或坐骨上支和下支骨折，髂骨翼骨折，骶骨骨折及闭孔附近的骨折，或是耻骨联合处轻度分离。如只有耻骨联合处一处骨折或分离，一般不会发生明显移位，但若发现耻骨联合处有明显移位，可能骶髂关节同时损伤，应检查骨盆后部是否有骨折或脱位，这种损伤易被忽略，若不治疗，可造成患者持久性疼痛，骨盆的前部一处或二处以上的骨折，对骨盆后部载重的影响不大，一般不需特别处理，只需卧床休息2~4周即可，两个月内可恢复；若骨盆环前后部同时骨折移位，宜手法复位，以恢复骨盆环的承重功能（表2-26）。

表2-26 骨盆环骨折的复位与固定

类型	手法复位	固定方法
髂骨翼骨折	患者平卧，由助手固定健侧骨盆，医者以两手推按挤压移位之髂骨翼，使之复位	整复后局部用多头带包扎固定。对无移位和移位不明显的骨折，不需特殊治疗，仅卧软垫硬板床休息3~4周即可
两侧耻骨上下支骨折	骨盆环的前方中段由于腹肌的牵拉而向上向后移位。患者取仰卧位，屈曲髋关节使腹肌放松，助手站在患者头上方，两手把住患者腋窝向上方拔伸。医者用双手扣住耻骨联合部，将移位之骨块向前下方扳提捺正。术后检查耻骨联合两边骨折端如平正，即已复位	医者再以两手对挤髂骨部，助手用多头带包扎固定，或用帆布兜悬吊骨盆4~6周，解除固定后即可下床并开始扶拐站立和步行锻炼

续表

类型	手法复位	固定方法
单侧耻骨上下支骨折合并耻骨联合分离	骨折块往往连同患侧下肢向外上方移位和轻度外旋。复位方法与上法基本相同，但若单侧耻骨上下支骨折无移位，不需扳提手法，医者仅用双手对挤两髂骨使耻骨联合分离复位即可	复位后用骨盆夹板或帆布兜悬吊骨盆，卧软垫硬板床4~6周
髂骨骨折合并耻骨联合分离	患者取仰卧位，一助手双手分别扳住患者腋窝，另一助手双手握患肢踝上相对拔伸，医者站在患侧，一手扳住健侧髂骨翼，另一手按住向上移位之骨块，向前下方推压捺正，复位后触摸耻骨联合部，如已平正即已复位	复位时，术后用多头带包扎固定。为防止骨折再移位，可配合患侧下肢皮肤牵引。4~6周解除固定
单侧耻骨上下支骨折合并骶髂关节脱位	患侧骨折块连同下肢常向上方移位和外旋，因为骶髂关节脱位而不稳定，故在复位时，仍需二助手对患侧相对拔伸，医者站在患侧，向下推按髂翼，同时测量两侧髂骨嵴最高点，若在同一水平时，再用相对挤捺手法，挤压两髂骨翼及髋部。复位后触摸骨折处无凹凸畸形，即已复位	用骨盆兜或多头带包扎固定，患侧下肢用皮肤牵引4~6周。若复位欠佳，可遗留骶髂关节长期疼痛
耻骨联合分离合并骶髂关节脱位	复位方法与单侧耻骨上下支骨折合并骶髂关节脱位同	因为这种骨折甚不稳定，故复位后须用骨盆兜悬吊固定5~6周，使分离之耻骨联合合拢

（二）药物疗法

按骨折三期辨证施治。

【康复指导】

骨盆血运丰富，骨折后容易愈合，骨盆周围又有丰厚的肌肉附着，能起一定的固定作用。所以一般在伤后3周左右，局部已经初步纤维连结，扶拐下地活动亦不致再发生移位，对未损伤骨盆后部负重弓者，早离床下地锻炼最为适宜，若影响骨盆后部负重弓者，下地活动宜稍晚1~2周进行。骨盆骨折较多伴有泌尿系损伤，因此损伤后膀胱泌尿系的康复相当重要，特别是膀胱造口，尿道修补的患者，应注意保留导尿、定期膀胱冲洗、更换尿管等；骨折早期因盆腔内静脉丛栓塞而止血，有利于失血性休克的防治。

【经验荟萃】

骨盆骨折因其损伤类型繁多，并发症种类多，严重并发症如失血性休克，早期的救治如果不够积极，则有生命危险，所以尽量减少不必要的搬动，卧硬板床，减少骨折端活动与出血，并采用相应的措施。此外，泌尿系统并发症早期如处理不当则有可能导致后期严重泌尿系感染、尿道狭窄及其他。因此，建议疑有骨盆骨折的伤者尽快转送至有条件的医院就治；疑有泌尿系损伤的患者，留置导尿管有利于诊断和处理。对卧床患者要注意预防褥疮发生。

严重骨盆骨折的伤情特点：多由强大暴力引起，合并内脏损伤机会多，常呈多发伤，救治原则抢救危及生命的合并伤优先。应特别引起重视，避免漏诊。在因交通事故死亡患者中，骨盆骨折是第3位死亡原因。

尾骨骨折与脱位

骶尾骨是脊柱之最末段椎骨，有归类于骨盆骨折。《医宗金鉴·正骨心法要旨》云："尾骶骨，即尻骨也，其形上宽下窄，上承腰脊诸骨，两旁各有四孔，名曰八髎，其末节名曰尾闾，一名骶端，一名橛骨，一名穷骨，俗名尾椿。"

【损伤机制】

尾骨骨折与脱位，多为直接暴力损伤，如下楼梯滑跌，后仰位摔在台阶或地面时，硬物撞击骶尾部可引起骶骨横断骨折或尾骨骨折脱位。尾骨骨折脱位后，尾骨下端可向前或向后上移位，但以向前者为多。

【诊查要点】

有明显臀部直接撞击外伤史，骨折移位或脱位后，局部肿胀、疼痛，肛门肿胀、疼痛。肛门指检可有压痛，并可摸到移位畸形，X线可判定骨折线及移位方向。

【治疗方法】

（一）手法治疗

患者排空大便，清洁灌肠，取膝胸位。术者戴手套，扩肛后，示、中两指并拢伸入肛门内，用两指腹顶住直肠后壁，均匀持续缓慢用力将尾骨骨折之远端向后方托起，另一手在外面顶住骶椎后方，协同用力使之复位，注意勿用暴力，避免直肠损伤。对陈旧性尾骨骨折者，手法复位均失效可考虑尾骨切除术。

（二）固定疗法

复位后，一般用气圈或软垫保护，侧卧位卧床休息2~3周。

（三）药物疗法

按骨折三期辨证施治。

【经验荟萃】

尾骨骨折中的部分患者，除有尾骨疼痛等症状外，还有排便次数增多、排便不净等症状，其原因是尾骨骨折之远端向前移位，压迫刺激直肠所致。此外，育龄期妇女还可导致骨盆出口小而难产，故尾骨骨折应及时治疗。我们对2周内的新鲜尾骨骨折，采用手法复位，手法复位成功率高。该法简便易行，但应注意用示、中两指指腹持续平稳均匀用力，勿用暴力，避免损伤直肠后壁。对陈旧性尾骨骨折导致直肠刺激征明显经手法复位失败者，手术切除尾骨是切实有效的方法。术中注意勿损伤血管、神经及肛提肌。术后尾骨疼痛、直肠刺激症状均能消失。

第二章 脱　位

概述

　　凡构成关节的骨端关节面相互间的接触，发生分离移位，引起功能障碍且不能自行复位者称为脱位。脱位亦称脱臼、出臼、脱骱、骱失、出髎、骨错等。多发生于活动范围较大的关节，如肩、肘、髋及颞颌关节等。马王堆汉墓出土的《阴阳十一脉灸经》已有"肩以脱"的记载。《肘后方》记载了颞颌关节脱位的口内整复法。《仙授理伤续断秘方》将髋关节脱位分为"胯骨从臀上出"（后脱位）和"胯骨从裆内出"（前脱位）两种。采用手牵足蹬法治疗髋关节后脱位；还采用椅背复位法整复"肩甲骨出"（肩关节脱位）。《世医得效方·正骨兼金镞科》云："凡脚手各有六出臼，四骨折。每手有三处出臼，脚亦三处出臼。"此脚手是指下肢、上肢脱臼；四骨折是指上臂、前臂、大腿、小腿骨折；手三处出臼指肩、肘、腕关节脱位；脚三处出臼即指髋、膝、踝关节脱位，还介绍了六大关节脱位的复位手法。《普济方·折伤门》《证治准绳·疡医》《医宗金鉴·正骨心法要旨》及《伤科汇纂》等，对脱位的诊断、治疗有更进一步的论述。

　　脱位可由直接暴力或间接暴力所致，其中以间接暴力所致者多见。如跌仆、牵拉、挤压、扭转、冲撞、坠堕等。暴力的方向不同，引起脱位的类型亦不同。此外，关节脱位还与年龄、性别、体质有密切关系。如年老体弱，肝肾素虚，筋肉松弛者易引起颞颌关节脱位；小儿因关节韧带发育尚不健全，常可发生桡骨头半脱位；成人脱位多于儿童，男性多于女性，体力劳动者多于脑力劳动者。关节脱位后若治疗不当，关节囊及其周围韧带未能很好地修复，常导致习惯性脱位。关节本身的病变（如流注、骨痨）可引起病理性脱位。此外，关节脱位还与关节解剖特点有关。如肩关节，盂小而浅，肱骨头大且活动范围广的特点，故容易发生肩关节脱位。强大的暴力可造成开放性脱位。关节脱位后，伴有关节囊和关节周围的筋肉撕裂或撕脱，形成瘀肿，出现不同的伤气血、伤经络证候。关节脱位还可并发骨折及神经、血管的损伤。脱位若不及时复位和治疗，而造成陈旧性脱位者，将影响关节的复位和功能的恢复。

按造成脱位的原因，可分为外伤性脱位、病理性脱位、先天性脱位和习惯性脱位；按脱位的程度，可分为全脱位和半脱位；按脱位的方向，可分为前脱位、后脱位、上脱位、下脱位和中心性脱位等；按脱位的时间可分为新鲜脱位（脱位时间在2周以内）和陈旧性脱位（脱位时间超过2周）；按脱位关节是否有创口与外界相通，可分为开放性脱位和闭合性脱位。

脱位的诊断，主要根据临床症状、体征及X线片。关节脱位后，脉络受损，气血凝滞，阻塞经络，故局部出现不同程度的肿胀、疼痛和压痛，关节不得屈伸，活动功能障碍的临床症状；并出现关节畸形、关节窝空虚、弹性固定等关节脱位的特有体征；X线片可明确脱位方向、程度及是否合并骨折。

新鲜外伤性脱位：对新鲜外伤性脱位，可进行手法复位。《圣济总录》卷一百四十五云：“凡坠堕颠扑，骨节闪脱，不得入臼，遂致蹉跌者，急须以手揣搦。复还枢纽，次用药调养，使骨正筋柔，荣卫气血，不失常度，加以封裹膏摩，乃其法也。”唐代孙思邈、王寿、蔺道人，元代危亦林对治疗脱位都有不少论述和疗法，至今仍以为法。

手法复位时，应根据脱位的方向和骨端所处的位置，运用拔伸牵引、旋转屈伸、提按端挤等手法，利用杠杆原理，将脱位的骨端轻轻地通过关节囊破口送回原位，并结合理筋手法，理顺筋络，从而达到正确复位。多数新鲜脱位都可通过手法获得复位。如一次复位不成功时，应找出阻碍复位的原因。若撕脱或游离的骨片、关节囊或肌腱在关节面之间阻碍复位，而仍使用暴力强行复位，会加重关节囊或肌腱的撕裂，甚至并发骨折及血管、神经损伤。此时复位，宜用旋转、屈伸、内收、外展等法，摆脱软组织对关节头的羁绊，即可复位。复位成功后，应将患肢固定于功能位或关节稳定位置，以减少出血，有利于破裂的关节囊及邻近受伤组织的修复，防止发生再脱位。固定器材一般可采用绷带、胶布、夹板、三角巾、托板等。一般固定2~3周，若固定时间过长，易出现软组织粘连而发生关节僵硬。复位后不需固定的关节应作主动活动锻炼，以避免筋肉挛缩、骨质疏松和关节僵硬，而且可促进气血流通，加速损伤组织的修复。

脱位的药物治疗分三期，初期宜活血祛瘀、消肿止痛，内服可选用舒筋活血汤、活血止痛汤等，外用药可选用田七膏、双柏散、活血散、定痛膏等；中期宜和营生新，内服选用壮筋养血汤、骨二方等，外用药选用活血散、舒筋活络药膏等；后期宜养气血、补肝肾、壮筋骨，内服可选用补肾壮筋汤、壮筋养血汤、生血补髓汤、健步虎潜丸（虎骨今已禁用）、骨三方等，外治以药物熏洗为主，可选用洗一方、五加皮汤、海桐皮汤。

陈旧性脱位：对陈旧性脱位者，仍宜首先考虑手法复位，可根据患者年龄、脱位关节、脱位时间、局部病变、症状和功能，选择手法复位。手法复位的适应证：脱位时间尚短（少于3个月）；无并发症的单纯陈旧性脱位青壮年患者；关节周围粘连不严重，关节尚有一定活动范围者；关节软骨面正常或者接近正常；尚未并发创伤性关节炎者。手法复位的禁忌证：脱位时间过长（超过3~6个月）；关节周围软组织内有明显的钙化或有明显骨化性肌炎；关节活动度较小甚至关节僵硬；关节脱位并发骨折且有大量骨痂或并发血管神经损伤；严重骨质疏松、年老体弱或伴有严重心血管疾病者，都应慎用手法复位。

对陈旧性脱位者，选择有复位适应证的，复位时应在麻醉下进行。复位的步骤如下：①牵引：脱位时间长，关节活动范围较小，关节周围软组织挛缩较明显者，可先用皮肤牵引或骨牵引1周左右，并在局部配合手法按摩推拿，辅以舒筋活血的中药煎汤熏洗，使挛缩的组织逐步延伸，直到脱位的骨端回到关节囊破裂口相对位置时为止；若脱位时间短，关节活动范围较大，应注意仍需作如上牵引，以达到脱位骨端的适合复位的位置。②松解：在麻醉下，由轻而重，由小到大，缓慢稳健有力地进行关节屈伸、内收、外展和回旋等各方向运动，使关节周围的瘢痕组织和粘连逐步得到松解，并进一步克服肌肉挛缩。当关节粘连逐步被松解、关节活动范围接近正常时，即可进行复位。这是复位成功的关键，须耐心操作。③复位：经行上述手法后，再根据不同的关节脱位方向，采用适当的手法进行复位。

手法复位如不能成功，或陈旧性脱位后关节强直在非功能位置者，可考虑用手术治疗，不要再强行手法，否则会造成关节软骨面或血管神经损伤，甚至发生骨折。对年老体弱、脱位关节尚能保留一部分功能者，可根据患者的情况给予对症处理。

颞颌关节脱位

颞颌关节脱位，系指下颌髁状突与颞骨下颌凹构成的关节发生移位。亦称失欠颌车、辅车开不可合、下颏脱落、脱颏、颊车骨脱落、颌颏脱下、吊下巴、下颌关节脱位等。

【损伤机制】

颞颌关节是头面部的唯一能动关节，是常见脱位的关节之一，好发于老年人及身体虚弱者。按脱位的时间和复发的次数，可分为新鲜性，陈旧性和习惯性脱位三种；按一侧或两侧脱位，可分为单侧脱位和双侧脱位两种；按脱位后髁状突在颞颌关节窝的前方或后方，可分为前脱位和后脱位两种，临床以前脱位最多见。颞颌关节前脱位，多因过度张口，如大笑、打呵欠、拔牙等，使下颌骨的髁状突经关节囊前壁向前滑到关节结节的前方，当张口下颌部遭到侧方暴力打击，或在单侧臼齿间咬食较大硬物时，关节囊的侧壁韧带不能抗御外来暴力，则可发生一侧或双侧颞颌关节脱位。《伤科补要·脱下颏》云："下颏者，即牙车相交之骨也。若脱，由肾虚所致。"《伤科汇纂·颊车骨》云："夫颌颏脱下，乃气虚不能收束关窍也。"说明年老体衰、气虚体弱、肝肾亏虚、血不荣筋而引起的筋肉松弛，筋不能束骨可导致颞颌关节脱位，并容易引起习惯性脱位。《肘后方》首先记载了颞颌关节脱位及其整复方法，《医宗金鉴·正骨心法要旨》论述了颞颌关节脱位的病因和分类。

【诊查要点】

颞颌关节脱位后，出现口半开，不能张合自如，语言不清，口流唾涎，吞咽困难，咬食不便。若双侧前脱位，下颏骨下垂，颏向前突出，下齿列突于上齿列之前，双侧颞颌关节处凹陷，患者常以手掩口。若单侧前脱位，下颌偏向健侧，口形歪斜，齿不合拢，语音失常，颞颌关节的患侧凹陷，健侧正常。

对颞颌关节脱位的治疗，《肘后方》载："治卒失欠颊车蹉张口不得还方：令人两手牵其颐，已暂推之，急出大指，或咋伤也。"这种口腔内复位法直至现在仍普遍沿用。《医宗金鉴·正骨心法要旨》介绍："凡治单脱者，用手法摘下不脱者，以两手捧下颏，稍外拽复向内托之，则双钩皆入上环矣。再以布自地阁缠绕头顶以固之，宜内服正骨紫金丹，外贴万灵膏，待能饮食后去布，只宜布兜其下颏，系于顶上，二三日可愈。若双脱者，治法同前。"

【治疗方法】

（一）手法治疗

颞颌关节脱位，可采用如下复位法（表2-27）。

表2-27　颞颌关节脱位的整复方法

复位方法	具体操作
口腔内复位法	患者取低坐位，头后倚墙或由助手扶持，医者先将两手拇指裹以纱布数层，分别放在患者口中的两侧下臼齿的尽处，余四指放在口外两侧托住下颌体及下颌角，复位时用两拇指下压后推，当听到弹响声时，急将两手拇指移至齿外以防咬伤。令患者闭合其口，如牙齿已能上下合拢，即为复位成功。若是单侧脱位，也可应用此法，只是健侧的手不需用力，即可复位。若在复位前见咀嚼肌痉挛不能解除时，不要强行复位，应先用两拇指按摩患部，待肌肉痉挛缓解后，再按上法复位

续表

复位方法	具体操作
口腔外复位法	医者站于患者前方，双手拇指分别置于两侧下颌体与下颌支前缘交界处，其余四指托住下颌体，然后双手拇指由轻而重向下按压下颌骨，双手余指同时用力将其向后方推送，听到滑入关节之弹响声，复位即告成功。此法适用于老年脱位或习惯性脱位者
陈旧性脱位复位法	先用活筋手法，医者两手拇指放在患者两侧颞颌关节上，进行由轻到重的按摩，用力推动有关筋肉，并时时向左右上下活动下颌骨，使瘢痕与挛缩的筋肉逐渐得以舒展和松解，待关节活动范围增大时，再行复位。复位前，用长约6cm的一段筷子，横放于患者两侧臼齿上作为支点，让患者配合闭口，医者立于患者背后，用两手交叉托住下颌角，让患者头后顶医者胸部，然后两手向上向后提拉下颌骨，借筷子的支点，使其复位

（二）固定疗法

复位后将四头带兜住下颌部，带的两端分别在头顶打结，可允许张口约一指许，以便进软食。新鲜脱位固定时间约2~3天；对陈旧性脱位者，一般固定2~3周，以使关节囊修复，防止再脱位。固定期间及解除固定后3周内应避免开口过大、咬硬物，以防再脱。

（三）药物疗法

按脱位三期辨证施治。

【康复指导】

整复后，嘱患者当天进食流质或半流质食物，3周内不能过度张口（如大笑、打哈欠或咬硬食物），以利受伤之关节囊和韧带得到良好修复，有效防止复发脱位。

【经验荟萃】

整复脱位要注意下述两点：

1. 口腔内复位法，术者害怕双手拇指被咬伤，常错误地令患者把口张大，这时大张口的动作与颞颌关节脱位的病理过程相同。因下颌骨的尾端为髁状突，张大口时的下颌，髁状突的位置则移向前方，正好顶住关节结节，咀嚼肌处于紧张状态，术者此时欲将下颌骨向下牵引是十分困难的。何竹林先生的方法是：嘱患者不必紧张，放松肌肉，并作轻微闭口动作，下颌骨的髁状突则随之向下后移动。这时术者双手拇指紧按于最后的磨牙上，加压使髁状突向下移，同时另四指紧握下颌体往上托使髁状突与关节结节分离，并越过关节结节滑回下颌窝内。

在复位之际，术者的拇指有被臼齿损伤的可能，故操作前应包裹好双手拇指，但注意避免拇指包裹得太厚，以免增加张口角度给整复操作造成困难。

2. 在整复颞颌关节脱位时，如果忽视患者整复时的体位，位置坐得太高，术者则难以着力。正确的位置高度应该是患者的口部同术者的肘部同一水平。患者坐低位，术者容易操作，但患者头部凌空，在复位时患者会不自觉摆动头部，以致术者不能发挥有效的复位力，应该给患者头部有所倚靠。最简单的方法就是头部靠墙，或者助手在旁扶稳，这时术者施展手法时，头部可形成反作用力，有助于复位；何竹林先生在整复颞颌关节脱位时强调"张大口推挤，必受它端所阻，当不如愿，单一暴力推按则有偾于事，整复之要务使口之半张，于磨牙处用力下按，按而就之则有如顺水推舟之势"。

肩关节脱位

肩关节脱位，系指肱骨头与肩胛盂发生移位；又称肩胛骨出、肩胛上出臼、肩骨脱臼、肩胛骨髎脱、肩膊骨出臼、肩骱落下等，共有廿余种名称。

历代医家对肩关节脱位的记载较多。如《仙授理伤续断秘方》称为"肩甲骨出"，并提出用椅背复位法。《世医得效方·正骨兼金镞科》云："肩胛上出臼，只是手骨出臼，归下；身骨出臼归上。"将肩关节脱位分为前脱位和后脱位两种，并介绍了杵掌牵拽法和架梯复位法。《证治准绳》《医宗金鉴·正骨心法要旨》《伤科汇纂》《伤科大成》等也提出了多种复位方法，并对其致伤原因、分类、症状、复位标志、固定、预防再发等方面进行了论述。

【损伤机制】

肩关节脱位多发，主要与它的解剖特点有关。肩关节为典型的球窝关节，肱骨头大，肩胛盂小而浅，约为肱骨头关节面的1/3，而关节下方的肌肉少，关节囊松弛，加之此关节的运动幅度大、活动范围广，具有灵活性和不稳定性，因此，肩关节脱位是最常见的关节脱位之一。好发于20~50岁的男性。可分为前脱位、后脱位和习惯性脱位，其中以前脱位最多见（表2-28）。

表2-28　肩关节脱位的受伤机制

类　型	受　伤　机　制
前脱位	分为喙突下脱位、盂下脱位和锁骨下脱位，其中以喙突下脱位最多见。主要由于直接暴力和间接暴力造成。直接暴力作用于肱骨头后部，使肱骨头向前脱位。间接暴力有两种，一种为传达暴力，跌倒时患侧手掌持撑地面，身体向一侧倾斜，上肢呈外旋外展位，当暴力传达到肱骨头，则冲破关节囊的前壁，使肱骨头向下脱，复因外力作用而向前滑出至喙突下空隙，成为喙突下脱位；如暴力继续作用，肱骨头可被推至锁骨下部成为锁骨下脱位。另一种为杠杆作用力，是上肢过度高举、外旋、外展向下跌倒，肱骨颈受到肩峰冲击，成为杠杆的支点，使肱骨头向前下部滑脱，先呈盂下脱位，后可滑至肩前成为喙突下脱位
后脱位	甚少见。直接暴力从前往后打击肱骨头，肱骨头过度内旋时可冲击关节囊后壁、盂唇软骨和盂缘而滑入肩胛冈下。间接暴力可因手掌撑地，同时肱骨极度内旋，其传达外力可使肱骨头向后脱位

【诊查要点】

伤后肩部肿胀、疼痛、畸形，功能障碍。《医宗金鉴·正骨心法要旨》云："若被跌伤，手必屈转向后，骨缝裂开，不能抬举，亦不能向前，唯扭于肋后而已。"《伤科补要·髃骨骹失》云："其骹若脱，手不能举。"肩部失去正常圆形膨隆的外观，形成"方肩"畸形。肩峰下空虚，可在喙突下、腋窝内或锁骨下可触及肱骨头。搭肩试验阳性（肘部贴胸时，患手不能搭到健肩上）。直尺试验阳性（用直尺贴在上臂的外侧，下端靠近肱骨外上髁，上端如能与肩峰接触则为阳性征）。若合并肱骨大结节撕脱者，肩部肿胀更明显，并有瘀斑及骨擦音。若合并神经损伤，可出现三角肌麻痹及肩后感觉迟钝；合并腋下血管损伤时，除局部肿胀严重外，有循环障碍表现。拍摄肩关节正位片及穿胸位X线片有助于诊断。

【治疗方法】

（一）手法治疗

肩关节脱位的复位方法较多，择其要者，介绍如下。

1. 椅背复位法（蔺氏法）。《仙授理伤续断秘方》载："凡肩甲骨出，相度如何整，用椅当圈住胁，仍以软衣被盛簟，使一人捉定，两人拔伸，却坠下手腕，又着曲着手腕，绢片缚之。"

此法让患者坐在靠背椅上，将患肢放在椅背外，腋部紧贴椅背，用衣被垫于腋下，以避免损伤，然后一人扶住患者和椅背，医者握住患肢，先外展、外旋拔伸牵引，再慢慢内收将患肢下垂，然后内旋，曲肘复位，用绷带固定。

2. 拔伸足蹬法。《普济方·折伤门》载："令患人服乌头散麻之，仰卧地上。左肩脱落者，用左脚蹬定，右肩脱落者，右脚蹬。用软绢如拳大，抵于腋窝内，用人脚蹬定，挈患者手腕近肋，用力倒身扯拽，可再用手按其肩上，用力往下推之。如骨入臼，用软绢捲如拳大，垫于腋下。"就是复位时令患者仰卧，医者立于患侧，用两手握住患肢腕部，用厚棉垫保护患者腋下，并用足（左侧脱位用左足，右侧脱位用右足）抵于患侧腋下，手与足同时用力，沿患肢纵轴方向缓缓牵引，续而徐徐内收，内旋，利用足背外侧为支点的杠杆作用将肱骨头挤入关节盂内。

3. 杵撑牵拽及架梯复位法（危氏法）。《世医得效方·正骨兼金镞科》载："肩胛上出臼……须向春杵一枚，小凳一个，令患者立凳上，用杵撑在下出臼之处，或低，用物簟起，杵长则簟凳起，令一人把住手尾，拽去凳，一人把住春杵，令一人助患人放身从上坐落，骨节已归窠矣，神效。若不用小凳，则两小梯相对，木棒穿从两梯股中过，放身从上坠下，骨节自然归臼矣。"

所以"架梯复位法"操作时，用梯子一部，斜45°靠于墙上，令患者立于梯与墙壁之间，将患肢由齐肩的横木伸出梯外，在横木上垫以棉垫，医者立于梯外，用一足踏在最下的梯横木上，防梯子滑倒，用两手握住患肢腕部，用力牵拉，同时令患者下蹲，即可复位。

4. 拔伸托入法。《伤科汇纂》引《陈氏秘传》载："肩髆骨出臼，如左手出者，医者以右手叉患者左手，如右手出者，医者以左手叉患者右手，却以手撑推其腋，用手略带伸其手，如骨向上，以手托上。"患者坐位，医者站于患肩外侧，以两手拇指压其肩峰，其余四指插入腋窝（左侧脱位，医者亦可右手握拳穿过其腋下，用手腕提托肱骨头；右侧脱位，医者用左手腕提托），一助手立于健侧肩后，用两手环抱躯干，勿令摇动。另一助手一手握患侧肘部，另一手握腕上部，外展外旋患肢，徐徐向前外下作拔伸牵引。与此同时，医者插入腋窝的手将肱骨头向外上方钩托，助手逐渐将患肢在内收、内旋位下继续拔伸，直至肱骨头有回纳感觉，复位即告完成。

5. 肩掮法。《伤科汇纂·髃骨》云："不拘左右两肩、如臑骨脱后，臂敛前者少，如脱骨在前，手敛后者多。均令患人直立，请旁人扶住，如脱骨在前手敛后不开者，医立患人肩后，蹲身将肩凑入患人腋下，医者又将患手拿住，徐徐立起身子，肩掮用力，患者身重下垂，患手又被医者两手往下按住，其势不小，则肩臑入臼合缝矣。偶有患手脱后敛前不开者，医立患人肩前，用肩往后凑入患腋，仍将患手揪住，立身掮起，则骨又入臼矣。"对肩关节前脱位者，将医者的肩伸入患侧腋下，患肢置于医者胸前，医者两手握住患肢，立身弯腰将患者扛起，即可复位。

6. 膝顶推拉法。《伤科汇纂·髃骨》中云："令患人安坐于凳上，医者侧立其旁，一足亦踏于凳上，以膝顶于胁肋之上，两手将患肩之臂髆擒住，往外拉之，以膝往里顶之，骤然用力，一拉一顶，则入臼矣。比之用肩头掮者，更为简捷矣。"

7. 坐位抗撬法。《何竹林正骨医粹》记载：患者正坐，术者站患侧，将患肩外展及屈肘，一手（左脱用右，右脱用左）从腋后穿前，屈肘托乘患腋下，手与伤手相握；另一手持伤肢上臂或肘部，先用力慢慢向下外方牵引，最后使之摆向内侧，同时在腋下之肘，托乘肱骨头向外上方拉，彼此作抗撬之势。此法治疗习惯性肩关节前脱位最佳。

此法患者坐于凳上，医者与患者同一方向且立于患侧。以右侧脱位为例，医者右足立地，左足踏于患者的坐凳上，将患肢外展80°~90°，并以拦腰状绕过医者身后，医者以右手握其腕，紧贴医者右腰部，左手掌擒住患者右肩峰，左膝屈曲小于90°，膝部顶于患者腋窝，左膝顶，左手推，右手拉，并同时向右转身，徐徐用力，然后左膝抵住肱骨头部向上用力一顶，即可复位。

肩关节脱位的复位成功的标志，在《伤科汇纂·髃骨》中云："务折转试其手，上至脑后，下过胸前，反手于背，方是归原。"若已复位，可见肩关节畸形消失，搭肩试验阴性（患肘贴胸时，患手可搭到对侧肩部），直尺试验阴性，肩关节主动活动无功能障碍。若肩关节的外形和体态已恢复正常，而关节活动仍有障碍者，应考虑有并发症的存在，应进一步检查，以便及时处理之。若合并肱骨外科颈骨折时，先将脱位的关节复位后，再按肱骨外科颈骨折处理。若合并喙突或肩峰骨折，骨折可随关节的复位而自行复位。若合并肱骨头或盂缘骨折时，多能障碍关节复位，如关节既能复位，其骨折一般随之复位，如未能完全恢复原位，多不影响关节活动。若关节不稳或影响关节功能，则考虑手术治疗。

（二）固定疗法

《伤科汇纂·髃骨》中云："布带一条从患处绑至那边腋下缚住，又用一条从患处腋下绑至那边肩上，亦用棉絮一团实其腋下，方得稳固。" 肩关节脱位复位后，将上臂保持在内收内旋位，肘屈曲至90°，前臂横行依附在胸前壁，以纱布垫置于腋下及肘内侧。再用三角巾及绷带固定患肢，固定2~3周。若合并肱骨大结节骨折，脱位复位后骨折块仍分离者，可在骨折块的位置放一纱布平垫，包扎固定，置患肩于外展90°位，3~4周。若合并肱骨外科颈骨折，则采用肱骨外科颈骨折的治疗方法进行固定。

（三）药物疗法

按脱位三期辨证施治。

【康复指导】

固定期间鼓励患者练习肘、手腕、手指活动，但需防止上臂外旋。1周后去除绷带仅保留三角巾，开始练习肩关节伸屈活动，3周后除去三角巾开始肩关节自主活动。

【经验荟萃】

肩关节前脱位的诊断确立后，应及时进行整复，越早进行越易复位，拖延耽搁，只会使肿胀严重、肌肉痉挛更明显，必然增加复位难度。通常肩关节脱位整复不需麻醉下进行，但患者肌肉发达，局部肿胀严重，徒手复位有困难时，可以给予麻醉，使肌肉痉挛放松易于复位。

整复肩关节脱位的手法要注意避免硬劲，《伤科汇纂》上髎歌曰："上髎不与接骨同，全凭手法及身功，宜轻宜重为高手，兼吓兼骗是上工，法使骤然人不觉，患者知时骨已拢"。因此，操作宜稳当，遇有阻力，不可粗暴从事，一旦发生外科颈骨折，不仅增加了病者的痛苦，而且使一个简单的肩关节脱位变成一个复杂的病例。此外严重肩关节脱位可合并有腋神经损伤，诊治时应加以留意。

肩关节脱位整复后，为了避免再次脱位，必须将患肢屈肘内收内旋位胸前固定3周。配合辨证用药，有助创伤修复。3周后开始活动，才不会出现肩关节僵硬。整复肩关节脱位后，一定要及时拍X线片，证实整复是否成功，避免延误治疗。

创伤性肩关节脱位，为一常见脱位，其发生率仅次于肘关节脱位，占全身关节脱位的40%。男性多于女性，好发年龄30~60岁。按其脱位方向，创伤性肩脱位分为四种类型，即前脱位、后脱位、上脱位及下脱位。创伤性肩关节前脱位约占肩脱位的95％。创伤机制，当肩关节处于外展、外旋位，跌倒或受到碰撞打击，轴向或后伸的暴力经传导到肱骨头，如此种暴力足够强大，即可使肱骨头穿破肩关节囊的前下方，造成前脱位。由于致伤力大小不同，脱位时肩部所处位置不同，脱位后的肱骨头也处于不同位置一喙突下、盂下、锁骨下甚至穿入胸腔。约有30％~40％的病例合并有大结节撕脱骨折，多数病例其骨折块仍以骨膜与肱骨干相连，其骨折块很少向上移位。脱位的肱骨头复位后，大结节骨折亦随之复位，仅少数病例的大结节骨折片与肱骨干完全分离，因受冈上肌的牵拉，移至肩峰下，需要手术治疗。X线片检查对正确诊断及治疗十分重要。

肘关节脱位

肘关节脱位在全身大关节脱位中最为多见。《世医得效方·正骨兼金镞科》称"手臂出臼"，《普济方·折伤门》称"手踭骨出"，《伤科补要·曲瞅骨》称"曲瞅骱出"，亦有称"肘骨出臼""臂骱落下"等。多见于青壮年，男多于女。按脱位的方向分为后脱位、前脱位、肘关节（尺、桡骨）分离脱位，以后脱位多见。

肘关节后脱位

【损伤机制】

肘关节后脱位，多由传达暴力或杠杆作用所造成。跌仆时手掌着地，上肢处于外展后伸位，肘关节伸直及前臂旋后位，尺骨鹰嘴突尖端冲撞肱骨下端的鹰嘴窝，产生一种杠杆作用，迫使肱骨下端滑车冲破前方的关节囊而从尺骨半月切迹脱出，形成肘关节后脱位。若合并侧副韧带损伤时，可出现侧脱位及发生内、外髁撕脱骨折。有少数可合并喙突骨折及桡骨头骨折（恐怖三联征），甚至尺神经或桡神经损伤等。

【诊查要点】

伤后局部疼痛、肿胀、伸屈功能障碍；出现侧方活动；肘关节被固定于45°~60°左右的半伸半屈位；肘窝前饱满，可摸到肱骨下端，尺骨鹰嘴后突，肘后部空虚，呈靴状畸形；"肘后三角"骨突标志的关系消失。注意检查有无合并血管、神经损伤。肘关节正侧位X线片可以明确脱位的类型和有无合并骨折。

【治疗方法】

（一）手法治疗

肘关节后脱位可采用手法复位，一般不需麻醉，亦可选用臂丛麻醉或血肿内麻醉。复位前要了解骨端的移位情况，选择适当的复位手法：

1. 拔伸屈肘法。《伤科补要·曲瞅骨》云："其骱若出，一手捏住骱头，一手拿其脉窝，先令直拔下，骱内有声响，将手曲转，搭着肩头，肘骨合缝，其骱上矣。"患者取坐位，助手立于患者身后，双手握患侧上臂，医者双手握患侧腕部，置前臂于旋后位，两人作相对拔伸，然后医者一手握腕部继续保持牵引，另一手拇指抵住肱骨下端向后推按，其余四指抵住鹰嘴向前端提，并慢慢将肘关节屈曲。或用卧位，患肘半屈位上臂靠床面，医者一手按压肱骨下段，另一手握住患肢前臂顺势拔伸，有入臼声后屈曲肘关节，患侧手指可摸到同侧肩部，即复位成功。

2. 膝顶拔伸法。患者坐位，医者立于患侧前面，一手握住患侧上臂，另一手握住患侧腕部，同时以一足踏于椅面上，以膝顶在患肢肘窝内，沿前臂纵轴方向用力牵引，并逐渐屈肘，有入臼声，即可复位。

3. 足踏复位法。患者仰卧床上或地面上，患肩外展90°，屈肘90°，医者立于患者患侧，面向患者头部，用两手握患肢腕部准备向上拔伸，用一足跟踏在肘前的肱骨下端准备向下蹬，手提足蹬同时用力，即可复位。对肘关节后脱位合并尺骨喙突骨折者，关节复位后多数可同时复位，若复位后骨块不稳，可屈肘90°，肘前加垫固定。如并发有向外侧脱位引起肱骨内上髁骨折、骨块又被夹在关节之间者，应先将骨块由关节间隙中拉出，然后复位。

（二）固定疗法

复位后屈肘90°固定，用三角巾将前臂悬吊胸前2~3周。合并肱骨内、外上髁骨折的，90°屈肘位夹板固定4周。

（三）药物疗法

按脱位三期辨证施治。

【康复指导】

肘关节损伤后，血肿极易机化或骨化，产生肘关节僵硬、骨化性肌炎，所以复位后应积极鼓励患者做早期的肘关节功能锻炼。在固定期间即开始早期练习肩腕及掌指活动，去除固定后应积极进行肘关节屈伸锻炼，以屈肘活动为主。后期的功能恢复以局部熏洗和自行锻炼为主，可配合理疗及轻手法的按摩，不宜反复粗暴地被动按摩，以避免骨化性肌炎的发生而引起肘关节强直。

肘关节前脱位

【损伤机制】

较少见，多与尺骨鹰嘴突骨折同时发生，当肘后直接遭受外力打击，或者跌仆时屈肘位肘后着地，多先造成尺骨鹰嘴突骨折，如外力继续作用于尺骨近端后方，可将尺、桡骨上端推向肘关节前方。伤后肘关节肿胀疼痛，活动功能障碍，肘关节过伸，屈曲受限，患肢变长，肘前隆起，可触到脱出的尺、桡骨上端，在肘后可触及肱骨下端。并发鹰嘴突骨折时，在肘后可摸到游离骨折块。有时可并发尺神经和肱动脉、肱静脉损伤。

【诊查要点】

伤后局部疼痛、肿胀、伸屈功能障碍；肘窝前隆起，可摸到尺桡骨上端，在肘后部可触及肱骨下端及游离的尺骨鹰嘴骨折块，呈肘过伸畸形；患侧前臂较健侧长；"肘后三角"消失。注意检查有否合并血管、神经损伤。肘关节正侧位X线片可以明确脱位的类型和有无合并骨折。

【治疗方法】

（一）手法治疗

复位时患者仰卧位，肩外展90°，一助手固定患肢上臂，一助手握患肢腕部，顺势拔伸牵引，有时在牵引中即可复位，如不能复位，医者用两手拇指由肘前顶在脱出的尺、桡骨上端，向下向后推之，余指由肘后托住肱骨下端向上向前提之，有入臼声，即可复位。有尺骨鹰嘴骨折的，在脱位整复后，按鹰嘴骨折处理。

（二）固定疗法

无骨折者，复位后屈肘90°，用三角巾托起前臂悬吊于胸前。如并发鹰嘴突骨折时，先将肘关节固定于伸直或屈曲20°位，在鹰嘴突上方加垫固定在夹板或石膏托上，3周可逐渐屈肘至90°固定，再经1~2周可解除固定。

（三）药物疗法

按脱位三期辨证施治。

【康复指导】

参照肘关节后脱位。

肘关节尺、桡骨分离脱位

系指肱骨下端处于尺、桡骨之间，使二骨向前后或向内外分离，肱尺、肱桡、尺桡上关节同时脱位。临床上很少见。这是一种严重损伤，不独是肘部三个关节同时脱位，而且有关节囊撕裂、骨间膜、环状韧带等广泛的筋肉损伤。

【损伤机制】

多因跌倒时手掌着地，肘关节处于过伸前臂旋前位，脱位的肱骨滑车向下纵行劈开上桡尺关节，环状韧带和尺桡骨近侧骨间膜被劈裂，引起桡骨小头向前方脱位，而尺骨近端向后脱位，肱骨下端便嵌插在两骨端之间，则形成前后型脱位。若暴力因素致使环状韧带断裂，尺、桡骨上端分别移位到肱骨下端的内外侧，则形成内外型脱位。

【诊查要点】

脱位后肘关节严重肿胀，周径变粗，患肢缩短，肘关节处于僵直状，屈伸功能丧失，并可并发尺、桡神经损伤及骨筋膜室综合征。"肘后三角"消失。注意检查有无合并血管、神经损伤。肘关节正侧位X线片可以明确脱位的类型和有无合并骨折。

【治疗方法】

（一）手法治疗

对前后型脱位整复时在助手相对牵引下，应使先整复肱尺关节脱位，再整复桡骨头脱位；对内外型脱位，整复时，要在肘伸位充分牵引，同时用挤压手法使上桡尺关节复位，内外侧移位纠正后，再逐渐屈曲肘关节即可复位。

（二）固定疗法

复位后，一手握肘关节勿令再脱，一手握腕部被动的伸屈肘关节、旋转前臂数次，以理顺筋络。最后固定肘关节于屈曲90°位，时间约3周。

（三）药物疗法

按脱位三期辨证施治。

【康复指导】

参照肘关节后脱位。

【经验荟萃】

整复肘关节脱位前必须结合X线片，以排除合并骨折。整复肘关节后脱位时先用手法纠正尺桡骨的侧方移位，然后顺势牵引，即按肘关节后脱位所处于微屈位方向牵引，切勿于伸直位用力。

肘关节脱位同时合并关节囊及侧副韧带损伤，确切的制动有利于韧带损伤的修复，伤后制动时间应以3周为佳，以免造成关节韧带的松弛和不稳定。

当开始进行肘关节的功能锻炼时，大部分患者出于某些不正确的认识，往往怕肘关节伸不直，所以很自然把锻炼的注意力集中在练习伸肘方面，而忽略了更为重要且更难恢复的屈肘运动，因此应正确地指导患者屈伸活动。同时应注意进行功能锻炼时避免暴力，在患者能耐受的情况下主动练习肘的屈伸活动，以免发生肘关节骨化性肌炎。

桡骨头半脱位

桡骨头半脱位系指桡骨头与肱骨小头构成的关节，发生轻度移位引起功能障碍者。亦称牵拉肘。

【损伤机制】

多为间接外力所致，当幼儿因穿衣、行走时跌倒，或上阶梯等，肘关节伸直时被大人握其腕用力向上牵拉并旋转前臂而引起。有时幼儿翻身时上臂被压在躯干下导致受伤也可引起脱位。有人认为幼儿的桡骨头发育尚不完全，头、颈的直径几乎相等，环状韧带也较松弛，因此在突然牵拉前臂使肱桡关节间隙变大，关节囊及环状韧带上部由于关节腔的负压被吸入桡骨关节间隙，桡骨头即被松动的环状韧带卡住，使桡骨头滑向前方，少数患儿前臂处于旋后位致伤时，桡骨头可滑向后方，而形成桡骨小头半脱位。亦有人认为，幼儿的桡骨头的轮廓是稍呈椭圆的，当前臂旋后时桡骨头前面从颈部起呈尖形隆起，当前臂在旋后位牵引时，环状韧带与骨性隆起相对抗；偏后外侧桡骨头较平，因此当前臂旋前位牵引时此部分环状韧带紧张，而滑越桡骨头，形成桡骨小头半脱位。本病多发于1~4岁的幼儿，其中2~3岁最为多见。

【诊查要点】

患肢有纵向牵拉损伤史，幼儿因疼痛而啼哭，拒绝使用患肢，怕别人触动，肘关节半屈曲位，不肯屈肘、举臂；前臂旋前，不敢旋后，触及伤肢肘部和前臂时，患儿哭叫疼痛，压痛点在肘关节的前外方桡骨小头处，患肘无明显肿胀。X线检查不能发现异常。

【治疗方法】

（一）手法治疗

以右侧肘为例，家长抱患儿正坐，医者用右手握患侧腕部，左手拇指放在桡骨头的前外方，余指托在肘后，慢慢将患臂旋后，左手拇指则压桡骨头，然后屈曲肘关节，此时可听到清脆的入臼声，即已复位。另法：先将患臂旋后，伸直肘关节，即可听到复位音，并伸屈肘关节2~3次，则患肢功能即可恢复。有少数患孩，用上法不能复位时，多属桡骨头后脱位，则可改用患臂旋前、屈肘方法。

（二）固定疗法

一般无须特殊固定，宜用颈腕带或三角巾悬吊患肢2~3天。

【康复指导】

平时牵拉（提）小儿手部时，应同时牵拉衣袖。尽量防止小儿跌仆。成人与小儿嬉闹时应注意方法，不能单牵（提）手。小儿翻身时，不可把上肢压在躯干下。穿衣服时，应避免手部旋前位牵拉，应扶小儿上臂穿衣袖。同时要向家长解释受伤机制，强调必须防止牵拉上肢是十分重要的。

【经验荟萃】

诊断与鉴别诊断遇到有经典的牵拉肘病史患儿时，我们是容易诊断的。但是我们不能忽略无牵拉肘病史或者年龄稍大一些儿童的肘部损伤，当不能明确时，X线检查是必不可少的，需与儿童常见的肱骨髁部位的骨折、桡骨头骨折等相鉴别。明确诊断桡骨小头半脱位后避免粗暴的复位，避免血管神经的损伤。当X线检查无异常，没有明确的牵拉病史，肘关节活动异常，特别是桡骨小头部位有明显的压痛，不论儿童是否超过7岁，均应怀疑桡骨小头半脱位，可试行复位，如有明确的弹响，复位后症状消失，则诊断成立。

本病的治疗主要是依靠手法复位，正确的复位方法不用牵引，不恰当的牵引反而容易使复位失败，复位后功能立即恢复。

月 骨 脱 位

月骨脱位系指月骨与周围骨骼的相互关节发生移位。《证治准绳·手伤》称"手腕骨脱"。

【损伤机制】

多由间接暴力所致。跌仆或从高处坠下时，手掌触地，腕部极度背伸，月骨被桡骨下端和头状骨对挤，致桡月骨背侧韧带断裂，而使月骨向掌侧翻转脱出。由于月骨的血供破坏，日后容易引起缺血性坏死。同时，月骨脱位多并发腕舟骨骨折，容易漏诊。月骨脱位以掌侧脱位为常见，好发于20~50岁的男性。《伤科补要·手腕骱》云："若手掌著地，只能伤腕，若手指着地，其指翻贴于臂者，腕缝必开。"这里着重提出了，"腕缝必开"的发病机制。月骨脱位程度不同，可见如下分型（表2-29）。

表2-29　月骨脱位分型

类型	桡月骨背侧韧带	桡月骨掌侧韧带	月骨血供
月骨脱位向掌侧旋转90°	断裂	未断	尚存，月骨一般不发生坏死
月骨脱位向掌侧旋转>90°，甚至达270°	断裂	扭曲	月骨血运受到一定障碍，部分患者可发生月骨缺血性坏死
月骨脱位向掌侧旋转角度不定，并向掌侧近侧移位	断裂	断裂	月骨血运完全丧失而发生坏死

【诊查要点】

脱位后，腕关节的掌侧有骨性隆起，局部压痛，肿胀，屈指肌腱因受脱出的月骨压迫而紧张挛缩，呈掌屈30°位及中指不能伸直。握拳时，可见第3掌骨头短缩，向腕部顶压该掌骨头时，可引起腕关节疼痛。如脱出的月骨压迫正中神经时，可出现桡侧三个半手指麻木，腕背伸时，则麻木加重。X线正位片可见月骨由正常的四方形变为三角形，侧位片可见月骨脱向腕关节掌侧，凹面朝向掌侧。

【治疗方法】

（一）手法治疗

新鲜的月骨脱位可用手法复位。复位应在局麻或臂丛麻醉下进行，令患者仰卧床上，掌心向上，一助手固定前臂，另一助手用双手握住患肢手指，以床边为支点，将腕关节作背伸牵引，使桡骨与头状骨间隙增大，医者用两手环握患腕，两拇指由近而远抵住月骨用力推压至桡骨和头状骨间隙，则月骨可渐渐归复原位。当中指已能伸直与腕关节也可掌屈时，表示已复位。手法复位不成功者可以考虑手术治疗。

（二）固定疗法

复位后作掌屈30°固定，1周后改为中立位，再固定2周。

（三）药物疗法

按脱位三期辨证施治。

【康复指导】

固定期间应经常作掌指关节和指间关节活动，解除固定后应做腕关节的主动屈腕锻炼。

【经验荟萃】

月骨脱位为腕部外伤，多为手掌触地，间接暴力导致月骨受挤压而造成向掌侧脱位。医者往往认识不足，易造成漏诊。月骨脱位常见的X线分型有：①月骨前脱位：跌倒掌面触地时，月骨被桡骨下端和头骨挤压，即月骨向掌侧脱位。正位片月骨旋转呈三角形与头骨重叠；侧位片月骨向掌侧移位，窝状关节面向掌侧，球状关节面转向背侧。②月骨周围脱位：实际上头骨和月骨发生脱位，月骨原位不动，月骨和桡骨下端保持正常解剖关系，其他腕骨则伴随头骨同时脱位。正位X线片头骨、月骨、舟状骨关节间隙消失或重叠；侧位X线片头骨向掌侧移位于月骨后上方，月骨原位不动与桡骨远端关系正常，其他腕骨向背侧或掌侧脱位。③经舟状骨的月骨周围骨折脱位：月骨周围脱位合并舟状骨或桡骨远端骨折。正位X线片舟状骨腰部骨折，有时合并桡骨远端及尺骨茎突骨折，月骨呈正常四方形和舟状骨近端与桡骨远端保持正常关系。侧位X线片月骨与桡骨远端保持正常关系，舟状骨远端伴随其他腕骨一起向后脱位。只要掌握了腕关节的X线解剖及月骨脱位X线分型，就可减少腕部月骨脱位的漏诊。

在对腕部附骨观察不清时，可拍摄健侧腕关节X线片比较。月骨脱位时，早期复位尤为重要，一般在2周内的损伤，均可行手法一次复位成功。但陈旧性的脱位，由于腕部的肌肉、韧带变短缩，则需考虑手术或摘除脱位的月骨。故早期而正确的诊断是非常重要的，可减少手术造成的创伤。

月骨脱位性损伤属于外伤中少见的疾病，治疗前需要完善的准备和准确的影像学评估，制定合适的治疗方案。对于多数月骨前脱位的患者早期发现，保守治疗效果满意且无须手术治疗。

掌指及指间关节脱位

掌指关节由各掌骨头与近节指骨基底构成。《医宗金鉴·正骨心法要旨》说："手掌与背，其外体虽混一不分，而其骨在内，乃各指之本节相连而成者也。"掌指关节的活动主要是屈伸，屈力比伸力大，伸直时有20°~30°的侧方活动，屈曲时侧方活动微小，故掌指关节伸直时易因外力作用而发生脱位。临床中多见向背侧脱位，尤以第一掌指关节脱位为多。

指间关节存在于各节指骨之间。《医宗金鉴·正骨心法要旨》说："五指之骨名锤骨，即各指本节之名也"，又："竹节骨，即各指次节之名也。"锤骨与竹节骨之间即构成指间关节，该关节可做屈伸运动，屈力亦大于伸力。指间关节脱位颇为多见，各手指的近侧或远侧指间关节都可发生。

手部脱位多与间接暴力有关，其损伤机制、诊断要点、手法整复有所不同，现以表格展示（表2-30至表2-32）。

【损伤机制】

表2-30　掌指关节与指间关节的损伤机制

类　型	损　伤　机　制
掌指关节脱位	由于关节过伸时遭受外来暴力所致，如跌倒时指端触地或打球时指端猛烈撞击，掌指关节极度背伸，掌侧关节囊被撕裂，掌骨头穿过关节囊裂口脱向掌侧皮下，近节指骨基底向背侧移位。如关节囊裂口较小，掌骨头往往如纽扣状被交锁其中，有的屈肌腱亦可移位于掌骨头和指骨基底之间，造成复位困难
指间关节脱位	多因外力使关节极度过伸、扭转或侧方挤压，造成关节囊破裂、侧副韧带撕断而引起，甚至伴有指骨基底小骨片撕脱。脱位的方向大多是远节指骨向背侧移位，同时向侧方偏移，向掌侧移位者极少见

【诊查要点】

表2-31　掌指关节脱位与指间关节脱位的诊查

类　型	诊　查　要　点
掌指关节脱位	患处疼痛、肿胀、功能丧失，指间关节屈曲、掌指关节过伸畸形，并弹性固定。掌侧面隆起，在远侧掌横纹皮下可摸到脱位的掌骨头，手指缩短。X线片可清楚地显示移位的掌骨头及近节指骨基底部
指间关节脱位	伤后关节呈梭形肿胀、畸形、疼痛、局部压痛，弹性固定，被动活动时疼痛加剧。若侧副韧带已断，则出现明显侧方活动，即分离试验阳性。X线片显示指间关节脱离正常关系，并可确定是否并发指骨基底撕脱性骨折

【治疗方法】

（一）手法治疗

表2-32　掌指关节脱位与指间关节脱位的整复手法

类　型	整　复　方　法
掌指关节脱位	复位时，医者一手拇指与示指握住脱位手指，呈过伸位顺势拔伸，同时用另一手握住患侧腕关节，并以拇指抵于患指基底部，使脱位的指骨基底与掌骨头相对，然后轻轻屈曲患侧掌指关节，即可复位
指间关节脱位	术者一手固定患肢掌部，另一手握伤指末节顺势拔伸牵引，同时用拇指将脱出的指骨基底部推向掌侧，示指将近侧指骨头顶向背侧，然后屈曲手指，即可复位

（二）固定疗法

用铝板压弯塑形或用绷带卷垫于掌指关节与指间关节的掌侧，固定患指于轻度屈曲对掌位1~2周。指间关节脱位整复后还可采用邻指胶布固定。

（三）药物疗法

固定期间，应活血祛瘀、消肿止痛，用骨一方内服；去除固定后，应舒筋活络，可用洗一方熏洗患指，并配合按摩理筋手法，理顺筋络。

【康复指导】

早期除患指外可做其余关节的练功活动，去除固定后，可做受伤掌指关节或指间关节的主动屈伸练功活动，活动范围从小到大。

【经验荟萃】

经临床观察，掌指关节脱位以第1掌指关节脱位为多。对于难以复位的拇指掌指关节脱位的治疗，首先要认真仔细地进行检查，弄清受伤机制和局部解剖的复杂改变。根据损伤类型采用相适宜的手法。行术时要有足够的耐心，不能用暴力牵拉和扭转，以免牵拉使肌腱缠绕更紧，更难复位。尤其一些患者掌骨头两侧的髁部较大，挡住肌腱的退路，不易解脱时，更须耐心轻柔地进行。切不可由于缺乏耐心和经验，误以为手法整复失败而采用手术，增加了患者的痛苦。在整个治疗过程中，注意力要放在肌腱的缠、卡上，不必在脱位的拇指上做文章。在前者得以解脱后，掌指关节脱位的整复就变得比较容易了。若患者比较紧张或者难以一次性整复的脱位，可以在麻醉下进行。

髋关节脱位

髋关节脱位，是指股骨头与髋臼构成的关节关系发生改变，并引起了功能障碍。

髋关节脱位多因间接暴力所造成，如车祸、堕坠、塌方等，亦可发生于屈髋位如自高处跳下、骑马跌倒等，足或膝着地而致脱位。临床可分后脱位、前脱位、中心性脱位，而以后脱位多见。

髋关节后脱位

【损伤机制】

多由传达暴力引起，当髋关节处于屈曲位时，外力使大腿急骤内收并内旋，使股骨颈前缘抵于髋臼前内缘而形成支点，股骨头因受杠杆作用而离开髋臼，冲破后关节囊而向后上方脱位。有时可合并髋臼后缘骨折或股骨头骨折。

【诊查要点】

伤后髋关节疼痛、肿胀、功能丧失，被动活动时出现疼痛加重及保护性痉挛，患肢呈屈曲、内收、内旋、缩短畸形，患侧臀部隆起，并可触到脱出的股骨头。患髋在作外展、外旋动作时呈弹性固定。"黏膝征"阳性（患侧膝关节稍屈曲，靠在健侧大腿中下1/3处）。X线检查股骨头内收内旋位，位于髋臼外上方，股骨颈内侧缘与闭孔上缘所连的弧线（沈通氏线）中断。

【治疗方法】

（一）手法治疗

髋关节脱位以后脱位常见，整复手法如下（表2-33）。

表2-33　髋关节后脱位的三种复位法

整复方法	具体操作
拔伸足蹬法	患者仰卧，医者两手握患肢踝部，用一足外缘蹬于坐骨结节及腹股沟内侧（左髋脱位用左足，右髋脱位用右足），手拉足蹬，身体后仰，协同用力，两手可略将患肢旋转，即可复位

续表

整复方法	具体操作
回旋法	患者仰卧，助手以双手按压双侧髂前上棘固定骨盆，医者立于患侧，一手握住患肢踝部，另一手以肘窝提托其腘窝部，在向上提拉的基础上，将大腿内收、内旋，髋关节极度屈曲，使膝部贴近腹壁（大胯曲转，使膝近其腹），然后将患肢外展、外旋、伸直（再令舒直）。在此过程中，其髋有响声者，复位即告成功。因此法的屈曲、外展、外旋、伸直是一连续动作，形状恰似一个问号"？"（左侧）或反转的问号"¿"（右侧），故亦称画问号复位法
屈髋拔伸法	患者仰卧，助手用两手按压髂前上棘固定骨盆，医者面向患者，骑跨于屈髋屈膝各90°的小腿上，用双前臂、肘窝部扣在患肢腘窝部，逐渐拔伸，使股骨头接近关节囊破裂口，在向上牵拉的同时，略将患髋旋转，促使股骨头滑入髋臼，感到入臼声后，再将患肢伸直

（二）固定疗法

患肢取伸直外展位，皮肤牵引或骨牵引，同时患肢两侧置沙袋或穿丁字鞋防止内、外旋，时间为3~4周（重量4~7kg）。若合并骨折时，固定时间相应延长。

（三）药物疗法

按脱位三期辨证施治。

【康复指导】

牵引期间可作踝关节屈伸及股四头肌收缩活动，3周开始扶拐下地不负重步行，但3个月内患肢不能负重。观察3个月后，如无股骨头坏死，则可弃拐步行。

髋关节前脱位

【损伤机制】

常见杠杆作用暴力为主引起。当髋关节因外力急骤过度外展外旋时，大转子顶端与髋臼上缘接触，股骨头受杠杆作用而被推出髋臼，突破关节囊的前下方，移位于耻骨或闭孔部位，形成前脱位，偶可引起股动、静脉循环障碍，或伤及闭孔神经。

【诊查要点】

伤后患肢疼痛、肿胀、弹性固定，呈外展、外旋、稍屈髋畸形，患肢较健侧长，在腹股沟处可触到股骨头。若出现患侧大腿以下皮肤苍白、青紫、发凉，足背动脉搏动减弱或者消失的，为股骨头移位于耻骨上支压迫股动、静脉；若出现腹股沟区及大腿前内侧出现刺痛、麻木、酸胀并向膝内侧放射的，为股骨头移位于闭孔内。X线检查见股骨头在闭孔内或耻骨上支附近，股骨头呈极度外展、外旋位，小转子完全显露。

【治疗方法】

（一）手法治疗

旧屈髋拔伸法。患者仰卧于床上，术者用肘部紧扣患者腘窝部顺势（外展位）牵引，助手用掌部推按股骨头部作外后方用力，与此同时，术者在牵引下内收患肢远端，股骨头即可滑入髋臼。

（二）固定疗法

参照髋关节后脱位。

（三）药物疗法

按脱位三期辨证施治。

【康复指导】

参照髋关节后脱位。

髋关节中心性脱位

【损伤机制】

多由传达暴力造成。外力作用于大转子传达于股骨头，直接撞击引起髋臼底骨折，如外力继续作用则可使股骨头穿破髋臼向骨盆腔内移位。

【诊查要点】

伤后，若股骨头移位不多者，多无特殊体征，但疼痛严重；移位明显者，可见患肢缩短、大转子内移，髋关节功能障碍。骨盆分离及挤压试验可为阳性，下肢纵向叩击痛阳性，X线检查见髋臼底部骨折及突向盆腔的股骨头。

【治疗方法】

（一）手法治疗

牵引复位法，复位时，采用外展中立位骨牵引逐渐复位。不能用无法控制的快速人力牵引手法整复。

（二）固定疗法

复位后宜减轻重量维持中立位牵引。牵引时间一般6~8周。

（三）药物疗法

按脱位三期辨证施治。

【康复指导】

牵引期间可作踝关节屈伸及股四头肌收缩活动。在痊愈后,应根据局部病理变化的轻重,适当地限制下肢负重或步行活动以减轻或推迟创伤性关节炎的发生。

【经验荟萃】

髋关节脱位多因强大暴力所致,临床以髋关节后脱位为常见,接诊时要注意排除多发性损伤,不要顾此失彼。有否合并坐骨神经损伤的检查也不能忽略。

整复髋关节后脱位,宜取屈髋、屈膝位有利于松弛髂股韧带及腘绳肌,牵引力量宜用"活"劲,其力由小到大,牵引时为了使大腿有向上、内收的力度,同时旋转股骨头,有助于解除软组织对股骨头的缠绕,只要动作得法,有时因限于条件即使无麻醉也能顺利复位。

第三章　骨　病

骨性关节炎

骨性关节炎（OA）是指骨或关节软骨发生增生而引起的病证，又称骨刺、骨赘。多发生在负重大，活动多的部位，最常累及脊柱、双膝。发生在胸腰段称"增生性脊椎炎"；发生在颈椎称"颈椎病"；发生在四肢关节称"骨性关节炎"，又称"增生性、肥大性或退行性关节炎"，下肢较多见。是由于构成关节的软骨、椎间盘、韧带等软组织变性、退化，关节边缘形成骨刺，滑膜肥厚等变化，而出现骨损伤，引起继发性的骨质增生，导致关节变形，当受到异常载荷时，引起关节疼痛，活动受限等症状的一种疾病。

【发病机制】

祖国医学认为其发病原因以肾气虚为根本，外伤的积累为诱因。《素问·上古天真论》云："三八肾气平均，筋骨劲强……四八筋骨隆盛，肌肉满壮，五八肾气衰，发堕齿槁。"又云："肾者主水，受五脏六腑之精而藏之……五脏皆衰，筋骨解堕。"《素问·生气通天论》又云："因而强力，肾气乃伤，高骨乃坏。"可见筋骨的盛衰，与五脏六腑，特别是与肾有着密切的关系。肾水不足，则骨枯而髓虚，发为骨痿。说明了骨的退变与年龄、体质的密切关系。又《素问·宣明五气篇》云："五劳所伤，久视伤血，久卧伤气，久坐伤肉，久立伤骨，久行伤筋。"劳伤可损及血、气、肉、筋、骨而致此病。

西医认为年龄增大、关节过度负重和外伤、手术或其他明显因素而导致的软骨破坏或关节结构改变是引起该病的主要因素。多发生于45岁以上的中老年人，男性多于女性，常用腰部活动的重体力劳动者及运动员或长期保持一个体位、姿势不良的人群易患此病，最常见于腰椎、颈椎、膝、髋、肘、踝等关节。分为原发性和继发性。早期的变化最先发生于关节软骨，关节承重区的软骨表面出现粗糙，失去光泽，呈淡黄色，弹性降低，表面呈纤丝状，有绒毛感；进而，软骨面可以破碎，出现垂直裂隙。而后，随着软骨表面的磨损、变薄，逐渐出现水平裂隙，以致表面软骨分裂成为小碎块，并可脱落于关节腔内。在应力和摩擦最大的部位，软骨逐渐被全层破坏，使软骨钙化，甚至软骨下骨质裸露。骨面下骨髓腔内血管和纤维组织增生，不断产生新骨，沉积于裸露骨面下，形成硬化层，其表面被磨光如象牙样，故称为牙质变。压应力最小的部位则可出现骨质疏松。新生骨向阻力最小的方向生长，这就自然地在关节边缘形成骨赘。应力最大处的骨质由于承受压力的影响而产生显微骨折、坏死，形成内含黏液性骨质、坏死骨小梁、软骨样碎片和纤维样组织的囊肿。后期，软骨下骨质塌陷变形，周围增生骨膨出，使关节面更不能完善地咬合，并使关节活动进一步受限而加重症状。关节滑膜和关节囊受脱落软骨碎片的刺激而充血、水肿、增生、肥厚，滑液增多，产生继发性滑膜炎，并出现疼痛、肌肉痉挛等症状。关节囊的挛缩和纤维化将导致关节纤维性强直。

【诊查要点】

本病起病缓慢，最初自觉关节僵硬，隐隐作痛，早晨起床时较明显，在活动过后减轻或消失，活动过多时又加重。疼痛特点为：①始动痛。关节处于某一静止体位较长时间，刚一开始变换体位时疼痛，也有人称之为"胶滞现象"，活动后减轻，负重和活动多时又加重，具有"痛—轻—重"的规律。②负重痛。患者常诉说游泳、骑自行车时不痛，而上下楼及上下坡时疼痛，或由坐位或蹲位站起时腰膝痛，或是抱孩子、提担重物时疼痛，是由于加重了关节负荷而引起的膝痛。比如坐在戏剧院内，由于座位限制，较长时间被迫屈膝，精神又集中于看戏，戏终人散突然站起，会感到骤然膝痛，甚至有跌落感，国外有人称之为"戏剧院征"，它是始动痛与负重痛的共同作用所致。若站起负重前，先不负重地活动一下腿膝，再站起则疼痛就会减轻或不痛。③主动活动痛。重于被动活动痛，因主动活动时肌肉收缩加重了关节负担。④休息痛。长时间处于某一体位静止不动或夜间睡觉时疼痛，又称静止痛。与静脉血液回流不畅，造成髓腔及关节内压力增高有关。常需经常变换体位，才得缓解。

疼痛多与气温、气压、环境、情绪有关，秋冬加重，天气变化时加重，故有"老寒腿""气象台腿"之称。疼痛多发生在负重或经常劳动的关节，常有两处或两处以上疼痛，疼痛部位不定，经常变换者也不少见。后期疼痛持续，并可出现活动受限，关节积液、畸形和关节内游离体，但关节强直较少见。若骨赘压迫神经根或脊髓时，可引起肢体相应部位的感觉和运动障碍，严重者相应支配的肌肉会失用性萎缩，甚至出现关节畸形，活动受限。临床上常用X线、CT、MRI和实验室检查加以确诊。

不同部位的关节炎除有关节疼痛，功能活动受限的共有症状，还因其解剖特点，而出现相应的临床特征（表2-34）。

表2-34　不同部位关节炎的临床特征

部位	临床表现	X线
膝关节	早期可在单侧发病，常继发于膝部外伤或劳损，如半月板破裂、膝关节韧带损伤、关节内骨折及髌骨软化症等。双侧发病者，多为50岁以上的老年人，由于肝肾亏虚，筋骨失其所养而致本病。证见患膝轻度肿胀，可有积液，关节上下的肌肉萎缩，伸屈障碍，在被动或主动活动时可触得粗糙的摩擦感。膝关节常有"胶着现象"甚至"交锁现象"，可触及关节变形、髌骨外移，严重髌骨活动度减少或消失，有时浮髌试验阳性	X线片示髌骨、股骨髁、胫骨平台关节缘呈唇样骨质增生，胫骨髁间隆突变尖，关节间隙变窄，软骨下骨质致密。严重时可见关节内游离体
髋关节	常继发于髋臼发育不良、股骨头坏死、髋部炎症和骨折、脱位之后，多为单侧关节	X线片示髋关节边缘骨赘形成，关节间隙不对称性狭窄，可见负重区关节面下囊性变和硬化灶，关节腔积液，股骨头变形

续表

部位	临床表现	X线
脊柱	多属于原发性，表现为腰背痛（多为酸痛），少数患者疼痛可放射到下肢，往往在气候变化时加重，阴雨天尤为明显。在休息之后缓解，久坐或卧床后并不感到舒适，每诉晨起时腰背部僵硬、酸胀，而稍活动后，则症状减轻	X线片上可发现椎体前缘或侧缘有骨刺形成，甚者可见骨桥；椎间隙及关节突间隙变窄，椎管狭小；脊柱侧弯及脊柱不稳、滑脱
肘关节	继发性多见，常与慢性劳损有关，老年多见，肘关节疼痛肿胀活动不利，常见桡骨头增大	X线片示肘关节关节面硬化，关节边缘增白、密度增高并见骨赘生长，肘关节间隙变窄模糊
指间关节	多属于原发性，常见于老年妇女远侧指间关节，偶见于近侧指间关节，多个关节受累	X线片示指骨骨端肥大，关节变形，关节面变窄不规整，关节两侧增生骨赘，或在手指末节的肌腱附着处形成骨赘
足跟部	足跟压痛，脚底疼痛，早晨重，下午轻，起床下地第一步痛不可忍，时轻时重，走路时脚跟不敢用力，有石硌、针刺的感觉，活动一段时间后症状减轻	X线片示跟骨骨刺形成

【鉴别要点】

关节炎是临床的症状，由于病因不同，治疗方法就有所不同，临床上骨性关节炎应与其他病因所致的关节炎鉴别（表2-35）。

表2-35　骨性关节炎和其他关节炎鉴别

鉴别要点	骨性关节炎	骨关节结核	风湿性关节炎	类风湿性关节炎	良性关节痛	色素沉着绒毛结节性滑膜炎
临床表现	关节疼痛，呈钝痛，有休息与晨僵，肿胀，肌肉萎缩，关节活动时有软骨摩擦音	倦怠、食欲减退、午后低热、盗汗，可见冷脓肿和窦道	关节呈游走性红肿热痛，不化脓，有皮下结节和环形红斑，愈后关节不遗留畸形	累及手足小关节，出现关节僵硬，肿胀，呈对称性，多关节发病，有畸形	膝关节酸软、寒冷、潮湿加重，得温则减，酸痛与天气变化关系密切，游走性明显	关节无痛肿胀或轻度疼痛伴肿胀，出现关节交锁活动受限，多见于髋、膝、踝关节

续表

鉴别要点	骨性关节炎	骨关节结核	风湿性关节炎	类风湿性关节炎	良性关节痛	色素沉着绒毛结节性滑膜炎
辅助检查	X线片可见关节间隙变窄，关节缘骨赘形成，实验室检查一般无异常	红细胞沉降率增快，结核菌素实验阳性，脓液结核菌培养阳性；X线检查：脊柱可见椎体破坏，死骨形成，椎旁脓肿；四肢关节结核：见关节隙变窄，骨质破坏，可见死骨、脱位、畸形、强直	可并发风湿性心肌炎，红细胞沉降率增快，抗"O"多在500U以上，血常规白细胞增高、轻度贫血。X线检查，多无异常，或见软组织肿胀	血清类风湿因子阳性；X线片见软组织肿胀、骨质疏松；后期关节面囊性变、侵袭性骨破坏、关节面模糊、关节间隙狭窄、关节融合及脱位	发病时无红、肿、热、痛，血常规与血沉，抗"O"均无异常。X线检查无异常	通常单关节发病，全身无症状。X线检查晚期可见边缘骨性破坏，血沉无明显改变，关节液多为咖啡色

【治疗方法】

（一）中药治疗

治疗本病，首先应着重调节机体，增强抗病能力，本着"肾主骨生髓""髓充则能健骨"和"治肾亦即治骨"的理论，采取以补肾为主治其本，佐以通经络、活气血，以"通则不痛"治其标方可收功。治疗宜补益肝肾、强筋壮骨、行气活血、通络止痛，可选用骨仙片、龙马壮骨宝、壮腰健肾丸或健步虎潜丸（虎骨今已禁用）等。偏于肾阳虚者，可用金匮肾气丸；偏于肾阴虚者，可用知柏八味丸；兼有风寒湿者，可用独活寄生汤；兼有外伤瘀滞者，可用补肾活血汤等。

（二）西药治疗

目前西医对本症尚无有效的治疗药物，常采用对症处理，如疼痛时可服一些布洛芬、塞来昔布胶囊等药物；麻木者可选用B族维生素类药物；根据关节情况，关节肿胀有积液者可给予局部抽取积液或注射臭氧等疗法。

（三）推拿治疗

术者可依据临床诊症，沿经络循行的路线，气血运行的方向，施以不同的手法，达到治疗目的。但在急性期或急性发作期禁止推拿，否则会使神经根部炎症、水肿加重，疼痛加剧。

（四）中药外敷

外用五子散或坎离砂热熨局部，再辅以田七膏。对早期疼痛，关节积液者有温筋通络、消肿止痛的效果。

（五）针灸治疗

此病针灸多以温针为主，依据临床辨证循经取穴，随症配以足三里、膝眼、阴陵泉、委中、肾俞、大肠俞、阿是穴等穴位，局部皮肤常规消毒，针刺。得气后，施行平补平泻手法，然后将燃着的艾条段（约3cm长）置于针柄上；操作后留针15~20分钟，每日或隔日1次，10次为1个疗程。

（六）理疗

直流电药物离子导入法

操作：将威灵仙1 000g，丹参500g，水煎，去渣，过滤浓缩为1∶2之煎剂，再加入等量老陈醋或跌打酒由阴极透入，电流为0.01~0.05mA/cm^2，每次15~20分钟。每日1次，10次为1个疗程。

（七）手术治疗

可根据不同情况使用关节清理术、关节成形术、关节融合术和人工关节置换术等。

【康复指导】

（一）避免长期剧烈运动

长期过度的运动是诱发骨质增生的原因之一，长期剧烈的运动可使骨骼及周围软组织受力不均，负荷过重，从而导致骨质增生。减少关节的负重和过度的大幅度活动，爱惜患病关节，以延缓病变的进程。肥胖者应减轻体重，以减少关节的负荷，延缓病变的发展。下肢关节有病变时可用拐杖或手杖，以减轻关节的负担。可以做理疗及适当的锻炼，以保持关节的活动范围，必要时可使用夹板支具及手杖等，有助于控制急性期症状。

（二）适当进行体育锻炼

避免大量剧烈的运动，并不是不需要运动，恰恰相反，适当的体育锻炼是预防骨质增生的上佳方法，因为关节软骨的营养来自关节液，而关节液只有靠"挤压"才能够进入软骨，促使骨骼的新陈代谢，适当的运动，特别是关节的必要运动，可增加关节腔内的压力，有利于关节液向软骨的渗透，增加关节软骨的营养，减轻关节软骨的退行性改变，从而减轻和预防骨质增生，尤其是关节软骨的增生和退行性改变。

（三）减轻体重

体重过重是诱发脊柱和下肢关节骨质增生的重要原因之一。过重的体重会加速关节软骨的磨损，使关节软骨面上的压力不均匀，造成骨质增生。肥胖者应减轻体重，以减少关节的负荷，延缓病变的发展。

【经验荟萃】

中医学认为"肝主筋""肾主骨"，肝肾精气不足，不能滋养筋骨，是骨性关节炎发病的内在因素，而劳损和外伤、感受风寒湿邪是本病的外因。预防骨性关节炎一方面要防止膝关节的外伤，避免过度负荷，包括肥胖者减肥等，日常生活注意关节保护，避免受寒、受湿，又要进行经常性合理的体育锻炼，保持全身血气流畅、筋骨强健的状态；另一方面，人到中年之后，"天癸"渐衰，肝肾精气不足，需服补益肝肾的药物，如六味地黄丸之类，常吃补益肝肾的食物，如枸杞、核桃肉炖兔肉等；并注意调摄，做到饮食有节，起居有常，避免房事过度等，防止房劳酒湿损害肝肾精气。

骨性关节炎是以软骨退行性改变为主，累及骨质、骨膜、关节囊及其他结构的慢性炎症，是中老年人的常见病多发病之一。其发病机制目前尚不十分明确，诊断本病并不困难，通过治疗，暂时控制症状亦非难事。中西医各种治疗方法都有一定疗效，但都未能达到根治的目的，症状反复发作是本病的特点之一，而要完全阻断病变的进程，达到根治的目的，防止复发，则是困难的。

中医强调功能锻炼，对不同的职业，不同的人群，应采用不同的方法，如对白领阶层，平素少运动的人，应加强锻炼，如太极拳、八段锦、短程步行、慢跑、骑自行车、游泳等；而对体力劳动者，平素负荷过重之人，可做膝部按摩，注意局部保暖，避免负重登梯，加强职业保护等延缓复发。晚期的骨性关节炎，膝关节活动困难，反复发作，影响日常生活者，可做人工膝关节置换术。

骨质疏松症

骨质疏松症是指骨量减少，即单位体积内骨的总量减少，骨小梁的数目减少，骨组织显微结构受损，继而引起骨骼脆性增加和骨折危险性增高的系统性骨骼疾病。骨质疏松症是常见的代谢性疾病。临床以腰背疼痛、身长缩短、驼背，甚则骨折为主要表现。临床表现属于中医"骨痹""骨痿"的范畴。

骨质疏松症的发病率与性别、年龄、种族、地区等因素有关，本病常见于老年人，但各年龄时期均可发病，女性多于男性。骨质疏松症可分为原发性和继发性两类。原发性骨质疏松症是指不伴引起本病的其他疾患；继发性骨质疏松症则是由于各种全身性或内分泌代谢性疾病引起的骨量组织减少。此外，按发生部位亦可分为局限性或泛发性骨质疏松症（表2-36）。

表2-36　骨质疏松症分类

类　型	定　义
原发性骨质疏松症	占发病率的90%，分为女性绝经后骨质疏松与老年性骨质疏松两类，详见表2-37
继发性骨质疏松症	由后天性因素诱发，包括物理和化学因素，如长期卧床等；内分泌疾病，如甲亢、糖尿病、甲状旁腺功能亢进症、垂体病变、肾上腺皮质或性腺疾病等；肾病、类风湿、消化系统疾病导致的吸收不良、肿瘤病变等；药物的应用（糖皮质激素、肝素和免疫抑制剂等）
特发性骨质疏松症	指男性发病年龄小于50岁、女性发病年龄小于40岁的骨质疏松，无潜在疾病，发病原因不明

表2-37　原发性骨质疏松症

类　型	发　病　原　因
女性绝经后骨质疏松症	与卵巢功能衰退、血内雌激素水平降低密切相关。绝经后由于雌激素减少，骨吸收远快于骨形成，造成骨量不断丢失而导致骨质疏松。这种类型的患者脊椎与桡骨下端骨折的发生率明显增高
老年性骨质疏松症	主要病因是性激素减少和肾功能生理性减退，骨皮质和骨松质均受影响。这类患者除椎体骨折和前臂骨折外，还容易发生股骨颈骨折

【发病机制】

《素问·上古天真论》云："女子七岁，肾气盛，齿更发长。……四七筋骨坚，发长极，身体盛壮。……七七……天癸竭，地道不通，故形坏而无子。……丈夫八岁，肾气实，发长齿更。……四八筋骨隆盛，肌肉满壮。……八八天癸竭，精少，肾脏衰，形体皆极。"表明本病的发生、发展与"肾气"密切相关。肾为先天之本，主骨生髓，肾精的盛衰决定骨的生长、发育、强劲、衰弱的过程；肾精充足，则骨髓化生有源，骨骼得以滋养而强健有力；若患者年迈，天癸已竭，或因他病日久，房劳过度，禀赋不足，肾精亏虚无以养骨，骨枯髓减，经脉失荣，气血失和而致腰脊酸痛乏力。《灵枢·本神》云："脾气虚则四肢不用"，《素问·痿论》云："治痿独取阳明"亦说明了脾在发病中的重要性。脾为后天之本，主四肢百骸，先天之精有赖于后天之脾胃运化、水谷精微的不断充养；若饮食失调，饥饱无常，或久病卧床，四肢少动，脾气受损，运化无力，气血乏源无以化精生髓，髓枯骨痿，经脉失和而发本病，甚者可致畸形和骨折。

【诊断要点】

1. 局限性疼痛，驼背：初期，由安静状态开始，活动时出现腰背痛，此后逐渐发展为持续性疼痛，在久坐、久站等长时间维持固定姿势时加剧；椎体压缩可加重胸椎后突，肋弓和髂嵴之间的距离缩短，使脊柱前倾，形成驼背，表现为不能平卧，脊柱缩短。因胸椎后弯，胸廓畸形，肺活量和最大换气量显著减少，部分患者会伴有胸闷、气短、呼吸困难、肺气肿征等。

2. 易发生骨折：骨质疏松症骨折发生多在扭转身体、持物、开窗等日常活动中，即使没有明显较大的外力作用，也可发生骨折。骨折发生的部位多为胸、腰椎椎体、桡骨远端及股骨上端。

3. 血钙、磷和碱性磷酸酶水平在原发性骨质疏松症中通常是正常的。骨折后，碱性磷酸酶水平可增高。骨标记物（骨特异的碱性磷酸酶、抗酒石酸酸性磷酸酶、骨钙素、I 型原胶原肽、尿吡啶啉和脱氧吡啶啉、I 型胶原的N-C-末端交联肽）可以反映骨质疏松症患者骨转换（包括骨形成和骨吸收）状态。X线片可见椎体及松质骨骨密度减低，骨小梁减少、变细，管状骨皮质变薄，髓腔增大。骨密度测定示骨密度值（BMD）小于-2.5 SD。

【鉴别诊断】

骨质疏松症应与其他疾病引起的骨骼病变相鉴别（表2-38）。

表2-38　骨质疏松症的鉴别诊断

病名		骨质疏松症	骨质软化症	多发性骨髓瘤	原发性甲状旁腺功能亢进症	成骨不全症
鉴别	症状及体征	局限性疼痛，驼背，易发生骨折，身长短缩等畸形	广泛自发性疼痛，全身肌肉无力	贫血，骨痛，肾功能不全，出血，关节痛，可发生病理性骨折	胃纳不佳，腹胀、恶心、呕吐、便秘、四肢肌肉松弛，尿结石，多尿，口渴，多饮，骨痛	有家族遗传史，耳聋，巩膜变薄，透明度增加，出现蓝巩膜
	实验室检查	血清钙、磷正常；骨折时血清碱性磷酸酶略增高，尿羟脯氨酸可增高	血磷、血钙降低，碱性磷酸酶升高	骨髓象呈增生性反应，骨髓中出现大量骨髓瘤细胞，高球蛋白血症	血钙增高，血磷降低，尿钙增多，甲状旁腺激素增高	骨折后可有血清碱性磷酸酶增高
	X线检查	X线片见松质骨骨密度减低，骨小梁减少、变细	骨质广泛疏松，假骨折线，横骨小梁消失，纵骨小梁纤细	多处骨骼弥漫性骨质疏松，溶骨病变，有骨缺损阴影	骨膜下皮质吸收、脱钙，弥漫性骨质疏松，骨囊性变	骨质疏松，骨干弯曲，骨皮质较薄，髓腔增大，可有囊性变；常有多处陈旧性或新鲜骨折线

【治疗方法】

（一）针灸

1. 针刺取穴：肾俞、太溪、志室、委中、腰阳关、足三里、内关。针法：针肾俞、太溪施以补法，调益肾气；补志室以填补真阴；平补平泻委中、腰阳关以宣散足太阴经及督脉之寒湿，通达经络；内关、足三里调补五脏六腑之阴阳，使阴平阳秘。以温针为主，针刺施以补法，留针20~30分钟。治疗期间应配合功能锻炼。

（二）按摩疗法

按摩保健：取穴合谷、内关、足三里、三阴交、涌泉等，可缓解骨质疏松症引起的疼痛，长期应用可收到较好的保健抗衰老效果。

（三）中药热敷

防己、威灵仙、川乌、草乌、透骨草、续断、狗脊各100g，红花60g，川椒60g共为细末，每次50~100g，醋调后装纱布袋，热敷于皮肤上，每次30分钟。

（四）日照疗法

骨质疏松症的发生与日光照射量有非常密切的关系，日照可以使皮肤维生素D合成加强，促进骨代谢，增加骨矿含量，常采用日光浴或人工紫外线照射。

（五）导引疗法

坚持练习太极拳、八段锦等动静结合传统体育项目，可增加骨钙含量。

（六）药物治疗

骨质疏松症起病缓慢，早期可无症状，患者大多因腰脊疼痛或并发骨折而就诊。根据"肾主骨"，肾脾为先后天之本的理论，临床多采用补肾健脾的方法，对并发骨折者，又有骨痿、瘀血之分。骨质疏松症常见证型为肾阳虚损、肾阴亏损、脾虚血少、气滞血瘀；并发骨折者，以肾虚血瘀、肾虚骨痿证型多见，治疗则以补肾健脾、行气活血为常用大法。

西医对骨质疏松症的治疗以应用补充钙剂、骨形成促进剂、抑制骨吸收的药物，以及骨形成的营养制剂为主。常应用性腺激素减少骨质吸收，维生素D促进肠钙吸收，降钙素降低骨质吸收和双磷酸盐抑制骨吸收、减少骨量丢失。

【康复指导】

居住要保持干燥通风、向阳，避风寒，注意不要汗出当风，不吸烟，不酗酒，不过量饮用咖啡及浓茶；适当参加体育锻炼，同时还可以进行适量的日光浴，持之以恒，循序渐进，避免过度劳累，防止跌倒。对容易引起摔跌撞碰的疾病和风险应给予有效的防治，对高危人群可使用腰部护物及穿防滑鞋等。

饮食调理：主食应以米、面、杂粮为主，做到品种多样，粗细搭配的配食。副食应多吃含钙多的食物，如牛奶、奶制品、虾米、虾皮、豆类、海藻类、鸡蛋等。植物性食物中，应以绿叶菜、花菜等为主。避免菠菜与豆腐、牛奶同餐，避免与高脂食品同餐，避免以未经发酵而制成的面包为主食。对绝经期后妇女或老年人可配合补肾健脾之药膳等进行调理。可以作为药膳的药物与食物有：熟地黄、当归、猪蹄、玉竹、枸杞、乌骨鸡、鳖肉、龟肉、紫河车、鹿茸、蛤蚧、冬虫夏草、肉苁蓉、巴戟天、胡桃仁、菟丝子、益智仁、山茱萸、补骨脂、仙茅、淫羊藿、杜仲、狗脊、狗肉、羊肉、阿胶、人参、党参、黄芪、白术、山药、黄精、大枣、虾、莲子、韭菜、海带、牡蛎、桑寄生、茯苓、黑木耳等。

【经验荟萃】

本病初起可全无症状，称之"无声的杀手"，多数先有周身不适、乏力、腰背酸楚，继之见腰背酸痛、膝软无力、头晕耳鸣等肝肾阴虚证候；阴损及阳，阳虚失其温煦、推动作用，故出现腰背疼痛、肢体沉重、畏寒肢冷等脾肾阳虚证候；病久体弱，表虚不固，则出现自汗出恶风、关节肿痛等症状；湿久化热，则出现关节红肿、口干口渴等症；病程日久致肾精亏虚，肾水虚不能养髓，髓虚筋骨失养，脉络空虚，复感外邪，聚而成痰成瘀，久则痰瘀互结，阻于脉络，形成髓虚脉痹之证。骨质疏松病理过程是进行性且不可逆的，一旦发生便不能再恢复正常结构，发病机制是骨形成速度小于骨吸收速度，骨形成减少，导致骨量降低，从而导致骨质疏松症的发生。目前对骨质疏松症的预防尚无特别有效的方法，不能控制其发生和使其痊愈，只能从提高骨量峰值及减缓骨量丢失的方面来减少发生概率和延缓进程、缓解症状。疼痛是骨质疏松症最常见、最主要的症状，多因骨转换过快或骨折所致，以腰背痛最为多见。有效而快速的缓解骨质疏松症引起的疼痛，对于减轻患者的痛苦，提高其生存质量，增强医患之间的信任以及进一步的治疗具有现实的意义。

原则上，着眼于肾、脾、肝三脏，在补肾、健脾、疏肝等方法的基础上兼顾痰、瘀、寒湿等合邪犯病，注意化痰祛瘀、温阳化湿、利水渗湿等药物的运用，使肾精充盈，脾得健运，肝得疏泄，气血调和，痰消瘀祛，如此，才能达到标本同治、内外兼顾，正胜邪却的治疗目的。

女子以肝为先天，以血为本的特点，故对绝经后骨质疏松症在补肾健脾的同时，要注意疏肝养血。临床上常见有以下四型：肝肾阴虚、肝郁脾虚、心脾两虚、脾肾阳虚。老年性骨质疏松与绝经后骨质疏松的病理改变不尽相同，虽都属于骨质疏松，但从临床症状看，许多老年人增龄引起的骨质疏松是渐进性的，骨质疏松引起的腰背酸痛，舌脉变化较小，肾虚证候较轻，且骨质疏松与机体各个脏器组织的衰老密切相关，"多虚多瘀"是老年性骨质疏松的特点，因此，除补益脾肾外，应根据体内各脏器的盛衰，调整全身阴阳气血。只有延缓整体的衰老，才能阻止因增龄引起的骨丢失，骨密度的下降。继发性骨质疏松表现较复杂，以虚为本，虚实夹杂，内外合邪，在治疗上辨证和辨病相结合，重视原发病，兼顾骨质疏松的治疗，注意在补益时勿助邪，祛邪时勿伤正。

现代医学认为骨质疏松的治疗，需经历一个长期的补钙治疗过程。然而，提倡补钙并不等于盲目地一哄而上，能否达到有效的补钙很大程度上取决于钙源及钙是否能被人体吸收。即摄入的钙首先需要被吸收入体内才能达到效果。钙吸收受多种因素影响，如维生素D、激素（甲状旁腺素等）、肠道酸碱度、食物成分（如一些氨基酸、糖类可以增加钙吸收，而蔬菜中的植酸、草酸则会干扰钙吸收），年龄、胃肠道疾病等也可影响钙的吸收过程。此外，钙剂的种类不同，吸收率也大不相同。因此医生应指导患者合理饮食，增加室外运动，促进钙质吸收，同时根据患者的相关情况，与主治医生及患者、家属制定出最佳的补钙治疗方案。

骨　瘤

骨瘤（骨肿瘤）是发生于骨骼系统内各种肿瘤的统称。骨瘤常来源于骨的基本组织（软骨、骨膜、骨髓腔软组织等）和骨的附属组织（神经、血管、骨髓等）。其临床常见的分类有原发性、继发性、骨瘤样病变。

骨瘤多有一定的好发部位。例如，骨肉瘤好发于四肢长骨的干骺端；骨巨细胞瘤好发于骨骺；未分化网状细胞肉瘤多发于长骨干；骨转移瘤好发于脊柱、骨盆，长骨次之。原发性骨瘤的病灶为单发，骨髓瘤和转移性骨瘤的病灶常为多发。

在良性骨瘤中，以骨软骨瘤发病率最高，良性骨瘤的发病以青少年多见，骨巨细胞瘤常见于20~40岁，恶性骨瘤多见于20岁以内，而骨转移瘤多见于中老年人。

本病早在《黄帝内经》中就有所记载。至唐·孙思邈《备急千金要方·瘿瘤第七》中提出了7种名称的肿瘤，而骨瘤就是其中之一，并可"令人骨消肉尽"。明·李挺《医学入门》卷六云："肾主骨，劳伤肾水不能荣骨而为肿，曰骨瘤。"《外科大成》卷四云："骨瘤属肾，色黑皮紫，高堆如石，贴骨不移，治宜补肾行瘀，破坚利窍，如调元肾气丸。"清·赵濂《医门补要》阐述了本病的病因病机、症状、性质及治疗，"一童周身生骨瘤，坚硬贴骨，大小不一，肌肉日瘦，由母肾虚，与骨肉至戚苟合，胎感其气而成，久服肾气汤自消。"

【发病机制】

骨瘤发生原因极为复杂，通常分为内因和外因两种。①内因：一般可包括体质、年龄、精神和遗传等因素。体质的强弱与骨瘤的发生、发展和预后都有密切关系。如机体强劲,脏腑正常,腠理致密,全身器官功能健运,气血调和,就不易罹病。正如《素问·刺法论》云:"正气存内,邪不可干。"反之素体亏损,脏腑衰弱,腠理疏松,精神萎靡,气血虚衰,营卫不和,从而导致气滞血瘀,结聚成瘤;年龄也与骨瘤的发生有关,如骨肉瘤好发于10~15岁的患者,转移性骨瘤则多发于老年患者;精神因素也与骨瘤的发展有关,如情志不遂,过于激动,久则阴阳失调,脏腑功能紊乱,气血不和,经络受阻,骨失濡养,可产生骨瘤;遗传也与骨瘤的发生有关,如多发性外生骨疣,骨肉瘤等,都与某些家族遗传有关。②外因:某些骨瘤(如骨巨细胞瘤)的发生,与损伤有关;有些骨瘤(如未分化网状细胞肉瘤)的临床表现及X线检查很像慢性或亚急性的骨感染,因而被认为与感染有关。

【诊查要点】

骨瘤发生在骨组织,临床须结合现代医学检查手段,配合诊断(表2-39)。

表2-39 骨瘤临床诊断要点

诊断方式方法	具 体 内 容
问诊	过去史、现病史、年龄、疼痛、肿块、功能障碍
望诊	早期,一般无明显全身表现,肿瘤常不很大,形状规则,局部皮色如常。恶性肿瘤晚期,常出现食欲不振、精神萎靡、消瘦、贫血等征象,肿瘤局部出现皮薄、紫暗、浅表静脉怒张等
摸诊	切脉,触肿块大小、形态、摸淋巴结肿大
影像学检查	X线可见:①骨质破坏;②骨皮质改变:包括虫蚀样变,筛孔样变及骨皮质缺损;③肿瘤骨钙化及骨化:包括均匀性毛玻璃样变、斑片状硬化骨及针状瘤骨;④骨膜改变;⑤软组织中阴影 　CT:除能早于X线片发现及确定病灶外,对肿瘤的部位、范围、形态及结构有重要的诊断价值 　MRI:可清晰显示软组织的累及范围和髓腔内的蔓延范围,并可发现髓内的跳跃性病灶 　同位素骨扫描:可发现全身多发病灶,有助于早期诊断
实验室检查	红细胞沉降率加快,贫血,Bence-Jones蛋白尿阳性,骨髓穿刺可见骨髓瘤细胞,碱性磷酸酶升高
病理检查	可明确诊断

　　恶性肿瘤的最早表现是疼痛，开始轻微，并有间歇，以后逐渐加重，致使患者难以忍受，多数骨瘤夜间疼痛加剧，白天减轻，但多发性骨髓瘤，在卧床休息后或夜间疼痛反减轻。早期寻找压痛点，位于骨端而不在关节间隙。骨瘤疼痛一般限于病灶部位，但也可沿病灶周围的神经走向，呈放射性疼痛，如髋骨或骶骨上的原发性骨瘤，可引起同侧的坐骨神经痛。大多数良性肿瘤，是没有疼痛的，但骨样骨瘤呈持续性隐痛，夜间加剧。

　　恶性肿瘤肿块在早期局限于肢体骨端的一侧，大小不等，常无明显界限，有压痛，质韧硬，与深部组织固定。上盖皮肤无粘连，温度略高，浅静脉可有怒张。较晚者肿胀明显，肢端周径变粗，皮肤发亮，偶有搏动和杂音可闻。肿块发于浅部（如骨膜）比深部（如骨髓腔内）易发现；转移性骨瘤可以完全无肿胀；有些良性骨瘤的肿块虽然增大，但不侵犯软组织，肿块周围边界清楚。也有一些良性骨瘤（如骨软骨瘤或软骨瘤等），肿块一旦突然增大，则应当考虑有恶变的可能。肢体近端淋巴结可肿大，较硬者多为肿瘤转移。

　　发展迅速的恶性肿瘤，由于疼痛和肿胀，都会有明显的功能障碍。良性骨瘤（如骨囊肿和骨软骨瘤）在没有发生病理性骨折或恶变之前，可能无明显的功能障碍，但也有接近关节处的原发性骨瘤，虽然不是恶性，但可影响关节活动功能，若发生在下肢，可出现邻近关节的反应性积液，关节呈半屈曲位，活动受限。早期则可能出现跛行。

　　无论良性或恶性骨瘤，早期一般无明显的全身症状。恶性骨瘤的后期，可出现食欲不振，精神萎靡，肢体消瘦，面色㿠白，爪甲枯糙无华，明显贫血等征象，甚至大肉脱失。在外伤下可造成病理性骨折，引起剧痛，迅速肿胀，并出现短缩，弯曲，旋转等畸形。假如转移到其他器官，也能引起相应的症状。出现肺转移的患者最初肺部可以无症状，晚期出现咳血，气促及呼吸困难。患者脉沉细无力，或弦，或滑数；苔白腻，舌质红（内有湿热）；或苔薄白，舌质淡（气血两虚）；苔薄黄，舌质暗红，或有暗紫点（瘀血）；或舌质红绛无苔（阴虚）等变化。

　　X线检查对骨瘤的诊断有重要意义。良性骨瘤边界清楚，一般无骨膜反应，如有反应，骨膜新骨也比较规则、整齐，仅有骨皮质膨大或压迫性骨缺损。恶性骨瘤，则边界不清楚，骨膜反应紊乱，甚则呈日光放射状，同时多数呈不规则的骨破坏、侵蚀，或虫噬样的缺损。原发性骨瘤常具有骨质破坏，骨膜反应，骨质膨胀增生和软组织肿胀等改变。骨髓瘤和转移性骨瘤为骨质破坏、增生或硬化改变，很少见骨膜增生、骨膨胀变形和软组织肿胀现象。此外还须注意骨髓腔有无闭塞、消失及膨胀性增宽或溶骨性破坏等。

【鉴别诊断】

骨肿瘤分良性与恶性，临床上应熟悉鉴别要点（表2-40）。

表2-40　良性骨瘤与恶性骨瘤鉴别

鉴别要点	良性骨瘤	恶性骨瘤
临床表现	发病时间长，生长缓慢，无全身症状，疼痛不明显局部肿块边缘清楚，皮肤无改变、无压痛	发病时间短，生长迅速，疼痛、肿胀，功能障碍，晚期贫血恶液质局部肿胀，边缘不清，皮肤表面光亮，静脉扩张.
病理	肿瘤细胞分化成熟，与母体细胞接近	细胞分化不成熟，与胚胎幼稚型相似
X线表现	肿瘤向外生长多呈骨赘形态，向内生长呈膨胀、扩张性，边界清楚，骨皮质完整、变薄，无骨膜反应增生，无软组织浸润。邻近组织器官可被压迫移位	呈浸润性生长，不定形，边界不清，骨皮质呈筛孔状，虫蚀状破坏，不完整。骨膜反应呈多种形态，增生明显。有明显软组织浸润，肿块侵蚀，破坏邻近组织器官
化验	多属正常	血液、APK、ESR、LDH、尿液有改变
转移	无	常转移到肺和其他骨骼
预后	好	不良

【治疗方法】

临床上根据肿瘤的分型采取的现代治疗方法有放疗、化疗、手术等。实体肿瘤治疗首先应选择手术治疗。

骨瘤的类型很多，它们的表现也有所不同，配合中药治疗可提高整体治疗效果。骨瘤早期，体质尚好，当以攻邪为主，用骨五方、大黄䗪虫丸、抵当丸等；中期，由于病变发展，脏腑受损，正盛邪实，宜攻补兼施，用身痛逐瘀汤、逍遥散加减；晚期，由于广泛转移，正气虚，邪气盛者，根据临床辨证选药。若放射治疗或化疗后引起恶心、呕吐、食欲不振者，治宜降逆止呕，养阴清胃，常用的药物有旋覆代赭汤加减，橘皮、竹茹、薏苡仁、沙参、芦根、玉竹等；若腹痛下坠，大便带脓血者，治当以滋阴清肠热，常用的药物有白头翁汤加减，马齿苋、白芍、乌梅、槐花、地榆、败酱草、山楂、秦皮等。若气血虚者，治宜益气养血，常用的药物有八珍汤加减，黄芪、黄精、菟丝子、枸杞、当归、鸡血藤、紫河车、党参等。

【康复指导】

饮食上要营养均衡、丰富，要保证"双高"（即高热量、高蛋白）。例如，每天最好能喝两杯牛奶，吃1个鸡蛋和150g瘦肉，也可以用鱼或豆制品代替。多食新鲜蔬菜，最好每顿有一碟深绿色或黄色蔬菜（如菜花等）。蔬菜可帮助机体吸收蛋白质、糖类和脂肪。每天吃1~3只富含维生素C的水果。均衡饮食能刺激胃液的分泌，提高胃的消化能力，且对胰腺的分泌起到调节作用。此外日常饮食选用食物当以清淡为主，多吃新鲜蔬菜，如胡萝卜、苋菜、油菜、菠菜、菜花、南瓜、西红柿、红薯等。除饮食外还应注意以下几点：

1. 避免诱发因素，肿瘤局部制动。

（1）在脊柱肿瘤部位垫枕，维持脊柱生理弯曲；翻身时保护局部，防止扭转。

（2）下肢肿瘤患者避免下地负重，预防跌倒致病理性骨折而使疼痛加剧。

在搬动患者及更换床单时，均应避免对肿瘤局部的触碰。

2. 遵医嘱使用止痛药，一般在疼痛发作初期即需应用，常用三阶梯止痛药：

（1）第一阶梯止痛药：为非阿片类制剂，如阿司匹林、双氯灭痛、扑热息痛等。

（2）第二阶梯止痛药：为弱阿片类制剂，如可待因、强痛定等。

（3）第三阶梯止痛药：为强阿片类制剂，如吗啡、盐酸哌替啶等。

3. 运用方便易行的自控镇痛装置镇痛：由麻醉师设定止痛药物与剂量，患者根据疼痛程度调节药量。

4. 关心体贴患者，给予心理支持及生活照顾，增加舒适感。

【经验荟萃】

临床上根据骨瘤的来源、分类、病理发病部位、发病年龄以及发病病程选择合适的治疗方案。中医治疗骨瘤应以辨病与辨证相结合，注重病程演变中正邪消长情况，予以攻补兼施，兼顾扶正和祛邪两个方面，对于增强体质，提高抗病能力，改善机体及脏腑功能，调补气血，攻伐邪毒等均有良好的作用。

中药防治肿瘤，其治疗作用分为两大类：第一类是细胞毒性药物，对癌细胞具有杀伤作用，因其含有天然抗癌活性成分，通过直接抑制肿瘤细胞的生长，治疗癌症。如七叶一枝花、山豆根、莪术、薏苡仁、白花蛇舌草、夏枯草、猫爪草、蒲公英等。第二类是具有免疫增强作用、生物反应调节剂样作用的药物，通过调节脏腑气血阴阳的失衡，改善机体的病理生理状态，全面增加抗病能力。如人参、黄芪、冬虫夏草、牛黄、石上柏、白花蛇舌草、龟甲等。中医药对肿瘤的防治，不仅仅是单味中药具有抗肿瘤作用，现代医学研究表明，一些经方或复方，如大黄䗪虫丸、鳖甲煎丸、旋覆代赭汤、大半夏汤、大黄甘遂汤、十全大补汤、人参养荣汤等，应用于治疗不同病症的肿瘤，具有抗癌、抑癌，增强机体抗病力的作用，能获得临床缓解或延长生存期的功效。

中医在患者发病后，主要是调整患者的阴阳气血，脏腑功能，增强机体自身的抵抗力。对于患有骨肉瘤而机体尚未虚弱者，辨证论治或结合辨病论治以助“带瘤生存”，使病灶稳定于局限而防止转移；对于机体衰弱，体质较差的患者，中药则以扶正培本为法，采用四君子汤、四物汤、八珍汤、十全大补汤、六味地黄丸等进行调治，补益气血、健脾益气、滋补肝肾以扶持机体正气，改善体质。

骨　痨

骨痨（骨关节结核）是寒痰凝聚于骨关节间引起的一种阴证。病程进展缓慢，初期症状不明显，待脓液形成后，可向它处流窜，经久不溃，一旦破溃，经常流出稀薄如痰样的分泌物，难以愈合，故又称为流痰、疤骨流痰或附骨痰等。历代医学文献将本病混于阴疽（无头疽）、流注、骨疽等病中论述，直至清·高秉钧著《疡科心得集》才将本病明确分开，此后《马培之医案》及赵竹泉著《医门补要》等书对本病均有详细论述。

本病好发于学龄前儿童和青少年，但老年及体虚之人，因毒邪过强，偶尔亦可罹病。发病部位以负重较大，活动较多的脊柱最易受犯，其次为髋、膝关节，再次为肩、肘、踝、腕、指等关节。因发病的部位不同而病名各异，如生于脊柱后造成驼背畸形者称为龟背痰，生于腰椎而脓液注于腰椎两旁者称为肾俞虚痰，生于环跳部位的叫附骨痰，生于膝部的叫鹤膝痰，生于踝部的叫穿拐痰等。

【发病机制】

骨痨发病多为以下几个原因：①先天不足，脊骨柔嫩，肌肉不充，加以复感风寒湿邪，乘虚而入，沿肢体经脉深窜入里，留注筋骨，致使气血失调，津液不得正常输布，凝于筋骨之间，久而转化为痰，造成本病。②劳倦内伤或久病失调、产后体虚，由于正气亏损，肝肾不足，筋骨失健，卫外不固，加以寒邪客于经络，致使毒邪深窜，附着于骨关节间，造成气血失调，津液不能正常濡养筋骨，凝聚为痰，留于关节或肌肉间。③跌仆闪挫，或长期负重过度，劳损筋骨，致使伤处气血凝滞，阻塞于经脉及筋骨间，瘀而不行，风寒乘虚而入，侵袭关节，痰浊凝聚而为病。在整个病程发展中，其始为寒，其后为虚热。既有先天不足，肾亏髓空之虚，又有气血失调，痰浊凝聚之实。当其化脓之时，不仅寒化为热，阴转为阳，而且肾阴不足之证逐渐显露，久则阴愈亏，火愈旺，所以在中、后期，常出现阴虚火旺症状，有时虚实互见和寒热交错，但以阴虚为主。《疡科心得集》指出："附骨痰者，亦生于大腿之侧骨上，为纯阴无阳之证，小儿三岁五岁时，先天不足，三阴亏损，又或因有所伤，致使气不得升，血不得行，凝滞经络，隐隐彻痛，遂发此病。"

骨痨多为继发，原发病灶多在肺部。结核杆菌绝大多数是通过血液，少数通过淋巴管，到达骨与关节，或由胸膜或淋巴结病灶直接蔓延到椎体边缘、肋骨或胸骨等处。

其病灶能否形成，形成的时间，病灶的多少和范围，病灶的好发部位等都与结核杆菌的数量与毒力，患者的体质和免疫力，局部的解剖生理特性有密切的关系。一般来说，病灶好发于血运差、劳损多和生长活跃的松质骨，并可累及骨骺，扩展到关节腔。

骨痨的组织病理一般分为渗出期、增殖期和干酪样变性期。以后的病理变化可向3个方向发展：①局部纤维组织增生，侵入干酪样物质中，最后干酪样物质完全为纤维组织所代替，病灶呈纤维化、钙化或骨化而治愈。②有的干酪样物质和多核巨细胞仍部分地存在，但被纤维组织紧密包围，病灶呈静止状态，但仍可能复发。③干酪样物质液化，形成脓疡，结核杆菌在脓液中迅速繁殖增多，使脓液的感染性加强，与脓疡接触的骨关节或其他脏器都可能受其感染或腐蚀。

骨结核，滑膜结核、关节结核分类详见（表2-41）。

表2-41　骨关节结核分类表

类　型		病　理　表　现
骨结核	松质骨结核	中心型：以坏死及浸润为主，有游离死骨
		边缘型：局限性骨缺损，无死骨形成
	皮质骨结核	自髓腔开始，呈局限性溶骨性破坏，骨膜呈葱皮样增殖
	干骺端结核	死骨形成，骨膜呈葱皮样增殖
滑膜结核		滑膜充血、水肿、增厚、深层干酪样坏死
关节结核		肉芽组织及其血管翳侵入软骨面，软骨面坏死脱落

【诊查要点】

按好发部位的临床表现分述如下：

1. 脊柱骨痨：较为多见，其中以腰椎发病最多，胸椎下段次之，颈椎更次之。好发于青少年，但老年亦非少见。若儿童在胸椎发病，由于椎体破坏向前弯曲，所以后期易出现驼背，严重者可使脊柱形成锐角畸形，故又称为龟腰背痰，或龟背驼，或鸡胸痰等。《医门补要》云："龟背痰起于小儿筋骨脆弱，如以先天不足，或病后失调，或跌伤碰损，大人肾虚腰痛，每成此症……十四节椎骨肿凸如梅，痛连肾俞，使腰曲不能直，久则肿大伛偻不治。"《马培之医案》又云："龟背驼有脊背强痛，牵引胁肋……腰背渐强，脊渐凸，行则伛偻……若痰引攻注，兼于经隧而脊突者，见之必发陈痰，脊两旁作肿，或窜腰腿，漫肿不痛……虚羸食少发热。"若发于腰椎者，则又称为肾俞虚痰。《疡科心得集》云："附骨痰者……久则成脓，或腰间肾俞穴，肿硬色白，即名肾俞虚痰。"指出本病发生原因和具体症状。

脊柱骨痨患者，早期仅觉患处隐隐作痛，时重时轻，或朝轻暮重，反复发作，久则疼痛加剧，尤其患椎周围肌肉痉挛疼痛与日俱增，致使患处活动受限，甚则出现强直，引起患者站立、步行和弯腰等活动困难；若病发于颈椎时，除患椎疼痛外，纵轴叩击痛明显，颈部活动障碍，患者常以双手托住下颌部，借以固定颈部，防止颈椎在无意中向前、向后过度转动而发生剧痛。全身可有潮热、盗汗、无力、脸颊潮红、手足心发热，身瘦、纳差及失眠等现象。若脓液形成，咽后壁凸起，可影响吞咽。X线片显示，椎体破坏，椎间隙狭窄，甚至消失，椎体前缘软组织阴影增宽，注意有无发生椎体脱位。

当骨痨发于胸椎或腰椎时，除患部疼痛剧烈外，还出现肌肉痉挛，若椎体破坏后，可于患部出现后凸畸形，患处有压痛，外观如龟背，每当咳嗽、喷嚏、用力排便、下蹲、弯腰拾物和躯干转动时，患部疼痛加剧，常见患者双手撑腰，以减轻患处疼痛，严重者更有下肢活动受限及翻身起坐困难，甚至下肢出现瘫痪；如有脓肿形成，可局限于椎体周围，久而脓液可注于脊柱的一侧，或注于髂窝、大腿内侧等部位，在脓肿处能触到有波动感，皮色和温度正常，称为冷脓肿或冷流注。

X线片显示早期骨质疏松，或髋臼边缘轻度破坏，有髋关节面模糊不清，关节囊肿胀，关节间隙增宽，晚期可出现骨质破坏、死骨、空洞或骨增生，关节间隙变窄或消失。

2. 髋关节痨：临床较为多见，尤以10岁以下儿童为多，早期无明显症状，仅在过劳后感局部痠痛不适，偶尔出现跛行，休息后好转。病变进一步发展，跛行明显，髋关节过伸活动受限，局部有肿胀、疼痛，由于髋关节积脓，关节肿胀，肢体往往外旋、外展，显得患肢长于健肢，后期患肢及臀部肌肉萎缩，患肢内旋、内收、缩短，严重者合并病理性髋关节脱位，病后患者有低热、盗汗、手足心发热、失眠、乏力、食欲不振、性情急躁、哭闹、精神不佳，舌质淡红，苔薄白而腻或微黄，脉沉细或细数等表现。《疡科心得集》云："附骨痰者，亦生于大腿之侧骨上，为纯阳之证……又名股阴疽，久则成脓。"脓肿形成后，常积聚于患侧髋关节附近，或同侧大腿外侧远端处，溃后脓水清稀，淋漓不断，更有一处或多处出现瘘管，久不收口。肢体往往外旋外展，晚期肢体内旋、内收而显得短缩，若髋臼及股骨头完全破坏者，则可造成髋关节病理性脱臼。

X线片显示早期骨质疏松，或髋臼边缘轻度破坏，有时关节面模糊不清，关节囊肿胀，关节间隙增宽，晚期可出现骨质破坏、死骨、空洞或骨增生，关节间隙变窄或消失。

3. 膝关节痨：是骨痨的好发部位，以10岁以下的儿童多发，早期膝关节轻微疼痛，皮色如常，肿胀不明显，活动后加重，休息后则减轻，随着病变发展，疼痛加重，出现跛行，或不能负重。膝关节伸屈活动障碍，甚至关节强直或屈曲畸形，关节积液呈梭形肿胀，而关节上下部肌肉反而明显萎缩，状如鹤膝，故有鹤膝痰之称。《疡科心得集》云："鹤膝痰、鹤膝风者，以膝肿而胻腿枯细，如鹤膝之形而名之也。"后期，关节骨质破坏，软组织破溃，经常流出清稀的脓液，久不收口，形成瘘管。全身症状见潮热、盗汗、面黄、颧红、食少、肌瘦、身倦无力、舌质淡红，苔薄白或无苔、脉沉细或细数等证，最后可形成膝关节内翻或外翻畸形，甚至关节半脱位。

X线片显示早期可见脂肪垫消失，骨质密度减低，骨小梁模糊，如病灶在骨骼中心，死骨被吸收后，可形成空洞；如破坏在骨的边缘，则骨边缘出现虫蚀状缺损，关节面破坏，关节间隙变窄；如发生混合感染时，则骨破坏与增生同时存在。

4. 踝关节痨：多发于青少年和10岁以下儿童。早期出现踝部不适，肿痛不明显，劳累后加重，休息后减轻，久之则患部肿胀及疼痛，出现跛行。关节上下肌肉萎缩，关节呈梭形肿大，随着病变进展而加重，踝关节背伸、跖屈活动受限，并出现全身不适（潮热、盗汗、食少、肌瘦、无力、失眠），舌质淡红，苔薄白或厚腻，或无苔，脉沉细或细数无力等症状。脓肿破溃后，形成瘘管，流出清稀脓液，久不收口，故有穿拐痰之称。《疡科心得集》云："外踝疽，即脚拐毒，俗名穿拐毒，属足三阳经脉络也，由湿热下注，血凝气滞而成，初起外踝掀肿，疼痛彻骨，举动艰难，寒热往来……若其皮色不变，而漫肿无头者，此名穿拐痰，由三阴亏损，寒湿注聚阻络所致，幼儿因先后天不足而发。"

X线片显示关节囊肿胀，骨质疏松，骨密度减低，骨小梁模糊不清，后期出现骨质破坏、死骨或空洞，关节间隙变窄；混合感染时，骨质有硬化表现。

5. 肩关节痨：较为少见，多发于成年人。患侧肩关节常有较长时间酸痛史，如不注意，病变继续发展，则疼痛加重，活动受限，尤其在肩关节旋转时疼痛加剧，患肩肿胀，上臂肌肉逐渐萎缩，尤以肩三角肌明显，外形呈扁平状。脓肿多在关节前方或腋窝处，若出现瘘管，经常流出稀薄脓液。可有全身不适（午后潮热，盗汗、面黄、消瘦、无力、口干思饮、纳差、失眠），舌质淡，苔薄白，脉沉细无力等证。

X线片显示肩关节骨质疏松，或骨质破坏，多在肱骨头、肩盂或大结节处，关节间隙增宽或狭窄，边缘不齐。

6. 肘关节痨：多发于青壮年和儿童，多数由尺骨鹰嘴痨发展而来。由于该关节覆盖肌肉不厚，当脓液形成时，破溃很易穿破皮肉而形成瘘管，经常流出稀薄的脓液或死骨块。本病起病缓慢，早期症状轻微，肘关节有肿胀而逐渐明显，无明显疼痛，但关节活动受限；后期前臂与上臂肌肉萎缩，关节呈半屈伸状。出现全身不适（午后潮热、盗汗、面黄、颧红、消瘦、失眠、少食、无力）等症状，舌质淡或淡红，苔薄白，脉沉细数。

X线片显示骨质有破坏，关节腔变窄。

7. 腕和手部骨痨：腕和手部骨痨包括桡骨茎突、尺骨茎突、掌骨和指骨等处的骨痨。患者多为青壮年，儿童较少。患部呈梭形肿胀、皮色正常，无明显疼痛，手指活动自如，全身症状不明显，间有手足心发热。若病变进一步发展，则有明显的午后潮热、盗汗、食欲不振、全身无力、患部关节疼痛、活动受限等症。局部可出现瘘管，经常流出稀薄如痰样脓液和死骨块。

X线片显示骨关节有破坏、死骨，腕骨排列紊乱等。

骨痨病程进展缓慢，临床诊断须结合影像学和实验室检查方可确诊（表2-42）。影像学和实验室检查可确诊骨结核。

表2-42 辅助检查及表现

辅助检查	血细胞检查	红细胞沉降率	结核菌素试验	CT	磁共振成像检查
具体表现	血红蛋白降低	增快	阳性	明确定位与诊断	早期骨骼内可有异常信号

【鉴别要点】

骨痨还应和各种病因引起的骨和关节病变相鉴别（表2-43）

表2-43 骨关节结核的鉴别诊断

鉴别疾病	骨关节结核	类风湿关节炎	化脓性关节炎	风湿性关节炎	化脓性骨髓炎
起病缓急	缓慢	缓慢	急	缓慢	急
临床表现	倦怠、食欲减退、午后低热、盗汗，可见寒性脓肿和窦道	累及手足小关节，出现关节僵硬，肿胀，畸形	病变关节红肿热痛，患肢处于关节囊松弛位置，有化脓	关节呈游走性红肿热痛，不化脓，有皮下结节和环形红斑	高热寒战，汗出而热不退，患肢局部疼痛，皮红灼热，呈环形肿胀，活动受限
实验室检查	红细胞沉降率增快，结核菌素试验阳性，脓液结核菌培养阳性	类风湿因子阳性	脓液涂片和细菌培养可见化脓菌	抗链球菌溶血素"O"、抗透明质酸酶、抗链球菌激酶增高	血培养阳性，局部脓液培养有化脓性细菌，血常规中白细胞及中性粒细胞均增高

【治疗方法】

（一）药物治疗

在治疗上着重整体辨证论治，根据不同的临床证候辨证分型用药，并按局部情况选择外治方法。

1. 阳虚型：证见全身无力、面色苍白、形寒怕冷，自汗、消瘦、胃纳不佳、精神疲倦，患处肿胀、隐痛。若病变发展，则患处疼痛明显，持续不减，动则痛剧，夜间加重，患处肌肉痉挛。若脓已形成，皮色不变，但按之应指，关节上下肌肉萎缩，脉沉细或细数，苔薄白或微黄，舌质淡红或胖嫩。治宜温经、散寒、通络、化痰，可选用阳和汤、参芪附桂汤、大防风汤等。

2. 阴虚型：证见午后潮热、盗汗，甚至寒热交作、头昏、咽干，或兼有咳嗽带血、头晕目眩、遗精不寐、食欲不振，久而局部疼痛、肿胀加剧，呈梭形外观，患关节上下肌肉萎缩明显，患部漫肿无头，皮色正常，或微有灼热肿痛感，继而皮色暗红，肿块顶端微软，可自行破溃，脓水清稀，持续外出，并夹有败絮状物质和死骨头，久不收口，舌质鲜红或嫩红，苔薄白或无苔，脉沉细或细数。治宜滋阴补肾、通络化痰，可选用六味地黄丸、大补阴丸等。有骨蒸劳热者，合秦艽鳖甲散；有肺火炽盛者，合清骨散；若盗汗不止，加黄芪、浮小麦、煅牡蛎、煅龙骨；如咳嗽痰中带血者，加南沙参、百合、川贝母、白茅根等。

3. 气血两虚型：证见面色㿠白，精神倦怠、少气懒言、头昏、眼花、心悸、失眠、乏力、食少、便溏，身渐消瘦，爪甲及唇口苍白。局部脓肿未溃时，皮色正常，已溃后脓水清稀，经常外渗不止，疮口凹陷，瘘管周围皮色暗褐，舌质淡红，苔薄白，脉浮而虚弱无力。治宜补养气血、滋补肝肾，佐以托毒外出，可选用托里消毒饮、人参养荣汤、十全大补汤和先天大造丸。此外，对骨痨的各类型，不论已溃未溃，均可配合小金丹内服。

骨痨初起选用回阳玉龙膏、阳和解凝膏外贴，或配合隔姜灸、雷火神针灸等法，以促其消散。若寒性脓肿在关节或体表，可穿刺抽脓，切忌挤破或滥用切开排脓，否则造成伤口久不愈合。若脓肿干净，疮面红活时，可用生肌散收口；若疮面苍白，肉芽不鲜时，可用附子饼灸熨，以宣散寒凝；若瘘管长期不愈合，可用九一丹或五五丹（熟石膏5份、升丹5份）药线插入，或用骨痨散为细末，作成药线插入管内以提毒去腐；或行手术搔刮，外用生肌玉红膏贴敷。若病灶内有较大死骨或脓肿而导致截瘫时，宜手术治疗。若肢体挛缩在非功能位置时，可牵引3~4周，逐渐矫正畸形。为减轻疼痛，防止病变扩散，利于恢复，可根据不同情况选用夹板、牵引、支架等，将肢体关节固定于功能位置，至患肢痊愈为止。

也可应用抗结核药物：异烟肼和利福平两种或两种以上抗结核药联用。

（二）局部治疗

1. 局部制动：局部采用石膏绷带和牵引等制动方法。

2. 穿刺抽液：体表有较大的寒性脓肿和关节大量积液。

3. 局部注药：病程长的患者，局部注射抗结核药物。

4. 手术治疗：骨病灶清除术。

【康复指导】

由于结核病是一种传染性疾病，体质虚弱者易罹患，故除了要避免接触传染源外，更重要的是要注意运动、饮食和生活调理，保持身体健康，增强抗病能力。如瘘管未闭或术后伤口未闭而在家换药者，应注意无菌操作，使用无菌敷料。截瘫患者要进行定时翻身，骶部按摩，放垫圈以防褥疮。可用避孕套收集尿液或用导尿管导尿，并注意保持外阴清洁。定期帮助患者拍背、咳痰，鼓励患者多饮水等以防止肺炎和泌尿系感染。饮食上应注意：①宜多吃含维生素A、维生素B和维生素C的食物。②多吃绿叶蔬菜、水果以及杂粮，可补充多种维生素和矿物质。③宜多吃海产品，如紫菜、深海鱼、对虾等。④应忌食刺激性食物及辛燥生痰之食物，禁烟酒，忌食油炸、油腻的食物。

骨痨是一种慢性消耗性疾病，病程长，反复发作，迁延难愈，给患者的身心带来极大的痛苦。这要求我们必须做耐心细致的解释工作，鼓励患者树立战胜疾病的信心。患者要放松心情，积极乐观，配合治疗，并在医生的指导下增加营养，进行功能锻炼，增强体质，提高抗病能力。

【经验荟萃】

骨痨一般分为寒痰凝阻、阴虚火旺及气血亏虚三型，有人在此基础上增加了寒性脓肿形成未溃之证型，以体现疾病的发展过程。但因本病为本虚标实之证，初期虽多为寒性症状，也可出现疼痛固定不移，夜间加重等瘀血阻络之象；或在初期即出现寒痰入里化热、有时甚至有高热出现。后期以虚证为主要表现，一般以阴虚火旺、气血亏虚为主，但亦有脾胃肾等数脏共虚之表现，治疗上应仔细辨证，分别处理。

早期的骨痨与早期类风湿关节炎、风湿性关节炎均以疼痛为主诉就诊，X线片很难鉴别，同时结核与活动期风湿性关节炎抗"O"均升高，此时诊断较困难，成为临床难点。特别是单纯滑膜结核常不易与单发性或少发的类风湿关节炎相鉴别。但结核发病多隐蔽、缓慢，位置表浅的关节肿胀多较明显，肿胀和压痛多偏重某一部分，同时多为单关节发病，较少多关节同时发病。故在治疗上未能确诊时，应仔细体检，详细询问病史，并结合皮肤PPD试验等协助确诊。对一时难以确诊的病例，不要用激素类药物，以免造成不良后果。

在治疗上，传统上主张长期用抗结核药物，一般膝、踝、腕、肘、手、足等中小关节，主张用药1年左右，而肩、髋、骶髂、脊柱等大关节，则用药在2年以上。在开始治疗的3~6个月内以及手术前后，应每日给药。以后可根据病情改善情况，逐渐改为隔日或每周2~3次给药，但药量应相应增加。可取得较满意疗效。但由于疗程长不便于管理和坚持，应向患者做好说明及心理辅导，以便能坚持用药。

附 骨 疽

附骨疽是毒邪侵袭骨与骨周围组织的慢性化脓性疾病，相当于现代医学的急、慢性化脓性骨髓炎。《灵枢·痈疽》中说："热气淳盛，下陷肌肤，筋髓枯，内连五脏，血气竭，当其痈下，筋骨良肉皆无余，故名曰疽。"《备急千金要方·瘰疬》云："附骨成脓，故名附骨疽。"元·齐德之《外科精义·论附骨》云："夫附骨疽者，以其毒气深沉附着于骨也。"又明·陈实功《外科正宗·附骨疽》云："夫附骨疽者，乃阴寒入骨之病也。"

【发病机制】

本病多见于10岁以下的儿童，好发于四肢长管骨，临床以胫骨、股骨发病最多，肱骨、桡骨次之，指（趾）、掌（跖）骨又次之。按其发病部位而有不同名称。《灵枢·痈疽》云："发于股胫，名曰股胫疽。"清·祁坤《外科大成·股部》则云："附骨疽生于大腿外侧，咬骨疽生于大腿内侧。"明·薛己《外科枢要·论多骨疽》则将生于手足头面等处，因其破溃后有死骨块脱出者叫"多骨疽"。虽病名不一，但其症状类同，均具有疼痛彻骨，局部漫肿，皮色不变，起则难消、难溃，溃后又难敛，久而形成死骨及瘘管，时轻时重，反复发作，病程长达数月、数年甚则数十年为其特点。《外科大成·股部》云："初起则寒热交作，稍事风邪，随后筋骨作痛，不红不热，疼至彻骨，甚者不能屈伸。"

其发病原因，多为附骨痈或穿破骨折被毒邪侵袭后，由于治疗不及时或治不彻底，若素体虚弱，或久病消耗，正气亏损，正不胜邪，邪毒内陷，腐脓流注，而致附骨疽。

西医认为附骨疽（急、慢性化脓性骨髓炎）是一种常见骨组织感染病。因为化脓性细菌感染，它涉及骨髓、骨密质、骨松质，"骨髓炎"只是一个沿用的名称。本病的感染途径有三：①身体其他部位的化脓性病灶中的细菌经血液循环播散至骨髓腔，称血源性骨髓炎；②开放性骨折发生了感染，或骨折手术后出现了感染，称为创伤后骨髓炎；③邻近软组织感染直接蔓延至骨骼，如化脓性指头炎引起骨髓炎，慢性溃疡引起骨髓炎，称为外来骨髓炎。致病菌是经过血源性播散，先有身体其他部位的感染性病灶，一般位于皮肤或黏膜处，如疖、痈、扁桃体炎和中耳炎。原发病灶处理不当或机体抵抗力下降，都可诱发细菌进入循环成为败血症或脓毒败血症。菌栓进入体内营养动脉后往往受阻于长骨干骺端的毛细血管内。原因是该处血流缓慢，容易使细菌停滞；儿童骨骺板附近的微小终末动脉与毛细血管往往更为弯曲而成为血管襻，该处血流丰富而流动缓慢，使细菌更易沉积，因此儿童长骨干骺端为好发部位。

【诊查要点】

有疔疮或损伤病史。初起即有寒战高热，溲赤口干，患肢疼痛彻骨，1~2日内即不能活动，继则皮肤微红微热。成脓约在得病后1~3个月，身热持续不退，局部色红胖肿，骨端明显。如病变经年累月，全身表现为形体瘦弱，面色㿠白无华，神疲乏力，食欲不振，盗汗或自汗，五心潮热，舌质淡或嫩红，苔白，脉细弱无力等气血虚弱及脾肾不足的证候。患肢肌肉萎缩，骨骼粗大，高低不平，以药线探之，常可触到粗糙的死骨，日后必待死骨脱出方能愈合。局部有一个或多个瘘管，有时伤口破溃流脓，稀脓淋漓，有时排出死骨，反复发作，经年不愈。瘘管口周围常有色素沉着，形成厚硬的瘢痕。脓液排出不畅时，局部出现肿胀、焮热、剧痛，并伴有全身不适、发热或寒战等。正如《灵枢·痈疽》云："热气淳盛，下陷肌肉，筋髓枯，内连五脏，血气竭。"此乃毒气壅盛所致，如能排除瘘管阻塞，使脓液腐肉或死骨顺利排出体外，则全身及局部症状逐渐消退。用探针经瘘管检查时，能触到粗糙骨面。发病2周后X线片检查，显示骨影模糊或骨破坏。发病4周后才能发现死骨。临床上常将附骨疽分为3期（表2-44）。

表2-44 附骨疽分期表

临床表现	初期	成脓期	溃后期
全身症状	有短暂的全身不适，倦怠，恶寒发热。继而寒战高热，体温高达39~40℃，汗出而热不退	发病后3~4日，上述症状、体征明显加剧，全身虚弱，壮热不退，甚至烦躁不安，神昏谵语等	神情疲惫，少气无力，形体瘦弱，身热、肢痛缓解
局部症状	患肢剧痛，1~2日内即不能活动，压痛，肿胀局限在骨端	患肢剧烈胀痛或跳痛，环形漫肿，压痛显著，皮温增高，约持续1周左右	骨膜下脓肿破裂后，脓液流到周围软组织内，引起软组织感染化脓。约3~4周后，穿破皮肤而外溃，形成窦道。疮口流脓，初多稠厚，渐转稀薄
辅助检查	X线检查无阳性表现；血常规示白细胞计数2万以上；血沉增快；血培养阳性	X线检查示软组织肿胀，干骺端有模糊区，骨质疏松	X线检查骨皮质骨膜反应、骨破坏，病理性骨折；4周以后局限性骨脓肿，中间有死骨，周围有硬化骨；分泌物培养阳性

【鉴别要点】

本病需与流注、髋关节流痰相鉴别。流注患处皮色不变，漫肿疼痛，为多发性，位于肌肉深部，常此处未愈，他处又起，溃后不损伤筋骨。流痰好发于骨关节间，初起局部和全身症状均不明显，化脓在得病后半年以上，溃后脓水清稀，且夹有败絮状物质，愈后往往形成残疾。

附骨疽，还应与下述疾病相鉴别（表2-45）。

表2-45 化脓性骨髓炎、Ewing肉瘤、化脓性关节炎、软组织急性化脓性感染鉴别表

鉴别要点	化脓性骨髓炎	Ewing肉瘤	化脓性关节炎	软组织急性化脓性感染
临床表现	寒战，高热，汗出而热不退，局部红、肿、热、痛，好发于干骺端，功能障碍	早期不会妨碍邻近关节活动，表面有曲张的血管并可摸到肿块，全身症状较轻	寒战，高热，关节局部疼痛，压痛，关节腔积液	局部红、肿、热、痛较表浅且局限，功能障碍

续表

鉴别要点	化脓性骨髓炎	Ewing肉瘤	化脓性关节炎	软组织急性化脓性感染
实验室检查	白细胞总数增高	白细胞总数增高，活体组织检查可见肿瘤细胞	关节穿刺可见脓性关节液	白细胞总数增高
X线检查	葱皮样骨膜反应	病灶靠近骨干，见放射状骨膜反应	关节间隙增宽，附近骨质疏松	可有骨膜反应，骨小梁不紊乱

【治疗方法】

（一）药物治疗

因本病有余毒未出而伏于骨，虽疮口收敛，但仍有复发之机。故在治疗时，必须始终注意火毒为患。由于久溃则伤阴，阴虚生内热，阴虚火旺，更有火毒余邪，稽留于内，所以施治必当以清热解毒、消肿止痛为主，佐以养阴之品。正如《外科枢要》云：附骨疽"若饮食如常，先用仙方活命饮，解毒散郁，随用六君子汤，补托荣气；若体倦食少，但用前汤，培养诸脏，使邪不得胜正。若脓已成，即针之，使毒不得内侵。"故治疗原则仍须遵守消、托、补的法则，辨证分期施药。

1. 初期：治则清热解毒，活血通络，方用仙方活命饮，五味消毒饮。

2. 成脓期：治则托里透脓，方用托里透脓散。

3. 溃后期：治宜气血双补，方用八珍汤或十全大补汤，兼患处外用生肌膏。

（二）中药外敷

根据《外科十三方考》所载，"火葱一斤，生姜一斤，捣烂，入锅炒热，用布包之，以熨痛处，冷了又换又熨，熨后再加石菖蒲二两入内，再炒再熨，其毒必出于皮肤而转红肿，内服中九丸，并前方托里之剂加人参三钱，外敷麻凉膏，至脓干应指时，以化肉膏贴之，视肉变黑色时，以针拨开疮头，使脓随针出，若无脓出者，再以化肉膏插入孔内，再烂一个时辰，再用针拨，脓必出矣。若脓久不干者，可用药线插入一次，以解毒膏贴之，常服中九丸，解去热毒，方不生变，当忌发物。"可用四黄溶液冲洗后用生肌膏纱条填入创口内以拔毒生肌，外贴胶布封口固定，如坏死组织及死骨暴露浅者，可以钳出再用生肌膏做成薄片，放入坏死组织及死骨旁，直至坏死组织及死骨脱出后为止。

（三）切开引流

脓肿较大时可考虑切开引流。

（四）辅助治疗

高热时辅以降温、补液、补充热量。化脓性感染时往往会有贫血，可隔1~2天输少量血液，以增加患者的抵抗力。患处肢体可作皮肤或石膏托固定，可以起到止痛、防止关节挛缩、防止病理性骨折的作用。

（五）手术治疗

对保守治疗效果不满意或经久不愈的，应考虑手术治疗。

【康复指导】

（一）生活调理

由于骨髓炎发生与多种因素有关，首先做好个人的清洁卫生，防止流行性疾病，对于外伤所致的开放性伤口，应尽可能早期进行彻底清创，防止伤口感染，从而有效防止骨髓炎发生。在急性期患肢抬高，避免活动，防止病理性骨折。

（二）功能锻炼

对于骨髓炎患者注意功能锻炼。除可能发生病理性骨折的病例外，术后应早日进行功能锻炼，利于引流。方法：术前向患者说明功能锻炼的重要性，取得患者合作。术后第1天行手法按摩，作被动关节活动；第2天鼓励患者全身及健肢照常活动，患肢作自我按摩，有困难者加以协助；第3天指导患者在床上作轻度长肌肉收缩，以后渐加大活动量；术后2周鼓励患者下床活动，开始协助持拐辅助步行，防止摔倒，循序渐进。

（三）饮食调理

对于骨髓炎患者饮食宜清淡，忌肥甘厚味、生冷、辛辣之品。

（四）精神调理

骨髓炎患者应劳逸结合，避免精神刺激，老年患者因身体抵抗力差，在身体条件允许情况下可参加太极拳等健身活动，可提高伤肢血液循环，增强身体抗病能力。

（五）预防复发

注意个人卫生及饮食，做好流行疾病的预防工作，美化环境。对于体质较差者可用中医药调理，内服中药如参苓白术散、玉屏风散以健脾益气，增强吞噬细胞吞噬作用，提高机体免疫力；平时多参加体育锻炼，增强体质。对于可疑病例应及时就医，做到早发现，早治疗，避免病情进一步发展，对于预防骨髓炎复发有积极作用。

【经验荟萃】

一般的附骨疽经及时治疗，症状、体征可以得到控制甚至治愈，但若治疗失当，或反复复发缠绵不愈，可导致脓肿形成，或形成包壳骨、死骨，使患者丧失劳动力和影响生活质量。

附骨疽难治的原因主要为慢性窦道形成，局部软组织纤维瘢痕化缺血，死骨、死腔形成，骨质反复增生，骨痂缺血硬化，骨髓腔封闭，自身免疫力下降及抗生素难以达到局部等。即使采取手术治疗，也难以完全彻底清除死骨、死腔和细菌。因此，附骨疽常常反复发作，中医善于运用外治法治疗此疾病。生肌膏、三品一条枪（本品由明矾、砒石、雄黄、乳香四味药物组成，先将矾、砒煅红，再研成细末，加雄黄、乳香二味，调搓成药条，阴干后外用。方选《外科正宗》，所谓"三品"者，即方中有明矾、砒石、雄黄三种主要药物，乳香有调糊作用。"一条枪"，谓本方的使用方法是将药搓成药条，像"枪"一样插进疮孔之内，从而达到祛除腐肉，治愈瘘管之作用。）等药为治疗附骨疽的常用药，药物作用于患处，拔脓去腐力强，能化腐生新，使死骨自行脱离后排除，一般无需扩创，减少患者的手术痛苦。

第四章　伤　筋

概述

各种暴力或慢性劳损等所引起筋的损伤。统称为伤筋，又称软组织损伤。伤筋一名，早见于《素问·宣明五气篇》："久行伤筋"。

筋的范围比较广泛，主要是指筋膜、肌腱、韧带，还包括皮下组织、部分肌肉、关节囊、关节软骨等组织。因此，在四肢及腰背部位，除了坚硬的骨骼外，各种软组织均属筋的范畴。

筋与十二经脉相联配合，故有十二经筋之称。筋多在关节部位结聚，《素问·五脏生成篇》云："诸筋者，皆属于节。"筋肉有联络维系全身，约束骨骼，组成关节，司全身关节之运动，与骨配合协同，以保护脏腑。所以《灵枢·经脉》云："骨为干，脉为营，筋为刚，肉为墙。"根据各部分筋肉的功能，有阴筋和阳筋之分。阳筋指背侧的伸肌，外侧的展肌；阴筋指腹侧的屈肌，内侧的收肌。正常时，两者能相互协调运动。若阳筋急则反折，阴筋急则俯偻，则为筋病。

筋腱有赖于脏腑的功能正常，气血充盛，经络通畅。盖肝主筋，血养筋，肝血充盛，肝气疏泄调达，筋则得其所养，表现为关节活动滑利灵活，强劲有力。若肝血不足，肝气不舒，则不能濡养于筋，筋肉关节则萎软无力，屈伸不利；脾为后天之本，输送水谷之精气，充养筋肉。若脾失健运，化生之源受阻，筋肉则失其濡养。因筋骨相依，肝肾同源，精充髓足，则筋强骨坚，筋肉方能发挥正常运动功能。在各年龄期间，由于肝肾盛衰不同，故筋肉的强弱表现也不一致。如儿童时期，发育未成熟，肝肾精气未充，故筋骨软弱无力；青壮年时期，肝肾发育成熟，故骨骼坚硬，筋肉强健有力；到老年时期，肝肾已衰，则骨脆筋萎无力，形体疲乏懒动。故《素问·上古天真论》云："丈夫……三八肾气平均，筋骨劲强，四八筋骨隆盛，肌肉满壮……七八肝气衰，筋不能动。"若筋肉伤损，或风寒侵袭，产生气滞血瘀，致使经络不通，或因体质素虚，气血不足，筋骨不健，皆可产生足不能步，手不能握，指不能摄等病状。由于关节部为肌腱、韧带等组织聚结联络之处，所以伤筋多发生于关节。关节又是经络气血会合通行之要道，不能有瘀血或风寒湿邪凝聚。如《灵枢·本脏》指出："是故血和则经脉流行，营复阴阳，筋骨劲强，关节清利矣。"若关节因外伤或感受风寒湿邪，多必有瘀血、风寒湿等外邪停聚于关节部位，从而阻碍气血的正常通行布散，致使筋脉挛急，作肿作痛，关节屈伸不利。如《灵枢·邪客》认为："皆机关之室，真气之所过，血络之所游，邪气恶血，固不得住留，住留则伤筋络骨节，机关不得屈伸。"

伤筋多发于青壮年，常见于活动多，负重大的部位。筋肉等软组织受到外力的直接打击、冲撞、挤压可引起挫伤；间接外力作用于关节，引起筋肉受到牵拉，或扭转可引起扭伤。肢体某部之筋肉受到反复多次或连续牵扯、摩擦、扭转等，其负担超过生理限度，产生过度疲劳，致使气血凝滞，筋骨失养而引起慢性伤筋，又称劳损。急性伤筋如果失治或治疗不当，迁延日久，则瘀血凝结，局部可有肥厚、粘连，以致伤处气血滞涩，血不荣筋，导致筋肉挛缩萎废，亦可转为缠绵难愈的慢性伤筋，又称陈伤。

《素问·脉要精微论》载有："腰者肾之府，转摇不能，肾将惫矣。"《诸病源候论·腰背病诸候》云："肾主腰脚……劳损于肾，动伤经络，又为风冷所侵，血气击搏，故腰痛也。阳病者不能俯，阴病者不能仰，阴阳俱受邪气者，故令腰痛而不能俯仰。"说明某些腰腿痛不但与劳损、动伤有关，也与肾虚有关。

伤筋之后，局部血运滞涩，或劳累之后，汗出当风，或坐卧湿地，则风、寒、湿邪乘虚侵袭，引起伤瘀挟痹，病情变得更加复杂难愈。

伤筋分类有多种，按不同形式的暴力损伤分为扭伤和挫伤两类；按病程长短则可分为急性伤筋和慢性伤筋；根据伤筋的病理变化，又可分作瘀血凝滞、筋位异常、筋断裂等类型。①瘀血凝滞是指筋膜、肌肉的脉络受伤，但无筋膜、肌肉、韧带的断裂或撕裂，无严重功能障碍者。②筋位异常即筋歪、筋翻、错缝等，可摸到肌腱、韧带位置有改变。③筋断裂包括肌肉、肌腱、韧带的断裂，伤后功能丧失，或出现异常活动等。《医宗金鉴·正骨心法要旨》把伤筋病变分作"筋强、筋柔、筋歪、筋正、筋断、筋走、筋粗、筋翻、筋寒、筋热"等不同病证。

伤筋的辨证，可通过四诊及摸量法，收集各种临床资料，必要时结合X线片等检查加以综合分析，作出诊断。急性伤筋的主要症状是疼痛、瘀肿、功能障碍，局部热感，压痛范围较宽，甚则拒绝检查。若肌腱、韧带断裂者，伤处都有撕裂感，关节有异常活动或失稳感。慢性伤筋，起病缓慢，或由急性伤筋迁延而来，症状较急性为轻，自感肢体胀痛乏力，劳累后加重，休息后减轻；伤处多无明显肿胀，有轻压痛，有时亦可放散它部；有的患处尚可触及增粗肥厚或条索状物。若伤筋日久，可遭受风寒湿邪侵袭。

对伤筋患者，要注意检查压痛点，压痛部位往往就是病灶所在，对慢性伤筋患者尤为重要，同时要注意检查关节活动功能情况以及关节有无异常活动。必要时可作X线检查，以排除骨折及骨关节疾病。伤筋患者，可由于肌腱附着点的牵拉而引起小骨片撕脱；若血肿处理不当，可在软组织中出现骨化现象，引起疼痛及关节功能障碍；关节部的伤筋，后期可出现骨刺或关节软骨面的炎症而引起骨性关节炎；此外，还可并发神经损伤、关节内软骨损伤等。

伤筋的治疗，必须辨证施治，常用方法有理筋手法、内外用药、固定和功能锻炼。临证中，多采用两种以上的综合治疗方法，这样能相互协同，增强疗效。病证轻者，常常用外治法即可治愈。较重者，则应内外兼治。用手法治疗时，多宜轻柔和缓，用力轻重适当，做到法之所施，使患者不增其苦，切忌粗暴手法。筋肉喜温而恶寒，故慎用寒凉药，需要使用时，中病则止，以防寒凝血滞。同时，伤处宜保暖，勿感风寒。筋肉之特有功能为运动，故治疗的始终，宜配合适当的功能锻炼，以防伤后筋肉挛缩粘连，或萎软无力。

伤筋治疗除以手法为主外，多采用内外用药等综合治疗。急性伤筋的初期及中期，瘀聚未化，肿痛较重，治宜活血祛瘀、消肿止痛；对症状较轻者，可选用跌打万花油、跌打油等涂搽局部；肿痛较甚者，可选用田七跌打风湿霜、消瘀止痛药膏等外敷；对红肿较明显者，可选用金枪散、双柏散、清营退肿膏等。初期肿痛剧烈时，可内服伤科通脉散、三七末或七厘散等；中期患部肿痛初步消退，可选服舒筋汤、舒筋活血汤、补筋丸或加减补筋丸等。

伤筋后期及慢性伤筋，疼痛持续不愈，活动功能欠利者，以活血止痛为主，外用田七膏等。如患处苍白不温，筋膜肿硬拘挛者，可选用四肢损伤洗方、五子散、海桐皮汤、洗一方等熏洗患处以温经止痛、滑利关节。对风寒痹痛者，亦可用热罨包等蒸热后在患处敷熨。内服宜养血和络，祛风宣痹、补肝肾、壮筋骨，可选用小活络丹，活血散、大活络丹、健步虎潜丸（虎骨今已禁用）、补肾壮筋汤等。

此外，还可配合针灸疗法，拔火罐和水针疗法。针灸取穴多"以痛为俞"或循经取穴和取对应穴，中等强度刺激。水针疗法是选用如当归注射液类的中药注射液直接注入病变部位及邻近俞穴的方法。

伤筋患者既要适当限制受伤部位的活动，以免加重损伤，又要指导患者做有益的活动，以促进气血流通，加强功能恢复。具体方法可参见"功能锻炼"条。

对肌腱、韧带完全断裂者，应根据具体情况考虑非手术治疗或手术修补。

颈 椎 病

颈椎间盘组织退行性改变及其继发病理改变累及其周围组织结构（神经根、脊髓、椎动脉、交感神经等），并出现相应临床表现者称为颈椎病。根据其临床表现，颈椎病属于"痹证""痿证""瘫证""痉证"和"眩晕"等范畴。《素问·痹论》指出"风寒湿杂至合而为痹"，并认为风寒湿邪留连于经络则麻木不仁；病邪深入，内传于脏腑，则导致脏腑之痹。《张氏医通》曰："肾气不循故道，气逆夹脊而上，致肩背痛，……或观书久坐脊背痛。"

近代随着科学医学的发展，尤其是CT、MR等设备和技术的应用，对颈椎病的病因病理有了较深的认识，诊断和治疗手段有了很大发展，效果也有较大的提高。

【损伤机制】

颈椎退行性改变是颈椎病发病的主要原因，其中椎间盘的退变尤为重要，是颈椎诸结构退变的首发因素，并由此演变出一系列颈椎病的病理解剖及病理生理改变。①椎间盘变性；②累及周围组织，主要是神经根、脊髓、椎动脉、交感神经等，可累及一种或同时几种，而出现相应的临床症状；③椎体边缘骨刺形成；④颈椎其他部位的退变；⑤椎管矢状径及容积减小。

【诊查要点】

颈椎病的临床表现较为复杂，症状呈多元化，根据病因、症状及临床表现将颈椎病分为以下类型（表2-46）。

表2-46　颈椎病的常见分型

类型	机制	症状	查体	辅助检查
神经根型	项韧带钙化，椎间盘萎缩退化，骨质增生——椎间孔变窄、脊神经根受压和刺激——出现与脊神经根分布一致的感觉、运动障碍及反射变化	颈部酸痛向肩、臂、手指放射，有麻木感；上肢沉重，酸软无力；颈后伸、咳嗽、增加腹压时疼痛加重	颈部活动受限、僵硬，颈椎横突尖前侧有放射性压痛，肩胛骨内上角常有压痛点，可摸到条索状硬结，受压神经根皮肤节段分布感觉减退或异常，肌力减退。臂丛神经牵拉试验阳性，椎间孔挤压试验阳性	X线：椎体增生，钩椎关节增生，椎间隙变窄，颈椎生理曲度减小或反张，轻度滑脱，项韧带钙化，椎间孔变小等
脊髓型	脊髓受损，损害平面以下感觉减退及运动神经元损害症状	缓慢进行性双下肢麻木、发冷、疼痛、无力、打软腿、易绊倒，不能跨越障碍物，步态不稳或有踩棉花感；休息时缓解，劳累时加重；晚期下肢或四肢瘫痪，二便失禁	颈部活动受限不明显，上肢活动欠灵活；受压脊髓节段以下感觉障碍，肌张力增高，生理反射亢进，可引出病理征，锥体束征阳性	X线：颈椎生理曲度改变，椎间隙狭窄，椎体后缘骨质增生，椎间孔变小。CT或MR：椎间盘变性，颈椎增生，椎管前后径缩小，脊髓受压

续表

类型	机制	症状	查体	辅助检查
椎动脉型	钩椎关节增生——压迫、刺激椎动脉——脑供血不足	单侧颈枕部或枕顶部发作性头痛，视力减退、耳鸣、听力下降、眩晕，可见猝倒；头颈旋转时引起眩晕是本病最大特点	被动旋转颈部时可诱发眩晕发作	椎动脉血流检测、椎动脉彩超及椎动脉造影可辨别椎动脉是否受压、迂曲、变细。X线：椎节不稳及钩椎关节侧方增生，椎间孔变小
颈型	由于风寒、潮湿、枕头不适或颈椎退变、卧姿不当、头颈部长时间单一姿势或过度疲劳等造成颈椎间盘、棘突间关节及肌肉、韧带等劳损所致	颈部疼痛、酸胀、发僵或活动受限。晨起、劳累、姿势不正及寒冷刺激后突然加剧，双肩沉重，背部肌肉发紧、发僵、酸痛，常在劳累后感觉半边头部或者整个头部发紧，头痛，休息后好转	颈部自然伸直时，生理曲度减弱或消失，颈肩、背部肌肉痉挛，触诊检查患节棘突间及肩背部可有压痛，多无放射痛，部分患者风池穴压痛阳性。另外，压头试验和臂丛神经牵拉试验阴性	X线：除颈椎生理曲度变直或消失外，正位片可见相邻钩椎关节间隙不等宽，两侧应力位片上约有1/3病例椎间隙松动。部分病例可看到椎体边缘增生和项韧带钙化等表现，但也有的病例X线片仅有颈椎生理曲线的改变
交感神经型	颈椎间盘退变及继发改变——刺激交感神经	头痛，伴恶心、呕吐，颈肩部酸困疼痛，上肢发凉发绀，视物模糊，眼窝胀痛，眼睑无力，瞳孔扩大或缩小，常有耳鸣、听力下降。心前区持续性压迫痛，心律不齐，心率过速。头颈部旋转时症状加重	颈部活动受限不明显，可无特殊体征	X线：椎体增生，钩椎关节增生，椎间隙变窄，颈椎生理曲度减小，轻度滑脱，项韧带钙化等
混合型颈椎病	具有上述两种或两种以上类型同时存在的			

【鉴别诊断】

各型颈椎病还需与其他疾病相鉴别（表2-47至表2-51）。

表2-47 神经根型颈椎病、尺神经炎、胸廓出口综合征与腕管综合征鉴别

类型	相同点	不同点
神经根型颈椎病		颈部酸痛向肩、臂、手指放射，有麻木感，臂丛神经牵拉试验阳性、椎间孔挤压试验阳性
尺神经炎	均有手臂或手指的麻木疼痛	手尺侧一个半指疼痛、麻木，甚至感觉消失，中后期出现肌肉萎缩，分指和并指无力，尺侧屈腕困难，严重时可见"爪形手"，夹纸试验阳性
胸廓出口综合征		上肢疼痛和麻木可过度用力出现或加重，单侧的雷诺现象，假性心绞痛；上肢外展试验、Adson试验阳性；肌电图示尺神经传导速度低于48m/s
腕管综合征		正中神经支配区（拇指、示指、中指和环指桡侧半）感觉异常和（或）麻木，Tinel征，Phalen试验和正中神经压迫试验阳性

表2-48 脊髓型颈椎病、脊髓肿瘤与脊髓空洞症鉴别

类型	相同点	不同点
脊髓型颈椎病		
脊髓肿瘤	均有脊髓受损症状	X线、CT、MRI可明确诊断
脊髓空洞症		

表2-49 椎动脉型颈椎病、眼源性眩晕、耳源性眩晕与脑部肿瘤鉴别

类型	相同点	不同点
椎动脉型颈椎病		椎动脉血流检测及椎动脉造影可辨别椎动脉是否受压、迂曲、变细。X线：椎节不稳及钩椎关节侧方增生
眼源性眩晕	均有眩晕	无颈部症状，闭目后眩晕可减轻或消失。视力减退，复视，眼球震颤以水平性为特点，振幅大，无快慢相。视力、屈光度、眼底、眼肌功能等检查可发现异常
耳源性眩晕		除眩晕外还有眼震和前庭功能改变，伴有耳鸣和听力减退，无其他神经系统体征。多无颈部症状及体征
脑部肿瘤		可伴其他神经系统体征。颅脑CT或MRI可协助诊断

表2-50 交感神经型颈椎病、冠状动脉供血不足与神经官能症鉴别

类型	相同点	不同点
交感神经型颈椎病		多有颈部症状、体征
冠状动脉供血不足	均可出现心慌、恶心等症状	心电图检查可协助诊断
神经官能症		焦虑、恐惧、失眠、记忆力下降等

表2-51　颈型颈椎病与颈肩综合征、风湿性肌纤维组织炎鉴定

类型	相同点	不同点
颈部扭伤	均有颈部疼痛	压痛点多见于肌肉损伤局部，可触及明显压痛的条索状肌束，以两侧肩胛内上方处为多见，急性期疼痛剧烈，压之常无法忍受
颈肩综合征		疼痛多局限于肩关节及其周围处，遇寒加重，且伴有不同程度肩部活动受限
风湿性肌纤维组织炎		肌肉酸痛范围较广，畏风寒，多无固定压痛。患者具有风湿病的一般特征，红细胞沉降率增快，类风湿因子阳性

【治疗方法】

治疗颈椎病的方法很多，可根据类型、病情轻重、病期长短以及患者的健康状况来进行选择。

（一）手法治疗

按摩是治疗颈椎病的主要方法之一，常用的手法有：

1. 舒筋法。术者用双手掌根部，从头开始，沿斜方肌、背阔肌、骶棘肌的纤维方向，分别向项外侧沟及背部分筋。手法由轻到重，再由重到轻，反复8~10次。

2. 提拿法。术者用双手或单手提拿颈后、颈两侧及肩部的肌肉，反复3~5次。

3. 揉捏法。术者立于患者后侧，以双手拇指或掌侧小鱼际肌部置于颈后两侧，着力均匀，上下来回揉捏10~20次。

4. 间歇牵引法。患者取仰卧位，术者用双手牵引患者之枕、颌部，牵引时以头略向前倾为宜（20°~30°），牵引力量4~7kg、时间2~3分钟，并可以在牵引下配合头部小范围的左右旋转、屈伸，目的是缓解肌肉痉挛，扩大椎间隙，恢复椎体的正常力线，使其骨正筋柔，气血以流（图2-6）。牵引的力量大小、时间长短，可根据患者当时的反应灵活掌握。

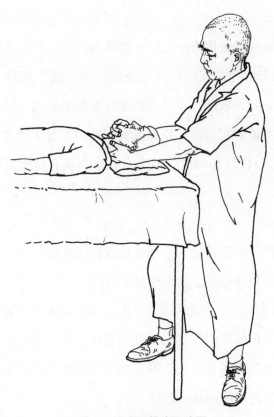

图2-6 治疗颈椎病手法图

5．点穴拨筋法。术者用中指或拇指点按天宗、合谷、阳溪、曲池等穴，以及阿是穴（痛点），以有麻窜酸胀感为宜。继之拨腋下的臂丛神经、桡神经和尺神经，以麻窜至手指端为宜。在背部拨脊柱两侧的骶棘肌，沿该肌垂直方向从外向内拨3~5次。

6．拍打叩击法。术者分别在项背部及肩胛部用手掌，或双手握拳进行拍打、叩击，反复3~5次，使组织得到放松。运用此法时，动作要轻柔，要使患者感到轻松舒适。

（二）药物治疗

内服中药必须根据各人病情的差异，进行组方，主要是选用通经活络、行气活血、解痉镇痛、祛瘀生新等药，加上引经药组成，对解除麻、胀、痛等症状有较好作用。组方必须根据患者当时情况，灵活选用。外用药主要是以熏洗热敷为主，如用五子散加热后敷于颈部，每天2次。

（三）针灸疗法

针灸是治疗颈椎病的常用方法之一，能疏通经络，缓急止痛，其止痛作用较快，尤其是对颈部窦椎神经反射性疼痛及根性神经痛，具有一定疗效。用于颈型、神经根型和椎动脉型较好。可针刺阿是穴和循经取穴、辨证取穴。以针刺和电针相配合，证属实证者用泻法，证属虚者用补法。每天选取一组穴位，或几组穴位交替使用，每天1次，10~15次为1个疗程。艾灸穴位也是循经取穴，多用于虚寒之证。

（四）颈围制动

椎体失稳是颈椎病的常见病因。颈椎病发作期症状较为明显，此时可佩戴颈围，一般连续使用3~12周不等，直至症状缓解。

颈围的主要作用有三：①限制颈部过度活动，减少对颈髓、神经根等组织的刺激；②缓解与改善椎间隙内压状态，减轻椎体前方对冲性压力；③增加颈部支撑作用，但又不完全限制正常活动，既有助于增加颈部的稳定性，又有利于颈椎病的恢复，对手术后远期病例同样有效。

【病例】

陈某，男性，56岁，司机。

主诉：颈背疼痛不适1年，伴左肩痛手麻1周。

患者出现颈背痛1年，伴颈部转动不适。1周前出现左肩痛甚、手指麻木，以下午左肩臂麻痛加重，并出现左手桡侧3指麻木，偶有头晕、眼干涩，易躁易怒，小便黄、大便秘结、口苦咽干，常于夜间肩颈部痛醒，次日困倦。

诊断：颈椎病（肝火上炎）。

临床检查：颈椎转动受限，项背肌紧张，可触及阳性反应点，左侧压痛较甚，左臂丛神经牵拉试验及头部侧压试验（＋）、Horner征（－），左肩外展活动乏力，左三角肌肌力较对侧弱，左肩外侧及左手背桡侧皮肤痛觉稍减退，左上肢腱反射减弱，步态未见异常，舌黯红，苔黄腻，脉弦。颈椎X线片显示：第4颈椎~第

7颈椎椎体前后缘不同程度唇样增生，以第5颈椎、第6颈椎显著；第4颈椎/第5颈椎、第5颈椎/第6颈椎，第6颈椎/第7颈椎左侧椎间孔变窄，以第5颈椎/第6颈椎显著。颈椎曲度变直，颈椎管测量未见狭窄。

治疗：先予患者做颈椎手法放松，再行颈肩背斜方肌，肩胛提肌手法放松，着重拍法、揉按、捏拿按摩，使其松弛后，患者取仰卧位，术者用双手分别轻托患者枕部和下颌部牵伸后左右旋转做颈部牵拉复位，可听到"咔嗒"声，患者即觉症状稍减。配合内服龙胆泻肝汤加减，以清肝泻火。

【经验荟萃】

颈椎病好发于中年以上患者，也可见于长期伏案的青年工作者，其发病与多种因素有关。当颈椎处于长期不变的位置，颈部软组织弛张失衡则拘紧痉挛，致使血脉流动受阻，久之颈项失养退变，使椎间隙和椎管变窄即可发生肩颈痛、手指麻木、头晕视蒙等症状。本病是可以预防的，所谓"上工治未病"，只要采取一定的措施即可防患于未然。首先要注意颈部的休息体位，工作时避免头部长期处于一个固定姿势。睡眠时枕头要合适（平卧高度约本人一拳头垂直时高度），侧卧时可略高，避免颈椎过长时间侧屈扭曲所致后关节的应力性损伤。中年人勿过食肥甘厚味，油炸香口，宜多饮汤水，以滋养筋骨。工作、学习均宜注意颈部体位，避免长期低头。

颈部活动度大，颈周肌肉相对薄弱，若参加剧烈运动前要注意先做准备活动，避免强力的突然过屈、过伸及扭动。凡人年近半百，肝肾渐虚，若过度劳累，则气血不足以荣养百脉，而致筋骨退变，如能在日常生活工作中注意配合养生保健即可预防各型颈椎病的发生。运用易筋经、八段锦等各项导引练功运动方式既可以活动筋骨，又可以调节气息、疏通气血、畅达经络，达到内外和谐、强壮筋骨。

对颈椎病的防治，务求注意合理作息、整体治疗。临床上对各种证型的颈椎病的治疗应从辨虚实入手。肝肾不足，气血失养是本，瘀阻、痰浊、湿火、寒湿是标，治疗上宜标本兼顾，用药调气血祛痰湿，配合适度的牵引、按摩、练功、休息有利于病情的改善和缓解；对于椎动脉型、脊髓型、交感神经型颈椎病不提倡用强力的推扳手法对颈椎进行旋转"复位"，特别是有一种"理发师"式的扳转颈部手法应视为大忌。

在长期的临床实践中，我们注重对颈椎病进行综合性的治疗，以保守治疗为主，强调手法、牵引和中药内服外用，以及练功，在辨证的同时，灵活运用活血化瘀祛邪与温通补益的方法从而达到内外兼治的目的。

落 枕

落枕，亦称为失枕。是指由于睡眠时体位不正，或枕头过高，当风受寒，外邪侵袭颈背部，局部肌肉气血凝滞，经络痹阻而引起的急性颈项强痛、活动受限为表现的一种颈部疾患。落枕首见于《素问·骨空论》："失枕在肩上横骨间。"本病多发于冬春两季，20岁以上的成年人发病居多。轻者4~7天可自愈，但易反复发作；重者可绵延数周。《伤科补要》卷二对本病的因、症、理、法、方记载较详，指出："夫人之筋，赖气血充养，寒则筋挛，热则筋纵，筋失营养，伸舒不利，感冒风寒，以患失颈，头不能转。使患人低坐，用按摩法频频揉摩，一手按其头，一手扳其下颏，缓缓伸舒，令其正直，服疏风养血汤可也。"

【损伤机制】

本病可因睡卧之时，枕头过高或过低，或睡熟而长时间姿势不正，致使头颈处于过伸或过屈状态，引起颈部一侧肌肉紧张，使颈椎小关节扭错所致；亦有身体素虚或颈部有慢性劳损隐患之人，睡卧当风受凉，风寒之邪侵袭局部而发。《诸病源候论·失枕候》对落枕的病因有专门论述："失枕，头项有风，在于筋脉间，因卧而气血虚者，值风发动，故落枕。"

【诊查要点】

落枕后，颈部酸胀疼痛不适，并可牵掣头部昏晕胀痛，颈部强硬，头常歪向患侧，活动不灵，不能自由旋转后顾，如向后看时，须整个躯干向后转动。触摸时，患侧颈部肌肉紧张，肩胛内角处压痛明显，呈条索状，并较健侧高突，有压痛。

【治疗方法】

（一）手法治疗

患者取坐位，医者用拇、中、示指分别按压在天柱、风池等穴，3~5分钟，在颈项部肌肉由上往下推按数次，以弹筋手法捏拿患侧肩部肌肉数次。继而一手托其下颌，一手扶于枕部，使头略向后仰，在向上提拉同时，来回连续作左旋右旋活动。在患者颈部放松的基础上，迅速将头向患侧旋转到最大活动范围，使下颌朝向患侧锁骨，同时，医者松开双手，此时可听到弹响声，患者即感轻松，转动自如。最后，用理筋手法，徐徐在颈后和肩部按摩3~5分钟以理顺筋肉。亦可配合阿是穴、落枕、肩中俞，拔火罐疗法，有一定效果。手法后宜加强颈项功能锻炼，枕头应高低适宜，并注意颈部保暖。

（二）药物疗法

本病药物治疗治宜舒筋活络，祛风散寒。虚者可扶正祛邪，即活血养血、温通经络之法。可选用葛根汤、桂枝汤、羌活胜湿汤、小活络丹等内服。虚者可选用舒风养血汤、独活寄生汤加减，以扶正祛邪。外用海桐皮汤或洗一方煎水湿热敷。

（三）其他疗法

1. 针灸可取颈百劳、天柱、肩宗、肩井、风池、合谷、阿是穴等。

2. 理疗用低频电子脉冲理疗仪，具有镇痛、缓解肌肉痉挛、改善局部微循环作用。

3. 外用药物治疗，如膏药、热熨等。膏药多外贴颈部痛处，选用田七膏、三威跌打风湿贴、善正通痹贴等，每次敷4~8小时，每天更换1次，具有活血止痛效果。热熨选用五子散、温经通络包或坎离砂等，每天2~3次，可起到温筋通络、消肿止痛的效果。

【病例】

龙某，女，40岁，会计。

主诉：颈痛颈僵，转侧受限2天。

患者于前天早晨起床突然出现后颈部疼痛、僵硬、转侧困难，要往后视物时，需以转身代替，动作不协调，严重影响上班及正常生活。伴有浑身酸痛，鼻流清涕、咳嗽有痰，薄白苔，脉浮紧。

诊断：落枕（外感风寒）。

诊断依据：神清，表情有板滞感，动作不协调，颈僵，各方向活动均受限。触诊颈部肌肉紧张，以右侧的斜方肌、肩胛提肌尤为明显。胸锁乳突肌压痛不明显，体查未见其他特殊。

治疗：治则祛风散寒，内服葱豉汤加减。再对颈部做揉推等手法，放松肌肉，减轻颈部紧张。对右侧斜方肌、肩胛提肌做揉、捻、推、捏、提弹等手法以解其痉挛。再对颈肩部做较轻柔的摩、推、揉、捏等手法，手法完成后用药棒推拿消除手法刺激后的不适感，使颈部更进一步放松。点按或按揉合谷、落枕穴等穴位，加强镇痛、改善功能等效果。配合温热蜡疗或西关正骨田七膏外敷颈肩部散寒解痉，嘱患者注意颈肩部保暖，避免空调、风扇直接刺激，不适随诊。

【经验荟萃】

1. 睡眠姿势不良或睡枕高低不合适，使颈椎在睡眠时处于过伸或过屈状态，长期如此，可使颈部的肌肉、韧带受到慢性损伤，神经受到牵拉可压迫，从而造成落枕的突然发病。

2. 颈部肌肉、韧带、关节囊受到急性损伤，为了保护损伤组织和进行组织的修复而代偿性地产生颈肌痉挛，从而产生颈痛，此种病通过理疗、休息或手法按摩后症状多可缓解。

3. 颈椎发生退行性变，这是颈型颈椎病发病的最主要的原因。颈椎开始退变以后，髓核脱水及纤维环变性、弹性减低，椎间隙变窄，引起各椎间节段的松动和不稳，尤其在劳累过度和突受寒冷刺激后而加剧。椎间失稳可使脊柱的内外平衡失调，小关节错缝，小关节囊产生嵌顿使椎间盘纤维环受到不正常的压力，刺激了分布在纤维环浅层、后纵韧带及两侧根袖处的窦椎神经末梢，反射到颈椎脊神经根后支，引起肌痉挛等症状。部分患者可出现一过性上肢症状，并且范围与受累的椎节相一致。当机体通过调整及代偿机制，在颈部重新建立新的内外平衡后，症状即可消失，故大多数患者经过一般性治疗即可痊愈。

另外，颈部注意保暖，纠正不良睡姿，加强颈肩部肌肉的锻炼，必要时更换枕头。枕头要有一定弹性和硬度，枕芯以热压缩海绵枕芯为宜。喜欢仰卧的，枕头的高度为自己一竖拳高左右；喜欢侧卧的，高度为一拳半高左右。仰卧位时，枕头的下缘最好垫在肩胛骨的上缘，不能使颈部悬空。

肩部扭挫伤

打击或碰撞、牵拉、扭曲等因素使人体肩部软组织遭受损伤。当伤及关节时称为肩部扭挫伤，又称肩骱筋扭伤。

【损伤机制】

本病在任何年龄均可发生。部位多在肩部上方或外侧方，并以闭合伤为其特点。可分为新伤、陈伤两类。受伤后毛细脉管破裂，血溢脉外，停于皮下，相继出现一系列经筋功能紊乱的症状。

【诊查要点】

有明显的外伤史，如打击、跌碰、牵拉等。肩部肿胀、疼痛逐渐加重。损伤范围较广者，有组织纤维的断裂，局部瘀肿，皮下常出现青紫，关节功能暂时性受限。轻者1周内症状明显缓解，较重病例伴有部分组织纤维断裂或并发小的撕脱性骨折损伤者，症状可迁延数天或数周。扭伤的压痛点多在肌腱、韧带的起止点，而挫伤则多在损伤部位。一般性挫伤在当时多不在意，休息之后开始出现症状，逐渐加重，瘀肿或不瘀肿，但有压痛。多在5天左右转轻。肱骨、锁骨、肩胛骨及肩关节、肩锁关节等结构关系正常。

【鉴别要点】

1. 肩部骨折、脱位：伤后肿胀，畸形，异常活动，X线可明显鉴别。

2. 肱二头肌长头肌腱炎和腱鞘炎：外伤史不明显，疼痛以肩前部明显，可向上臂和颈部放射，肩前结节间沟处局限性深压痛，肱二头肌抗阻力试验阳性。

3. 肱二头肌断裂：外伤性断裂可闻及断裂的响声，疼痛剧烈，肩部可出现隆凸及凹陷畸形，断裂处瘀斑，肿胀，不能主动屈肘，肌力减退，肌腹松软。

【治疗方法】

（一）手法治疗

1. 多采用肩部点按、拿捏等手法以活血、舒筋、通络。

2. 在痛点部位可采用搓揉法，并应与拿捏手法相间操作，以缓解痉挛、消瘀定痛。

3. 在适当牵引下用直臂摇肩法、屈臂摇肩法，旋转摇肩，幅度可由小到大，反复5~7次。

4．最后以抖法、捋顺手法收功。

（二）固定疗法

损伤较重者，用颈腕关节吊带悬挂于胸前3~7天，以利于损伤修复。

（三）练功方法

1．耸肩：动作由小到大，由慢到快，在悬吊期内即可开始。

2．耸肩环绕：两臂侧平举，屈肘约150°，双手示、中、环指接触肩部按顺逆时针方向环绕2~4周。

3．展旋：单侧或双侧，手心始终向上，手自腰侧旋向后方伸直，移向侧方，屈肘，手心仍向上，手背从前方过头、伸肘，顺滑至侧方，沿前方降下，手心仍向上，回复原势。重复进行；双臂同时做亦可，展旋时配合左右弓步及上身前俯后仰。

（四）其他疗法

1．针灸可取肩髎、肩井、肩宗、风池、合谷、阿是穴等。

2．理疗用药物直流电离子导入，具有镇痛、消炎消肿、改善局部微循环、促进软组织修复等作用。

3．外用药物治疗，如膏药、热熨等。早期可用膏药多外贴肩部痛处，配合制动，选用田七膏、三威跌打风湿贴，以活血祛瘀止痛。中后期可选用五子散、温经通络包等热熨治疗，以舒筋活络、散寒止痛。

（五）药物疗法

按筋伤辨证论治三期施治。

【病例】

陈某，男，24岁，运动员。

主诉：跌倒致右肩肿痛，活动受限2天。

患者于2天前练习时，突然跌倒右肩落地以致疼痛，初起疼痛较轻，未加注意，后渐加重，到校医室就诊又未查出结果。每于投标枪要发力投出时，右肩膀突觉酸痛明显，投出乏力，影响成绩提高。痛处拒按，夜间痛甚，按之有痞块，舌质暗紫，脉弦涩。

诊断：右肩部扭挫伤（血瘀阻络）。

诊断依据：有明显外伤史，右肩部肿胀疼痛，局部皮肤青紫，痛点较为广泛，肌力及肌张力未见异常，各方向活动度尚可，余未查得特殊。X线检查右肩未见异常。

治疗：治则活血化瘀、通络止痛，方用骨四方加减。推拿治疗时对其痛点进行轻柔的推、揉、点按等法，然后将患肢放下，活动其肩，在不同的角度、方向之下做按揉、揉捏、拍打等手法放松。给西关正骨田七膏外敷，嘱患者停止练习2周，不适随诊。

【经验荟萃】

对于外伤造成的肩部剧烈疼痛，功能受限的患者一般应常规拍X线片，以便及早发现可能存在的骨折或脱位，及时给予正确治疗。尤其是肱骨大结节撕脱性骨折、肱骨外科颈骨折最为多发。但应注意肩胛骨下角、肩峰喙突、关节盂的二次化骨核在16~18岁钙化，25岁愈合，偶尔终生不愈合，观X线片必须注意与骨折鉴别。

肩峰骨在15~16岁时，可出现两个或两个以上的骨化中心，首先由各骨化中心互相融合，然后在20岁与肩峰融合，在未融合前有一裂隙，儿童时距离较大，25岁以后还未与肩峰融合的称之为"肩峰骨"。此骨可呈三角状，并可与锁骨构成关节。肩峰骨往往对称出现，临床上必须予以注意。

对经治疗无好转的肩部扭挫伤，应拍肩部MRI检查，以排除肩袖损伤及其他病变。

肩关节周围炎

肩关节周围炎简称"肩周炎"，是以肩关节周围疼痛，活动功能障碍为特征的常见病，又称"五十肩""冻结肩""漏肩风""肩凝症"等，属中医"肩痹""肩凝"等范畴。

【损伤机制】

五旬之人，肾气不足，气血渐亏，加之肩部过度劳作、损伤，又露卧受凉，寒凝筋膜而引起本病。

肩关节是人体活动频繁、活动幅度较大、范围较广的关节，由于反复受轻伤、慢性劳损或风寒湿邪侵袭，而至慢性筋伤。其最初可为冈上肌腱炎、肱二头肌长头腱鞘炎、肩峰下滑囊炎等，进而波及整个肩周软组织。所以，气血虚弱、血不荣筋、肩部软组织广泛的退行性变常为其内因，在此基础上由于外因的作用而发病。后期因肩部周围软组织的慢性炎症反应而引起肩关节周围软组织广泛性粘连。

少数患者可继发于外伤而发病，如肱骨外髁颈骨折、肩关节脱位、上肢骨折固定时间太长或在固定期间不注意肩关节功能锻炼等。

【诊查要点】

多数病例慢性起病，女性患者多于男性患者，多数无明显外伤史，少数仅有轻微外伤史。主要症状为肩周疼痛、肩关节活动受限，疼痛一般位于肩前外侧。疼痛可为钝痛、刀割样痛、夜间加重，可放射至肘前臂或手、颈、背部。肩关节活动受限，如不能梳理头发、穿衣服等。此病病程为数月至2年，在不同程度中停止，疼痛消失，肩部活动逐渐恢复，根据不同病程过程，可将本病分为急性期、粘连期、缓解期。

急性期：病期约1个月，亦可以延缓2~3个月，主要临床表现为肩部疼痛，肩关节活动受限，是由于疼痛引起的肌肉痉挛，韧带、关节囊挛缩所致，但肩关节本身尚能有相当范围的活动度，以肩外展、后伸、外旋时疼痛加重。

粘连期：病期2~3个月，本期患者疼痛症状已明显减轻，其临床表现为肩关节活动严重受限，肩关节因肩周软组织广泛粘连，活动范围小，外展及前屈运动时，肩胛骨随之摆动出现耸肩现象。

缓解期：为本病的恢复期或治愈过程。患者随疼痛的减轻，在治疗及日常生活劳动中，肩关节的挛缩、粘连逐渐消除而恢复正常功能。

检查时，肩部周围有广泛压痛点。局限性压痛常在肩峰下囊、肱二头肌长头肌腱、喙突、冈上肌附着点处。肩关节各个方向活动受限，但以外展、外旋、后伸障碍最显著。中后期，肩关节周围软组织间广泛产生粘连，而使所有活动均受到限制，此时用一手触摸肩胛下角，另一手将患肩外展，感到肩胛骨随之向外转动，说明肩关节已有粘连。病程久者可出现肩部肌肉萎缩。

X线检查多无异常，病程较长者可见骨质疏松。

【鉴别要点】

1. 颈椎病：颈肩及上肢放射痛甚至皮肤感觉功能障碍，肩部无明显压痛，肩关节活动不受限制，椎间孔压迫试验、臂丛牵拉试验可阳性。肩周炎患者肩周围的肌肉可有萎缩，如三角肌、肱二头肌、冈上肌等。颈椎病患者肩、臂、手等上肢肌肉皆可萎缩，但以手部内在肌肉萎缩多见，颈椎X线片呈阳性改变。

2. 风湿性关节炎：发作时关节红、肿、热、痛，疼痛波及肩、肘、膝、踝等大关节，呈游走性疼痛。血沉加快，抗"O"、类风湿因子检查阳性。

3. 冈上肌肌腱炎：以肱骨大结节冈上肌止点处压痛为主，肩关节外展至60°~120°时，可引起明显疼痛，当大于或小于这一范围及肩关节其他活动不受限制，亦无疼痛（疼痛弧试验阳性）。局部封闭后疼痛可立刻消失。

4. 肱二头肌长头肌腱炎：参照肩部扭挫伤。

5．肩峰下滑囊炎：压痛多在肩峰下、大结节等处，疼痛特点为夜间痛甚，运动时疼痛加重，尤其在外展和外旋时（挤压滑囊）。时间较长者X线片可发现冈上肌的钙盐沉着。

【治疗方法】

（一）手法治疗

参照肩部扭挫伤。

（二）练功方法

1．爬墙锻炼：侧身面对墙壁，外展患肩用患侧手指沿墙壁慢慢地向上爬动，使上肢外展尽量高举，然后缓慢向下回到原处，反复进行，力求手指爬得一天比一天高。

2．体后拉手：双手向后反背，用健手拉住患肢腕部，渐渐向上拉动抬起，再复原，反复进行。

3．外旋锻炼：背靠墙而立，双肩外展90°，双手握拳屈肘90°，做上臂外旋动作，尽量使前臂靠近墙壁，再复原，反复进行。

4．摇膀子：弓箭步，健侧手叉腰，患侧手握空拳靠近腰部，做前后环转摇动，幅度由小到大，动作由慢到快。

（三）药物疗法

治宜补气血、益肝肾，温经络、祛风湿为主，可用骨三方与骨四方内服。兼用洗一方外洗患处或用西关正骨田七膏外敷。

（四）其他疗法

在急性期不宜推拿，因为可使炎症反应加剧，增加粘连形成。急性期过后可采用。

1．封闭疗法：泼尼松龙局部注射有抑制无菌性炎性反应，减少粘连的作用，但要注意其副作用。

2．超短波、磁疗、中药直流电离子透入等方法。

3. 针灸疗法：取穴肩髎、肩髃、肩外俞、巨骨、臑俞、曲池等，并可以取阿是穴用泻法，结合灸法，每天1次。

【病例】

王某，女，50岁，工人。

主诉：左肩部疼痛，活动受限3个月。

患者因3个月前睡眠时左肩部受凉引起肩部疼痛，近几天来肩部疼痛加剧，感觉肩部麻木、沉重，夜间尤甚，得温则减，肩关节活动受限。舌淡胖，苔白腻，脉弦滑。肩前屈110°，外展70°，后伸15°。X线片示未见明显异常。

诊断：肩关节周围炎（寒湿凝滞）。

诊断依据：因患者年龄50岁，有受凉史，肩部疼痛，夜间尤甚，肿胀不明显，肩前、后及外侧的肩周均压痛，肩关节活动受限；且属于慢性发病，症状与体征都与肩周炎相符合，X线片提示无异常，故诊断为肩周炎。

治疗：治则散寒除湿、化瘀通络，方用骨三方加减。推拿手法治疗中，患者取坐位，术者站患侧，用双手在患者肩部轻力揉按，使肌肉放松、皮温略高。继后术者右手掌压肩，左手托肘臂部进行适度背伸外展，并旋转肩关节，以松解肩部关节囊的粘连。动作要求柔和无痛为度，其运动范围由小至大，禁用暴力，以防加重损伤。施用手法时可将肩关节作一定位置的停留，配合拍打肩部手法，有利关节活动范围的增加。手法治疗时间每次10分钟左右，每天1~2次，治疗1周。因病程较长，嘱患者每天自行练功，按时复诊观察。

【经验荟萃】

肩关节周围炎常见于中老年人，故又名"五十肩"，属"肩痹"范畴。凡年近半百，肝肾渐虚，筋骨每失涵养则不耐操劳。临床上常见肩部软组织退变，劳损失治而成。如肱二头肌长头肌腱在结节间沟磨损粘连，以及冈上肌、冈下肌、肩胛下肌等肱骨止点上炎症或肩峰下滑囊炎等均是引致肩关节活动障碍而形成肩周炎的主要原因。部分上肢骨折或肩关节脱位固定时间过长者，也可诱发本病。该病早期以王清任之身痛逐瘀汤加减治之，并配合患肩部理疗及收展活动多可取效。倘病程迁延日久，湿邪痰瘀痹阻而发生粘连者，治疗多不能短期取效，须辨虚实多少，以劲誉汤加减治之。该方可兼顾湿邪瘀滞及久病体虚之体，具有扶正祛邪、滋养肝肾、通络祛湿之功，而无耗气伤阴之弊，故尤适用于中老年筋骨劳损之痹痛。治疗期间，肩部配合外用温通类膏药对止痛有一定的作用。

手法治疗本病，应排除肩袖严重损伤，不宜在肱骨结节间沟对肱二头肌长头腱过度施行弹拨手法。患者可采取侧卧位施行理伤手法，医者力度宜缓稳柔和，无痛为度，切忌暴力、猛力求一次手法松解粘连获效，老年人筋弱骨脆尤易被重手法所伤。

凡久治无效就诊者，应注意是否兼有颈椎病、心脏病、糖尿病、肿瘤等隐患。

肱骨外上髁炎

本病是与职业密切相关的积累性劳损性疾病，病变常导致肱骨外上髁腕伸肌腱附着处发生撕裂，出血机化形成纤维组织，肘关节外上髁部局限性疼痛，并影响伸腕和前臂旋转功能。本病名称较多，如肱骨外上髁综合征、肱桡关节外侧滑膜囊炎、肱骨外上髁骨膜炎、网球肘等。

【损伤机制】

气血虚弱，血不荣筋，肌肉失去温煦，筋骨失于濡养为其内因；肱骨外上髁腕伸肌附着点慢性劳损及牵拉是其外因。如乒乓球、网球运动员的"反拍"击球，泥瓦工、理发员、会计，以及偶然从事单纯收缩前臂工作的人，都会引起附于肱骨外上髁部肌腱、筋膜的慢性劳损。

起于肱骨外上髁部的有桡侧腕长伸肌、桡侧腕短伸肌、肱桡肌、旋后肌等，主要功能为伸腕、伸指，其次使前臂旋后。当腕背伸或前臂旋后过度都会使附着于肱骨外上髁部的腕伸肌腱、筋膜受到牵拉而致伤。

本病的病理变化较为复杂，常有肌纤维在外上髁部分撕脱，或关节滑膜嵌顿，或滑膜炎，或支配的神经分支的神经炎，或桡骨环状韧带变性，或肱骨外上髁骨膜炎等。其局部反应多有充血、水肿，或渗出、粘连等。

【诊查要点】

肱骨外上髁炎症状往往逐步显现，初始为做某一动作时肘外侧疼痛，休息后缓解；以后疼痛转为持续性，轻者不敢拧毛巾，重者提物时有突然"失力"现象。疼痛呈持续性酸痛，可放射至前臂、腕部或上臂，一般在肱骨外上髁部有局限的压痛点，压痛可向桡侧伸肌总腱方向扩散。局部无发红现象，肘关节屈伸活动一般不受影响，但有时前臂旋前或旋后出现局部疼痛，晨起时肘关节有僵硬现象。因患肢在屈肘、前臂旋后位时疼痛常缓解，故患者多取这种位置。部分患者每在肘部劳累、阴雨天时疼痛加重。X线片一般无异常表现，病程长者可见在肱骨外上髁附近有钙化沉积或骨膜反应。

密耳（Mills）试验阳性，即肘、腕、指屈曲，前臂被动旋前并逐渐伸直时，肱骨外上髁部出现疼痛。

【鉴别要点】

肱桡滑膜囊炎：本病除局部压痛外，肘部旋前、旋后受限。前臂旋前引起剧烈疼痛，其疼痛点的位置比肱骨外上髁炎略高，压痛比肱骨外上髁炎为轻。局部可有肿胀和触痛，穿刺针吸可见有积液。

【治疗方法】

急性期应使用颈腕带悬吊制动1~2周，后期配合手法治疗。治疗期间应避免拧衣物或拧螺丝帽等动作，注意防治结合，以防为主。

（一）手法治疗

1. 在肘外侧部做侧推，痛点部做指推及揉捻法，使局部有发热感，然后用拇指做按法点按曲池、外关等穴位，使之"得气"。以达到行气活血、舒通经络的作用。用拨络法弹拨桡侧腕伸肌等，以达到剥离局部粘连的作用，如有明显压痛点可用拇指剥筋手法。

2. 医者与患者相对，医者一手拿其患侧腕关节（右手拿患者右腕或左手拿患者左腕），另一手拿住肘部痛点，用屈肘摇法使前臂旋前及旋后，摇晃肘关节5~7次，然后在拔伸下使肘关节屈曲，在旋后位使肘关节突然伸直，以剥离局部粘连。

3. 最后以揉散法、捋顺法等结束手法。

（二）药物疗法

按筋伤辨证施治三期用药。

（三）功能锻炼

为防止肘关节僵硬及周围软组织粘连，每天主动进行握拳、屈肘、旋前、用力伸直出拳等锻炼。

（四）其他疗法

1. 针灸疗法：针灸以强刺激的泻法为主，取阿是穴为主穴，配穴选用曲池、手三里、合谷、四渎等。

2. 局部封闭疗法：用曲安奈德2.5~5mg加1%利多卡因2.5~5mL在肱骨外上髁骨膜之上注射。每周1次，可连续封闭2~3次。

3. 小针刀疗法：对一些顽固性肱骨外上髁炎患者，可用小针刀疗法松解治疗。

4. 局部理疗、针灸或拔火罐等。

【病例】

季某，女，50岁，家庭主妇。

主诉：右肘部肿痛2天。

近日做家务时出现右肘外侧疼痛，拧毛巾时加重，前臂无力，甚至不能持物。肘部无红肿，肱骨外上髁压痛明显，Mills试验阳性。舌红，苔薄白，脉弦。

诊断：肱骨外上髁炎（气滞血瘀）。

诊断依据：患者肘后外侧酸痛，局部有轻微肿胀、压痛，以及沿伸腕肌行走方向的广泛压痛。前臂伸肌阻抗试验和Mills试验阳性，X线片显示无异常，

治疗：内服骨一方[①]加减以活血化瘀；继用拇指弹拨法、按揉法等放松肘关节的肌肉，在痛点处加拔火罐，再给予西关正骨田七跌打风湿霜[②]外敷。患者治疗后即感疼痛减轻，但3天后复诊诉症状反复，经问诊后得知家中需要她照顾中风的父亲，没有办法休息。对此情况笔者选用2%普鲁卡因2mL加醋酸泼尼松龙12.5mg，作痛点注射，每周1次，连续3次。嘱患者治疗期间尽量减少拧毛巾、旋前臂、提重物等动作。后诸症痊愈，随访1年，并没有复发。

【经验荟萃】

最近几十年来，参与羽毛球、网球等运动的人越来越多，其中大部分人因为没有专业人员指导而没能掌握专业的技术动作，对肘部肌腱韧带、筋膜造成伤害而易致本病，另外，如学生、家庭主妇、会计、泥瓦工、理发员，以及很多经常需要进行单纯收缩前臂工作的人群，也会引发附于肱骨外上髁部肌腱、筋膜的慢性劳损，而诱发肱骨外上髁炎。对此症不予重视者，可造成慢性疼痛，演变成骨

---

① 院内协定方。

② 院内制剂。

膜发炎，肌肉痉挛，并压迫到神经而引发沿前臂向手放射疼痛，从而严重地影响到患者的生活质量。临床采用推拿手法配合针灸及膏药外敷的综合疗法治疗肱骨外上髁炎，内外兼顾，筋骨并重，通过温经活络、活血止痛、补益肝肾能有效地治疗肱骨外上髁炎，改善患者肘部疼痛症状，安全有效，易被患者接受。但要注意急性期不宜推拿，手法不宜粗暴，操作不当可引起骨化性肌炎。

项背筋膜炎

项背筋膜炎又称项背肌筋膜纤维织炎。项背部软组织的病变，常致局部疼痛、僵硬、运动障碍或软弱无力等，常累及斜方肌、胸锁乳突肌和肩胛提肌等（图2-7）。好发于中年女性，多见于伏案工作者。

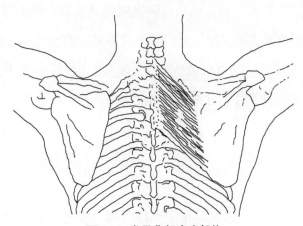

图2-7 常见背部疼痛部位

【损伤机制】

祖国医学认为，劳损致项背部经络气血凝滞，气血运行不畅而致疼痛。久处湿地、贪凉受冷或劳累汗出复感风寒，项背部之经脉寒凝阻遏，久之则血脉不通，气机受阻，肌肉酸痛，故阴雨天常使疼痛加剧或诱发疼痛。以下为常见的发病原因：

1. 慢性微小损伤。长期慢性微小损伤，使肌肉、筋膜组织纤维化或瘢痕化，形成过敏性病灶或纤维结节扳机点，轻微刺激可引起疼痛。

2. 寒冷和潮湿。

3. 病毒感染后易引起项背疼痛。

4. 精神因素。由于疼痛，使患者精神紧张，进一步促使肌肉张力增加，甚至产生肌肉痉挛，加重疼痛，形成恶性循环。

【诊查要点】

临床表现为枕后基底部疼痛、酸胀，向一侧或两侧肩背部放射。肩胛骨内侧缘疼痛，陈伤及劳损者常有酸胀感。但疼痛并非经常性，其严重程度常随气候的变化而改变。晨起或受凉后加重，逢阴雨天气则觉项背部明显不适，而活动或遇暖后则疼痛可缓解。局部无红肿现象，用力压迫或用手指提捏、挤压受累肌肉时可出现触痛。胸锁乳突肌、斜方肌和肩胛提肌最常受累。严重者局部肌肉紧张，有广泛性压痛，项背部功能受限，有时累及交感神经而出现相应症状。

化验检查多正常，有时血沉或抗"O"偏高。X线片一般无异常表现，如病变影响到胸椎关节突关节时，可见局部密度增高。

【鉴别要点】

1. 前斜角肌综合征。患者常用手支撑头部，使之向患侧倾斜，借此缓解前斜角肌的张力。在锁骨上窝可扪及前斜角肌紧张、压痛。压迫肌肉引出重压痛与放射痛，颈部伸直加重疼痛。有时手部出现过敏与寒凉、运动障碍及反射消失。

2. 颈椎病：除有颈背疼痛，一般伴有上肢无力、手指发麻，或下肢乏力、行走困难，或头晕、恶心、呕吐，甚至视物模糊、心动过速及吞咽困难等症状。X线检查可见颈椎生理弯曲改变，椎间隙变窄，项韧带钙化等病理改变。

【治疗方法】

（一）手法治疗

患者俯卧于床上，先用推揉法，结合点法、拍法治疗痛点。以一手按肩胛骨，另一手推按斜方肌（图2-8），手法轻重因人而异，点法多以点按风池、天柱、肩井、天宗、神道、灵台等穴。期间用西关正骨药棒配合治疗可以温经通络、散寒除湿，收到放松肌肉、解除痉挛的效果。

西关正骨药棒按摩是采用伤科名药，舒筋活络散药包均匀地裹在竹筒上做成药棒，然后将药棒放入电热煲中蒸煮10分钟取出。以竹竿穿其药棒之心，一手滚动药棒试其温度，待药棒温度降至约50℃，将其沿斜方肌、背阔肌等处滚动，并做双侧项背肌的推按治疗，以舒适为度。

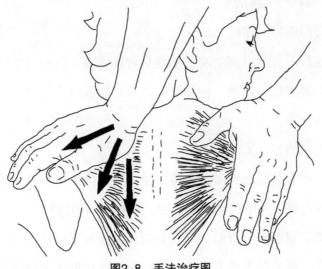

图2-8　手法治疗图

（二）药物疗法

1. 内服药：以痹痛为主者，治宜祛风散寒、通络止痛，方用羌活胜湿汤、葛根汤、独活寄生汤加减；以瘀血停滞为主者，治宜活血化瘀、行气止痛，方用复元活血汤加减；偏湿热者用土地骨汤[①]加减。

---

① 院内协定处方。

2. 外用药：外用跌打正骨贴或善正通痹膏等。

（三）针灸疗法

可取风池、天柱、大椎、肩井、天宗、肺俞、风门等穴，随证补泻，针刺时应浅刺，以防意外。

（四）其他疗法

1. 热敷：选用温经通络包、热水袋或坎离砂局部热敷。

2. 超声导入、理疗及痛点封闭也有一定疗效。

3. 通过广播体操、五禽戏、体操、太极拳等背部伸展运动，以增强项背肌的力量，可有效缓解疼痛。

【病例】

朱某，女，44岁，银行职工。

主诉：项背部疼痛3小时。

疑因中午吃饭时背对空调受凉，午觉后背部疼痛，犹如背部有一张网牵拉，大笑、咳嗽、遇寒时疼痛加重，抬头受限，兼恶寒发热、舌苔薄白，脉浮紧。严重影响工作，遂来诊。

诊断：项背肌筋膜炎（风寒束表）。

诊断依据：项背部肌肉僵硬，压痛广泛，肩胛内缘可触及变性的肌筋膜及纤维小结。各种神经挤压及牵拉试验均正常；X线片无阳性体征。

治疗：治则辛温解表、舒筋活络。方用黄芪桂枝五物汤加减。局部宜行推拿治疗，患者坐位，医者站于患者背后，先用药棒推法推颈项督脉及膀胱经，从上至下3~5遍，然后再拿揉项部肌筋2~3分钟，并配合颈项屈伸及旋转运动。用拇指点压、按揉风府、风池、肩井、风门、肺俞、心俞等穴及痛点，以产生酸胀感为度。然后施拇指弹拨手法于肌痉挛处或痛点，每处弹拨3~5次，力达病所，可松解粘连，缓解肌痉挛，后再用拍打手法以温经散寒，活血通络。治疗完成后患者即感症状缓解，抬头、咳嗽的疼痛消失。嘱患者注意保暖，劳逸适度，避免长期伏案和颈肩单一姿势，加强颈肩部锻炼以防止复发。

【经验荟萃】

项背肌筋膜炎是由于外伤、劳损或感受风寒等所致局部软组织发生粘连及无菌性炎症刺激，使小血管痉挛，筋膜组织缺氧，纤维组织增生，软组织挛缩，对穿越该组织的微细血管神经束发生卡压，形成以项背部酸、胀、钝痛为特征的一种常见病。

祖国医学认为，由于外伤失治或劳损过度则致气血暗耗，脉络不和，血不荣筋，肢体不用，此为本病形成的根本原因。正虚则邪乘，卫外不固，腠理空疏，外邪内袭，则使气血闭阻，经气不宣，脉络失畅，不通则痛，日久则肌筋挛缩，僵硬成结。治疗上应标本兼顾。配合推拿按揉等理筋手法，可贯通上下气血，改善局部血液循环，提高痛阈，促进炎症及水肿吸收，松解肌肉痉挛。所施手法应用力适度，循序渐进，切忌暴力，以防引起新的创伤，配合补中益气汤化生气血，升阳固表，合白芍、丹参之属养血柔筋，和营止痛。背为胸之府，为肺所属，加羌活、防风宣肺透邪，祛风湿，解痹痛。诸药合用，共奏助卫固表，养血舒筋，宣通脉络，解痉止痛之效。患者接受治疗、避免外伤的同时，应纠正不良的劳作姿势，加强项背肌的锻炼，以巩固疗效，预防复发。

胸 部 挫 伤

胸部挫伤，是一种常见的损伤。当胸壁直接受到暴力的撞击或挤压，不足以使肋骨骨折时，而造成胸部的挫伤，俗称气门损伤。

胸壁软组织包括胸壁固有肌（肋间内肌、肋间外肌、肋间最内肌、肋内筋膜、胸横肌）、肋间神经、血管、淋巴等组织。除此之外，在胸壁前后还有作用于肩关节及肩胛骨的肌肉。胸部挫伤致胸壁局部筋伤和气血、经络功能紊乱，而出现胸部疼痛。

【损伤机制】

（一）胸壁挫伤

多为直接暴力撞击。胸壁里面紧连着胸膜壁层，胸壁挫伤后，局部出现血肿、水肿、渗出等创伤炎症反应，可影响到胸膜壁层发生炎症反应，患者呼吸时引起胸膜摩擦而致局部疼痛。

（二）胸壁扭伤

肋骨有许多大小不等的肌肉附着，由于过度劳损或外伤性牵拉，可造成肌肉撕裂伤。例如胸大肌附着部劳损、肋骨下缘附着之腹壁肌肉劳损等均能引起相应局部出血、肿胀、胸壁部疼痛、肌肉痉挛。肋骨横突关节和肋椎关节被坚强有力的韧带联系，故在生理的呼吸运动中，肋椎关节活动范围甚小。挤压性或用力过猛的扭伤可发生胸椎小关节韧带撕裂，甚至肋椎关节错缝，压迫肋间神经，引起疼痛。

（三）胸壁努伤

扛抬重物、闭气用力时，可引起胸腔内压突然增高，肺泡及小气泡破裂，而致努伤。

【诊查要点】

有明显胸部外伤史。有时伤后数小时或1~2天后才出现症状，3~5天疼痛可达到高峰。胸肋部疼痛可牵涉肩背部，活动时加重，后期逐渐减轻。挫伤及肌肉有撕裂伤者，损伤局部明显肿胀、疼痛，严重者可有皮下瘀斑；肋椎关节错缝者有放射性肋间神经痛，吸气时神经压迫加重，则疼痛加重；努伤者有胸闷气滞，隐隐窜痛，范围广而深在，胸部无明确压痛点。轻者呼吸、咳嗽时痛，重者往往痰中带血或咯血。胸廓挤压征阴性。X线片一般无异常发现。

【鉴别要点】

肋骨骨折：肋骨骨折时，胸痛较为剧烈，深呼吸或咳嗽时疼痛加重。骨折无移位时，局部无明显异常，或有轻度皮下组织瘀血、肿胀。且骨折处压痛点固定、明显，胸廓挤压试验阳性。X线片对确诊具有重要意义。

气胸：伴有气促、胸闷，伤侧呼吸音减弱，叩诊呈鼓音，X线检查可见不同程度的肺压缩。

血胸：可出现面色苍白，胸闷气促，甚至发绀，脉细数而微弱，血压下降。胸部检查时肋间隙饱满、气管移向健侧，伤侧叩诊呈实音，听诊呼吸音减弱或消失。胸膜腔穿刺可抽出血性液体。X线检查可见伤侧肺为液体阴影所掩盖，并见纵隔被推向健侧。

【治疗方法】

（一）手法治疗

患者取坐位，术者坐于患者对面，先用摸法对患者胸胁部进行仔细检查，排除肋骨骨折及关节移位。在患处行推揉手法放松，然后术者两拇指分别置于患者两侧腹外斜肌相当于章门穴外，其余四指分别扶持患者腰背部，施拿法将腹外斜肌向外侧牵拉，力量以患者能忍受为宜。施行手法的同时，嘱患者深呼吸并上下移动胸廓数次，术者并用手掌叩击患者背部数次。

（二）药物疗法

1. 内服药应用非甾体消炎镇痛药如双氯芬酸（扶他林）等。中药早期治宜以祛瘀、活血、理气为主，可用复元活血汤加减。如受伤时间较久，则治宜以舒筋、活络、止痛为主，可用理伤定痛汤、大（小）活络丹等。

2. 外用药治宜以祛瘀、消肿、止痛为主，可用田七膏、跌打油、跌打正骨贴外敷。

（三）固定疗法

早期疼痛甚者，施理筋手法后可用胶布或胸壁固定带、弹力绷带（弹力网）做适当外固定，2周后行功能锻炼。嘱患者适当下地行走，可做扩胸、肢体伸展运动，鼓励患者加强深呼吸、咳嗽等。

（四）其他疗法

敷贴或理疗：可用三威跌打风湿贴，亦可用驳骨散外敷，以及低频脉冲电刺激治疗。陈伤可用热敷或理疗等。

（五）针灸治疗

临床对症选择内关、膻中，配以期门、章门、阿是穴等穴位。

【病例】

岑某，男，31岁，电工。

主诉：胸胁部疼痛2小时。

因搬抬重物时用力不当，突觉胸部不适，走窜疼痛。自觉闷气，胸部扳紧掣痛，胸胁胀闷，急躁易怒，咳嗽或呼吸时右侧胸胁部疼痛加重，右侧肋间胁下刺痛拒按，舌质紫暗，脉弦。

诊断：胸壁扭挫伤（气滞血瘀）。

诊断依据：有受伤史，疼痛为钝痛，不沿肋间神经分布，深呼吸及咳嗽时因胸腔压力增高而疼痛加剧。在患者右侧第三、第四肋间隙稍见肿胀，有压痛，肋间隙稍变窄，X线检查无异常。

治疗：治则活血化瘀，行气止痛。方用骨四方加减；再用西关正骨田七膏外敷活血止痛；次日医者再用拇指指腹点按中府、云门、大包、膻中、日月穴等，以疏通经络，行气活血，然后掌揉、摩胸胁部及肩背患处5~8分钟，以解除肌肉痉挛，缓解疼痛；用拍击法结束治疗。

【经验荟萃】

呼吸运动是胸廓多肌肉参与相互协调完成的，但在突发屏气发力时，胸廓诸肌未充分准备，而突发强大的张力，拮抗肌与原动肌的动作协调失误，运动轴失衡，胸肋联合关节交锁，位置错落，肌肉、韧带被挤压扭曲或牵拉，使出入椎间孔的神经纤维和动静脉血管受压，因而发生胸肋关节滑脱症的临床症状和体征，从而引起疾病的发生。本病是外力伤及胸壁的软组织，造成胸部内伤、胸部屏伤。胸部内伤可分为伤血和伤气，胸部屏伤以伤气为主，伤血为次，是因气行不畅，气机壅滞，气滞则血瘀，瘀则不通，不通则痛。内关穴善治胸疾，有"胸胁内关谋"之诀，因而采用针刺内关穴，配合呼吸及扩胸运动，使之气机畅顺。又因本病为运动轴失衡，肋椎关节和肋横关节错落不正、脱臼，筋行径外，筋不归槽，故用手法复位，使出槽之筋回归槽内。本病以伤气为主，故应用骨三方随症加减。综上所述，本疗法具有疗效确切，见效快，操作简便，痛苦小的特点。

胸椎小关节错缝

胸椎小关节错缝，是指上一个胸椎的下关节突构成的关节，因旋转外力引起小关节向侧方离错，牵拉软组织刺激神经而导致疼痛和功能障碍，且不能自行复位者而言，亦称为"胸椎后关节紊乱""胸椎后关节滑膜嵌顿"。

由外伤而来的胸椎小关节错缝，多发生于第3~7胸椎，青壮年较多见，学龄前儿童次之，老年人则少见，女多于男。新伤复位后立即痊愈，时间越久则恢复越慢。

【损伤机制】

从解剖结构来看，胸椎内在平衡较其他脊椎稳定，其周围虽缺少肌肉保护，但有两侧肋骨支撑，但因胸椎运动机会少，周围肌肉不如颈、腰段发达，遇强大的旋转外力时，即可将小关节向侧方扭开，并因受伤小关节滑膜的阻碍不得复位而成本病。常见外伤，如幼童由床坠下，单侧肩部着地，身体向一侧歪倒，或打球、摔跤以及扛重物突然被撞倒等，均能使胸椎受到强烈扭转，迫使胸小关节错缝。

【诊查要点】

受伤后症状较轻，次日加重，局限性后背痛，前胸及相应肋间疼痛，久坐则需经常变换体位，走路时震痛，咳嗽、打喷嚏时也会引起疼痛。部分患者伴有心悸、胸闷、恶心和心律不齐。检查局部时，患者坐位，脱去上衣，双手交叉抱肩、低头凸背，以显露胸椎棘突。医者坐于患者背后，首先观察脊柱有无侧弯，如侧弯不明显者，医者用右手示、中指放在棘突两旁，由上而下沿脊柱用力下压滑动，观察滑动后的指痕，根据指痕来判断脊柱有无侧弯。然后改为两手拇指，分别放在第一颈椎棘突两旁，由上向下耐心细致地逐个触摸棘突是否居一中线，是否凸起或凹陷，棘突间隙是否增宽。如发现某一棘突有异常变化时，可用笔划一标记，再作第二次，第三次检查，如检查无误，且与患者主诉的压痛部位相符合，即可诊断为本病。X线检查，只有50%~60%的患者能发现有棘突侧偏改变，而另一部分患者 X线片上则无变化，故全依赖 X线片确诊是不可靠的。但X线检查有助于鉴别诊断，可部分排除骨骼的其他病变。

【鉴别诊断】

无明显外伤史，或无能引起关节错缝的外伤史，而出现脊柱侧弯或胸背部疼痛者，如佝偻病、骨质软化症、先天性畸形、姿势性侧弯、胸椎间盘突出症、骨骺炎、结核等，可结合病史和必要的辅助诊断进一步查明，以免误诊。

【治疗方法】

（一）手法复位

新伤一次可愈；3周以上为陈伤，复位后易于再发，时间越久则复发率越高。虽如此，伤后半年以内者，均可试行手法复位，但应采取多次复位法。复位后静卧休养，或助以必要的脊柱固定，并结合中药治疗，待脊柱稳定后，再解除固定和停止用药。

复位时让患者俯卧床上，用双手攀着床头，胸前垫一薄枕头，使胸椎后凸，先在胸背段脊柱自上而下作滚、揉、按摩，使肌肉、韧带放松，一助手用双手握住患者双踝上方，缓缓用力向下牵引。待患者肌肉放松，脊柱间隙增大时，术者位于患者身旁，用拇指重新找到棘突侧偏的部位，定好用力方向，嘱患者做深呼吸，在呼气末，双手掌突然以瞬间爆发力向下按压，以及向内对推，此时，手掌下可感觉到偏歪的棘突移动或听到小关节的弹响音，提示复位成功。另一手法，术者可用一手拇指指腹抵在侧偏的棘突上向中心用力推之，另一手由患侧腋下前伸向背后放在对侧肩胛骨上，两手配合用力扭转患者脊柱胸段，使其复位。

新伤不需固定，陈伤复位后应仰卧床上，静养3周。不论新旧伤，都不需特意做功能练习。

（二）药物疗法

外用药：外敷田七膏，或跌打正骨贴。

内服药：新伤内服复元活血汤、桃仁承气汤、理伤定痛汤。

【病例】

陈某，女，28岁，公务员。

主诉：胸背部疼痛、呼吸不畅2天。

病史：2天前患者搬重物时不慎扭伤胸部，此后患者胸背部及胸前区出现疼痛不适，伴有胸闷，有时自觉呼吸不畅顺，自行敷药及外用药物搽，但效果欠佳，今天来诊。

查体：胸背部肌紧张，第5胸椎/第6胸椎棘突压痛明显，第5胸椎棘突右侧偏歪，挺胸时疼痛加剧，两上肢活动正常，肌力正常，无肌肉萎缩，腱反射正常，两下肢力正常。舌红，苔薄黄，脉弦。

X线片示：胸椎正侧斜位片示胸椎未见明显异常。

诊断：胸椎小关节错缝（血瘀气滞）。

治疗：①手法治疗。进行手法推拿按摩充分松解胸部软组织，整复第5胸椎的旋转移位。②中医辨证治疗。该患者为血瘀气滞型。治宜活血祛瘀，舒筋止痛。方用复元活血汤加青皮、乌药、延胡索、秦艽。每天1剂，水煎分两次服。③药物外治法。应用活血祛瘀，温通经络，消炎止痛的药物外治，如用药物离子导入，用药酒外擦患部。④静养1天。

【经验荟萃】

胸椎小关节错缝是因为外伤、劳损、退变等而导致胸椎间盘、关节突关节、胸椎固有关节紊乱而产生的一系列症状。由于胸椎关节受到胸廓的保护，其活动范围在脊柱中是最小的，且不易受损，胸椎间盘关节突关节、胸椎固有关节借助关节囊以及周围的韧带、肌肉等将其紧密结合，形成相对稳定的状态。当上述各种原因导致胸椎小关节出现错缝、滑膜嵌顿，胸神经及胸交感神经的继发性损伤，可出现背部持续性的疼痛。而出现心悸，胸闷，心律不齐症状，多发生于第

3胸椎~第5胸椎关节错缝的患者。这与支配心脏的交感神经来自上5对胸交感神经节的节后纤维有关，这些节后纤维的交感神经节位于脊柱两旁，与胸椎小关节、肋椎关节的部位邻近。当发生胸椎小关节错缝，或同时合并有肋椎关节错位时，局部软组织受损，刺激了相应节段附近的交感神经节，引起交感神经兴奋的一系列表现。我们采用瞬间推压法，目的是运用瞬间的爆发力，直接作用于病损椎体及其下方椎体，通过向下按压使患椎与正常椎体快速分离，在分离的瞬间，向内对推，使错缝的胸椎关节得以纠正，嵌顿的滑膜回纳，胸神经及交感神经的受压或刺激得到解除。

手法治疗中要注意的问题：①行瞬间推压法治疗时，作用力要迅速，双上肢伸直，利用上身重力，按压力、对推力一气呵成。②与患者一定要配合良好，在患者呼气末时完成瞬间推压法，切不可在患者吸气时进行，以免造成肋骨的损伤。总之，只要掌握好要领就不失为治疗胸椎小关节错缝简单、方便、快捷、安全、有效的方法。

复位后，疼痛症状消失，但要注意多做挺胸运动。

慢性腰肌劳损

慢性腰肌劳损是指腰部肌肉、韧带等积累性、机械性、慢性损伤，或急性腰扭伤后未获得及时有效的治疗而转为慢性者。有人称之为功能性腰痛，多见于潮湿、寒冷条件下的工作者，是引起慢性腰痛的常见原因之一。

【损伤机制】

各行各业的人都可发本病，体力劳动和脑力劳动者的发患者数差别不大。本病对人们的日常生活和劳动影响较大，应积极进行防治。本病往往无明显的外伤史，常在不知不觉中出现腰痛。

常见原因为长期腰部过度负重或长期腰部姿势不良，使腰部肌肉、韧带持久地处于紧张状态。如搬运工腰背部经常过度负重、过度疲劳，长期伏案工作者姿势不良、弯腰持续工作时间太长等。这种长期积累性劳损导致了肌肉、韧带（常见于棘上韧带）慢性撕裂，出现炎症反应，以致腰痛持久难愈。

腰部急性扭伤后，局部肌肉、韧带等组织受损，若失治或误治，损伤未能恢复，迁延成为慢性。反复多次腰肌轻微损伤亦可导致慢性腰肌劳损。

腰椎先天畸形的解剖缺陷，如腰椎骶化、骶椎腰化、椎弓根断裂、腰椎及骶椎先天性隐裂等，以及后天性损伤，如腰椎压缩性骨折、脱位和腰椎间盘突出、腰椎失稳、腰椎滑脱等，这些都可造成腰部肌肉、韧带的平衡失调，而引起慢性腰肌损伤。

祖国医学认为，素体肾虚，复感风寒湿邪，留滞肌肉、筋膜，以致筋膜不和，肌肉筋膜拘挛，经络闭阻，气血运行障碍而致慢性腰痛。

【诊查要点】

（一）临床表现

患者无明显外伤史，部分患者有感受风寒湿邪病史，腰部隐痛反复发作，劳累后加重，休息后缓解。弯腰困难，持久弯腰时疼痛加剧，适当活动或经常变换体位后腰痛可减轻。腰痛喜温喜按，喜用双手捶腰，以减轻腰痛。睡觉时用小枕垫于腰部能减轻症状，常喜用两手叉腰，可使腰部感觉舒服并减轻疼痛。

（二）检查

腰部外观多无异常，有时可见生理性前突变小或增大。单纯性腰肌劳损的压痛点常位于棘突两旁的竖脊肌处，或髂嵴后部，或骶骨后面的竖脊肌附着点处。若伴有棘间、棘上韧带损伤，压痛点则位于棘间、棘突上。腰部喜温喜按喜叩打，腰部活动功能多无障碍，严重者可有弯腰受限。直腿抬高试验阴性，神经系统检查无异常。

（三）X线检查

多无异常，少数可有骨质增生或脊柱畸形，如脊柱腰段的生理性弯曲改变或轻度侧弯；有时可发现腰骶椎先天性异常，如第5腰椎骶化、第1骶椎腰化、隐性骶椎裂或腰椎裂；老年患者或有椎体骨质增生现象，甚至骨质疏松现象等。

【鉴别要点】

腰椎骶化和骶椎腰化：疼痛在劳动后加重，休息减轻，腰部向某一方向活动时可加重，痛时可有腰骶部肌肉强直，腰椎不侧凸，疼痛不放射到小腿。X线腰骶椎（包括骨盆）正位片，有助于确定腰椎骶化或骶椎腰化。

腰骶椎隐裂：一般隐裂不会导致腰痛，但隐裂重者局部构造较弱，易因劳损而产生慢性腰痛，骶裂伴游离棘突者在弯腰时棘突可刺激硬膜造成腰痛。当骶裂伴有第5腰椎棘突肥大时，伸腰时可刺激裂隙间的纤维膜或缺损椎板残端产生疼痛。当纤维膜与硬膜或神经产生粘连，则可引起向下肢的放射痛。脊椎X线平片和MRI扫描显示椎管畸形，棘突及椎板缺损，有助于疾病的诊断。

第3腰椎横突综合征：主要表现为腰痛、腰臀部弥漫性疼痛。疼痛往往在久坐、久站或早晨起床以后加重。症状重者疼痛可沿大腿后侧向下放射，至膝以上，极少数病例疼痛可延及小腿外侧，但并不因腹压增高（如咳嗽、喷嚏等）而加重。第3腰椎横突尖端有明显的局部压痛，定位固定，其尖端处可触及可活动的纤维性软组织硬结，直腿抬高试验可为阳性，但加强试验阴性。

【治疗方法】

（一）手法治疗

大致与治疗腰部扭挫伤的按揉、拿捏等手法相同。对于老年患者手法宜轻，尤其扳动手法应慎用，以免引起不良反应。手法治疗隔天1次，10次为1个疗程，治疗期间不宜劳累，并避免受凉。先按揉腰腿部腧穴，如肾俞、腰阳关、八髎、委中、承山及阿是穴等。再推揉两侧竖脊肌（图2-9），推理腰部肌肉，推拿或弹拨腰肌及韧带，必要时施以过度屈、伸腰部或扳腰等。手法应轻快、柔和、灵活、稳妥，忌用强劲暴力，以免加重损伤。

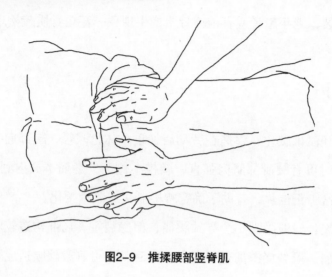

图2-9　推揉腰部竖脊肌

（二）药物疗法

1. 内服药

（1）肾虚型：肾阳虚者，治宜温补肾阳，用杜牛八味汤加减；肾阴虚者，治宜滋补肾阴，用知柏地黄丸、大补阴丸加减，或内服壮腰健肾丸等中成药。

（2）气滞血瘀型：治宜活血化瘀、行气止痛，用理伤定痛汤加杜仲、续断、桑寄生、狗脊等。

（3）风寒湿型：治宜祛风散寒胜湿，方用羌活胜湿汤或独活寄生汤加减。

（4）湿热型：治宜清化湿热，用二妙散加木瓜、薏苡仁、生地黄、丝瓜络、豨莶草之类。

2. 外用药：可用外擦药，如田七跌打风湿霜等。或外贴三威跌打风湿贴、伤湿止痛膏、宝珍膏、奇正消痛贴膏、温经通络膏等伤科膏药。

（三）其他疗法

1. 针罐疗法：取肾俞、腰阳关、委中、承山、昆仑、阿是穴等穴位针灸、拔火罐。

2. 理疗：可采用红外线、超短波、频谱仪、TDP或中药离子导入等法。

3. 热敷：可用五子散加热后在患处热敷以疏通筋络，活血止痛。

（四）功能锻炼

注意避免长时间过度弯腰工作，在劳动中尽可能经常变换体位，注意纠正不良姿势。佩带腰围护腰，注意腰部保暖，避免风寒湿邪。同时加强腰背肌的功能锻炼，如行仰卧五点、三点法拱桥式练习，亦可采用俯卧位的飞燕式锻炼。

【病例】

刘某，男，46岁，司机。

主诉：反复腰痛5年，近期加剧。

患者腰痛5年，平时经常疼痛，时轻时重，伴头晕、心悸，下肢轻度浮肿。晨起疼痛较重，稍活动则减轻，但活动稍久或疲劳则腰痛尤甚。夜间偶有疼痛，随意改变睡姿后疼痛即可缓解，但次日神倦乏力。舌质淡，苔白中微腻，舌体胖，脉沉细缓。

诊断：腰肌劳损（肾阳虚衰）。

诊断依据：腰椎生理弧度消失，两侧腰肌均压痛明显，腰各向活动度基本正常，双侧的第3腰椎横突边缘处，各触得如乒乓球大小的硬结，压痛明显。跟臀试验时，大腿前侧有牵扯痛，无咳痛及放射痛，也无泌尿系统症状。X线片示：腰段脊柱平直，椎体呈唇样骨质增生。

治疗：治则温补肾阳、强筋壮骨，方用杜牛八味汤加减。推拿治疗先按揉肾俞、大肠俞、环跳、秩边、委中等穴；然后，沿腰部两侧膀胱经用较重刺激的滚法上下往返治疗，再直擦背部两侧膀胱经，横擦腰骶部，最后拍击腰背部两侧骶棘肌。

【经验荟萃】

慢性腰肌劳损属祖国医学"闪腰"范畴，病理变化常以肾虚为本；感受外来之邪，跌仆闪挫为标。腰痛日久，虚实夹杂。临床常以推拿配合药熨治疗，其特点有二：第一，在施药熨治疗之前，通过推拿手法的机械刺激，使穴位及治疗部位周围的血管扩张，促进了局部的血液、淋巴循环，使其新陈代谢旺盛，分解和消散局部组织的炎症，改善了局部组织营养和全身机能。第二，热熨可使局部组织温度升高，再加上推拿的作用，使得肌肉放松，腠理疏开，经脉通畅，药效可直达病所，而"药至病所"体现了中医"内治"之特点，能更好地改善肌肉筋膜的血液循环，使粘连、瘢痕变性的组织得到逐步改善和恢复，直至消除症状。推拿手法可以引药入经及引药至病所，同时还提高了外用药物的利用度，加强了外敷药物的作用。西关正骨的药棒按摩正是结合了推拿与热熨两方面的功效，所以治疗上有事半功倍的作用。

腰肌劳损治疗后要注意预防复发，适当控制体重，睡硬板床，避免坐矮凳或者沙发，休息的环境应避免潮湿，防止寒冷受凉。劳逸适度，避免过度弯腰、久坐，节制房事等。

梨状肌综合征

因梨状肌发生损伤、痉挛、变性等导致梨状肌上下孔狭窄，使通过该孔的坐骨神经和其他骶丛神经及臀部血管受到牵拉、压迫或刺激，出现臀痛、腿痛为主要表现的疾病，称为梨状肌综合征，又称梨状肌损伤或梨状孔狭窄综合征。它是引起干性坐骨神经痛的原因之一，是常见腰腿痛病证之一。以臀部、大腿后侧疼痛为特征。

梨状肌起于骶骨前面，经坐骨大孔向外，止于股骨大转子内上方，是髋关节的外旋肌。自尾骨尖至髂后上棘连线中点、大转子尖画一条线，即为梨状肌的体表投影。坐骨神经一般从梨状肌下缘出骨盆，于臀大肌下面降至大腿后面，在该处分支成为胫神经和腓总神经，支配小腿、足部的感觉和运动，但坐骨神经在与梨状肌相交时经常可出现变异。

【损伤机制】

常见病因有先天变异和后天急、慢性损伤等。

坐骨神经正常是以梨状肌下缘穿出，约占60%。当发生变异时，坐骨神经和腓总神经从梨状肌中间穿出，胫神经从梨状肌下缘走出者占34.9%；其他类型约占3.5%。由于神经走行的变异，当梨状肌稍有损伤时便易发生梨状肌综合征。

梨状肌损伤多由间接外力所致，如闪、扭、跨越、反复下蹲等；或由于某些动作，尤其是下肢外展、外旋或蹲位变直立时，使梨状肌被牵拉过长而致损伤；臀腰部感染或外邪侵袭亦可造成梨状肌炎症性损伤。梨状肌的损伤可能为肌膜破裂或部分肌束断裂，致局部充血、水肿，肌肉痉挛，若再加上坐骨神经与梨状肌关系的变异，常可压迫、刺激坐骨神经而引起梨状肌综合征的发生。由于疼痛，臀部活动减少，久之可引起臀大肌、臀中肌的萎缩。

某些妇女由于盆腔炎、卵巢或附件炎等波及梨状肌，也可引起梨状肌综合征。

【诊查要点】

（一）临床表现

大多数患者有过度旋转、外展大腿的病史，有些患者有夜间受凉病史。疼痛多发生于一侧臀腿部，呈"刀割样"或"烧灼样"，用力大、小便或大声咳嗽时引起腹内压增高时可使疼痛加剧。偶有会阴部不适、小腿外侧麻木。有时需要两膝跪卧，夜不能眠，略跛行，呈保护性身体半屈体位。

（二）检查

腰部一般无压痛点，患侧臀肌可有轻度萎缩。梨状肌部位可触及条索状肌束或痉挛的肌肉。局部肌紧张者深压痛明显，并可出现反射痛，梨状肌紧张试验阳性。检查时患者取俯卧位，检查者先用一手握住其患侧踝部，使膝关节屈曲

90°，另一手按压在骶髂部，以固定骨盆，后将患侧小腿用力向外侧推压，使髋关节内旋，以加剧梨状肌之紧张，如臀部出现疼痛，并向下肢放射为阳性；或者患者仰卧位，将患肢伸直，做内收内旋动作，如坐骨神经有放射性疼痛，再迅速将患肢外展外旋，疼痛随即缓解，也为梨状肌紧张试验阳性。直腿抬高60°以内可致疼痛加重，超过60°疼痛反而减轻，此与梨状肌的先拉紧后松弛有关。

（三）X线检查

骨盆正位片，多无异常发现，可帮助排除髋部其他病变。

【鉴别要点】

腰椎间盘突出症：参考腰椎间盘突出章节。

腰椎椎管狭窄症：腰痛伴有下肢放射痛，严重者可出现大小便功能障碍，典型症状是间歇性跛行，往往是症状重、体征轻。严重者腰后伸试验阳性。脊髓造影或MRI检查可明确诊断。

【治疗方法】

（一）手法治疗

（1）患者取俯卧位，医者先按摩其臀部及腰部痛点，可用擦法、揉法等，使局部有温暖舒适感。然后以指代针点按痛点（阿是穴），以及痛点周围及下肢诸穴，如大肠俞、秩边、阳陵泉等穴。以局部有沉胀酸痛感为度，亦可用肘压法按压痛处。

（2）医者可使用拨络法，用双手拇指推拨梨状肌，推拨的方向应与肌纤维走行方向垂直，以剥离其粘连。具体为：患者取俯卧位，两下肢伸直，放松腰臀部肌肉。医者先两手重叠，着重于痛点上，用力揉推梨状肌以缓解其痉挛，使局部出现略有发热的舒适感。再用两拇指相叠，触摸钝厚变硬的梨状肌，用力深压并来回拨动梨状肌，弹拨方向应与肌纤维方向垂直，一般10~20次即可。对较肥胖的患者，力度不够时可改用肘尖部深压弹拨，再按揉局部约1分钟，最后两手握住患肢踝部牵抖下肢而结束手法。

（3）可按照髋关节后侧部筋伤手法施用摇拔、屈按等手法，以及"伸膝蹬空法"被动活动臀部肌群，以解除其痉挛。

（4）最后用捋顺法、拍打法做结束手法。

（二）药物疗法

1．内服药

（1）瘀血阻滞型：治宜活血逐瘀、通络止痛。方用活络效灵丹加味。疼痛较剧，入夜尤甚者，加全蝎、蜈蚣等；兼风寒者加威灵仙、桂枝、独活。

（2）风寒湿痹阻型：治以疏风散寒，除湿止痛。方用蠲痹汤加减。局部冷痛者加制川乌、麻黄以温经散寒；下肢麻木不仁者，加海桐皮、豨莶草以祛风通络。

（3）肝肾亏虚型：治以补肾强筋。方用青娥丸合金匮肾气丸加减。偏阴虚者改用左归丸加减；偏阳虚者改右归丸加减；若患侧下肢肌肉萎缩，可加入黄芪、五指毛桃、当归、白术以健脾益气、荣养肌肉。

2．外用药

局部外贴善正通痹贴、跌打正骨贴、田七膏或外搽跌打风湿药酒等。

（三）其他疗法

1．穴位注射疗法：取参麦注射液2~4mL或者正清风痛宁注射液2mL，在环跳、承山穴刺入，行针得气后分别注入药液。每周1次，共3至4次。

2．理疗：用TDP、红外线、频谱仪照射。

3．针灸疗法：取命门、太溪、三阴交、志室、腰阳关、阳陵泉、委中、肾俞、环跳等穴，每次针3~5穴，用平补平泻法，1天1次，10次为1个疗程，或加艾灸、拔罐疗法。

4．手术疗法：明确诊断而保守治疗无效者，可考虑进行探查性手术，观察坐骨神经与梨状肌的解剖关系有无变异、粘连，如有则加以妥善处理，着重于松解肌肉粘连、缓解神经压迫。

【病例】

李某，男，50岁，司机。

主诉：反复右臀部酸胀、麻木疼痛1年，加重伴向下肢放射痛1天。

患者从事汽车驾驶工作已有20余年，1年前每于久坐或下午时分便自觉腰部酸软无力，右臀部麻木，但活动过后症状消失，一直并未注意。因昨天跑步时不慎跌倒，即感右臀部如刀割一般，似右臀部及小腿有电流通过，右腿不能伸直，步履蹒跚，夜不能寐，转侧俯仰尤为艰难。遂次日在家人陪同下就诊。

诊断：梨状肌综合征（痛痹）。

诊断依据：患者平素健康，回顾无其他病史。腰部叩击（＋），梨状肌压痛（＋），直腿抬高试验（－），"4"字试验（－），梨状肌紧张试验右（＋）、左（－），舌淡暗苔白，脉浮紧。X线检查未发现异常。

治疗：治则祛风除湿、通络止痛。方用骨三方加减。手法治疗以推拿为主。先用柔和而深沉的滚法沿梨状肌体表投影处反复滚动，然后施掌按揉法于患处，再沿大腿后侧施推法和拿揉法；用拇指弹拨法于梨状肌腹呈垂直方向弹拨10余次，并点按环跳、承扶、阳陵泉、委中、承山等穴；施掌推法或深按压法，顺肌纤维方向反复推压5~8次，力达深层；然后以肘尖深压梨状肌；再以一手扶按臀部，一手托患侧下肢，作髋后伸、外展及外旋等被动运动；最后施以擦法或加热敷。

【经验荟萃】

由于工作强度和时间的超负荷，本病的发病率在逐年增高，近年来更有年轻化趋势，对患者的生活、工作以及心理造成很大影响。梨状肌综合征的发病因素，分为内因和外因两方面。梨状肌与坐骨神经解剖上的变异，不一定会引起梨状肌综合征，这只是其中一个发病的内在因素。由于解剖上的变异，梨状肌与坐骨神经更容易受到外界的损害和刺激，使梨状肌发生挛缩，从而压迫坐骨神经、高位分支的腓总神经和其营养血管，导致局部循环代谢障碍，从而引起梨状肌综合征。本病多因梨状肌外伤、劳损、感受风寒等外来因素的刺激而引起疼痛。如久蹲、跨越、踢腿等动作；或髋关节突然内收内旋，牵拉致伤；或肩负重物时大腿过度外展外旋，也能引起梨状肌损伤。梨状肌充血水肿、保护性痉挛，均可压迫和刺激邻近的血管和神经。邻近组织病变也可波及梨状肌，如骶髂关节病变、盆腔炎、附件炎等，均可引起梨状肌综合征。梨状肌综合征的疼痛主要包括两种不同的组织的疼痛，一是梨状肌损伤、炎症、水肿引起的疼痛，麻木较少；二是坐骨神经受水肿、粘连的梨状肌挤压引起的症状。临床上应予以鉴别，根据不同的症状选取不同的疗法。

腰椎间盘突出症

腰椎间盘突出症是腰腿痛中常见的疾病之一，多与损伤、肾亏、风寒湿瘀邪有关，属于痹证的范畴。腰椎间盘发生退行性变，或外力作用引起腰椎间盘内、外压力平衡失调，均可使纤维环破裂，导致腰椎间盘的髓核突出，而引发本病。男多于女，由于下腰部是全身应力的集中点，负重及活动度大，较易损伤，所以腰椎间盘突出好发于第4腰椎/第5腰椎椎间盘，第5腰椎/第1骶椎椎间盘次之。

中医古籍对腰腿痛的记载较为丰富，《黄帝内经》就有了专门的论述，根据疼痛的部位和影响范围将之分为腰背痛、腰脊痛、腰椎痛、腰尻痛、腰肌痛、腰胁痛、腰腹痛；如《素问·生气通天论》曰："因而强力，肾气乃伤，高骨乃坏。"《灵枢·五癃津液别论》曰："虚，故腰背痛而胫酸。"《素问·脉要精微论》曰："腰者肾之府，转摇不能，肾将惫矣。"《素问·六元正纪大论》曰："感于寒，则患者关节禁固，腰脽痛，寒湿推于气交而为疾也。"《灵枢·百病始生》曰："是故虚邪之中人也……留而不去，则传舍于输，在输之时，六经不通，四肢则肢节痛，腰脊乃强。"《金匮要略》之辨腰痛有肾虚、肾水、伏饮及虚劳，所制的甘姜苓术汤、肾气丸，为历代医家所推崇；《诸病源候论》明确提出："夫腰痛有五，一曰阳气不足，少阴肾衰是以腰痛；二曰风痹，风寒湿着腰而痛；三曰肾虚，劳役伤肾而痛；四曰坠堕险地伤腰而痛；五曰寝卧湿地而痛。"并且首次提出了卒腰痛和久腰痛学说（即急、慢性腰痛）。《三因极一病证方论》曰："夫腰痛虽属肾虚，亦涉三因所致。在外则脏腑经络受邪，在内则忧思恐怒，以致房劳坠堕，皆能致之。"《仁斋直指方·腰痛》强调："肾气一虚，凡中风受湿，伤冷蓄热，血涩气滞，水积堕伤，与夫失志作劳，种种腰痛，迭见而层出矣。"《丹溪心法》将腰痛归为"湿热、肾虚、瘀血、挫闪、痰积"五类；《景岳全书》指出辨证应知"表里寒热虚实之异"；《证治准绳》《医宗必读》《医学心悟》等均强调诸邪为标，肾虚为本。

【损伤机制】

椎间盘因年龄增长，组织水分减少，失去弹性，椎间隙变窄，周围韧带松弛等一系列退行性改变，是造成椎间盘容易破裂的内因。急性或慢性损伤为发生椎间盘突出的外因，最常见的原因是在姿势不当或准备欠充分的情况下搬动或抬举重物，或长时间弯腰后猛然伸腰，猝倒时臀部着地也是较常见的损伤方式，但腰部直接外伤而引起本病则比较少见。在某些情况下，甚至由于腰部的轻微扭动，也可导致腰椎间盘突出的发生，如弯腰洗脸、打喷嚏或咳嗽，也能引起本病。由于椎间盘退变内因是发病的重要因素，有些患者无明显诱因而发病，可能是由于肌肉痉挛或积累性劳损所致。

纤维环破裂时，突出的髓核压迫神经根，是造成腰腿痛的根本原因。髓核处于半液体状态时，突出的组织可以消散、吸收，神经痛也随之减轻或消失。如果髓核已变性，成为透明软骨或纤维软骨碎片或钙化等，则会长期压迫神经根及硬脊膜，而引起一系列临床症状。

气血、经络与脏腑功能的失调和腰痛的发生有密切的关系。引发本病的原因：一是外伤；二是劳损；三是肾气不足，精气衰微，筋脉失养；四为风、寒、湿、热、痰湿之邪流注经络，致使经络困阻，气滞血瘀，不通则痛。

多数腰椎间盘突出症为单侧发病，产生同侧症状。有时髓核自后纵韧带两侧突出，这种类型出现双下肢症状，多为一先一后，一轻一重，可有交替现象。亦有髓核突出于椎管前方中部而出现中央型突出或偏左或偏右，或压迫马尾，而出现马鞍区麻痹及两下肢神经根压迫症状。

　　腰椎间盘突出症分型：腰椎间盘突出症可根据突出物的位置，程度进行分型（表2-52、表2-53）。

表2-52　根据突出物在椎管内的位置分型

类　型	病　理　表　现
侧突型	多见，髓核从后纵韧带旁突出压迫神经根，多数为单侧突出，少数可发生双侧突出
中央型	髓核从椎管中央突出压迫马尾神经和双侧神经根
极外侧型	髓核突出于关节突下面或其外侧，压迫同一节段神经根

表2-53　根据突出物的程度分型

类　型	病　理　表　现
膨出型	髓核突出于纤维环内，使之膨隆，但纤维环未完全破裂，椎间隙未变窄，粘连少，可还纳
脱出型	髓核已突破纤维环，其状态为纤维软骨性实体，与周围组织可有粘连，椎间隙变窄，还纳困难
游离型	髓核完全脱离椎间隙，进入椎管内，成为游离组织，与周围组织有粘连，椎间隙变窄，无还纳可能性

【诊查要点】

　　多数人有长期腰痛史，以持续性腰部钝痛为多见，平卧位减轻，端坐、站立则加剧，一般情况下可以忍受，并允许腰部适度活动及慢步行走，此主要是机械压迫所致，持续时间少则2周，长则可达数月，甚至数年之久。当髓核进一步突出压迫神经根时，会出现下肢放射痛，压痛点基本上与病变的椎节相一致，重压后可沿坐骨神经向下肢放射。轻者表现为由腰部至大腿及小腿后侧直达足部的放射性刺痛或麻木感，一般可以忍受；重者则表现为由腰至足部的电击样剧痛，且多伴有麻木感。

腰椎侧突（侧弯），多数患者向患侧突（突出物位于神经根外侧），少数患者向健侧突（突出物位于神经根内侧）。此外尚有腰椎生理前突减少、消失，甚至后突。疼痛轻者仍可步行，但步态不稳，会呈现间歇性跛行，腰部多取前倾状或以手扶腰以缓解对坐骨神经的张应力；重者需卧床休息，并喜采取屈髋屈膝侧卧位，凡咳嗽、打喷嚏、用力排便等增加腹压的因素均可使下肢放射痛加剧，时间较长者可导致受卡压节段神经所支配的肌肉萎缩。放射痛多为一侧，少数中央型或游离型者表现为双下肢症状，严重者压迫马尾神经而表现为马鞍区麻木，大小便失禁等。

在不同情况下，痛有不同的表现，如神经根受到机械性压迫时，以麻痛为主要表现；若以炎症水肿刺激为主时，常表现为刺痛；较轻者多觉酸、胀样痛。在低头、抬腿或弯腰时，有腰痛或牵扯痛，并向臀部及下肢放射。腰痛及下肢放射痛，常可因腹压增高而诱发或加剧，如咳嗽、打喷嚏、憋气或用力大便等情况。白天活动较多或劳累时，症状加剧，平卧之后多可缓解，故症状常于晨起时缓解，下午或晚上加剧。

腰椎间盘突出物压迫不同节段的神经根，出现不同部位的症状（表2-54）。

表2-54　腰椎间盘突出症刺激各节段神经根的不同表现

类　型	临　床　表　现
L_2/L_3	①腰部和大腿外侧出现感觉麻木或过敏；②股四头肌肌力减弱；③膝反射减弱
L_3/L_4	①痛在骶髂关节、髋关节大腿后外侧，并向大腿前方及小腿前内侧放射；②小腿前内侧麻木；③膝反射减弱或消失；④第3腰椎棘突旁有压痛；⑤膝关节伸展力减弱；⑥髋关节过伸试验或股神经牵拉试验阳性
L_4/L_5	①骶髂关节、髋关节及大腿、小腿后侧疼痛，并放射至小腿前外侧、足背及足拇趾；②小腿外侧或足背包括足拇趾背面有麻木感；③足拇趾背伸力减弱；④跟腱反射可无改变或减弱；⑤第4腰椎棘突旁有压痛点
L_5/S_1	①骶髂关节上方、髋关节、大腿与小腿后外侧及足底疼痛；②小腿后外侧包括外侧足趾跖麻木；③足与趾跖屈力减弱；④小腿三头肌无力或萎缩；⑤跟腱反射减弱或消失；⑥第5腰椎棘突旁有明显压痛
中央型	①有马尾神经受累症状，包括双下肢感觉、运动、膀胱直肠功能及性功能障碍；②站立及活动症状加剧，卧床及静息状态缓解（与脊髓肿瘤相反）；③脊髓造影提示：造影剂不完全梗阻，脑脊液检查蛋白定量多正常

临床上常用直腿抬高试验、加强试验、屈颈试验、仰卧挺腹试验、股神经牵拉试验等作为特殊检查，腰椎间盘突出症的辅助检查主要依靠影像学，主要有以下各项。

X线照片：侧位片显示腰椎生理前突减少、消失或后突，患椎间隙前后等宽，后宽前窄或前后径均变窄，椎体后缘唇样增生等。正位片显示腰椎侧弯，弯度最大点常与突出间隙相一致。

脊髓造影：阳性准确率达90%以上，硬膜囊受压征象表现为弧形压迹，造影剂中断或密度减低，神经根受压征象表现为神经根袖缩短或消失，神经根袖变扁或变粗，神经根袖抬高压尖等。

CT检查：直接征象为向椎管内呈丘状突起的椎间盘阴影，或为软组织肿块影；硬膜囊压变形或移位，椎间盘与硬膜囊之间的脂肪组织层不对称或消失，神经根增粗，受压或淹没。继发征象如黄韧带肥厚，椎体后缘骨质增生，小关节增生，侧隐窝狭窄，椎板增厚，中央椎管狭窄等。

MRI检查：此种检查可同时获得三维影像的新技术，根据影像的变化做出腰椎间盘突出的诊断。准确判断椎间盘的"膨出""突出""脱出""游离"。

【鉴别要点】

腰椎间盘突出症应与腰痛相关疾病相鉴别（表2-55）。

表2-55　腰椎间盘突出症与腰痛相关疾病鉴别

疾病	症状	体征	X线片
腰椎间盘突出症	腰痛和下肢坐骨神经放射痛，咳嗽、打喷嚏、用力排便时加剧，休息后减轻	脊柱侧弯，腰椎前突消失，直腿抬高试验及加强试验阳性，伴有下肢神经系统症状	脊柱侧弯，腰椎前凸消失，椎间隙变窄，左右不对称
腰部扭挫伤	腰部活动障碍，疼痛可放射至臀部和下肢	骶棘肌痉挛，脊柱活动受限，局限性压痛，无伴有下肢神经系统症状	多无病理改变

续表

疾病	症状	体征	X线片
腰椎结核	疼痛，有时晚上痛醒，活动时加重。全身乏力、体重减轻、低热、盗汗	腰肌板样痉挛，脊柱活动受限，可有后凸畸形和寒性脓肿	椎间隙变窄，椎体边缘模糊不清，有骨质破坏。有寒性脓肿时，可见腰肌阴影增厚
增生性脊柱炎	钝痛，劳累或阴雨天时加重，晨间起床时腰部僵硬	脊柱屈伸受限	多数椎体边缘唇状增生，椎间隙稍变窄
妇科疾病	腰骶部疼痛，常与下腹部疼痛同时存在，并与月经期有明显关系	一般无明显腰部体征	多无病理改变
泌尿系统疾病	腰痛伴有尿频、尿急、尿血、脓尿或发热	一般无明显腰部体征，肾区可有叩击痛，输尿管走行方向压痛	多无病理改变，尿常规异常

【治疗方法】

（一）手法治疗

患者俯卧于治疗床上。术者先用手法揉按腰背肌肉，使腰背肌放松，筋络舒展，然后固定腋下，令助手握患者双下肢踝关节作适度腰背伸牵引。此时术者同时以双手掌按压腰骶部，要求力量重而不硬，深透有力，施行手法时应与牵引相互配合得当，开合适度。待腰背肌肉放松后，按情况选择以下辅助手法：

1. 牵引按压法：患者俯卧，双手拉住床头，令两助手分别握腋窝和踝部进行对抗牵引，持续2~3分钟后，术者用双拇指按压腰部棘突旁压痛点，力度由轻到重。

2. 俯卧扳腿法：术者一手按压腰部，另一手托住腿部，使该下肢尽量后伸，左右侧各做1次。

3. 斜扳法：患者侧卧，卧侧下肢伸直，另一下肢屈曲放于对侧小腿上，术者一手按肩前方，另一手按髂嵴后方，双手同时用力推肩向后，骨盆向前，使脊柱发生旋转，此时可听到后关节摆动的"咔嗒"声音，此法可使椎间隙产生负压，利于髓核还纳。

4．抖法：患者俯卧，胸部垫以软枕，两手把住床头。术者立于足侧，双手握住踝部，再用力牵引的同时进行上下抖动，重复数次。

（二）药物疗法

急性期或初期：宜用活血舒筋、通络止痛的药物，如舒筋活血汤或理伤定痛汤加减。

慢性期或后期：宜用补养肝肾、宣痹活络的药物，如杜牛八味汤或补肾壮筋汤加减。

兼风寒湿者：宜用温筋通络、祛风散寒的药物，如大活络丹。

局部使用中草药五子散或中药洗剂等熏洗、热熨患处可以起到活血祛瘀、疏通经络，促进局部血液循环和组织水肿充血的消退。

（三）针灸治疗

主穴：肾俞、委中。

随证配穴：风湿型腰痛配阴陵泉、地机、阿是穴；风寒型腰痛配腰阳关、委阳、阿是穴；湿热型腰痛配承山、志室、阴陵泉、长强、膀胱俞、京门；血瘀型腰痛配肝俞、血海、大椎、支沟、阳陵泉；肾阳虚型腰痛配太溪、命门、次髎；肾阴虚腰痛配太溪、志室、承山、次髎。急性期用泻法，慢性期用平补平泻或补法，或加用灸法。

耳针疗法常用穴：肾俞、腰椎、骶椎、神门、交感、皮质下、痛点、内分泌。

（四）牵引疗法

临床上常用牵引疗法：

1．电动骨盆牵引：牵引力时以40kg左右为宜，每天2~3次，每次20~30分钟。

若牵引后症状反而加重者，则不宜继续牵引，因其神经根可能粘连严重或是突出物在神经根内侧。

2．持续牵引法：患者卧硬板床，床尾抬高15°，套上骨盆牵引带，负重

15kg，腰下可垫一薄枕，持续牵引时间越长越好，最好能24小时持续牵引，牵引时间3周左右。

3. 自身体重垂直牵引法：牵引力量比较小，常用于初期。利用自身的体重牵引，以使髓核回纳，如吊单杠、门框等。

（五）练功活动

腰腿痛症状减轻后，应积极进行腰背肌的功能锻炼，可采用飞燕点水、五点支撑练功，经常后伸腰部，做直腿抬高或压腿等动作，以增强腰腿部肌力，有利于腰椎的平衡稳定。

（六）手术治疗

经上述治疗，绝大多数患者症状可缓解或完全消失，但可屡次反复发作，每次复发症状可加重，并持续较久，发作的间隔期可逐渐缩短。对于病程时间长、反复发作、症状严重者及中央型突出压迫马尾神经者，或椎间盘已经脱出、严重影响日常工作及生活的患者，可手术治疗。

（七）预防

1. 活动前注意做好准备活动，活动时精神要集中，不经意的活动有时更易造成损伤。

2. 不直腿弯腰搬移重物，搬重物时应直腰下蹲，做好准备才用力，以防腰伤。

3. 加强腰部锻炼，提高腰肌功能和耐受力。

4. 腰有伤病时要及时、彻底治疗，不要抱着得过且过的拖延方法，以免因延误而使病情加剧或造成意外损伤。

【病例】

麦某，女，50岁。

主诉：反复腰痛10余年，加重伴右下肢放射痛2天。

患者反复腰痛10余年，2天前弯腰搬动花盆时，腰部突然疼痛、活动受限，腰膝酸软无力，神疲乏力。自认为是腰扭伤，便贴了"风湿止痛膏"卧床休息，次日症状稍减。于是继续上班，下午时分腰疼突然复发并伴有右腿麻木，疼痛难忍，不能弯腰抬脚，由同事送来医院就诊。

诊断：急性腰扭伤并腰椎间盘突出症（气滞血瘀）。

诊断依据：腰段生理弯曲变直，弯腰时下腰部疼痛沿右大腿后侧向足部放射，叩击第5腰椎/第1骶椎棘突时，右下肢有放射性酸痛麻木，咳嗽征（＋），直腿抬高试验右侧40°（＋），加强试验（＋），右小腿外侧及足跟部皮肤感觉异常，右第一足趾背伸、跖屈肌力减弱，双下肢肌肉未见明显萎缩。X线片示第2~5腰椎椎体呈轻度唇样改变，第5腰椎/第1骶椎椎间隙变窄，各椎体及附件未见异常。CT示第5腰椎/第1骶椎腰椎间盘突出，右侧隐窝狭窄。舌紫、少苔、脉沉涩。

治疗：内服中药活血祛瘀，通络止痛，方用理伤定痛汤加减（三七5g，乳香3g，桃仁10g，红花5g，秦艽30g，赤芍、川牛膝、续断、寮刁竹各12g，金狗脊15g，甘草5g）3剂，每天1剂，水煎服。待疼痛减轻后再行持续牵引，腰部外敷田七膏，配合腰部针灸及推拿治疗，并嘱患者于床上加强腰背肌功能锻炼。经治疗2周后，腰痛症状消失，左下肢放射痛消失，右下肢直腿抬高及加强试验（－）。嘱患者起床活动时带腰围3个月，禁做剧烈运动半年，可逐步加强腰背肌锻炼。

【经验荟萃】

腰椎间盘突出症属于中医之"痹症""腰腿痛"范畴。《素问·刺腰痛篇》对此病有详细的记述"衡络之脉令人腰痛，不可以仰俯，俯则恐仆，得之举重伤腰""肉里之脉令人腰痛，不可以咳，咳则筋挛急"。文中提示了该病的成因和临床表现，以后历代医家对此病的诊治更积累了丰富的经验，如元代危亦林应用牵引方式治疗腰伤的经验不断启发着后人。目前对该病的诊断、分型更有新的成像技术显示了脊柱病变的部位和形态，为选择各种疗法提供了依据。事实上人体直立无不依赖于脊柱的支撑，腰乃人体枢纽，随着年龄的增长，肝肾渐虚，筋骨失养，其腰椎之应力点必然受到磨损，当积劳成损或用力不当时即易诱发瘀邪阻络证，重者则腰痛拘急，牵掣腿足，久之麻木失用，逐成痿弱之症。腰椎间盘之病损，可致腰椎生理曲度改变，影响脊柱力之平衡，加重非负重小关节的负荷，引发小关节的病损，致使腰痛缠绵难愈。故治本病之法，宜合理作息，防治结合，预防为主，治本为要。一经确诊，施用整脊手法时务要排除腰椎峡部断裂，腰椎滑脱、肿瘤、结核等禁忌证。

腰椎间盘突出症病情不甚严重或初发者，经系统的保守治疗后效果是肯定的。但是反复发作是患者、医生所共同关心的问题，为其难点之一。

腰椎间盘突出症经长期综合治疗后可以治愈，但愈后常复发，复发的原因颇多，其中有首次发作时并未治愈，只减轻了症状，患者就终止了治疗，以致腰腿痛症很快复发，有些是首次复发治愈后，患者又从事以腰部受力为主的劳动，如搬运工作等，或是做体育活动，或是日常生活中再次扭伤腰部，致使症状复发。所以，腰椎间盘突出症治愈后防止复发应注意如下3项：①首次发作应彻底治愈，愈后3个月至半年内，应避免重体力劳动、剧烈体育运动和日常生活中弯腰搬提重物；②坚持腰背肌练功和逐步进行较轻柔的、有规律的体育锻炼，如广播操、太极拳、慢跑等；③常服用补肾壮筋骨的中药或成药如六味地黄汤、肾气丸等，对巩固疗效有裨益。

治疗本病最方便实用有效之疗法，当是牵引疗法和卧床休息。这时椎间盘内压变低，有利于髓核突出过程的停止和修复，同时牵引时的方向变化以及力量的弛张有度也有利于椎间盘髓核还纳、变位，而达到治疗目的。适时卧床有利于椎体上下关节损伤的修复；腰背的伸展活动配合揉按手法则有利肌力恢复和肌痉挛的缓解。手法理伤切忌粗暴，曾有因用力过度的板肩旋腰手法复位而致腰椎小关节囊损伤，关节突骨折的发生。对退变性的腰椎滑脱施行强力旋板手法整脊复位容易造成人为损伤。急性期局部充血水肿之神经根于椎管、椎间孔内受压，应用祛瘀通络、利湿消肿的药物治疗有较好的疗效。特别在损伤中、后期应用劲脊汤加减，尤适合中老年人肝肾亏虚，筋脉失养的调治。

对于腰椎间盘突出症经过治疗好转的患者，如能注意工作间的体位变化或下班时自我进行悬吊牵引练功，每天数次，每次约10分钟左右，经过一段时间的锻炼就可以使腰背部肌肉通过牵伸而得到调整，并能逐步恢复脊柱的肌力平衡，有效延缓脊柱骨骼和软组织的退变。这是一种防治腰椎间盘突出症的简单方法，应该推广。

腓肠肌损伤

腓肠肌位于小腿后侧，是小腿三头肌的浅表层肌肉，分为内侧头和外侧头，分别起于股骨内、外侧髁的后面，两头会合，在小腿中点处渐移行为腱，向下与比目鱼肌的肌腱共同构成跟腱，止于跟骨结节处。腓肠肌强而有力，在站立时能够固定踝关节，防止身体向前倾斜，对人体的站立具有重要的作用。

【损伤机制】

腓肠肌损伤多为小腿肌肉强力收缩或拉伸的间接暴力伤所致，如从高处跳下前足着地过度牵拉腓肠肌，或过度负重行走，或剧烈奔跑等，多见于运动员、搬运工、杂技演员等。

直接暴力伤多为利刃、棍棒伤等及足球运动员的冲撞踢伤，多发生于肌腹及跟腱部位。腓肠肌损伤也可由长期反复的慢性劳损所致，慢性劳损多发生在肌肉与肌腱联合部。

【诊查要点】

急性损伤，伤后立即出现局部肿胀、疼痛、压痛，并有广泛性皮下出血，行走困难，小腿屈曲受限。慢性损伤者肿胀不明显，局部疼痛较轻，被动牵拉或主动收缩小腿后方肌肉均感损伤部位疼痛。X线检查可排除骨折损伤；损伤严重时，可见肿胀的软组织影。MRI检查可以排除腓肠肌断裂。

【鉴别要点】

跟腱周围炎：多发生于春季，尤其以久行者多见，疼痛及压痛局限于跟腱及周围，触诊时可有捻发音。

【治疗方法】

（一）手法治疗

1. 推法：患者取俯卧位，医者用推法在其大腿下部之后侧到足跟部施术，达到舒筋活血、改善局部新陈代谢、促进组织修复的作用。

2. 挊法：医者以拇指沿患者腓肠肌之肌纤维及腱部走行方向进行挊顺，以消肿、止痛，理顺挛缩、消散粘连。

3. 侧击法：医者手指稍微分开，以两手小鱼际部对患者小腿腓肠肌进行由轻至重的叩击，使肌肉振动，加速局部血运，解除局部粘连，促进功能恢复。

（二）药物疗法

1. 内服药：急性损伤者治宜活血化瘀、消肿止痛，可服用活血祛瘀汤、活血止痛汤等。

2. 外用药：急性损伤者可局部外敷田七跌打风湿霜、驳骨散、伤湿止痛膏，并可配合中药外洗。对损伤中后期的患者，中药外洗效果更佳，可选用骨科外洗一方。

（三）针灸治疗

患者俯卧位，取距患肢局部腓肠肌疼痛的阳性点上下4~5cm为进针点。局部皮肤常规消毒后，采用中号浮针，右手持针，与皮肤呈15°~25°角快速刺入皮肤，随后放平针身，沿皮下向前推进达痛点，常规扫散约1~2分钟，每5分钟运针1次，20分钟后起针芯，留置导管。24小时后拔除，隔天1次，局部辅以热敷治疗，患者治疗3~7次为1个疗程。

（四）功能锻炼

腓肠肌损伤应适当休息，减少活动，以利于损伤的修复。严重者可给予夹板或石膏固定。解除固定后，在医生指导下进行下肢关节的功能锻炼。

（五）其他疗法

1．局部封闭疗法：对慢性劳损性损伤，可在疼痛局部注射泼尼松龙12.5~25mg加1%普鲁卡因2~4mL，每周1次。

2．理疗：损伤中、后期，可用中药离子导入法或者中频结合磁振热疗法治疗。

3．手术疗法：对急性损伤致肌肉大部或全部断裂者，应及早行手术修补。

【病例】

梁某，女，26岁，运动员。

主诉：右小腿损伤、活动受限2天。

患者练足球时，倒地铲球，恰对方要传球，一脚踢中患者右小腿，当即疼痛不能继续练球，第2天右小腿肿痛明显，活动受限，行走仍疼痛不便，遂来诊。

诊断：右腓肠肌挫伤（气滞血瘀）。

诊断依据：患者有外伤史，行走时右下肢轻跛行，右小腿后侧中段肿胀，皮下有青紫色血瘀，触诊该处腓肠肌有稍硬包块，刺痛拒按，无法做跑、跳动作。X线无异常。舌紫、少苔、脉沉涩。

治疗：用轻柔而深沉的滚法沿腓肠肌筋膜方向施术，然后施掌按揉法于患处，配合外敷五子散或蜡疗（盆蜡法）使肌肉松弛，再施以针灸，最后外敷田七膏，每天1次，3天为1个疗程。

【经验荟萃】

腓肠肌损伤是临床上运动损伤的常见病，为高能量损伤，临床辨病当与肌腱断裂区别开来，以免引起不良后果。腓肠肌损伤属祖国医学"伤筋""跟痛"范畴。肌肉损伤则气滞血瘀，气血运行不畅，壅遏经脉，不通则痛。其病位在经络，病变在气血。治疗原则为行气活血化瘀，疏通经络。

腓肠肌损伤可采用浮针技术，能疏通经络、活血化瘀、畅通气血、行气止痛，并且常在针刺后即刻疼痛消失或减轻，继续治疗新的疼痛点而达到治疗的目的。临床中发现，浮针进针治疗后，压痛点明显消失或疼痛减轻，局部肌痉挛或炎性刺激所致条索状体征明显改善或逐渐消失，按压可感肌紧张减轻，局部条索状范围缩小，直至逐渐消失。对于陈旧性损伤或康复期，针灸推拿辅以热敷治疗能快速有效地起到活血祛瘀，通络止痛的作用，效果显著，值得临床推广。

踝部扭挫伤

踝关节，由胫、腓骨下端的关节面与距骨滑车构成，故又名距骨小腿关节。韧带是维持踝关节稳定的重要结构，其周围主要的韧带有内侧副韧带、外侧副韧带和下胫腓韧带。内侧副韧带又称三角韧带，上方起于内踝，向下呈扇形附于足舟骨、距骨和跟骨；外侧副韧带起自外踝，分成3束止于距骨前外侧、距骨后突及跟骨外侧面，分别称其为距腓前韧带、距腓后韧带及跟腓韧带；下胫腓韧带又称胫腓联合韧带，为胫骨干与腓骨下端之间的骨间韧带。

踝关节扭伤是日常生活中最易发生的外伤，但对这类损伤迄今尚未受到应有的重视。事实是，严重的损伤可使韧带断裂，治疗不当可后遗关节不稳定，容易反复扭伤，久之可继发骨质增生、关节粘连或创伤性关节炎，造成关节功能障碍，因此，对其治疗应加以重视。临床上以外侧副韧带损伤最为多见，下胫腓韧带单独损伤较为少见，多与踝关节骨折、脱位合并存在。

【损伤机制】

踝关节内踝较外踝短，外侧副韧带较内侧副韧带薄弱，足部内翻肌群较外翻肌群力量强。因此，外踝部韧带损伤的机会也最多。当行走或跑步时突然踏着不平地面或上下楼梯、走坡路不慎踏空；如果足部来不及协调位置，容易造成内翻位着地，使外侧副韧带遭受超过生理限度的强大外力，发生外侧副韧带损伤。当足部内翻跖屈位着地时，距腓前韧带遭受的张力最大，容易造成该处损伤；单纯内翻损伤时，则容易损伤外侧的跟腓韧带。

【诊查要点】

踝部扭挫伤，内翻损伤最多见，伤后外踝部疼痛、肿胀，踝关节功能障碍。肿胀与疼痛局限于外踝的前下方，可出现皮下瘀斑，行走时跛行步态，伤足不敢用力着地，在活动时疼痛加剧。当足被动跖屈内翻时疼痛加重，外翻时则减轻。外侧副韧带由于损伤的程度不同又可分为韧带扭伤和韧带断裂，严重损伤发生韧带断裂时，在韧带断裂处可摸到凹陷，甚至摸到移位的关节面。

外踝前下方压痛明显，若将足做内翻动作时则外踝前下方有明显疼痛，即足内翻试验阳性。当可疑韧带断裂时，可用抽拉试验鉴别。其方法为：一手抬足跟向上，一手向下压小腿下部，与健侧比较，活动度大者为阳性。

拍摄踝关节正、侧位X线片可以帮助排除内、外侧及后踝的撕脱性骨折。对无骨折又不能排除韧带断裂的病例，应拍摄强力内翻位片或行MRI检查。

【鉴别要点】

踝部骨折：局部压痛明显，可有骨畸形、骨擦音等，纵轴叩击痛阳性。X线检查有骨折征象。

【治疗方法】

（一）手法治疗

损伤严重、局部瘀肿较甚者不宜行手法治疗，手法仅作检查用。对单纯的踝部筋伤或部分韧带撕裂者，可使用理筋手法。

1. 外踝扭伤时，患者取侧卧位，伤膝在上，助手双手握住患者伤侧小腿下端，固定伤膝，医者双手相对，拇指在上拿住足部，做踝关节摇法，然后徐徐使足跖屈内翻，然后在牵引下将足背伸、外翻，同时双手拇指向下按压伤处，最后以手拇指在韧带损伤处做捋顺法。

2. 损伤后期，患者平卧，医者一手托住其足跟，另一手握住其足尖部，柔力环旋摇晃踝关节，并做踝关节的背伸、跖屈及内翻、外翻动作。

（二）固定疗法

采用理筋手法治疗之后，将踝关节固定于受损韧带松弛的位置。固定方法可以用内外侧双夹板固定踝关节于功能位，也可用踝关节药物弹力固定带固定或石膏绷带固定。固定时间根据损伤的轻重不同需1~3周。若为韧带断裂则用超踝关节杉皮夹板固定于外翻位，外敷田七跌打风湿霜或跌打油纱，最少6周解除固定，下地活动。必要时行手术治疗。

（三）药物疗法

1. 内服药：早期治宜活血化瘀、消肿止痛，内服伤科通脉散或骨五方。后期治宜舒筋活络、温经止痛，内服小活络丹。

2. 外用药：初期肿胀明显者可外贴跌打油沙或田七跌打风湿霜。中、后期肿胀较轻，可配合活血舒筋的中药外洗，如宽筋通络散、骨科外洗一方、骨科外洗二方。

（四）功能锻炼

外固定之后，应尽早练习跖趾关节屈伸活动，进而可做踝关节背屈、跖屈活动。肿胀消退后，可在医生的指导下做踝关节内翻、外翻的功能活动，以防止韧带粘连，增强肌肉、韧带的力量。

（五）其他疗法

手术疗法：外侧副韧带断裂，单纯行石膏固定，断裂的韧带可因回缩、瘢痕形成，不能得到良好愈合，踝关节可松弛无力，早期手术修补可重建韧带功能，愈后良好。

【病例】

陈某，男，30岁，快递员。

主诉：右踝疼痛，活动受限2天。

患者2天前下楼时右足突然踏空，内翻位着地，当时右踝及足背部疼痛、肿胀，不能行走。后经冰敷局部，肿胀稍减，但仍然不能用力，行走障碍。

诊断：右踝关节扭伤（瘀血阻络）。

诊断依据：右踝关节外侧肿胀瘀斑，踝关节被动内翻时外踝部疼痛加剧，行走疼痛，踝屈伸正常。X线片示无异常。舌紫、少苔、脉沉涩。

治疗：治宜破血化瘀，通络止痛，内服骨五方加减。患者仰卧，用点按法施于阳陵泉、足三里、绝骨、解溪、太冲等穴，以通经络之气；再以轻柔的揉法、摩法由上而下在小腿及肿胀局部施术，以活血祛瘀，消肿止痛。若损伤已久，踝部仍有肿胀、疼痛，血肿机化及粘连者，应以较重手法剥离粘连，用牵引摇摆、摇晃屈伸等法，被动活动踝关节，以恢复其功能。

【经验荟萃】

踝关节扭伤患者，伤及筋骨脉络，伤气伤血，气滞血瘀，使肌肉和关节得不到濡养。早期宜整复固定，外敷田七跌打风湿霜，后期采用中药熏洗疗法利用煮沸后中药汤剂的温和作用，刺激作用部位的皮肤、血管和神经，从而疏通经络，调和气血，促进血液循环，改善局部营养状况和全身功能，达到治愈疾病的目的。西关正骨的宽筋通络散具有活血化瘀、消肿、舒筋通络、行气止痛的功效，后期配合推拿具有松解粘连，消肿止痛的作用，两种方法综合治疗，从而改善用药部位的血循环，消除患部创伤性炎症，解除局部疼痛，减少炎症渗出，对损伤后的疼痛、肿胀、功能障碍起到很好的治疗效果。临床发现，中药熏洗疗法配合推拿疗法治疗踝关节扭伤起到显著的临床疗效，其法简、便、廉、验，值得临床推广应用。

第五章　内　伤

内伤是指人体遭受外力作用所造成的气血、经络、脏腑损伤的总称，又称内损、跌仆内伤。可分为两大类，一是伤后立即出现气血、经络、脏腑方面的病变；一是见于皮肉筋骨损伤后，因伤情较重、或调治失时、或素体亏赢，从而内伤气血、经络、脏腑。骨伤科的内伤，必有外力损伤的病史，它与内科所讲的七情、饮食所致内伤是不同的。

春秋战国时期，虽然尚未提出内伤的名称，但记载了内伤的基本内容。《素问·缪刺论》云："人有所堕坠，恶血留内，腹中满胀，不得前后，先饮利药。"这就把内伤的病因、病机、病证和治疗原则作了扼要的概括。《素问·脉要精微论》云："肝脉搏坚而长，色不青，当病坠，若搏，因血在胁下，令人喘逆。"这是按五行相配的原则，认为伤者肝脉不合其人面色，为瘀血内积所致，血在胁下，肺气不得通畅，故其人喘逆。《黄帝内经》关于内伤的理论对后世医治损伤疾病有着深刻影响。《史记·扁鹊仓公列传》曾记载西汉名医淳于意（仓公）医治有因搬石而致腰脊疼痛、不能俯仰、小便不利的病案，以及破石坠马伤肺、血下泄而亡的病案，这些都是诊治内伤的记录。至晋代南北朝以后，医治内伤的实践更加丰富，而且关于内伤的概念也逐渐明确。《刘涓子鬼遗方》首次提出"内伤"一词，书中录有"金疮内伤蛇衔散方"。《诸病源候论》记载了关于"压连坠堕内损候"有"伤五内"的不同临床表现，对内伤称之为"内损"。《外台秘要》中载："许仁则疗吐血及堕损方"指出损伤有二，"一者外损，一者内伤"。外损即"手足肢节肱头项伤折骨节"，内伤则有四种情况：即一为"伤五藏，微者唾血，甚者吐血"；一为"内损瘀血""血在腹聚不出"；一为"损伤气不外散"；一为"内损有瘀血，每天阴则疼痛"。元代，李东垣创立内伤学说，认为"内伤脾胃，百病由生"。李氏的脾胃论虽然是属于内科学的范畴，但对伤科内伤疾病的诊断和治疗在理论和实践上都有积极的影响。在李东垣学说的启示下，明代对伤科内伤的研究较为深入，认为既要重视跌仆坠堕后脏腑受损、气血失和，又要注意慢性的积劳损伤，在治疗上，不能专从血论，妄加攻下，而应重视对虚损的调节，注意补养脾胃以化生气血，使之充养而促进损伤的恢复。薛铠、薛己父子撰《保婴撮要》亦将损伤分为"跌扑外伤"和"跌扑内伤"两大类。薛己将李东垣内伤学说与伤科内伤证治紧密结合而加以发挥。《正体类要》陆序云："肢体损于外，则气血伤于内，营卫有所不贯，脏腑由之不和，岂可纯任手法，而不求之脉理，审其虚实，而施补泻哉。"薛己治伤重于补益脾肾，反对一意攻下，过用寒凉。他对内伤诊治的立论多为后世所推崇。清代《医宗金鉴·正骨心法要旨》《杂病源流犀烛·跌扑闪挫源流》等，对内伤的病因病机作了更详尽的阐述，在辨证上强调气血损伤和脏腑虚实，主张按部位施治与分证主治相结合。内伤之证是以内伤气血为纲，在治疗上必须按局部与整体兼顾的精神来进行辨证施治。

内伤病因病机

内伤病因为外力作用所致，可分为直接暴力和间接暴力。前者如拳打、撞击、挤压等直接暴力作用于躯体肢干，使气血经络脏腑损伤；后者如堕坠、跌仆、震荡、举重等作用于躯体，经力的传导，再间接地使远端部位的气血经络脏腑受伤。因此，内伤可为气血经络脏腑的单纯损伤，也可与皮肉筋骨之外伤同时合并存在。除外来暴力的作用，内伤也受七情和六淫的影响。如《灵枢·邪气脏腑病形》指出伤后大怒可伤肝。伤后还易引起六淫之邪的外侵，如明代医家汪机认为："闪挫之后，瘀血充注关节"，可因"真气不足，邪得乘之"。《医宗金鉴·正骨心法要旨》在"内治杂证法"一卷中专列夹表一节，指出损伤外夹表邪，可出现发热、体痛、脉浮紧等一系列表证。

内伤病机是以气血失调、脏腑受损为根本。因气血循环全身，营养五脏六腑、四肢百骸。因此，伤损时，气血最易受累。《杂病源流犀烛·跌扑闪挫源流》云："跌扑闪挫、卒然身受，由外及内，气血俱伤病也。""忽然闪挫，必气为之震，震则激，激则壅，壅则气之周流一身者，忽因所壅而凝聚一处……气凝在何处，则血亦凝在何处矣。"《难经·二十二难》云："气留而不行者，为气先病也，血壅而不濡者，为血后病也。"伤气者有气闭、气滞、气脱、气虚之分。伤损初期多实证，气病重者多表现为气闭不宣，轻者常为气滞不舒，如伴有失血过多，往往出现气随血脱，呈气脱危象。若患者素体虚羸，或伤后治不当法，或失于调治，则伤损后期多气虚；伤血者有血瘀、亡血、血热、血虚等不同。伤损初期，气机不畅，经隧不通，乃成瘀血。失血于体表，便为亡血。瘀阻络道，或外邪入侵，营卫不和，则为血热。患者营血亏耗，则血虚。

脏腑损伤可因暴力的直接或间接作用，造成五脏六腑的外形破损或功能失调。也可由于其他因素的作用，脏腑外形虽无改变，但功能却受影响。如《正体类要》序中所指出的"气血伤于内，营卫有所不贯，脏腑由之不和"。又五脏各有所主，即心主脉，肺主皮，肝主筋，脾主肉，肾主骨。因此，外有所伤，亦可内连其脏。如皮伤则内动于肺，肉伤则内动于脾，筋伤则内动于肝，骨伤则内动于肾。由于人体是一个统一的整体，脏腑损伤往往互相连累，如脾胃损伤，易致后天失养，而"百病由生"，其他脏腑也会发生病变。

内伤辨证论治

内伤辨证是以"阴阳、表里、寒热、虚实"八纲为基础，并运用气血、经络、脏腑的理论加以归纳。临诊中要求把辨证与辨病二者密切结合起来。辨证，是对临床上某一主证作深入分析。辨病，则是对某一损伤部位作全面的探讨。八纲辨证的方法可参见"八纲辨证"条目，本条仅将内伤气血及内伤脏腑辨证论治作一概述。

内伤气血分伤气、伤血及气血两伤三类。

（1）伤气：可分为气闭、气滞、气脱、气虚等不同。

气闭，多为损伤严重，导致气血错乱，气为血壅，气闭不宣。证见昏迷，不省人事，或烦躁妄动，或昏睡，静而不烦。常见于严重的头部内伤、胸腹部内伤，或多发性皮肉筋骨损伤累及气血。

气滞，是伤后气机不畅。证见胸闷心烦，胁肋胀痛，往往外无肿形，痛无定处。多见于内伤较轻者。

气脱，多见于伤重而伴有亡血者，使气随血脱，真元不固。证见突然昏迷，不省人事，目合口开，手撒遗尿或四肢逆冷等。常发生于开放性损伤失血过多，或严重内伤。

气虚，指体质素虚，或伤后调治不当，耗伤正气。证见面色无华，神疲乏力，气短声微，自汗纳呆等。

（2）伤血：又可分为血瘀、亡血、血热、血虚等。

血瘀，指损伤后经脉不通，营血阻于脉中，或溢于经络之外，造成离经之血瘀留体内。证见局部肿胀疼痛，且有定处，并可按瘀血阻滞的不同部位，出现不同的全身症状。如停于胁下而咳喘，阻于清窍而神识昏蒙，若瘀血导致水津不能上载，则口渴心烦。此外，瘀斑、身热、胁痛、腹胀、便秘等均为血瘀之常见病症。

亡血，有两种情况：一是瘀血离经，出血、吐血、唾血、便血、溺血等亡血证。唐容川认为，这些离经之血与"营养周身之血已瞑绝而不合""不能加于好血，而反阻新血之化生"，所以其形虽是鲜血、清血，但已失去原有正常功能，故这类亡血实际上仍是血瘀表现之一。另一类亡血，见于开放性损伤，血溢脉外，失于体表，往往失血较多，以致气血双脱。亡血除见有失血外，尚有面色苍白或萎黄，短气懒言，大汗淋漓，四肢厥冷等表现。

血热，是瘀血内蓄，久则郁而化热，若血虚不足，则阴伤而生热。此外尚有伤血、外邪内乘而发热者，损伤后其热型不一，可为高热神昏，或低热缠绵。如合并外伤，则损伤局部瘀肿不消，亦可郁而化热，肉腐成脓等。

血虚，是指损伤失血过多，或伤后病程较长，失于调治，以致脾胃虚弱，化生不足，或瘀血阻滞，新血不生，或邪去正虚，阻血亏损。证见面色无华，头晕眼花，失眠健忘，胸闷心悸，四肢作麻，月经不调等。

（3）气血两伤：气与血本不相离，气病可及血，血伤亦多及气，因此气血两伤的症状往往同见，但可有偏重。如伤气重者，出现昏闷、不省人事等气闭症状，但也常合并有吐血、便血等亡血症状。同样，血瘀者亦常伴有胸闷、腹胀、喘促等气滞症状。一般伤气或伤血之证，如经久不愈，必导致气血两伤。

内伤脏腑，五脏以收为藏，六腑以通为用，脏腑相为表里。《素问·至真要大论》云："诸风掉眩，皆属于肝；诸寒收引，皆属于肾；诸气膹郁，皆属于肺；诸湿肿满，皆属于脾……诸痛痒疮，皆属于心。"《黄帝内经》有关脏腑生理病理的论述，对内伤的辨证同样具有指导意义。

关于脏腑损伤的辨证，《医宗金鉴·正骨心法要旨》有较多的记载。如肝伤则胁肋少腹疼痛，喘逆；心伤轻者，胸痛不止，胸满气促，默默不语，或两胁气窜，满腹疼痛，腰伛不起，两手按胸，重者神昏目闭，不省人事，牙关紧闭，痰喘鼻煽，久而不醒，醒而神乱；肺伤轻者，多有胸腹闷痛，胁肋胀痛，喘咳、吐痰、咯血等，重者气乱昏迷，闭目，呕吐血水，呃逆战栗；肾伤者，肾经虚热，证见烦热作渴，小便淋涩；脾伤主要表现为脾虚，并认为这是损伤后存在的一种普遍病理现象。关于六腑损伤，肠伤可致断裂，出现腹部剧痛，按之反跳痛。胃伤呕吐黑血，膀胱伤可并发腰脊痛等。

临诊时，内伤气血与内伤脏腑的辨证往往需要结合起来分析。如伤气所见的喘促短气、呕吐恶心等气逆症状，就涉及到肺胃二脏，因肺气上逆则喘促短气，胃气上逆而呕吐恶心。又如眩晕可发生于瘀阻清窍，或气血亏虚的患者，也可见于肝阳上亢，或肾精不足的患者。临床上，某一部位的损伤，往往涉及到几个脏腑的功能失调。如头部内伤，多与心、肝、肾有关；胸部内伤，多与心、肺有关；胁肋是肝胆所在；腰为肾之府。因此，辨证时应将损伤的部位，与其所居脏腑联系起来分析。

内伤治疗：伤气治法，《黄帝内经》有"结者散之""滞者导之""扶虚者补而养之""虚甚者补而敛之""浮越者镇坠之"等治则，因此临床常用破气、调气、降气、补气等法。伤血治法，应根据血以滋为养，以行为用，守为顺，溢为逆；善理血者，枯者滋之，瘀者行之，逆者顺之。因此，临床常用凉血止血、祛瘀、和营、补血等法。气主煦之，血主濡之，临床上对气血两伤者，用药当兼顾。一切气病用气药不效者，乃气滞而血欠动力，宜少佐芎、归活血，血气流通而愈。由于单纯伤气或伤血者较少，所以临床宜当活血而佐以理气，或理气而佐以活血之品。

在气血论治中，必须兼顾脏腑。如伤及心者，按其辨证选用清热宣窍、温通心阳、养心安神、滋阴清火、化痰降逆、温阳逐水等法。如伤及肝者，可选用疏肝调气、清肝降火、平肝息风、滋阴平肝、救阴息风等法。如伤及肺者，可选用宣肺、肃肺、温肺、清肺、润肺等法。如伤及脾者，可选用补中益气、温中健脾等法。如伤及肾者，可选用甘润养阴、辛温助阳等法。人体是统一的整体，在论治过程中，既不能完全拘守于气血，也不能孤立于一脏一腑。在许多情况下往往是气血同时受伤，数脏数腑均见受累。如败血归肝，肝火既炽，肝血必伤，乃生火侮土、脾气亦虚。可见伤血之证，累及肝脏，又由肝传脾。因此必须在整体观的指导下，进行确切地辨证和灵活地立法用药，则许多严重的损伤均能化险为夷。

损 伤 疼 痛

损伤疼痛是指外力作用于人体后，使气血受患，失于调和通畅而致的病证，是损伤最常见的症状之一。损伤疼痛的发生虽有不同的原因和类型，但其基本病机则是气血失调，或郁滞，或冲逆，或瘀结，或虚衰，造成了"不通则痛"的结果。《素问·举痛论》较详细地说明了不同痛证的病因病机及治疗经验。《素问·刺腰痛》《灵枢·论痛》以及后世许多医著也均有论述疼痛。一般可分为虚实两类，实者是伤后气血瘀滞，郁结不畅所致；虚者乃气血不足，筋脉失养而成。《正体类要》阐述比较全面，指出损伤后不仅瘀血停积，营卫气滞者可致疼痛，还较详细地论述因虚所致之疼痛，这对全面认识损伤疼痛具有重要的意义。

瘀阻气滞疼痛：血离经脉或血行停滞皆为瘀阻。瘀阻或气滞则痹阻不通，二者均可引起疼痛。瘀阻疼痛其痛持续，以刺痛为主，有固定不移的部位；因血有形，故瘀阻疼痛在体表多见肿胀发硬，在体内或可扪及痞满，且多拒按；久瘀易化热，常伴身热口渴，溲赤便秘，舌红苔黄腻，脉数或弦等症。气滞疼痛则痛无定处，以胀痛为主，或时作时止，或但言其痛，却不能触及确切部位，气滞不畅故多伴胸闷不舒。由于气血关联密切，故血病可以及气，气病也可及血，或以其一为主，或血瘀气滞二者并重。

治疗多依主次有所偏重。若因血瘀为主可用王清任所创诸逐瘀汤为主方。如头部血瘀用通窍活血汤，胸中血瘀用血府逐瘀汤，瘀在膈下腹部用膈下逐瘀汤，瘀在少腹用少腹逐瘀汤，肢体或周身瘀阻疼痛则可用身痛逐瘀汤。此外，也有头部损伤用柴胡细辛汤，以活血化瘀合升清降浊之品。瘀积腹中，常用桃仁承气汤以破瘀下行；肢体伤痛、骨断筋伤者，也有用新伤续断汤以接骨续筋，而止其痛。另外，尚见瘀阻经络，外无肿胀而疼痛颇剧、牵引肢体、动作艰难，如腰痛涉及腿膝足跟，痛处固定不变，并伴麻木酸胀，稍予搬动，则疼痛大增，祛瘀为治，可用神效活络丹加减。气滞偏重则宜理气为主，如用柴胡疏肝散、加味逍遥散等。

瘀热化脓疼痛：瘀积在里，久则郁而化热，瘀热内蕴。若治疗失时，或复为外邪所侵则热毒化脓。瘀热内蕴见烦躁口渴、瘀阻之处肿胀潮红焮热，疼痛持续转为跳痛刺痛，若局部有波动者，则脓已成。瘀热内蕴而尚未成脓，治宜清热凉血、活血化瘀，可用仙方活命饮。脓既成则需手术切开排脓泄毒，并用托里消毒散托毒外出。若脓溃后反痛，则属气血两虚，宜服十全大补汤。宿瘀气虚疼痛，证见胸痛缠绵，时作时休，或有压痛，或胸内作痛而外不能及，脉多虚涩；此因瘀阻治疗未能彻底，宿瘀不消以致病久正气耗伤。也有见于积劳损伤，使元气亏而血瘀内积；天阴则阳气不达，遇劳更耗其正，故每逢阴霾天气或劳累太过其症必增，且病情缠绵久而不休。治疗既需攻其宿瘀，又当扶助正气，用三棱和伤汤。

气血两亏疼痛：损伤疼痛由气滞，或因血瘀引起较为多见，但亦有气血两亏之疼痛。如金创破伤，亡血过多，患部虽有瘀阻作痛，而以面㿠舌淡，头目眩晕，短气无力等气血两虚的全身征象为主。即使是损伤局部，也正如《正体类要》云："肿不消，青不退，气血虚也。"由于气血两亏而不能运行，以致瘀积未散。另外，见于积劳耗伤阳气者，其症多见中年以后，先有肩臂酸痛，四肢疲乏，动作少力，继而腰背酸痛、头晕、目眩、胸闷、纳呆等，即俗称"脱力劳伤"者。这类气血两亏的疼痛，若仍以行血散瘀为治，必导致脾胃愈虚，气机愈滞。因此，当用益气行血之品，如八珍汤等。也可外敷温散之品，如温经膏等，若敷贴凉药则气血更易凝滞，反增其症。

瘀耗阴分疼痛：因败瘀归肝，易耗肝阴。血属阴，败血成瘀，阴分必伤。若见于肝肾不足之体，则阴虚火旺更加明显。证见筋骨作痛，筋脉僵凝，甚则口干咽燥，小便黄赤，脉弦细数，舌多偏红。治当益肝肾，养阴血，用六味地黄丸之类加减。若病久或中年之后，往往阴虚及阳，腰背或骨节酸痛延绵，则用左归丸等。

瘀阻挟表疼痛：因寒所致疼痛，如《素问·举痛论》云："寒气入经而稽迟，泣而不行，客于脉外则血少，客于脉中则气不通，故卒然而痛。"损伤后致使气血失和，复寒邪外束则其痛剧。常见患者损伤并不严重，日后疼痛渐起，且由颈肩牵引臂膊，腰脊涉及腿膝，因其脉络蜷缩引急，牵动肢体时痛剧，得热缓解。治宜温经散寒、活血通络，用麻桂温经汤加减。

瘀阻挟痰疼痛：因瘀阻气血失和，痰湿凝聚，痰瘀交阻，闭塞络脉而致疼痛。患者损伤亦不严重，疼痛逐渐增加并伴骨节漫肿，动作牵掣，或有身热纳呆。治宜活血通络、祛痰止痛，用牛蒡子汤加减。

损伤疼痛，初起多以瘀阻气滞为主，日久转虚，或兼其他因素，当随证斟酌，治疗除辨证施以内服药外，还可配合外敷、手法、针刺等外治，则疼痛更易消除。

损伤眩晕

损伤眩晕是因损伤而发生的头目眩晕之症，眩乃目视昏花，晕为头觉旋转。眩与晕，往往同时并见，轻者闭目即止，重者如坐舟车，旋转不定，以致不能站立，更重者可伴见恶心、呕吐、出汗、突然仆倒等。《医宗金鉴·正骨心法要旨》云："损伤之证，头目眩晕，有因服克伐之剂太过，中气受伤，以致眩晕者。有因亡血过多，以致眩晕者。"临床常见于颅脑损伤后贫血，用药攻伐过度。

眩晕发生的原因，各家学说颇不一致。《黄帝内经》中曾多处提到"眩""眩冒""脑转"等，并认为"诸风掉眩，皆属于肝"，或由于"上气不足""髓海不足"等所致。金代刘河间则主风火之说，元代朱丹溪则以痰而论，明代张介宾强调"无虚不作眩""当以治虚为主"。按伤科临床实践，眩晕一证有虚实之别，如损伤之后气血失调，气逆闭结，瘀阻清窍，络脉阻遏，以致清阳不升，浊阴不降形成眩晕者多属实证；若素体虚羸，或伤后因服攻伐之剂太过，使中气亏损所致之眩晕多属虚证。如为阴血虚衰，可致肝风内动，血少亦使脑失濡养，精亏则髓海不足而致眩晕。

瘀阻清窍眩晕：多见于头部损伤之初期。如《医宗金鉴·正骨心法要旨》论后山骨损伤后症见"其人头昏目眩，耳鸣有声，项强咽直，饮食难进，坐卧不安，四肢无力"等。也可见头痛频发，恶心呕吐及头面伤处青紫肿胀等症。头为诸阳之清气上升交会之所，损伤而瘀血内留，则清气不升，发为眩晕；浊阴不降，则见上逆之症，以致恶心呕吐。瘀阻于内，疼痛频发；瘀显于外，青紫肿胀。清窍为瘀滞所蒙，神无所主，故而烦躁、坐卧不安。瘀阻使筋脉失养，则项强咽直、四肢无力。治疗宜祛瘀清上，可选用柴胡细辛汤、正骨紫金丹、八厘散。伤重出现虚象，当酌加益气养血、扶助脾胃之品，用人参紫金丹加减。吐甚可加太乙紫金丹。其他部位损伤如初期眩晕，因清窍被上壅之气所蒙者，治疗亦可参照上法。

瘀耗阴血，肝阳偏亢眩晕：见于损伤之早、中期，尤以头部损伤之后，其症晕痛并见，且每因烦劳恼怒而增剧，急躁易怒，少寐多梦，纳呆，口苦，舌红苔黄，脉多弦数。肝藏血，故败血瘀滞从其所属，必归于肝。血之为瘀，阴血必伤，肝阴暗耗则肝阳偏亢，肝阳上亢，清空被扰，则眩晕并头痛，烦劳恼怒更使偏胜之肝阳易于上亢，致使症状增剧。阳火升动，也易急躁恼怒。肝藏魂，魂不安舍，则寐少多梦。肝火既炽，木火侮土则见胸闷泛恶、纳呆、口苦、舌红苔黄、脉弦等阴亏火旺证候。治宜平肝潜阳，然而本由瘀耗阴血所致，仍需化其瘀血，用天麻钩藤饮加减，眩晕较甚者加龙齿、牡蛎以潜阳。

络脉阻遏眩晕：多见于损伤久者，或慢性积累损伤，起病缓慢，眩晕往往在颈项旋动时加重，或有心悸泛恶，或兼肩臂麻痹疼痛。久伤或中年之后，气血渐亏，平素积劳，气血失和。气虚不足可致经脉循行失畅，阴血留滞而成积瘀，积瘀又往往兼挟痰浊。《杂病广要》引《仁斋直指》云："血气和平，关络条畅，则痰散而无，气脉闭塞，脘窍凝滞，则痰聚而有。"积瘀痰浊交阻则络脉被阻，清阳浊阴升降之通道受遏，以致眩晕泛恶。颈项旋转活动则使气血循行失畅之络脉更受影响，因而眩晕加重。肩臂麻痹疼痛乃痰阻经络所致。治疗宜益气活血、化痰通络，用补阳还五汤或半夏白术天麻汤加减。

气血亏虚眩晕：损伤瘀重或亡血过多，每致气血亏虚。久病耗损气血，或攻伐太过，中气受伤。气虚则清阳不振，血虚不能灌溉一身，均可造成眩晕，并见面色㿠白、肤发不泽、唇甲少华、心悸少寐、神疲懒言、饮食减少，舌淡脉细等症。治疗宜补养气血为主，偏气虚用补中益气汤，偏血虚以归脾汤，气血双补则宜十全大补汤。《伤科汇纂·眩晕》云："如失血过多而晕者，用芎归汤亦可。"此因失血乃离经之血，防其留瘀而补血活血并用。

肝肾不足眩晕：损伤后，由于伤骨伤髓，精髓亏空，致使髓海不足而眩晕，还可伴有耳鸣健忘，精神萎靡、腰膝酸软等症。治宜养肝益肾，用六味地黄丸加减。若肾阴偏虚者，用左归丸；若肾阳偏虚者，用右归丸。

总之，损伤眩晕有瘀阻，气血亏虚，肝肾不足等不同，但有时亦相互并见。一般说来，损伤之初多实，治宜活血祛瘀，平肝潜阳；后期多虚，治宜益气养血，补肾填精。然而，损伤初期亦有亡血或血虚的虚证眩晕，损伤日久也可见积瘀不化的实证眩晕。络脉阻遏、往往虚实夹杂，当从病因、病程、症状等诸方面详加审察，不可拘泥于一个方面。除药物治疗外，戒气怒，居静室，忌烟酒，调饮食，忌肥甘等，均是却病之要素，当予以注意。

损 伤 昏 厥

损伤昏厥是因损伤而引起的意识障碍或意识丧失，又称昏愦、晕厥、昏迷、血晕、刀晕、迷闷、昏死等，多见于头部外伤或亡血患者。证见突然昏倒而不省人事，但大多数能逐渐苏醒，并伴有四肢寒冷。《伤寒论》云："厥者，手足厥冷是也。"昏厥有伤后立即出现，也有初时并无昏厥，以后由于某些原因，如出血不止、剧烈疼痛等而继发。

《素问·厥论》指出昏厥的病机为"阳气乱则不知人也"。《正体类要》关于本证的论述有二，一曰："伤重昏愦者，急灌以独参汤，虽内瘀血，切不可下，急用花蕊石散内化之，恐因泻而亡阴也。若元气虚甚者，尤不可下。"一曰："亡血昏愦，其脉洪大，按之微弱，此阴血虚于下，孤阳炎于上，故发厥而头汗出也。"又说："一男子孟夏折腿，出血过多，其初眩晕眼花，后则昏愦，此阴血伤损、阳火炽甚，制金不能平木，木旺生风所致。"薛氏实际上将昏愦分为两大类，一是伤重立即出现昏愦，多因元气伤损所致；一是伤后的变证，多因亡血或创口出血过多，使阴血亏损所致。《医宗金鉴·正骨心法要旨》也有多处关于伤损昏厥的论述。如论述"凌云骨"损伤时说："跌打损伤……若内损瘀血，上呕吐衄，气虚昏沉，不省人事……"论述"山角骨"损伤时又说："凡有跌打损伤未破者，不拘左右，宣紫肿硬，瘀血凝聚疼痛，或昏迷目闭，身软而不能起，声气短少，语言不出，心中忙乱，睡卧喘促，饮食少进者。"又在论述"歧骨"损伤时说："或打扑，或马撞，则血必壅瘀而多疼痛，轻者只在于膈上，重者必入于心脏，致神昏目闭，不省人事，牙关紧闭，痰喘鼻煽，久而不醒，醒而神乱，此血瘀而坚凝不行者也。"这些记载对损伤昏厥作了较全面的描述，并认为其产生是因瘀血之故，主张"损伤一证专从血论"。该书对昏厥的抢救还提出一种特殊的方法，即"将草纸卷点着，令烟气熏其口鼻，再燃煤淬入醋内，使热气熏蒸口鼻。如无煤之处，烧铁淬之亦可，以引五脏血脉，使之通和"以及"外用手法推按心胸两肋腋下腹上……则心血来复，命脉流通，即可回生"。

损伤昏厥的辨证，应从"血气错乱"的病机出发，分辨其以伤气为主，抑或以伤血为主。伤气所致昏厥有气闭与气脱之分，伤血所致者则有血瘀与亡血之不同。

气闭昏厥：骤然受伤，气机逆乱，上壅心胸，蒙闭窍隧而猝然昏倒。昏厥初期阶段，经及时处理能逐渐苏醒；若经治不醒或醒而复见昏迷者，则多为瘀血内留，治宜开窍通闭，用苏合香丸研化灌服，醋热气熏蒸口鼻，"手法推按心胸两胁腋下腹上"，针刺人中、十宣、合谷等，郁闭得通，气机流畅，心血来复则昏厥可苏。

瘀阴内闭昏厥：肢体损伤，瘀血内留，若瘀血上攻于心，使清窍闭塞或神明受扰，则昏无所知。治宜逐瘀消散，选用八厘散、黎洞丸、三黄宝蜡丸等。对于颅脑损伤，瘀阻于上而昏厥者，间有用颅内消瘀汤而得效。

气血双脱昏厥：急骤损伤时大量出血，则可因亡血过多，血虚不能上承，气无所依，随之而脱，以致昏厥，并见面色苍白，口唇无华，冷汗淋漓，四肢厥冷等症。也有损伤之初并未昏厥，终因出血持续，亡血过多，血不养心，心神失养，神魂散失而致昏厥者，宜急用独参汤灌之，或加附子回阳救逆。如能及时输液输血，同时寻找出血部位做出相应处理则更为有效。

气血亏虚昏厥：平素虚损怯弱之体，虽无大量出血，或者损伤并非过重，因其体弱而易昏厥，此属虚证。救治当顾其虚，即使需开窍通闭救急，仍应急投补气养血之剂以固根本。若见瘀血在内，亦不可一味攻伐，应活血化瘀与扶助正气并用，使气血得复，昏厥苏醒。

伤痛昏厥损伤：昏厥尚有因痛甚而发生者，此系痛伤气血，阴血耗损，阳火炽甚，制金不能平木，木旺生风所致。其证损伤之初并无昏厥，以后痛剧而昏，并伴头身出汗，内热作渴，短气烦躁等。治宜清肝凉血，佐以祛瘀止痛，用小柴胡汤加栀子、三七等，损伤部位制动，对因疼痛引起的昏厥尤属必要。

昏厥是损伤重症，又有虚实之异，除了积极救治外，护理也十分重要，如避免呼吸道阻塞，勿使肢体长时间受压，注意大、小便的护理，禁食，或进食清淡而易消化的饮食。对长时间昏厥不醒的患者，护理不当每致变证迭起，不可不慎。经急救治疗后，昏厥得苏，但损伤并未痊愈，尚须依其诊断和病情演变继续治疗。

损 伤 烦 躁

损伤烦躁是指由于损伤而出现的烦闷不安、躁动不宁。烦指胸中热而不安，心胸愠热，如有所触，但外不现形。躁则手足扰动不宁，有症见之于外。烦与躁常并称为烦躁。《素问·至真要大论》病机十九条说："诸躁狂越，皆属于火。"把烦躁归属于火证，火郁心君，先而为烦，进而发躁。火有实火，也有虚火，损伤烦躁亦有虚实之分。实者血瘀为蕴，虚者血虚阴亏。《正体类要》有"血虚发躁"病例的记载："有一患者，烦躁面赤，口干作渴，脉洪大，按之如无。余曰：此血虚发躁也。遂以当归补血汤，二剂即止，后日晡发热，更以四物加柴胡、丹皮、地骨、黄柏、知母治之，热退而疮敛。东垣云：发热恶寒，大渴不止，其脉大而无力者，非白虎汤症，此血虚发躁也，宜用当归补血汤治之……若误服白虎汤，轻则危，重则毙。"

瘀热扰心烦躁：见于损伤严重者。除烦躁外，口干咽燥欲饮，舌红苔黄，脉多弦数，患处疼痛拒按，或见青紫肿胀。瘀为败血，积瘀必然耗血。心主血，故心阴亏而心火亢。肝藏血，败瘀归肝而肝阴暗耗，因此肝阳偏亢。另外，瘀蕴于内，郁而化热，瘀热引动心火肝阳，则发为烦躁。损伤初起，积瘀在内，阴血虽亏，未必立即出现虚象，故见诸实热证候。治宜活血祛瘀、平肝清心，用血府逐瘀汤合天麻钩藤饮，可酌加黄连以清泻心火，使瘀积得去，热清火泄，烦躁能除。

瘀热成毒烦躁：证见烦躁高热，口渴引饮，溲短而赤，大便秘结，舌红脉数，甚者可见皮肤斑疹，神识昏蒙，狂乱错语。此为瘀热成毒，充斥三焦，扰乱心神。治宜泻火解毒，佐以逐瘀，用黄连解毒汤加减。但苦寒之品易于化燥伤阴，血得寒则凝，而不利于散瘀，当视症情之轻重加入生地黄、玄参、麦冬以甘寒清热养阴。若热入营分，须清营养阴，用犀角地黄汤（犀角今已禁用）。若大便秘结，则可合承气汤通腑泄热。

亡血烦躁：伤后亡血过多，则血虚阴亏，心失所养，虚火内动，可致烦躁。并见面色苍白，头晕目眩，自汗畏冷，脉数无力等症。治宜补气养血，用圣愈汤。若见大汗淋漓，烦躁不安，肢冷脉微等气随血脱征象，当急投独参汤大补元气，益气固脱为先。若症见烦躁而目赤面红，大渴不止，肌热恶寒，脉洪大却无力，重按如无等，此血虚阳浮，阴分大亏，阴不维阳，治宜扶阳存阴，补气养血，使阴平阳秘则虚热平、烦躁除，用当归补血汤。

阳虚烦躁：除烦躁外，兼见口渴不欲饮，手足逆冷，小便清白，下利完谷，脉沉细或浮数无力，按之欲散，此元阳败竭，火不归原，宜用金匮肾气丸。若烦躁大渴，汗出不止，手足厥冷，气息微弱，脉微欲绝，此阳将脱矣，宜回阳救逆，急投参附汤。

气血两亏烦躁：失血既久，阴亏未复而见烦躁，呈虚烦不得眠，口干渴不欲饮，低热，怔忡，健忘，倦怠少气，纳少等，为气血两亏所致。治宜益气养血，养心健脾，用归脾汤加丹皮、栀子，或黄连阿胶汤加减。

损 伤 作 渴

损伤作渴是指伤后出现口咽干燥而思饮的病证。可因伤后瘀血阻滞，亡血伤阴，胃热伤津，或肾经虚热等引起。《正体类要》云："一作渴，若因出血过多，用四物参术汤；如不应，用人参、黄芪以补气，当归、熟地以养血。若因溃后，用八珍汤。若因胃热伤津液，用竹叶黄芪汤。胃虚津液不足，用补中益气汤。胃火炽盛，用竹叶石膏汤。若烦热作渴，小便淋涩，乃肾经虚热，非地黄丸不能救。"

瘀血阻滞作渴：伤后积瘀不化，气血循行受阻，久则内郁而热。证见口渴，欲漱水而不咽，并伴唇萎，舌紫暗，脉细涩等。治宜活血祛瘀，可选用桃红四物汤或血府逐瘀汤加减。

亡血伤阴作渴：若损伤出血过多，每致阴液亏耗，证见面色㿠白，头晕目眩，口渴咽燥，烦热肢痛，舌淡少津，脉细弱或芤。治宜补血生津，或气血双补。若损伤出血伤阴轻，可用增液汤，或沙参麦冬汤。如亡血过多，非大补气血之剂不能复元，则用独参汤、当归补血汤或八珍汤。

胃热伤津作渴：伤后肝火易炽，脾胃受累，或因瘀血在内，过用温通辛热之品，或素体内热均可致胃热伤津。证见烦渴引饮。若热盛火炽，则喜冷饮，胃火上扰则可见龈肿齿痛，溲赤便秘，唇燥，舌红苔黄等症。治宜清热生津，用竹叶石膏汤或竹叶黄芪汤。

中气不足作渴：若有胃虚津液不足而渴者，则由脾胃素弱或伤后气阴两亏所致。证见口渴但少饮，神疲软弱，短气少力，纳食不馨，或食后脘腹不舒等。治宜健脾胃、补中气，可用补中益气汤加沙参、麦冬等养阴生津之品。

肾经虚热作渴：见于腰部积劳损伤者。腰者肾府，积劳损伤每易耗血伤阴，出现肾阴不足，阴虚内热之象，或本系肾阴不足之体，则损伤积瘀，必耗阴分，若再用热药以致肾虚火旺更为明显，则可见焮热作渴，饮之不多，腰酸腰痛，腰脊僵硬，俯偻不得，小溲黄赤，诸症延绵不已，时作时止，遇劳则发，或朝轻暮重。治宜滋肾养阴，用六味地黄丸或知柏八味丸。对积劳损伤者，应合益气养血之品。损伤积瘀者当佐以活血祛瘀之剂。

损 伤 喘 咳

损伤喘咳是伤后出现的肺气不畅或气道壅塞的病证。喘、咳是两种症候，往往并见。喘为呼吸急促，甚至张口抬肩，咳即干咳无痰有声之症，均由肺失清肃所致。《素问·脉要精微论》云："因血在胁下，令人喘逆。"《备急千金要方·备急》论："从高坠下，及被木石所迮，或因落马，凡是伤损血瘀凝积气急欲绝。"及《外台秘要》卷二十九云："肘后疗卒从高坠下……短气欲死。"等均强调伤损瘀血凝积为损伤喘咳之病因。《正体类要》则认为损伤喘咳乃气虚血乘于肺或气迸血蕴于肺所致。《医宗金鉴·正骨心法要旨》曰："伤损之证而喘咳者……乃气虚血乘于肺也，急用二味参苏饮，缓则难救。若咳血衄血而喘者，乃气逆血蕴于肺也，只宜活血行气，不可用下法，宜十味参苏饮治之。"究其根源为瘀血内留，或内乘于肺，壅塞气道，或积于膈下所致。

瘀血乘肺喘咳：胸部损伤后，易造成损伤喘咳，可有虚实不同。①失血过多而留瘀乘肺。肺络损伤而失血，离经之血未必尽得外溢，尚有蕴留者，便内乘于肺。因此，既有血虚，也有瘀阻，为虚实间杂。其证除咳逆喘促外，尚见胸膈疼痛，面目灰暗无泽。治宜保肺祛瘀，用二味参苏饮加味。②瘀血壅盛，阻塞气机，每见胸满短气，患处肿胀、疼痛，俯仰不得。此属实证。治宜活血祛瘀，用失笑散合葶苈大枣汤加味。③郁瘀化热，热伤肺络。其证除喘促胸痛外，尚可见发热、咳血，或痰嗽不止。若复感风邪，更致气逆上犯发为喘咳。治宜清热化瘀、理气止咳，用清气化痰丸加减。

瘀积胁下喘咳：损伤喘咳也常由瘀积胁下所致，胁乃肝之分野，血瘀胁下，则肝失条达，金不制木，肝木反侮肺金，于是肺失宣肃，肺气不顺，上逆为喘咳。瘀阻胁肋必见作痛，而且肝气横逆每致痛胀并重，其范围大于损伤局部，转侧活动不便，用当归导滞散。

以上两类，虽然均由瘀阻而起，但病机转归不同，临证当注意辨证求本，病源除则喘咳平。若一味镇咳降逆，喘咳未必得止，却使积瘀着留，其症益增。

损伤作呕

损伤作呕是伤后出现胃气上逆的病证。呕是指有声无物，无声有物称为吐，有声有物则并称为呕吐，一般统称为作呕。呕吐的内容，常为饮食物或痰涎等，多系伤后气滞血瘀，气机不畅，胃失和降，逆而上冲所致。逐瘀破气之品剋伐脾胃，或脾胃素弱，或原有痰饮内盛等，均能导致胃气上逆而呕吐。《正体类要》云："一作呕，若因痛甚，或因剋伐而伤胃者，用四君、当归、半夏、生姜。若因忿怒而肝伤者，用小柴胡汤加山栀、茯苓。若因痰火盛，用二陈、姜炒黄连、山栀。若因胃气虚，用补中益气汤、生姜、半夏。若出血过多，用六君子汤加当归。"该书尚载有"痛伤胃呕""药伤胃呕"及"胃火作呕"之病案。

瘀阻于内作呕：因胸肋脘腹损伤而瘀阻中隔者，气机失畅以致胃逆作呕，并有疼痛、脘腹胀满，其痛在患处，固定不移，拒按，治宜逐瘀，佐以和胃降逆，用代抵当丸。因头颅损伤而瘀阻于上者，浊气不降，气逆上冲亦见呕吐，并有眩晕或昏厥之证，治宜化瘀升清，用柴胡细辛汤加减。

肝气犯胃作呕：伤气后，造成肝气郁滞不畅，横逆犯胃，以致胃失和降。证见呕吐，或嗳气频频，胸胁痛闷，痛无定处，或胁痛畏按，烦躁易怒，舌红脉弦而数。治宜疏肝和解，佐以活血，用小柴胡汤合失笑散。

胃气受伤作呕：躯干或肢体损伤，使气血痹阻，不通则痛，伤及胃气则中阳不振，耗散阴血可使胃失润降，可引起呕吐，或见瘀滞而过用破散、寒凉剋伐之品则伤胃气而致呕吐，伴见喜热饮，脉微细而迟。治宜益气血，健脾胃，用六君子汤加减。

痰饮内盛作呕：素体肥胖，脾胃不健，运化失司，复受损伤，气血凝滞，于是痰饮愈甚，上逆而为呕吐。除损伤之症及呕吐清水痰涎外，并见头眩心悸，苔腻脉滑。治宜化痰降逆，行气活血，用二陈汤或小半夏汤加减。

损 伤 腹 胀

损伤腹胀是指患者伤后引起腹部胀满不适。《素问·缪刺论》阐述"人有所堕坠，恶血留内"的证治时，就指出"腹中胀满，不得前后"这一证候。《金匮要略》辨瘀血之证，指出"腹不满，其人言我满，为有瘀血"的特征。《正体类要》云："若胸腹胀痛，大便不通，喘咳吐血者，瘀血停滞也，用当归导滞散通之。"又云："跳跃搪胸闪挫，举重劳役恚怒，而胸腹痛闷，喜手摸者，肝火伤脾也，用四君、柴胡、山栀；畏手摸者，肝经血滞也，用四物、柴胡、山栀、桃仁、红花。若胸胁作痛，饮食少思，肝脾气伤也，用四君、芎、归……"

瘀血内留腹胀：多为堕坠损伤，内有瘀血积滞，瘀阻气机益滞，脾胃运化受阻，故证见腹胀腹痛，或腰脊疼痛，俯俛受限，转侧不得，纳呆便秘，身热脉数。治疗当循《素问·缪刺论》云"先饮利药"，予攻下逐瘀之剂，用桃仁承气汤。

肝脾气滞腹胀：由闪挫、举重用力不当，气机阻滞所致。证见胸胁疼痛，胸腹胀满，胀甚于痛。由于气滞，肝失条达，肝木侮土，脾运不健，中气受伐，气虚运化乏力，滞者益滞，更添其胀，并见饮食少思。治宜理气消滞，但不宜一味破散，需兼顾气虚脾弱，用柴胡疏肝散加减。

脾气虚弱腹胀：见于损伤之后，气血耗损，未得恢复，脾运不健，又用寒凉剋伐之品，以致脾阳受伤，运化无权。证见腹胀喜按，面色萎黄，四肢无力，饮食减少，倦怠少气，便溏，脉细弱或细涩。治宜健脾胃，补中气，选用香砂六君子汤、补中益气汤。

腹胀虽然可能是损伤后的一个单纯症状或并发证候，辨虚实施药饵能使之缓解，但除此之外，还须明确损伤的部位、程度。若筋骨或脏器损伤（如脊柱骨折、腹内脏器损伤）而引起的腹胀，必须注意筋骨、脏器损伤的处理。

损 伤 便 秘

损伤便秘，是伤后大肠传导功能失常而引起的大便秘结，又称大便不通、秘结。损伤较重，常可出现便秘。脊柱损伤、骨盆损伤及腹部内伤者，便秘尤多见。《素问·缪刺论》云："人有所堕坠，恶血留内，腹中胀满，不得前后，先饮利药。"指出瘀血留内可致便秘。《仙授理伤续断秘方》云："凡损，大小便不通，未可便服损药。盖损药用酒必热，且服四物汤，更看如何。又服大成汤加木通，如大小便尚未通，又加朴硝。待大小便通后，却服损药。"主张对损伤便秘必须先以通利，后用损药。《医宗金鉴·正骨心法要旨》对里实证者，主张攻下逐瘀，指出："若大便秘结，里实气壮，腹痛坚硬者，用玉烛散。"《正体类要》则提出了伤后虚证便秘的病因及治疗，指出："一大便秘结，若大肠血虚火炽者，用四物汤送润肠丸，或以猪胆汁导之。若肾虚火燥者，用六味地黄丸。肠胃气虚，用补中益气汤。"损伤初起，血瘀气滞，停积不行，瘀结而耗阴伤津、化热灼液，所以容易造成粪便结于肠胃而不下行。后期及年老体虚之人，气血亏虚，脾胃运化无权，大肠传导无力，又缺津液滋润大肠，便秘亦易发生。

瘀阻便秘可见腹部作痛，按之更甚，纳呆，口渴，发热，舌红苔黄厚而腻。治宜攻下逐瘀为主，可选用桃核承气汤、大成汤、玉烛散、当归导滞散。瘀阻便秘虽宜攻逐但须量体而行，里实气壮者攻之无妨，但当中病即止。虚人不耐剋伐，药之不当、每易骤起变证。若伤后出血较多而致血虚肠燥者，治宜养血润燥，用润肠丸或五仁丸；若伤后热盛津枯而便秘者，治宜清热润肠，用增液承气汤；若肾虚火燥而便秘者，治宜滋阴补肾，可用六味地黄丸加减；若伤后气虚，运化无权之便秘，治宜补中益气，佐以润肠之品，用补中益气汤加减。

简易的通便方法也常采用，如猪胆汁导法，以猪胆汁加醋少量，和匀灌肠，可不致犯虚虚实实之误，但此只是治标之法。气血虚损、津液不足的便秘还可用生首乌煎水服，或蜂蜜、芝麻调服，药性平和对损伤之后体虚未复或年老体弱者尤为适用。

损 伤 出 血

损伤出血，是指伤后血不循经运行而溢体外或积于体内。《灵枢·百病始生篇》指出用力过度则脉络伤，可见衄血或后血。《金匮要略》提到被刀斧所伤而亡血，可见寸口脉浮微而涩，并有治疗金疮的王不留行散。《神农本草经》中有"主金疮"用的17种药。《备急千金要方》有"治丈夫从高坠下，伤五藏"，有唾血、吐血、泻血等不同出血的描述，并用金匮胶艾汤治损伤出血，补血止血而不留瘀，活血行血而不伤血。《圣济总录》有："伤坠堕致损吐唾出血"条，专论损伤血证，指出"若暴损胸胁，气留肩膜，损血入胃，停积不去，甚者咳唾吐血，治法当调其荣卫，缓其中，逐去损血"列方10首，或补血止血，或消散瘀血，寒热温凉不同以随证选用。明代薛己则从火盛迫血妄行及气伤血无所藏这二方面作了补充。清代唐容川著《血证论》，提出刀伤创血与跌打皮破出血者"既无偏阳偏阴之病，故一味止血为要，止得一分血，则保得一分命"，从理论上说明了金疮出血时止血的重要。这些论述在理论上互相补充，在治疗上各有所长，形成了对损伤较为全面的认识。

直接暴力或间接暴力作用于人体，引起经脉破损，均导致出血。离经之血又称为恶血、蓄血、积血、死血等。若出血太多，可造成脱证，危及生命。瘀血停积于体内，瘀不去则新血不生，可致血虚。积瘀发热，热伤津枯，血又会随津枯而虚亏。肝藏血，肾藏精，损伤可波及肝肾，则肝气不舒，气血不调，血不归肝；肾气不足，精髓亏损，肾火衰弱，气化无权，血无从生，必致血虚；脾为后天之本，气血之源，伤后脾胃受扰，胃纳欠佳，脾运化失常，气血滋生衰少，亦可造成血虚。以上各种因素又是互相关联的。

损伤出血，按出血的来源可分为动脉、静脉、毛细血管和内脏出血；按出血的部位可分为外出血和内出血。外出血可见血液自创口向外流出，内出血往往流入体腔或停积于筋肉之间而不见。五官或二阴出血又称九窍出血，某些内出血可从九窍溢出体外，如颅底骨折而出现耳衄、鼻衄。按出血的时间可分为原发、继发出血，原发出血是受伤当时出血，继发出血是伤后一段时间内所发生的出血。按出血的多少可分小量、中量和大量出血。中量出血将引起明显的全身症状，大量出血为危重证候，如抢救不及时，可迅速死亡。

对局部出血，若血色鲜红，呈喷射状，发生于血管断裂的近端者，为动脉出血；若血色暗红，持续溢出，发生于血管断裂的远端者，为静脉出血；若血色鲜红，但来势缓慢，从伤口组织间慢慢渗出者，为毛细血管出血。若出血而表皮未破裂，可形成血肿瘀斑。在肢体内发生大动脉出血可形成搏动性血肿，若大动脉断裂可使肢体的远端缺血或坏死。

毛细血管和静脉出血，可外撒桃花散、花蕊石散、如圣金刀散等，再用纱布、绷带包扎止血。对较大静脉出血，可用加压包扎法止血。动脉出血可用指压止血、加压包扎止血或止血带止血等法急救止血，并争取时间尽早修补断裂的血管，以彻底止血。

若大出血，患者面色苍白、头晕眼花、脉细数或芤，血压下降、烦躁喘促、四肢厥冷、唇甲苍白、汗出如珠、尿量减少、表情淡漠、意识模糊或昏迷、目合口张、手撒遗尿、脉微细欲绝，此为危候，即服独参汤或参附汤或当归补血汤，必要时输液、输血，并选用三七、仙鹤草、大蓟、小蓟、白芨、茜草根、槐花、地榆、白茅根、棕榈炭、灶心土、艾叶、云南白药、京墨汁等止血药。

若损伤出血后，瘀积于头部者，用颅内消瘀汤；瘀积于胸胁，用血府逐瘀汤；瘀积于膈下，用膈下逐瘀汤；瘀积于少腹，用少腹逐瘀汤。以上各方并可酌加三七、归尾、红花、苏木、刘寄奴等。若积瘀生热，热迫血妄行者，宜凉血止血。瘀阻于肺而咯血者，可用四生丸或失笑散合葶苈大枣汤加茅根、藕节、仙鹤草；瘀阻中脘，吐血色鲜红或黑者，用加味芎劳汤加入和胃之品；瘀阻下焦，尿血淋漓，用琥珀散或小蓟饮子；便血可用槐花散。伤后血虚，可用四物汤加味；若兼气虚应加黄芪、党参；兼阴虚，加阿胶、龟板、鳖甲等。

头 部 内 伤

头部内伤是头部损伤的总称，又称脑骨伤碎、脑骨伤破、脑气震动、脑海震动或脑震荡等。《医宗金鉴·正骨心法要旨》云："颠者，头顶也……位居至高，内函脑髓如盖，以统全体者也。"《黄帝内经》将脑列为奇恒之府。《灵枢·海论》云："脑为髓之海……髓海有余则轻劲多力，自过其度，髓海不足则脑转耳鸣，胫酸眩冒，目无所见，懈怠安卧。"如"谷入气满"，可以"补益脑髓"。如液脱则"脑髓消"。脑的功能与先后天的真气有关。心的功能，其中有一部分包括了脑的功能，如"神明出焉""神之变也"，能忆、存志、变思、谋虑、有智，"怵惕思虑则伤神"等。《医宗金鉴·正骨心法要旨》也指出：头"位居至高，内函脑髓""统全体"，说明前人对脑之功能已有一定的认识。

关于头部内伤的诊断、治疗和预后，历代伤科文献多有论及。如《仙授理伤续断秘方》云："凡脑骨伤碎，轻轻用手搏令平正，若皮不破，用黑龙散敷贴。若破，用风流散填疮口，绢片包之……在发内者，须剪去发敷之。"又云："凡脑骨伤碎，在头骨上，则可治。在太阳穴，乃是命处，断然不可治矣。"《世医得效方》载跌仆损伤"十不治症"，其中有"肩内耳后伤透于内者"，即指外力作用于耳后（枕后）所造成的颅内损伤。由于这类损伤易形成额极部脑组织的对冲伤，在现代也认为是严重损伤。该书还提出用苏合香丸治疗脑外伤昏迷患者，曰："从高坠下……血气错乱，昏迷不省，急服大效。"这一方法一直延续到现在，仍为临床所常用。明代《跌损妙方·头面门》列有"头破肿痛发热"的专方，用归尾、川芎、生地黄、赤芍、防风、白芷、蔓荆子、羌活、连翘、花粉、甘草等药，并指出"如血出过多，昏迷不醒，倍加芎归，水煎服"。还说："头出脑浆不治""凡头破鼻流红水可治，流黄水不治。耳背有伤，黑色不治，红青色可治。"这些记载说明当时对颅底骨折已有一定认识，谓鼻"流黄水"，实指脑脊液外流，为前颅凹骨折；"耳背有伤黑色"是后颅凹骨折的征象。

《医宗金鉴·正骨心法要旨》对头面骨20处的损伤，从解剖、生理、诊断、治疗及预后等作了多方面的讨论。为我们研究治疗头部内伤提供了很多宝贵的资料。如论述"扶桑骨"损伤时云"若跌仆损伤，或掀肿，或血出，或青紫坚硬，头疼耳鸣，青痕满面，憎寒恶冷，心中发热，大便干燥"属轻型伤；在论述"山角骨"损伤时又说"凡有跌打损伤未破者，不拘左右，宣紫肿硬，瘀血凝聚疼痛，或昏迷目闭，身软而不能起，声气短少，语言不出，心中忙乱，睡卧喘促，饮食少进者"属中型伤；在论述"后山骨"损伤时又说"误从高处坠下，后山骨伤太重，筋翻气促，痰响如拽锯之声，垂头目闭，有喘声者，此风热所乘，至危之证，不能治也，遗尿者必亡"属重型伤。《伤科补要》云："囟门骨破髓出者，不治。若内膜不穿，髓不出者，可治。""内膜不穿"说明闭合性颅骨骨折较开放性颅脑损伤，预后要良好得多。《伤科大成》列"死诊"一篇，提出脑骨破，两额角边伤，耳后脑衣破，两太阳穴伤，头顶骨碎等为"死诊"。并对重危病患者死亡原因作了深入的分析，指出头颅的要害部位不得受伤，应当预防。《救伤秘旨》也继承了前人经验，随录前人诊治颅脑外伤的有效方法，并指出有些颅脑外伤"不吃药，虽愈后，疼痛不止"，观察到如不积极治疗，就会残留头痛一类的后遗症。

头部内伤，可因直接暴力或间接暴力所致。直接暴力，如重物打击、刺、割，或由高处坠堕、跌仆等使头部碰撞在坚硬物体上所致。间接暴力，如由高处坠堕，足跟或臀部着地，外力经脊柱上传于颅底造成。此外，外力作用于胸腹，使血流以较大的速度和压力冲击颅内，使气血上壅造成头部损伤，但较少见。这些直接或间接的暴力，不仅可能造成颅顶或颅底的骨折，也同时使脑髓在颅内发生撞击而形成挫裂伤或颅内出血。若颅骨和脑膜均破裂，脑脊液外溢，属于开放性头部损伤；若脑髓与外界不通，则属于闭合性头部损伤。

头部内伤，初期多实，后期多虚。初期瘀血内阻，严重者蓄瘀攻心，内扰神明，致使经隧不通，气机逆乱，出现昏厥等血瘀气闭之证。若瘀血化热，则神昏而有高热、抽搐。如为开放性损伤，或伴有颅内出血，则表现为气血双脱的虚象。头部内伤轻者，多属瘀阻气滞，肝经不舒，肝气横逆，生火侮土而犯脾胃，导致升降失调，清阳不升，浊阴不降，而上蒙清窍。后期由于内伤日久，或失于调治，造成血瘀内蓄，阻滞气机，导致脏腑虚损。后期可有两种类型，一种是脾胃虚弱，运化无能，生化之源亏损，营卫失调，气血不能外荣；一种是肝肾不足，水不涵木，水火不济，导致心肝火旺，心肾不交，或肾阳虚弱，火不归原。

初期一般可以分为轻、中、重三型。轻型患者，伤后无明显昏迷或仅有极短暂（数秒至30分钟以内）的昏迷史，仅有头部软组织损伤，往往不合并骨折，并出现头目晕眩，近事遗忘，胸闷纳呆，恶心呕吐，记忆力差，心烦失眠等症，检查神经系统无明显阳性体征，生命体征无改变或改变不明显。中型患者，是介于轻重型之间的损伤，比轻型的症状较重，而且出现神经系统阳性体征，临床可见昏迷时间较长，多在半小时以上，头部软组织可有严重的损伤，并可合并颅骨骨折或颅底骨骨折，清醒后头痛剧烈，呕吐频繁，烦躁，伴有抽搐，或昏昏欲睡，不欲语言，生命体征有明显改变，神经系统检查有较轻的阳性体征，如两侧肢体深浅反射不对称，有锥体束征存在。重型患者，为最严重的损伤，如脑挫裂伤、脑干损伤、颅内血肿，伤后持续昏迷，或昏迷迅速加深，或清醒后又昏迷（即出现中间清醒期），或谵妄烦躁，有进行性剧烈头痛，持续性呕吐，呼吸道分泌物迅速增多，伴有大小便失禁，可有严重的头部软组织损伤，和广泛的颅骨骨折；生命体征显著改变，如出现中枢性高热或体温过低，脉缓有力或弦细而数、或不规则，呼吸减慢或急促、或不规则，血压过高或过低、或波动不稳；有神经系统阳性体征出现，如瞳孔不等大，或极度缩小，或双侧散大，对光反射迟钝或消失，角膜、吞咽反射均消失，腱反射亢进或消失，肌张力增加或消失，肢体瘫痪，去大脑强直等。

头部内伤初期，为避免遗漏颅内继发病变，对轻型患者宜观察一段时间，注意生命体征的变化。对伤后昏迷不醒，两手握固，牙关紧闭，苔白，脉沉迟的血瘀气闭患者，治宜宣通开窍，用苏合香丸；如高热神昏窍闭，治宜清心开窍，用安宫牛黄丸灌服，目前已根据此方简化改良剂型制成可供静脉或肌肉注射的针剂，名为"醒脑静"，成为颅脑外伤常用的有效中成药；如昏迷痰热阻窍，治宜清热豁痰开窍，可用至宝丹；如高热昏迷痉厥，治宜清热镇痉开窍，用紫雪丹或神犀丹（犀角今已禁用）；如伤后意识障碍，目合口开，鼻鼾息微，大汗淋漓，手撒遗尿，四肢厥冷，舌萎，脉微细或芤，治宜回阳救脱，用独参汤或参附汤；如七窍出血、呕血、尿血、便血及头皮破裂出血者，除注意局部及时止血外，宜活血止血，可加服三七粉、云南白药等。此外，还可配合针灸治疗，昏迷常刺人中、十宣、涌泉等穴，尚可灸百会、丹田、气海、关元等穴。清醒后，按其临床表现不同可分为肝胃不和、肝风内动、瘀滞在表等几类。凡重者，用伤科通脉散内服；对肝胃不和的头痛、恶心、呕吐等，治宜升清降浊，常用柴胡细辛汤加左金丸；肝风内动的头痛、眩晕伴有肢体抽搐，治宜平肝熄风，用天麻钩藤饮；瘀滞在表，头痛头晕，面目瘀紫青肿等，治宜化瘀宣散法，用伤科通脉散。急性期如头痛，呕吐持续而剧烈，应加用利水消肿法，如用猪苓汤或葶苈大枣泻肺汤等加味。对诊断明确的颅内血肿，在严密观察下，可取益气化瘀法，用补阳还五汤加丹参，也可单纯用活血消瘀法，取颅内消瘀汤。

头部内伤后期，多由实转虚，患者气血失调，脏腑不和，虚象缠绵，以气血、肝肾虚损最为常见。对脾胃虚弱、中气不足者，证见头晕、面㿠、疲乏、胸腹胀满、饮食少进、舌质淡或胖、脉细弱，治宜补中益气、健脾和胃，用补中益气汤或安脑宁神丸等。肝肾阴虚者，证见头晕头痛、目眩耳鸣、咽干唇燥、腰酸遗精、舌质红、脉细数，治宜滋肾平肝，选用杞菊地黄丸或左归丸等。如肝火上炎，证见头晕头痛、目赤面红、口干便秘、苔黄脉弦，治宜清肝泻火，可用龙胆泻肝汤。如宿伤瘀结,证见头痛剧烈、舌紫、脉弦,治宜逐瘀散结,用黎洞丸,若兼气血虚者,佐服十全大补汤。恶心呕吐者,凡属肝气犯胃,有嗳气吞酸、胸胁胀闷、脘腹疼痛等症伴见,治宜舒肝和胃,用左金丸。凡属湿困脾胃,有泛泛欲恶者,治宜健脾燥湿,用平胃散加减。凡痰湿中阻呃逆、呕吐频繁、苔浊腻、脉濡滑,治宜化痰辟浊,可用小半夏加茯苓汤,虚甚则加人参,亦可服玉枢丹。心悸失眠较重者,凡属心血虚,伴见眩晕健忘、心神不宁、舌淡苔薄、脉细无力,治宜补血养心安神,用归脾汤;凡属心气虚,见心悸怔忡、气短乏力、汗出、舌淡胖脉细,治宜益气养心安神,用养心汤;凡属心肾阴虚,见目眩头晕、咽干唇燥、五心烦热、善惊易怒、心悸多梦健忘、舌红脉细数,治宜滋肾养心,用补心丸。如合并偏瘫者,证见半身不遂、口眼歪斜、语言蹇涩、大便干燥、小便失禁、舌淡有瘀斑、脉弦细,治宜益气祛瘀,用补阳还五汤加丹参,并可配合针灸治疗。

对头部内伤的初期治疗,有选择地采用中医方法,或现代医学方法,或中西医结合的方法,有利于提高疗效。一般轻、中型头部内伤的治疗,或重型急性期过后的治疗,可采取中医辨证施治或中西结合治疗的方法。

胸 胁 内 伤

胸胁内伤是指外伤波及气血、经络、脏腑,而以胸胁疼痛为主的一类病证。胸为肺之分野,肝经之脉由下而上布胁肋,胆经之脉由上而下循胸胁,胸胁内系心、肺、肝、胆所在。故胸胁内伤多与心、肺、肝、胆有关。它可能仅是单纯的内伤,也常与外伤皮肉筋骨,如肋骨骨折、胸壁挫伤等,同时并见。

从《黄帝内经》开始的医学著作中,凡述及内伤几乎都有关于胸胁内伤的叙述。《灵枢·邪气藏府病形》云:"有所堕坠,恶血留内。若有所大怒,气上而不下,积于胁下,则伤肝。"《诸病源候论·卒被损瘀血候》云"夫有瘀血者……患者胸满唇痿,舌青口燥"等都是对类似胸胁内伤的论述。《世医得效方·正骨兼金镞科》"内损"项载大紫金皮散,用治"内损肺肝,呕血不止",

并列出"颠扑损伤，或被伤入于肺者""左胁下伤透内者"二条胸胁内伤的危重证候。《正体类要》指出"跳跃捶胸闪挫，举重劳役恚怒"乃是引起胸胁内伤的原因。

胸胁内伤主要由于：①扑打撞击、挤压碾轧等所致。伤后每致络脉受损，血溢于外，瘀血停滞。②举重用力过度，屏气受伤，或转侧用力不当，闪挫伤气，气机阻滞而导致运化失职，络脉受阻。

气血每相关联，瘀阻可致气滞，气滞亦可致血凝，有伤气而后及于血，亦有先伤血而后及于气，严重时可气血同时受伤。治疗不当往往瘀化未尽，且伤后气血未复则运化无力，更难于化瘀散积，于是气虚宿瘀，虚实相杂。亦有积劳所伤并宿瘀积滞而虚实相杂者。肺居胸中，胁乃肝之分野，从脏腑来说胸胁内伤每多涉及肺、肝。肺主气，司呼吸，以清肃为顺。肝者将军之官，性动而主疏泄。损及胸部往往肺失肃降，伤及胁肋每使肝失条达。《素问·阴阳应象大论》云："气伤痛，形伤肿。"《景岳全书》卷二十五云："在气在血何以辨之，但察其有形无形可知之矣。盖血积有形而不移，或坚硬而拒按；气痛流行而无迹，忽倏聚而倏散。"

伤气：多见于挑担负重、用力不当，或搬物举重、屏气受伤，以致气机壅滞失宣。证见胸胁疼痛，痛无定处，伴有胸闷不舒，局部无明显压痛点，呼吸、说语和转侧活动每觉牵掣疼痛，舌红苔白，脉弦缓。

伤血：多由击打撞伤后，络脉损伤，瘀血停滞所致。疼痛局限、固定不移，畏摸拒按，患处肿胀。由于疼痛，故转侧或挺胸动作受限，坐卧活动不便，或有咳嗽、咯痰不爽。若郁瘀化热，可见发热口渴；瘀阻而津不上承，则但欲漱水而不欲咽。若伤及肺络则咯唾出血。

气血两伤：气血每有关联，故气血两伤最为多见，证见疼痛剧烈、烦闷，动弹不便，所言胸胁痛处较广，而肿胀、压痛局限于某处，呼吸咳呛牵引掣痛，欲咳不能，咯痰稠厚，发热口苦，渴不欲饮等。

陈伤：多因伤后未能及时治疗或治而未获根治，以致瘀血不散，结而不化，成为陈伤。证见胸胁隐痛，经久不愈，时轻时重，遇劳或气候变化则发，时有干咳，外无征象可据，或有局部压痛，苔薄白，脉细涩。

胸胁内伤治宜理气散结、活血化瘀。依伤气伤血之辨而有所偏重，陈伤则当扶正散积兼顾。伤气者，重于理气散结，佐以活血化瘀，内服理气止痛汤或柴胡疏肝散。伤血者，重于活血祛瘀，佐以理气通络，内服选用骨四方或活血止痛汤或黎洞丸或三黄宝蜡丸。咯唾出血者，未必皆须止血，离经之血亦属瘀血，往往用活血药炒炭存性以得活血止血之功。咳嗽痰黏宜加入肃肺降气之旋覆花、苏梗，或清化黏痰之蛤壳、川贝母等。气血两伤者，当理气活血兼顾，可由上述诸方加减变化。此外，局部外敷可选用双柏膏、田七膏等，并予宽布围扎固定，多能消肿定痛，肿消痛减后再用损伤风湿膏。陈伤者，虚实夹杂，治宜散瘀破积兼益气养血，可用三棱和伤汤加减。无论新伤、陈伤，治愈后须益气养血以善其后，可选用补中益气汤、八珍汤等。

气　胸

气胸是指伤后空气积聚于胸膜腔内。它在胸部损伤中颇为常见，也是肋骨骨折的严重并发症之一。历代文献虽无"气胸"或同类的名称，但是不乏关于气胸的临床表现和治疗的记载。如《备急千金要方》已有"为木石所迮，或因落马……气绝欲死"的描述。《医宗金鉴·正骨心法要旨》中叙述"歧骨"时提到其损伤重症见"神昏目闭，不省人事，牙关紧闭，痰喘鼻煽，久而不醒，醒而神乱"，较轻者"疼痛不止，胸满气促，默默不语"，这里包括了对气胸的临床表现的描述。

肋骨骨折的骨折端刺破胸膜或肺组织，外伤暴力所致气管、支气管、肺、食管破裂，或者由利器穿破胸壁和胸膜，均足以使空气进入胸膜腔，造成气胸。空气进入胸膜腔后，胸膜腔负压减少或消失，患侧的肺萎陷，并迫使纵隔偏移，健侧胸膜腔的负压也相应减少，使健侧肺也不同程度地萎陷。因此影响呼吸功能和血液循环。

按损伤的情况不同，气胸可分为3类：

（1）闭合性气胸：空气进入胸膜腔后通道已闭塞，胸膜腔与外界大气不相通。如进入胸膜腔的空气不多，则可能无明显症状；如进入的空气较多，则有胸闷、气促等症。

（2）开放性气胸：胸膜腔与外界大气直接相通，造成显著的呼吸困难、呼吸音低微、紫绀和气脱证。在胸壁可见开放性伤口，并听到空气进出的声音。

（3）张力性气胸：损伤后的通道有组织活瓣作用，空气能进入胸膜腔，但不能完全排出，以致胸膜腔内压力不断增高，患侧胸膜腔内压力越来越高，患者呈现严重呼吸困难、呼吸音极度减弱或消失、紫绀、大汗和气脱证。气体还可由胸膜腔挤入纵隔和皮下，形成广泛的皮下气肿。

气胸多属气血两伤，辨别伤气为主或伤血为主，治疗应按其证候，或开胸顺气，或理气活血，或逐瘀通络。气滞闭结则开窍通闭，气血耗散当益元固脱。常用方剂有骨四方、理气止痛汤、复元活血汤、黎洞丸、生脉散等。闭合性气胸可用药物治疗，必要时穿刺抽气。开放性气胸及张力性气胸危候渡过后，多用胸腔闭式引流或结合药物治疗。

血　胸

血胸是指伤后瘀血积聚于胸膜腔内。《素问·脉要精微论》云："当病坠若搏，因血在胁下，令人喘逆。"《诸病源候论·卒被损瘀血候》中也提到："病患胸满，唇痿舌青，口燥。"《备急千金要方·被打第三》云："兵杖所加，木石所迮，血在胸背及胁中，痛不得气息。"《外台秘要》引述了《肘后方》："从高堕下，瘀血胀心，面青，短气欲死。"这些均提及血胸的症状，并认为这些症状是瘀血在内所致，也提出了治疗方药。

血胸是由于心脏和大血管、肺或胸壁血管损伤所造成。心脏或大血管损伤往往不及救治。临床上常见的血胸多为肺或胸壁血管损伤所致，如肋骨骨折的断端刺伤胸膜和肺、火器或利器伤等，常同时存在气胸。血胸的症状随出血量不同而有差异。量少时症状并不明显，量多时有失血的表现，如面色苍白，脉微而数，呼吸表浅，甚则血虚气脱。

血胸多属气血两伤，伤血为主，故治疗时宜活血祛瘀，佐以理气止痛，可选用骨四方、复元活血汤、活血止痛汤、黎洞丸等。危候渡过后，对非进行性血胸可在伤后12~24小时行胸腔穿刺抽血。如积血较多，可分几次抽出。经4~5天抽吸后仍不干净者，可行胸腔闭式引流。对进行性出血者，可考虑手术治疗。

腹　部　内　伤

腹部内伤是指腹部的气血、经络、脏腑损伤。《素问·缪刺论》云："人有所堕坠，恶血留内，腹中胀满，不得前后，先饮利药。"《刘涓子鬼遗方》论治被打或金疮瘀血数方多针对"腹内""腹中"瘀血而设。《诸病源候论》《千金方》《外台秘要》等关于堕跌落马、石崩压榨受损的证候，凡属瘀血者，均以"腹胀满""腹满短气"等腹部症状为主，或"血居腹聚不出"。《仙授理伤续断秘方》云："凡跌损，肠肚中污血，且服散血药，如四物汤之类。"《圣济总录》云："伤折腹中瘀血者，因高坠下，倒扑颠扑，气血离经，不得流散。"阐明了瘀血停结腹中的原理。对于腹部内伤的初期治疗，多以下法为主。如《正体类要》云："一肚腹作痛，或大便不通，按之痛甚，此瘀血在内也，用加味承气汤下之。"但是，如妄用寒凉攻下，常导致变患丛生。所以，薛己从自己的临床实践经验中总结了运用下法医治腹部瘀血的11种变法。中医骨伤科学论述的腹部内伤系指腹部气血、经络、脏腑等多方面的损伤，亦有对某一脏器损伤的具体论述，但较少。如《诸病源候论·金疮断肠候》云："夫金疮肠断者，视病深浅，各有死生。肠一头见者，不可连也。若腹痛短气，不得饮食者，大肠一日半死，小肠三日死。肠二头见者，可速续之，先以针缕如法，连续断肠，便取鸡血涂其际，勿令气泄，即推内之。"此见，远在1 200年前我国医学对腹部脏器损伤已有一定的研究，并能采用肠吻合术来治疗断肠。

本病是由于外力作用于腹部所造成，一般可分为开放性损伤和闭合性损伤。开放性损伤见于利器或火器所造成的腹部刺伤和贯穿伤；闭合性损伤见于拳击、脚踢、车撞等钝性暴力直接作用于腹部，或由高处坠跌，对冲力作用于腹部，亦可因地震、巨大爆炸等引起的空气或水的冲击造成腹壁损伤及腹内脏器损伤。

腹伤轻则脉络破损，营血阻溢于经隧之内，气机阻滞壅塞络道；重则内动脏腑，甚至脏腑破裂，如不及时抢救，死亡率很高。腹壁开放性损伤常同时合并腹内脏器损伤。

腹壁损伤，屏伤局限于腹壁，挫伤则可以并发内脏损伤。一般可分为伤气、伤血及气血两伤。

（1）伤气：以胀痛、窜痛为主，疼痛范围较广，痛无定处，局部压痛不明显，伴有胸闷、咳嗽，舌质红苔薄白，脉弦滑。治宜理气散滞，和营活血，用复元通气散加减。

（2）伤血：腹部疼痛，范围局限，痛处固定，压痛明显，伴有腹壁肿胀，活动加剧，重者日晡发热，不思饮食，咳嗽喘促，舌苔薄腻或黄腻，脉弦涩。治宜活血祛瘀、和营止血，用活血止痛汤加减。

（3）气血两伤：具有伤气与伤血二者的特点，形成气瘀互阻之证。常见腹痛腹胀，心烦胸闷，腹壁局部肿胀，疼痛范围较广，且常有走窜移动，伴有低热、纳呆、不寐，苔厚腻，脉弦紧。治宜活血和营、理气止痛，用和营止痛汤或膈下逐瘀汤加减。

腹内脏器损伤凡属于严重的闭合伤，多采取手术治疗。对无立即手术指征者，尤其是不须严格禁食者，可辨证论治。

（1）血虚气脱型：证见神志恍惚，或烦躁不安，头晕眼花，面色苍白，口唇紫绀或色白，胸闷气急，或心悸气微，四肢逆冷，多汗口渴，舌淡苔薄或无苔，脉微弱或芤。治宜益气固脱，回阳救逆，用独参汤或参附汤加味。亦可结合针灸。

（2）热毒型：伤后高热神昏或谵语狂躁，腹痛腹胀，腹壁僵硬，大便秘结，舌苔黄腻，脉洪大或数。此为伤后恶血外溢，瘀结腹中，致使热毒内蕴，邪入营血。治宜清营凉血、解毒通里，可用清营汤、犀角地黄汤（犀角今已禁用）等。

（3）气滞型：凡损伤较轻者，证见脘腹胀闷，转侧牵掣疼痛，痛无定处，纳呆，便秘溲赤，苔薄腻或黄腻，脉弦滑或数。治宜行气活血、祛瘀止痛，用顺气活血汤或理气止痛汤加减。

（4）血瘀型：证见腹痛剧烈，肢体蜷曲，痛有定处，腹壁僵硬，腹胀拒按，恶心呕吐，便闭溲赤，苔薄黄或黄腻，舌质紫瘀，脉弦数。重者高热神昏，汗出肢冷，呕吐频繁，全腹僵硬胀满。此乃离经之血蓄于腹内，瘀阻经隧，或溢于脉外，致使络道不通，清气不升，浊气不降。治宜攻下逐瘀，用桃仁承气汤或膈下逐瘀汤加减。若有呕血者，是败血流入胃脘，用加味芎劳汤。若有瘀阻，但正气已虚时，不宜孤行攻下，宜当补养温经而化其瘀，可用温经汤。若伤在少腹，证见少腹刺痛，小便癃闭或小便赤涩刺痛，或有尿血，苔薄或黄腻，舌质红，脉弦紧，此乃气滞血瘀之证，膀胱气化失司，下焦郁热所致，治宜清热利湿、凉血止血，用小蓟饮子加减。

（5）肝郁脾虚型：伤后日久，由实转虚，证见腹痛隐隐，重滞不舒，喜手按摩，咳呛牵掣，遇劳尤著，饮食少思，形体消瘦，肝气郁滞而脾气受累。可用六君子汤加柴胡、当归、川芎。

腰 部 内 伤

腰部内伤是指外力伤及人体气血、经络、脏腑后出现以腰痛为主证的损伤疾患。腰部外伤如伤筋、骨折等，往往并发腰部内伤。《素问·刺要论》云："骨伤则内动肾，肾动则冬病胀、腰痛。"说明外力作用人体，可导致肾的受伤、脊骨的破坏，而这种损伤又导致腰痛、酸胀等病证。

在《黄帝内经》的基础上，历代医家多有发挥。如《金匮要略》云："人年五六十，其病脉大者，痹挟背行……皆为劳得之。"《诸病源候论·腰背病诸候》将腰痛分为五类："一曰少阴，少阴肾也，十月万物阳气伤，是以腰痛；二曰风痹，风寒着腰，是以痛；三曰肾虚，役用伤肾，是以痛；四曰臀腰，坠堕伤腰，是以痛；五曰寝卧湿地，是以痛。"关于臀腰痛，该书指出："此损血搏于背脊所为，久不已，令人气息乏少，面无颜色，损肾故也。"说明突然损伤所造成的腰痛，久之不愈必伤肾。在治疗方面，仲景立"八味肾气丸"，华佗创"夹脊灸"治劳伤腰痛，《肘后备急方》运用酒调杜仲敷治外伤腰痛，巢元方主张用烫熨、针灸及导引。宋以后，对腰痛的药物治疗在理论上又有许多新的发展。明代薛已强调治伤当温补脾胃和肾命，他在《正体类要》中记载"肾经虚怯"验案两条，都主张用温补肾经和脾胃之法来医治内伤腰痛，反对单纯用逐瘀剋伐之品。发展至清代，有强调损伤专从血论的倾向。《医宗金鉴·正骨心法要旨》云："伤损腰痛脊痛之证，或因坠堕，或因打扑，瘀血留于太阳经中所致。"以后的伤科著作，多遵《医宗金鉴·正骨心法要旨》之义，强调从血论治。

坠堕、跌打、闪挫是腰部内伤的直接外因，若其人素体虚羸，气血亏乏，或肾气不足，则伤后更易累及气血，导致气滞血瘀。《杂病源流犀烛》云："气既滞，血既瘀，其损伤之患，必由外侵内，而经络脏腑并与俱伤。"气血瘀滞，经隧不通，脏腑虚损，乃造成腰部内伤，此外还夹杂风寒湿邪，因而更增加本虚标实的特点。

伤气血多为急性腰部内伤患者，有伤气与伤血之分，且有虚证与实证之别。

伤气属实者，表现气滞症状，多见于闪腰岔气之后，腰痛板滞，不能俯仰，疼痛范围较广，往往诉之有位，按之无形，且不易确定明显的压痛范围，多伴有胸闷腹胀等不舒，甚则呼吸咳嗽均能牵掣疼痛，苔薄白或腻，舌质边有紫色，脉弦或沉。治宜理气散结、活血祛瘀，用定痛丸或柴胡疏肝散等。伤气属虚者，多见于气分不足、素禀虚羸而闪腰岔气，患者偶见咳嗽、喷嚏而诱发腰部内伤，除腰痛外，兼见面色㿠白，气短自汗，倦怠食少，大便溏薄，舌质淡或胖，苔薄腻，脉软弱。治宜补气，用四君子汤或补中益气汤。

伤血亦有虚实，实者瘀血内结也，症见腰痛如刺，固定不移，诉之有位，按之有形，可以触及明显的压痛点及腰肌痉挛，俯仰不能，屈伸如折腰状，局部肿胀有瘀斑。伴有腹胀、尿血、尿潴留、便秘，严重损伤可造成二便失禁，一侧或双侧下肢感觉迟钝，肌肉少力，或出现瘫痪，舌质边有瘀紫，苔腻或黄腻，脉沉紧或弦。治宜活血祛瘀、理气止痛，可选用地龙散、复元活血汤、血府逐瘀汤。若瘀阻肾络而出现血尿等症，治宜凉血止血利尿，佐以祛瘀，用小蓟饮子。伤血后期，有气虚血瘀者，治宜益气化瘀，用补阳还五汤。伤血属虚者，见于损伤后亡血之人，如皮破肉绽，或肾脏破裂等，亦可见于血虚而外伤者，虽有血瘀证，但全身血虚症状更明显，如面色无华，心悸怔忡，惊惕不安，精神委顿，少气无力，舌质淡红苔薄，脉细弱，失血多者可出现芤脉，治宜补血，用四物汤、八珍汤或当归补血汤。若严重者可呈血气双脱，不省人事，大汗淋漓，四肢逆冷等，治宜补气、回阳、固脱，用独参汤或参附汤。

急性腰部内伤，历代多认为以实证、瘀血为主，论述也较明确。但单纯伤血或伤气者少见，往往以伤气偏重兼及伤血，或以伤血为重兼及伤气。应辨证分析，方能得出正确的结论。

伤脏腑多为慢性腰部内伤。若内伤日久，气血结滞，必伤及脏腑。虚者乃脏腑损伤为本，实者则是外邪乘虚而入所致，临证往往虚实夹杂，应注意辨证。慢性腰部内伤一般可分为肾虚腰痛、脾虚腰痛。肾虚又有阴阳之异，凡肾阳虚腰痛者，兼见畏寒肢冷，下利清谷，遗尿阳痿，多尿或余沥不尽，面色苍白，语音低微，舌淡胖苔薄，治宜温补肾阳，用右归饮、补肾活血汤等。肾阴虚腰痛者，多兼肝阴虚，证见头晕目眩，面赤颧红，心烦胸闷，咽痛耳聋，时有低热，舌光少津，脉细弦或沉，治宜滋阴益肾，用大补阴丸或左归丸或六味地黄丸。脾虚腰痛，多为脾阳虚，证见食少倦怠，面黄或有呃逆，腹胀肠鸣，大便溏薄，其人腰痛引及少腹，不可以仰息，舌淡苔薄，脉细数，治宜健脾益气，用参苓白术散加减。

此外，还可结合针灸、按摩，在腰部外用坎离砂加醋热敷，或用熏洗方煎汤熏洗，或贴温经散寒、活血壮腰类的伤膏药。

第六章 外伤科杂症

外科杂症外治法

外治法是运用药物、手术操作并配合一定的器械，直接作用于病变部位，从而达到治疗目的的一种方法。在外科治疗中占有非常重要的地位，所以《医学源流》谓："外科立法，最重外治"。它不但可配合内治以提高疗效，而且某些外科轻浅之症，常可专用外治而收功。外治法的运用，与内治法一样要进行辨证施治，必须依据不同证候和阶段，选择不同的治疗方法和药物。兹将常用的方法，归纳如下。

药物疗法：用药物制成不同的剂型，施用于病变部位，使药物的性能直达病所而发生效果。本法大体分为鲜草药、膏药、油膏、箍围药和掺药等。

（1）鲜草药：采摘新鲜中草药，洗净，捣烂外敷，以达到治疗的目的。适用于疮疡各期，但多用于一切外科疾病的初期，对具有红肿热痛的阳证，有消散的作用，一般有溃疡者不用。由于药源丰富，使用方便，为民间广泛应用，是祖国医学宝贵经验之一。选用清热解毒和消肿的鲜草药，如蒲公英、紫花地丁、马齿苋、丝瓜叶、野菊花叶、金银花叶、七叶一枝花等。选择2~3味，加少许盐或黄糖捣烂外敷，每天2~3次。

（2）膏药：按配方将药物浸于油中煎熬，并加入四氧化三铅搅拌均匀后凝结而成，俗称药肉；再用竹签将药肉摊在纸或布上，便于收藏携带，用时稍加热微熔，贴于患部。但也有不用煎熬，经反复捣打而成，贮于容器，随用随取。因膏药富有黏性，敷贴患处时，既能固定位置，同时依赖各种药物的作用，达到消肿镇痛、提脓祛腐、生肌收口和遮风护肉的目的。由于配方不同，药物性味有别，故各类膏药均有不同的适应证。如太乙膏、千捶膏，性偏寒凉，功能清火消肿、解毒生肌，为阳证的肿疡、溃疡的通用方；阳和解凝膏性偏温热，功能温经和阳、祛风散寒、调气活血和化痰通络，一般用于阴证未溃者；咬头膏性偏腐蚀，能蚀破疮头，脓毒得以外泄，一般适用于脓肿已成而不能自破者；象皮膏[①]性温和，功能去腐生肌，用于溃疡腐烂久不收口。此外，膏药摊制的形式有厚薄之分，在具体应用上也各有所宜。一般薄型的膏药多适用于溃疡，宜于勤换；厚型的膏药多适用于肿疡，宜于少换。

（3）油膏：是将药物和油类煎熬或捣匀成膏的制剂，又称软膏。油膏的调制，有用猪脂、羊脂、麻油、白蜡及凡士林等。它具有柔软、滑润，对局部皮肤刺激性较少等优点，可用于疮疡各期，尤其对溃疡更为适宜。由于油膏的方剂组成不同，药性有别，其临床应用亦有选择。肿疡常选用有金黄油膏、四黄油膏、玉露油膏，有清热解毒、活血消肿的作用，适用于阳证；冲和膏有疏风消肿、活血祛寒的作用，适用于半阴半阳证；回阳玉龙油膏有温阳通脉、散寒化痰的作用，用于阴证。溃疡常用的有生肌玉红膏，有活血祛腐、解毒止痛和润肤生肌的作用，适用于一切溃疡腐肉难脱、新肉难生或久不收口者；生肌白玉膏有润肤、生肌、收敛作用，用于溃疡腐肉已尽，疮口不敛者。皮肤病常用有疯油膏，功能润燥杀虫止痒，适用于顽癣、湿毒等；青黛膏功能收湿止痒，清热解毒，适用于蛇串疮、胎疮等。

（4）箍围药（古称敷贴）：是将药散与液体调制成糊状，随用调制，它是借助药散具有箍集围聚、收束疮毒的作用，从而使初起疮疡轻者可以消散，重者可使疮毒结聚，疮形缩小，炎症趋于局限；即使破溃后，周围炎症硬块有碍溃疡愈合者，亦可用它外敷使之消散。随着治疗工作的不断深入发展，本法已广泛应用于临床，外敷治疗炎症包块、索状物，如静脉炎、阑尾包块、腹膜炎等，均收到一定的效果，所以，它在外治法中占有重要的地位。由于箍围药的药性有寒热的不同，故须酌情选择应用。如金黄散、四黄散、双柏散、玉露散等，药性寒凉，有清热解毒、活血消肿的作用，适用于红肿热痛的一切阳证；回阳玉龙散药性温热，有温经活血、散寒化痰的作用，适用于不红不热的一切阴证；冲和散药

---

① 象皮膏中象皮今已禁用，建议使用此方者用其它药物代替。

性和平，有行气疏风、活血定痛和散瘀消肿的作用，适用于疮形肿而不高、痛而不甚、微热微红的半阴半阳证。因病情的变化不同，箍围药调制之剂也有不同，一般来说，以醋调的，取其散瘀解毒；以酒调的，能助行药力；以葱、姜、韭、蒜捣汁调的，取其辛香散邪；以菊花汁、金银花露调的，取其加强清热解毒作用；以鸡子清、蜂蜜调的，可缓和药物刺激并可解毒；以油类调的，取其润泽肌肤作用。

凡用于疮疡初起或炎症包块者，宜敷盖整个病变或稍超过病变范围，敷药要有一定的厚度，并保持适当的湿度和温度，才能发挥其药效，以利炎症消散吸收，收束疮毒的作用。

（5）掺药：将各种药物碾研成极细粉末，配伍成方。掺药种类繁多，应用范围很广，不论肿疡、溃疡，凡需要消散、提脓、脱腐、收口者，均可选用。掺药可撒布于膏药、油膏上，或直接撒布于疮面上，或黏附在纸条上再插入疮口内（包括瘘管）。掺药按其功能分为：①消散药，具有渗透和消散的作用，撒布于膏药上，贴于病变处，可直接发挥药力，使疮疡壅结之毒得以移深居浅，肿消毒散。一般用于疮疡初起而肿势局限者，以及瘰疬、乳癖等，阳证者宜活血化瘀、消肿止痛，常用阳毒内消散、金黄散；阴证者宜温经散寒、活血消坚，常用阴毒内消散、桂麝散。②提脓祛腐药，具有提脓祛腐的作用，使疮疡内蓄之脓毒得以早日排出，腐肉迅速脱落。用于溃疡初期，脓栓及腐肉难以脱落，脓水不净而新肉难生的情况下。红升丹是提脓祛腐的主药，目前一般采用的是小升丹，临床使用时，若疮口大者，可掺于疮口上；疮口小而深在者（包括瘘管），可黏附在药线上插入，亦可掺于膏药、油膏上盖贴。因纯正红升丹腐蚀作用甚猛，毒性较大，须加赋形药（如熟石膏）以减轻毒性，根据升丹与熟石膏之比例不同，常选用的有九一丹、八二丹、七三丹、五五丹等。在腐肉已脱，脓水减少的情况下，应减少升丹的含量。此外，尚有生肌膏，是不含升丹的提脓祛腐药，常用于对升丹过敏者。升丹刺激性大，有汞中毒的毒性反应，故宜慎用，临床以用陈久升丹为好，其毒性反应较轻。③腐蚀与平胬药，腐蚀药具有腐蚀组织的作用，使异常组织腐蚀枯脱，刺激性较强，适用于溃疡疮口小，脓腐难去，或脓肿已成而不能穿溃，赘疣、瘰疬、痔疮、瘘管、息肉等。常选用的有白降丹、三品一条枪、枯痔散等。平胬药使胬肉平复，刺激性较弱。适用于疮口胬肉突出、肉芽水肿，如平胬丹。腐蚀药含有汞、砒等剧毒药，应用时要注意汞、砒中毒外，对于头部、指、趾等处，不宜过用腐蚀药，以免损伤筋骨。此外，在掺布腐蚀药时，注意保护周围正常组织，以免损伤。④生肌收口药，具有促进新肉生长，加速溃疡愈合的作用，用于溃疡的腐肉已脱，脓水将尽者。常选用的有生肌膏、八宝丹等，不论阴证、阳证，均可使用药散掺于疮面，以促进愈合。⑤止血药，具有收涩止血的作用，掺于出血处，外加消毒纱布包扎。适用于溃疡或创伤出血，常选用有桃花散、三七粉、云南白药等。

　　总之，外治药物有各种剂型，各有不同的应用范围和适应证，必须根据具体情况，有针对性地使用，才能收到预期的效果。

　　手术疗法是使用各种器械配合手术操作进行治疗的一种方法，它在外科的治疗中占有十分重要的位置。中医外科的手术疗法已有两千多年的历史。早在春秋时代的《灵枢·痈疽》载有脱痈（脱疽）的截指（趾）的手术指征和方法，《古今医统》载有肛瘘的挂线疗法。据古医籍的记载，中医外科手术疗法有开刀法、烙法、砭镰法、挂线法和结扎法等，现分述于下。

　　（1）切开法：是运用利器对脓肿进行切开手术，使脓液排出，以达到疮毒随脓外泄，肿消痛止，渐趋愈合的目的。否则，脓毒内蓄，损筋腐骨，甚至毒邪内攻脏腑常造成危候。所以《外科准绳》谓："当用针烙而不用，则毒无从而泄，脓瘀蚀其膏膜，烂筋坏骨。"这说明开刀法在外科治疗上的重要性。

　　切开法要掌握适当的时机和适当的部位。所谓适当的时机，就是要待脓成透熟才行切开，过早过晚均非所宜。《外科正宗》谓："脓生而用针，气血反泄，脓反难成。若脓熟而不针，腐溃益深，疮口难敛。"所谓适当部位，又称之为"头"，所谓"头"，就是整个肿疡成脓后，脓肿中央或中央略下处出现最软的较浅薄的一点，又名"刀路"（下刀的部位）。南北朝龚庆宣《刘涓子鬼遗方》谓："当上薄者，都有脓，便可破之，所破之法应在下，逆上破之，令脓得易出。"脓肿甚大者，不能拘于"头"，当以选择稍下部为宜，《外科正宗》指出

"孔宜顺下"，就是这个意思。过上则脓必下兜成逆流，过下则肉厚而脓路小，脓泄难畅，均属失宜。古人谓"脓出反痛，虚之过"，但临床上每见阳证、实证也有脓出反痛者不属虚，此多数是脓下兜或脓路小，脓泄不畅的缘故。如脓肿过大，必须在中央或下部同时开两个切口，使脓流通畅。对于深部脓肿，在决定刀路时，必须循肌肉及筋脉的走向，注意不损伤筋脉，以免加重病情。切口的深浅和大小要适宜。《外科启玄》谓："肉浓肿丰脓深，恐疮口小而易合，脓水不快，故取之大针。"故切口大小应以肌肉厚薄和肿疡大小来决定，肉厚脓深者宜大，肉薄脓浅者宜小，以脓水流畅为度，脓毒泄而新肉生。

（2）砭镰法：俗称飞针，它是用三棱针或刀锋在患处浅刺皮肤放出少量血液的方法，促使内蕴热毒随血外泄，借以减轻疼痛和肿胀。一般用于疮疡阳证，如丹毒、红丝疔等。

（3）挂线法：是采用普通丝线、药制丝线、橡皮筋线等来挂断瘘管的治疗方法。利用线的张力，从而使局部气血阻断致肌肉坏死，达到切开的目的。这种操作方法简便，又无出血之虞，且有边切开边引流、刺激肉芽生长、加速愈合等优点。一般用于疮疡溃后形成经久难愈的瘘管、乳漏、肛瘘等。

（4）结扎法：又名缠扎法，此法很早就在外科治疗上应用，如《外科正宗》就有用头发结扎脱疽，《景岳全书》有用蜘蛛线缠扎赘疣的记载。结扎是利用线的张力，促使患部经脉阻塞，气血不通，将所要去除的病变组织坏死脱落，从而达到治愈的目的。一般适用于赘疣、息肉、痔核、蒂小的体表肿瘤等。

其他疗法由于外科病种繁杂，针对各个不同阶段的局部病理变化，尚有以下一些疗法：

（1）灸法：是用药物（常用艾条、艾绒）在患处燃烧，借助药力和热力的温暖作用，可以温阳祛寒，活血散瘀，疏通经络，拔引郁毒等，使肿疡未成者易于消散，既成者易于溃脓，既溃者易于收口。多用于疮疡阴证。常用的灸法有：①直接灸法：以艾炷或艾条在腧穴上或疮疡处灸之。腧穴施灸，根据针灸的治疗原则进行辨证配方取穴。在疮疡部位施灸，宜在疮头上灸，灸的时间长短以不痛者须灸至知痛痒，疼痛者则灸至不痛似痒为度。②间接灸法：于灸处先放置药物，再置艾炷燃之，此灸法很多，如隔蒜、隔姜、隔盐、隔豉饼等灸法，既借助火力而温之，亦取蒜、姜等的药性作用，以增强温散阴凝之毒。③其他灸法：骑竹马灸法、桑木灸法、雷火神针灸等，均有一定作用，但目前极少应用。

（2）拔罐法：拔罐是以罐为工具，通常采用竹罐、陶罐、玻璃罐、抽气罐、角制罐、紫铜罐等。利用燃火、抽气等方法产生负压，使之吸附于体表。它具有宣通气血、拔毒泄热的作用，从而达到脓毒自出、毒尽疮愈的目的。一般适用于疮毒坚肿散漫不收，脓毒不得外泄或脓泄不畅；被毒蛇、毒虫咬伤肿势扩散，毒液不得外泄者。

（3）打包法：通常指用纱布棉垫对游离植皮后部位进行包扎的一种方法。经清创后的创面符合植皮条件者，经游离植皮后，借助棉垫加压的作用，使植皮下方易于愈合。打包的目的就是要将皮片固定好，使皮片与创面接触好，张力适中，以利植皮成活。

（4）药线法：一般用桑皮纸、纱布条等，按其实际的应用，裁成适度大小，搓成线状，外粘药物或内裹药物而制成，俗称纸拈。外粘药物法，就是将搓成的纸线，抹上一层薄而均匀的米糊（亦有用白及汁与药粉和匀，黏附在纸线上），候干存贮，随时取用，外粘药物一般多用含有升丹之方剂或黑虎丹等。内裹药物法，是将药物预先放在纸内，裹好搓成线状备用。内裹药物多用白降丹、升丹等。这些药物有提脓祛腐、腐蚀管壁的作用，一般适用于溃疡疮口过深过小，脓水不易排出者，或经久不愈的瘘管等。

（5）熏法：将药物燃烧后，取其烟气上熏，或局部涂药后再加热烘，借着药力与热力的作用，使腠理疏通，气血流畅而达到治疗的目的。前人有神灯照法和桑柴火烘法作为疮疡的辅助疗法，促进肿疡消散或局限酿脓，也可使溃疡易于愈合。还有热烘疗法、烟熏法，用于干燥无脂水的各种顽固性皮肤病，如湿毒、牛皮癣等。

（6）洗涤法：又称溻浴法，用药物煎汤并乘热淋洗患部的方法。洗涤法按其使用部位及方式不同可分为溻渍（泡浸）、沐浴（淋洗）、罨敷（湿敷）、坐浴（坐盆）等。将四肢浸泡在药液中的，称溻渍；遍洗头部及全身者，称沐浴；

浸洗臀部和肛门处，称为坐浴；用棉垫、纱布浸药液湿热敷患处者，称罨敷。洗涤法的应用范围甚广，根据不同疾患选用不同方剂和洗涤方式。肿疡初起用葱归溻肿汤消肿止痛，以冀肿痛消散吸收。溃后腐肉难脱，脓水浸淫，常用蒲公英煎汁、银花甘草汤等，以洁净疮口，促进腐肉脱落，毒邪得解，才能生肌收口。皮肤病瘙痒脂水浸淫，用苦参汤，有祛风除湿、杀虫止痒之功。痔疮肿痛、肛裂和脱肛，用五倍子汤煎水坐浴，有消肿止痛和收敛止血的作用。临床上应用洗涤方剂甚多，应随证灵活选用。

疔 疮

"疔"是中医外科所特有的病名，它的变化很快，古人有早发夕死之说，是外科临床上严重的，也是常见的感染疾患。《内经·生气通天论》："高粱之变，足生大丁。"这是疔最早的记载。

疔虽是发无定处，随处可生的疮疡，但一般以头面部及四肢患发的较为常见。就文献上参考，疔的名称很多，部分以患发部位命名的，如唇疔、头疔、鼻疔等，部分以患部象形命名的，如蛇头疔、蛇眼疔等。疔毒发于指末端，肿胀形如蛇头者，称为蛇头疔；疔疮生于指腹部，肿胀如蛇肚者，称为蛇肚疔；疔发生于手掌心处，肿形如托盘之状，称为托盘疔；疔疮生于指甲两旁，形如蛇眼，称为蛇眼疔；虽在病名上有些不同，但是总的证治原则，都是一致的。

【发病机制】

疔疮多因肌肤不洁，火热毒邪为病，其邪或因恣食醇酒厚味、辛辣炙煿，脏腑蕴热、火毒结聚所致；或因外伤虫咬、皮破染毒、蕴蒸化热，以致气血凝滞而成。其中颜面疔发病迅速、反应剧烈，毒邪易于扩散而走黄；手足疔多由外伤染毒所致，足疔还有湿热下注的因素；红丝疔则有毒流经脉、向上走窜的特点。若毒热内盛则流窜经络，内攻脏腑，属危候。

【诊查要点】

疔疮多位于颈项部、头面部、背部、臀部、腋下、会阴部及腿部。初起感觉指端麻痒而痛，继而刺痛，焮热肿胀，有的红肿，有的红肿不显，随肿势逐渐扩大。酿脓时，有剧烈的跳痛，患肢下垂时疼痛更甚。重者可有恶寒发热、头痛纳呆、便干尿赤、苔黄或腻、脉弦滑数等。若见壮热烦躁、神昏谵语等，则为走黄之征。

【治疗方法】

（一）药物疗法

临床上根据其病情分为3期辨治：

1. 初期：治则清热解毒，活血通络，方用仙方活命饮或五味消毒饮等。

2. 成脓期：治则托里透脓，方用托里透脓散。

3. 溃后期：治宜气血双补，方用八珍汤或十全大补汤，兼患处外用生肌膏。

（二）切开引流

脓肿较大按之有波动时可考虑切开引流。

【康复指导】

注意身体卫生，勤洗头、洗澡是预防疔的主要措施。

【经验荟萃】

本病需与流注、流痰、疖、有头疽相鉴别。流注患处皮色不变，漫肿疼痛，为多发性，位于肌肉深部，常此处未愈，他处又起，溃后不损伤筋骨。流痰好发于骨关节间，初起局部和全身症状均不明显，化脓约在得病后半年至1年以上，溃后脓水清稀，且夹有败絮状物质，愈后往往形成残废。疖虽亦好发于颜面，但红肿范围不超过3~6cm，无明显根脚，一般无全身症状。有头疽，初起虽亦有一粟米样疮头，但渐成多头和蜂窝状，红肿范围多在9cm以上，多发于项背，发展较慢、病程较长。

疔的致因虽多，均属火毒实热之症，急性而多变。所以内治多以清热解毒为主，外治以去腐拔疔为要。疔的治疗，各家临床上所用方剂有汗、清、下三法，但是疔虽火毒之症，亦有虚实之分。若非脉见紧数，形寒无汗的，不宜汗之，以免引起毒散布于皮肤，隐现红斑及头眩气粗等毒邪流走现象；若非热结便闭，脉象沉实的，不可下之，以免造成毒陷不可外达。

褥　疮

久病卧床，压迫成疮，称为褥疮，见于《外科真诠》，又名席疮。以臀部、背脊、骶尾、枕部和足跟等突出、易受压迫及摩擦的部位最为常见。

【发病机制】

本病多由久病气血亏虚，受压局部气血凝滞，气不能运血以营养肌肤，加之局部摩擦染毒而成。

【诊查要点】

此病病程缠绵，每难自愈，多见于昏迷或外伤、中风等而致截瘫、偏瘫的患者。多发生于无肌肉包裹或肌肉层较薄、缺乏脂肪组织保护，又经常受压的骨隆突处，如骶骨、股骨大转子、坐骨粗隆、足跟及外踝等位置。

初起可见局部皮肤发红、紫黯，迅速形成干黑色腐肉，继而溃疡日渐深大，脓出臭而稀薄，如粉浆污水，四周形成空壳，日久每致伤筋损骨。常伴神疲、发热、食欲不振等症。按临床分期可分为气滞血瘀、蕴毒腐溃和气血两虚三期。

气滞血瘀证：局部皮肤出现褐色红斑，继而紫暗红肿，或有破损，舌质暗，舌苔薄，脉弦为常见症的褥疮证候。

蕴毒腐溃证：以褥疮溃烂，腐肉及脓水较多，或有恶臭，重者溃烂可深及筋骨，四周漫肿，伴有发热或低热，口苦且干，形神萎靡，不思饮食，舌质红，舌苔少，脉细数为常见症的褥疮证候。

气血两虚证：以疮面腐肉难脱，或腐肉虽脱，新肌色淡，愈合缓慢，伴有面色㿠白，神疲乏力，纳差食少等，舌质淡，舌苔少，脉沉细无力为常见症的褥疮证候。

【治疗方法】

治疗主要针对原发疾病的具体情况进行辨证论治，对重症者必须兼顾气血，宜托里生肌、活血解毒为主，阳虚者选用神功内托散，气虚者用托里消毒散加减。

气滞血瘀期：局部皮肤潮红，按之褪色者，为络脉阻滞，可用西关正骨跌打酒或红花酒精于局部按摩，每次10分钟，每天2~3次。若患部皮肤颜色由红转紫，为气滞血瘀，可用艾灸，每次20分钟，每天2~3次。患部皮肤紫滞、湿润者，每天可用10%黄柏液清洗后，用红外线照射30分钟。如有小水泡未破损者应减少摩擦，防止破裂感染，让其自行吸收。大水泡可在无菌操作下用注射针抽出泡内液体，不必剪去表皮，涂以淡碘伏，用红外线照射30分钟，使创面干燥，暴露疗法效果最佳。

蕴毒坏死期：患部已形成溃疡者应清洁创面，除腐生新，促进愈合。根据创面情况，用生肌膏敷创面，治愈率高，见效快。换药方法：用生理盐水清洁创面，去除坏死组织，露出新鲜创面，用生肌膏薄薄地涂在无菌纱布上，紧贴创面敷上，如果溃疡较深，应用无菌棉球涂生肌膏填压，使生肌膏充分地与创面接触，再敷上纱布并用胶布固定。

生肌收口期：创面分泌物多时，应每天换药1次，待分泌物减少、创面缩小则隔天换药1次。不再行清创术，直接敷生肌膏即可。生肌膏可祛腐生肌、活血化瘀、收敛止痛，促进坏死组织脱落、肉芽增生和组织修复，防止感染。

【康复指导】

鼓励患者活动或移动。①不能移动的患者，协助其翻身，每2小时1次。②稍能活动的患者鼓励在床上活动，或在家属帮助下进行肢体锻炼。指导患者正确的翻身方法，勿拖动，以免摩擦使皮肤破损。③久卧或久坐时，应在骨突处置小枕，以防局部受压，可用纱布垫或长枕头架空脚跟。④每天用西关正骨跌打酒按摩及外敷骨突处，预防褥疮的发生。⑤保持皮肤清洁，每天用温水拭净皮肤，对被排泄物和汗液弄脏的衣服应及时更换。皮肤干燥者可用滋润霜涂擦。⑥必要时可用水垫或气垫床。⑦给予充足的营养，给予高蛋白、高热量饮食，不能进食者可用鼻饲法或静脉外营养。

【经验荟萃】

褥疮是外科、骨科、神经内科等长期卧床患者常见的严重并发症，其病因是局部组织长期受压，导致血液循环障碍，局部持续缺血缺氧、营养不良而导致软组织坏死。此类患者自身体质较差，如果治疗护理不当，经久不愈，甚至加重感染而危及患者生命。

我院制剂"西关正骨生肌膏"是著名的外用药品之一，由西关正骨名家何竹林老前辈把验方毫无保留地献出，并在临床上广泛应用。经临床实践发现，它对延期愈合的伤口在没有严格消毒及没有使用抗生素等条件下，一经外敷后，创口有"脓液"样的分泌物增多。体质强壮者，分泌物较稠厚；体质较弱者，分泌物较稀薄。这种分泌物对创口起到清除痂皮和坏死组织的排毒生肌作用。经过一段时间用药，肉芽水肿减轻、分泌物渐少，伤口开始从底部自下而上及从边缘向中心生长出红色新鲜的肉芽组织，以后肉芽组织逐渐填平创口，表皮爬行覆盖，创口愈合。临床上应用西关正骨生肌膏的创口肉芽组织生长速度较快，患者痛苦少、瘢痕组织较柔软。

上药的面积依创面大小即可，分泌物多时勿厚涂；瘘道深时，可将药涂在纱块上松松填置，以利邪有出路。上药期间禁吃辛辣油炸之品，并可用黄芪30g、薏苡仁30g、芡实30g、枸杞15g煲生鱼汤作为药膳，有助于提高疗效。

上述保守治疗不理想时，可采用外科治疗加速愈合。

烧　伤

因热力作用于人体而引起的损伤，称为烧伤或烫火伤、汤火疮、汤泼火伤等。烧伤主要指热力、化学物质、电能、放射线等引起的皮肤、黏膜、甚至深部组织的损害，临床上以皮肤烧伤多见。

早在晋代葛洪的《肘后方》就有"烫火灼伤用年久石灰敷之，或加油调"和"猪脂煎柳白皮成膏外敷"，《千金方》谓："火疮用栀子、黄芩、白蔹煎汤以淋疮，会溜去火热毒。"清代更进一步阐明烧伤的辨证与预后，如《洞天奥旨》谓："汤烫疮……轻则害在皮肤，重则害在肌肉，尤甚者害在脏腑""火烧疮遍身烧如黑色者难救，或烧轻而不致身黑者犹可疗也，然而皮焦肉卷，疼痛难熬，有百计千方用之而不验者，以火毒内攻，而治之不得法也，故治火烧之症，必须内外同治，则火毒易解也"。以上记载，说明祖国医学在治疗烧伤方面积累了丰富经验，有些仍沿用至今。

【损伤机制】

本病是由于火热所致，主要有沸水（油）、火焰、电、放射线或化学物质等。轻则损及皮毛，甚则伤及肌肉筋骨，严重者，其火毒炽盛，伤阴耗液，邪毒乘虚侵入营血，内攻脏腑，变生他证。

【诊查要点】

烧伤由于火毒程度、作用时间、侵袭范围和深浅不同，引起局部及全身的病症各异。烧伤面积小而浅者，只需外治。严重烧伤者，必须内外治并重，临床上一般按厥脱期、毒热期和修复期进行辨证论治。

（1）厥脱期：多发生于伤后1~2天。此期由于火热暴伤，壮火食气，骤然耗气伤津，此时可有火毒伤阴，甚则阴损及阳而致亡阳欲脱的表现。火毒伤阴者，证见恶寒发热、烦躁、口干、尿短赤，舌质红而干、苔薄白或黄腻，脉弦数或细数。创面可见水疱或大量渗液。亡阳欲脱者，证见精神萎靡，表情淡漠，四肢厥冷，舌质黯淡，舌面无津，脉细数微欲绝。

（2）毒热期：一般为伤后3~4天。此期火热蕴毒，溃蚀肌肤，致毒热炽盛，内侵脏腑，产生变证。热盛伤阴者，证见创面皮塌肉烂或焦卷，腐臭溃脓，伴壮热烦渴，口干喜饮，大便秘结，小便短赤，舌质鲜红或红绛而干，苔黄或黄糙，或焦干起刺，或舌光而裂，脉弦数，或弦细而数等症。若热毒传心，可见烦躁不宁、神昏谵语；若热毒传肺，可见呼吸气粗、鼻翼煽动、咳嗽痰鸣、痰中带血；若热毒传肾，可见尿闭浮肿；若热毒传肝，可见痉挛抽搐、头摇目窜；若热毒传脾，可见腹胀便秘。

（3）修复期：指热毒后期至创面基本愈合、功能活动恢复的期间。此期热毒渐退，气阴未复，属邪退而正虚。气血两虚者，证见不发热或有低热，形体消瘦，面色无华，神疲乏力，胃纳不香，夜卧不宁，创面皮肉难生，舌淡红或胖嫩，舌边齿印，苔薄白或薄黄，脉细微虚数或濡缓。若胃阴受伤者，则证见邪热渐退而有口舌生糜，口干津少，嗳气呃逆，纳呆食少，腹胀便溏，舌质黯红，光剥无苔，脉细数等。

在火盛伤阴的发展过程中，亦可出现热深厥深，阴液枯竭，阳无所附，阴竭阳脱的危重证候。证见体温不升，呼吸气微，表情淡漠，神志恍惚，嗜睡，语言含糊不清，四肢厥冷，汗出淋漓，舌质红绛或紫黯，舌面光剥无苔或舌苔灰黑，脉微欲绝，或脉伏不起等急症。

临床上西方医学对烧伤的分度根据烧伤面积和程度进行划分。

浅度烧伤

创面在伤后21天内自行愈合的烧伤，一般不留瘢痕，包括Ⅰ度烧伤和浅Ⅱ度烧伤和部分较浅的深Ⅱ度烧伤。烧伤仅伤及表皮的一部分，但生发层健在，再生能力活跃，常于3~5天内愈合的，为Ⅰ度；伤及整个表皮和部分乳头层，如无继发感染，一般经1~2周左右愈合的，为浅Ⅱ度烧伤。

中度烧伤

成人烧伤面积在11%~30%（小儿5%~15%）或Ⅲ度烧伤面积在10%以下（小儿5%以下），并且无吸入性损伤或者严重并发症的烧伤。

深度烧伤

创面自行愈合需要21天以上的烧伤，包括较深或伴感染的深Ⅱ度烧伤、Ⅲ度烧伤和Ⅳ度烧伤，通常需要手术治疗。烧伤深及真皮乳头层以下，但仍残留部分真皮及皮肤附件，如无感染，一般需3~4周自行愈合，常留有瘢痕，为深Ⅱ度烧伤。Ⅲ度烧伤一般指全层皮肤的烧伤，表皮、真皮及皮肤附件全部毁损。Ⅳ度烧伤则烧伤深及肌肉、骨骼甚至内脏器官。严重者需截肢或者手术植皮或皮瓣移植治疗，愈合后有瘢痕。

重度烧伤

成人烧伤面积在31%~50%（小儿16%~25%）或Ⅲ度烧伤面积在10%~20%（小儿10%以下），或成人烧伤面积不足31%（小儿不足16%）。但有下列情况之一者：①全身情况严重或有休克；②复合伤（严重创伤、冲击伤、放射伤、化学中毒等）；③中、重度吸入性损伤；④婴儿头面部烧伤超过15%。

【治疗方法】

（一）药物疗法

火毒清饮：青天葵10g，水牛角60g，生地黄30g，丹皮10g，金银花、赤芍、

救必应各15g，蝉衣6g，天花粉30g，甘草6g。（选自《何竹林正骨医粹》）

烧灼或烫伤重者伤区广泛，可出现全身症状。早期若见火盛伤阴为主证者，宜加入西洋参、黄连、麦冬、玄参；若以阴损及阳者，宜加入人参、制附子以回阳救逆；如气血两亏，毒邪内攻者，宜加黄芪、当归、丹参、人参；若热邪弥漫三焦，热结于腑者，可加桃仁承气汤；尿少而赤者，可加白茅根、车前草、竹叶卷心；有便溏黏臭而频者，选加广木香、神曲、葛根；有呕血便血者，选加三七、白及；有呃逆嗳气者，加竹茹、法半夏。

（二）局部治疗

运用同内治法一样，应辨证施治，不同的创面，不同的阶段，选用不同的方法。小面积的烧伤创面，初起可用清凉膏、万花油外搽，或地榆、大黄粉各等分，研末，麻油调敷；中期有腐烂时，可选用生肌玉红膏、黄连膏或红油膏外敷；渗液多时，用2%黄连水、2%黄柏水或银花甘草水湿敷。后期脱腐生新时，用生肌白玉膏掺生肌散外敷。对于大面积烧伤创面，一般宜中西医结合处理。

【康复指导】

一般在患者烧伤后48小时、病情稳定后开始功能康复健康教育。当创面基本愈合、植皮片基本成活即应开始运动治疗。面、颈、四肢创面一旦愈合，即采用压力疗法，预防和减轻瘢痕增生。关节有挛缩趋向时，白天让患者进行功能锻炼，晚上用夹板固定，以限制瘢痕增生和减轻挛缩畸形，坚持3~6个月。

功能锻炼，开始时会引起疼痛，要循序渐进，关节活动范围由小到大，慢速进行，被动运动手法要轻柔，要取得患者主动配合。治疗过程中要观察患者的反应，以患者能耐受为宜。大面积烧伤的患者先练习抬臂、后仰、挺胸动作，再训练移动及翻转身体。取俯卧位翻身时，先练习俯卧撑动作并移动身体，再翻转成仰卧位。手烧伤较重的患者训练时需设计较易握紧的餐具，逐步过渡到使用筷子等精细动作。下肢烧伤的患者上厕所时需用特别坐椅，待关节功能改善后逐渐降低坐椅高度，直到能够蹲下。

早期的运动治疗主要是进行深呼吸运动，以改善肺功能，预防坠积性肺炎，并做健肢的主动运动，患肢小范围主动运动和被动运动。然后按患者恢复情况决定离床时间、频度和选用的辅助器材进行加强训练。

【经验荟萃】

火之为性，最为猛烈，万物顷刻成灰，何况人之皮肉？经此灼燔，皮焦肉卷，苦痛难熬，轻则成疮，重则致命。烧伤病症多来势迅猛，复杂多变，往往可几个脏腑同时出现症状。有百计千方用之不得法，故治烧或烫伤之症，必须内外同治，则火毒易解。何竹林先生认为：内治之法，宜以清热凉血，益气祛瘀、安神之药所不可少。同时要观察创面情况配合用药，如邪热基本控制，焦痂溶解脱落时，治宜补气活血、托里透脓，用托里消毒散。

中医对烧伤创面的治疗，是以中医基本理论为基础，以辨证施治、理法方药为指导的治疗方法。烧伤创面的处理贯穿于烧伤治疗的整个过程之中、正确地处理烧伤创面、合理恰当地创面用药，可有效预防和控制感染、促进创面修复、加快愈合、缩短治疗过程，是抢救治疗烧伤患者成功与否的关键。

毒　蛇　咬　伤

被毒蛇咬伤后，引起局部及全身危害性较大的一种疾病，称为毒蛇咬伤。《肘后备急方》谓："毒蛇螫伤，捣鬼针草敷上，即定。"我国的蛇类有170多种，其中毒蛇有48种，分布于全国各地，以南方居多。毒蛇中数量较多，危害较大且能致人死亡的有10种左右。如银环蛇、金环蛇、海蛇、蝰蛇、尖吻蝮蛇、烙铁头蛇、竹叶青蛇、眼镜蛇、眼镜王蛇、蝮蛇等。

【发病机制】

本病多因毒蛇咬伤时，毒液通过毒牙注入人体，侵犯肌腠，留于肌肉、经络，入于营血，内犯脏腑而发病。毒蛇的种类不同，所含的蛇毒成分也有区别，有以神经毒素为主，则主要表现出神经系统症状，称为风毒；有以凝血毒素、出血毒素为主，则主要表现循环系统的症状，称为火毒；有的既含有神经毒素，也含有凝血、出血毒素和心脏毒素等，则表现既有神经系统，也有循环系统的症状，称为风火毒。

【诊查要点】

火毒（血液循环毒素）

见于蝰蛇、尖吻蝮蛇和竹叶青蛇咬伤。咬伤局部剧痛、红肿、出血、水疱、皮下瘀斑，或可见红丝、臖核，甚至肌肤腐败，形成溃疡。伤口不易愈合，并迅速向肢体近端蔓延。多伴有恶寒发热，头痛身痛，甚则高热，恶心呕吐，心悸气短，口干渴饮，小便短赤或呈酱油样，黄疸，肝大，皮下或内脏出血等。全身反应多在被咬伤后2~3小时出现。

风毒（神经毒素）

由金环蛇、银环蛇、部分蝮蛇和海蛇咬伤引起。咬伤局部症状相对较轻，伤口可仅有轻度红肿、麻木、流血不多，所以往往易被忽视。大约在咬伤后1~3小时，开始出现全身症状并迅猛发展，有视物模糊、眼睑下垂、声音嘶哑、言语和吞咽困难、恶心、呕吐、牙关紧闭、共济失调、瞳孔散大、光反射消失、大小便失禁等。严重者肢体瘫痪、惊厥、昏迷、休克、呼吸麻痹甚至呼吸停止。神经毒素症状严重，病程短，只要安全度过危险期，一般均可恢复。

风火毒（混合毒素）

见于眼镜蛇、眼镜王蛇和蝮蛇咬伤。兼有以上两者的特点，但又有所侧重，如眼镜蛇咬伤以神经毒素为主，蝮蛇咬伤以血液循环毒素为主。

【治疗方法】

本病的治疗，首先必须明确是否毒蛇咬伤，如为无毒蛇咬伤，则对伤口作一般外科处理即可；若不能确诊或怀疑毒蛇咬伤者，则先按毒蛇咬伤处理，严密观察，以免贻误治疗。明确是毒蛇咬伤患者，则要进一步鉴别是哪一种毒蛇咬伤，至少要明确是哪一类毒蛇咬伤，以便及时做出正确的处理。早期的局部处理是一个很重要的环节，局部处理的方法很多，但总的原则是尽快排除毒液和阻止或减缓蛇毒的吸收，达到减轻中毒的目的。

（1）早期缚扎：被毒蛇咬伤后，应即用柔软的绳子或布带在超过一个关节的伤口上缚扎，松紧度以能阻断淋巴和静脉血回流，但不妨碍动脉血流为度。在使用有效蛇药30分钟后，可去掉缚扎。

（2）冲洗伤口：结扎后，可用清水、冷开水、生理盐水、肥皂水、明矾水冲洗伤口，以清除周围黏附的毒液；扩创后，可用双氧水、1∶5 000高锰酸钾溶液或1∶5 000呋喃西林溶液冲洗伤口，以排除局部的毒液，减少毒素的吸收。

（3）烧灼伤口：可用艾炷于伤口上灸5~7壮；或用白矾于火上烧熔滴于伤处，待冷后去之；或用火柴头5~7个，放在伤口上点燃烧灼1~2次，以破坏伤口表浅处的蛇毒。

（4）扩创吸吮：伤口消毒后，沿牙痕作纵形或"十"字形切开1~1.5cm，深达皮下，注意勿损伤血管神经，并用手由近心端向远端伤口周围挤压，使毒血排出，同时反复边挤压边冲洗伤口，然后于伤口处拔火罐或用抽吸器作负压吸吮，将伤口毒血吸出，有利于毒液排出，减轻中毒。如果口腔无溃疡龋齿者，也可用口吸吮，边吸边用清水漱口。但要注意，凡蝰蛇、尖吻蝮蛇、蝮蛇咬伤后，伤口流血不止或有全身出血现象，则不宜扩创，以免伤口流血不止，甚至发生失血性休克。

（5）针刺排毒：出现肿胀时，可在手指蹼间（八邪穴）或趾蹼间（八风穴）皮肤消毒后，用三棱针或粗针头与皮肤平行刺入约1cm，迅速拔出，将患肢下垂，并由近端向远端挤压以排除毒液，但被蝰蛇、尖吻蝮蛇咬伤时应慎用，以防出血不止，如被眼镜蛇咬伤，患肢肿胀难消，而表面瘀黑坏死者，宜尽早切开减压，以减少潜行坏死。

（6）局部封闭：胰蛋白酶能直接破坏伤口残存蛇毒，具有良好的抗组织坏死作用。毒蛇咬伤1~4小时内，以结晶胰蛋白酶2 000U加0.25~0.5%普鲁卡因溶液6~20mL稀释，在牙痕中心及伤口周围注射，深达肌层，必要时可重复应用，或在缚扎上端、肿胀上方行套式封闭，胰蛋白酶可能引起过敏反应，使用时可同时应用抗过敏药。

（7）外敷草药：凡火毒或风火毒的毒蛇咬伤，可选用半边莲、穿心莲、鬼针草、万年青、旱莲草、蓖麻仁等新鲜草药，洗净捣烂外敷伤口，或用有效的蛇药水调成糊状，外涂伤口周围肿胀处。

【经验荟萃】

救治毒蛇咬伤的第一步是处理伤口，一旦有被毒蛇咬伤的患者，要立即进行清创冲洗，减少毒素的吸收。同时服用有效的蛇伤中成药。根据不同类型毒蛇咬伤，出现不同症状，进行辨证立法，处方用药。①风毒者，宜活血祛风为主，选用当归、川芎、红花、白芷、细辛、吴茱萸、威灵仙、桂枝、七星剑、九层塔、两面针、寮刁竹等，代表方：蛇伤1方。②火毒者，宜清热解毒、凉血止血为主，选用黄连、黄芩、金银花、山栀子、大黄、穿心莲、半边莲、半枝莲、田基王、白花蛇舌草、一枝黄花、鬼针草、万年青、干地黄、丹皮、白茅根、旱莲草、仙鹤草等，代表方：蛇伤2方。③风火毒者，宜清热解毒、活血祛风为主，在上述两类中选用，代表方：蛇伤3方。恶心呕吐加竹茹、生姜；咽喉肿痛加山豆根、射干或用六神丸；痰涎壅盛加川贝母、胆星、竺黄或牛黄冲服；热盛伤阴加玄参、天冬、麦冬；热盛迫血妄行出血者加蒲黄、茜草根、紫珠草、旱莲草或合用犀角地黄汤（犀角今已禁用）；咳血咯血加仙鹤草、侧柏叶、蒲黄炭；尿少尿闭加白茅根、车前草；高热神昏加服紫雪丹或安宫牛黄丸；大便秘结腹胀加大黄、芒硝、枳实、川朴；伤口出血不止用云南白药或三七内服，或用云南白药外敷伤口。

通常认为在咬伤后1小时内是蛇毒吸收最快的时期，中毒严重者常引起神经系统、循环系统和泌尿系统机能的障碍，发生中毒性呼吸麻痹、休克、心力衰竭及肾功能衰竭的严重情况，常可危及生命。因此抢救成功的重要措施是及时处理伤口，对于蛇咬伤患者要及时处理伤口，可按一般外科溃疡伤口处理。应尽早应用综合药物和抗毒血清治疗，严密观察病情与患肢情况，增强患肢护理，积极预防相关并发症，患者出院时做好病情观察并指导相关注意事项。

毒虫蜇咬伤

人体被毒虫蜇咬后，出现局部或全身病变的一种疾病，称为毒虫蜇咬伤。

【发病机制】

人体被毒虫蜇咬后，由于毒邪外侵，留连肌腠血脉，内袭经络脏腑，以致化火、化风，而表现热毒、风毒的证候，多以局部症状为主，但严重中毒者，可出现全身症状，甚至危及生命。

【诊查要点】

毒虫的种类很多，在人类活动中常易受其毒性伤害的虫有蜈蚣、蝎、毒蜂、毛毛虫、蜘蛛、水蛭等。

（1）蜈蚣咬伤：蜈蚣两前足各具有一对毒爪与其体内毒腺相通，当其毒爪刺蜇时放出毒液于人体内而致病。证见被刺伤处有两个小红点，局部红、肿、热、痛，自觉疼痛彻骨，或痛痒难忍，或有红丝出现，严重者则出现发热、头痛、恶心、呕吐、头晕目眩等全身症状，为风火毒所致。

（2）蝎蜇伤：被蜇部位灼痛剧烈，甚至痛引全身，或仅有痒痛；局部红肿、水疱，重者有流涎、恶心、畏光、呕吐、嗜睡、呼吸急促、寒战、高热等症，为风火毒所致。儿童被蜇后，严重者可致呼吸、循环衰竭而死亡。

（3）蚂蟥咬伤：原名叫"水蛭"，常以身上的吸盘叮咬人后在皮肤上吸血，同时分泌水蛭素和组织胺样的物质，使伤口麻醉、血管扩张、流血不止，并使皮肤出现水肿性丘疹、疼痛。

（4）毛毛虫蜇伤：毛毛虫体表有毒毛，呈细毛状或棘刺状。被蜇伤后，毒毛留在体内，因而局部痛痒刺痛，烧灼感，一段时间后则患处痛痒加重，甚至溃烂。严重的还可引起荨麻疹、关节炎等全身反应。

（5）蜂蜇伤：证见蜇伤处有小黑点，周围起红斑、丘疹，有的可引起广泛的风团，久则潮红肿胀，甚至有水疱形成，数小时或1~2天自行消失。伤口烧灼剧痛、瘙痒，亦可产生头晕、恶心、呕吐等症。若被群蜂同时蜇刺伤，则可产生大面积肿胀、中毒，中毒重者，可有发热、恶寒、头痛、恶心、呕吐等症，为风火毒所致。而对蜂毒过敏者，则可引起荨麻疹、呼吸困难，危及生命。

（6）毒蜘蛛咬伤：毒蜘蛛主要指"红蜘蛛"，又叫"黑寡妇"。被咬伤后，伤口处会发生肿胀、肤色变白，有剧烈痛感。同时，会引起严重的全身反应，表现为全身软弱无力、头晕、恶心呕吐、腹肌痉挛、发烧、畏寒，甚至危及生命。

（7）壁虱咬伤：壁虱又叫"蜱"，是吸血的体外寄生虫。蜱叮人时会分泌唾液，使血液不凝固及局部血管周围发炎。其唾液中还含有神经毒素，会发生严重神经毒性反应，表现为易激动、全身无力、下肢行动不便。蜱还传播回归热、森林脑炎、黄热病等。

【治疗方法】

被蜈蚣、毒蜂咬伤者，应立即用肥皂水或3%氨水，或5%~10%小苏打溶液冲洗伤口，在野外也可用自体小便冲洗。

被蜂、壁虱、毛毛虫、蚂蟥、蚂蚁、蝎子蜇咬伤者，患处多见有尾刺，因此要用镊子小心将尾刺或断肢拔出，避免毒汁受压迫进入皮肤。被蜜蜂刺伤后，因蜜蜂刺有毒囊，挤压被刺伤处，并在伤口用火罐吸出毒液，直到流出鲜红的血液为止，最后用小苏打水或石灰水擦洗，亦可用紫金锭或明矾研末以米醋调敷。局部红肿热痛甚者，可选用金黄散冷开水调成糊状外涂，经常保持湿润，或选用鲜蒲公英、鲜马齿苋、鲜鬼针草捣烂外敷。必要时可内服抗过敏药。

【经验荟萃】

毒虫蜇咬伤所致过敏反应是威胁受伤者生命和健康的主要因素，临床上应引起高度重视，并需及时正确地处理。要治疗毒虫咬伤首先要明确诊断致伤毒虫的种类，因为不同毒虫叮咬伤的治疗重点不同，所以根据诊断对其危险性进行评估，对于有可能发生危险的患者，一定要留院观察2~3天，转归好时才可以出院，如果病情继续恶化，应进一步采用中西医结合治疗。治疗本病中西药合用，优势互补，症状缓解快、治愈时间短，且安全。

破 伤 风

破伤风为病名，是指感染破伤风杆菌引起的急性、中毒性传染病。《仙授理伤续断秘方》称其为金疮痉、伤痉、金疮中风痉，临床以皮肉破伤，风毒之邪乘虚侵入而发痉者称之。

【发病机制】

因肌肤破伤，邪毒入侵或创口受邪而致抽风，为邪毒自创口袭于经络，引动内风所致。现代医学已证实本病为破伤风杆菌从伤口侵入人体，在缺氧环境下迅速繁殖产生细菌毒素而伤害运动神经元所引发的阵发性四肢抽搐、角弓反张等为主要症状的疾病。

【诊查要点】

本病多因创伤之后，感受风毒之邪，侵入肌腠经脉，营卫不得宣通，以致筋脉拘急，甚则内传脏腑，毒气攻心，引起严重症状，使病情迅速恶化。此疾病有潜伏期，潜伏期可长短不一，因人而异，一般平均为6~10天。初起四肢无力、头痛、两腮酸痛、口噤、颈部转动不灵、发热发冷；进而面肌痉挛，呈苦笑面容，牙关紧闭，舌强口噤，流涎，甚则全身肌紧张，阵发性四肢抽搐，角弓反张，频频发作；最后语言、吞咽、呼吸均困难，甚或窒息而死。发作频频，轻微刺激即可诱发抽搐发作。病程进展较快者，预后较差。

临床上辨证可分为：

（1）轻证：邪在肌腠经脉，一般先从头面开始，进而扩展到躯干和四肢。先感牙关紧急，或头痛、恶寒发热，烦躁不安；继则出现肌肉痉挛，面呈苦笑，项背强急，四肢抽搐，但发作间隔时间较长，舌苔薄黄，脉弦或弦数等症。

（2）重证：风邪入里，以致抽搐频频，甚则呈角弓反张，任何轻微的刺激，如声、光、震动等，可诱发强烈的阵发性抽搐。常致吞咽困难、癃闭、甚至窒息而死亡。当风从火化，则有高热大汗，阴液耗损；热结脏腑、热毒传肺，则喘咳痰鸣；热结阳明，则腑实便秘，脘腹胀满；湿热下注，则小便短赤或尿闭。伴有舌质红或干绛，苔黄浊，脉弦数或洪数等。

（3）恢复期：一般证见口干津少，肌肉拘紧，关节不利。

【治疗方法】

治疗原则是早期及时清创将坏死组织显露切除，并开放创口，使引流通畅。治宜息风镇痉，轻症选用玉真散、五虎追风散加减，重症者，加强护理，这是减少并发症、降低死亡率的重要措施之一。尽可能选择单人暗室居住，保持安静，专人护理，密切观察，保持呼吸道和大小便通畅。便秘者可用清热解毒、息风镇痉、峻下热结之法，用金银花、连翘、石膏、知母、黄芩、黄连、山栀子合大承气汤煎水，低压灌肠。

恢复期：能进食者，治宜益胃养津、疏通经络，用沙参麦冬汤加葛根、木瓜、金银花藤、丝瓜络、牛膝等；若气血虚弱，脾阳不振，治宜补气血、健脾胃，选用四君子汤、补中益气汤、八珍汤加减。

【康复指导】

避免刺激患者。注意补充营养，能进食者，避免呛咳和食道哽噎。重症患者不能由口进食的，尽早由鼻腔插入胃管鼻饲流质饮食，保证水分和营养的供给，维持水电解质平衡。指导患者呼吸肌的锻炼及肢体运动。

【经验荟萃】

破伤风重在预防。正确的处理伤口，特别在被生锈的铁钉或玻璃、鱼刺等异物刺伤深部的组织，形成小而深的伤口，极易感染破伤风杆菌，治疗时必须彻底清创，并在24小时内注射破伤风抗毒素（TAT）1 500U，皮试阳性者，可作脱敏注射。

破伤风特征性表现是全身和局部肌肉持续性痉挛和阵发性抽搐，使用镇静剂，控制抽搐，及对症处理十分必要。此外，对患者清创的敷料要集中焚化。

下 篇——

西关正骨名家经验

何竹林

何竹林（1882—1972）

广东南海人，清末广东五大伤科世家之一

原广州中医学院外科教研室主任

医馆旧址：广州西关（荔湾区）光复中路

何氏祖辈三代精武技医术，何竹林为粤海伤科医家何良显之子，原名何厚德。其8岁随光孝寺觉云禅师习少林武功，日修医文脉理，敦敏好学，能过目成诵。19岁时北上寻师访友，入江西、走湖北、访河南、抵北平，南经宁沪、北至哈尔滨，历时3年，行程2万里。

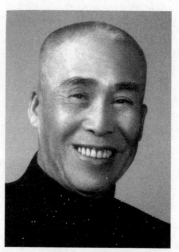

图3-1 何竹林

他生前在广州西关行医逾半个世纪，以善治伤科重症、大症而闻名省港。1924年10月商团事变中，因救治枪火伤者而获得"破腹穿肠能活命"的美誉。1935年组建粤海伤科联谊会。他为人豪爽慷慨，医术精湛，医德高尚，在广东中医界和群众中享有崇高的声望。

1935年中秋，广州西关乐善戏院发生火灾，棚架烧通，一片火海，顷刻人们均集中于通道逃生，因门楼不堪拥挤倒塌，当时跌伤、踩伤、烧伤80多人，即送邻近何竹林先生诊所救

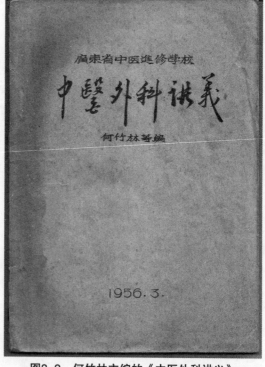

图3-2 何竹林主编的《中医外科讲义》

治，在他的精心治疗下，这批伤者获得良好疗效。是年由广州粤剧名伶及长寿警察分局车载各类褒奖的牌匾，沿广州太平路、长堤路、大同路、长寿路巡行，以表彰何竹林，其中一匾内容为"何君仁心仁术，不啻再世华佗"。

新中国成立后，何竹林参与筹建广州中医学院，连续被聘为广州市第一、第二、第三届政协委员，并担任广州中医学院外科教研室主任、广东省中医院首任外科主任、广州中医学会正骨委员会主任，主编《中医外科讲义》教材，为现代中医骨伤科的创建打下了基础，并为中医高等院校培养了众多的骨伤科骨干。

学术上，何竹林既遵循中医经典著作，也重视现代科学知识，积极提倡理论学习与临床实践相结合。治疗手法上，恰当运用自身的腰力、腿力、手力替伤者接骨，为其一大特色。此外，他还非常注重对岭南草药的研究，采药、制药多亲力亲为，其运用岭南草药制成的多种膏、丹、散及外洗舒筋汤，疗效颇验，其中治疗骨折的经验方"驳骨散"已被编入全国中医学院统一教材。

由于其治疗骨伤的手法、医方、用药独具特色，全国高等中医药院校教材将其列为现代骨伤流派全国十大名家之一。

代表性传人： 胡道明　高北海　马惠周　何兆康　何德光　钟培鉴　苏锦星　何应华　何超常　何应基　何应权　何应衡　何应璋　罗广荫　魏征　张贻锟　岑泽波 等

一、岭南骨伤科名医何竹林学术精华[①]

（一）何竹林之正骨理论学说

何竹林正骨手法有坚实理论基础，其医学讲稿第一篇正骨手法述要曰：正之谓何？使之合度也。骨之不正其状有五：一曰侧歪，二曰驾迭，三曰屈角，四曰旋转，五曰离延。五状见一，均须经手法正之，使其断者复续，陷者复起，碎者复完，突者复平，或正其斜，或完其阙。盖人体筋骨，气血煦濡，向具生机，故接骨者应如扶植树木，以顺其性意，是谓至治，比单以器具从事于拘制者，相去

① 刘小斌，陈忠烈，梁川. 岭南中医药名家（一）［M］. 广州：广东科技出版社，2010.

甚远矣。此乃言中西正骨之别：西医接骨如木匠之接木，中医之驳骨如扶苗植树，这简单的比喻十分深刻，指出一动一静，一板一活，即形象又生动地道出中医正骨特色——中医多用手法，西医多用手术，中医手法为群众喜爱。

何竹林继而谈手法辨证者，实合于眼法、口法、耳法、心法也。眼法为望，口法为问，耳法为闻，心法为导。望以目察，闻以耳占，问以言审，摸以指参，皆合乎手法之一用也。手法用于复位，为正骨之首务。观现今大多伤科医籍，均以正骨八法为主。八法者，摸、接、端、提、推、拿、按、摩也。摸者，用于诊断，即用手细细摸其所伤之处，以其细心之触摸诊断筋骨损伤部位病症。接者，谓使已断之骨合拢续接一处。端者，盖骨离其位必以手法端正之。提者，谓下陷之骨提出如旧也。接、端、提三法主要用于治骨。推者、拿者，或有骨节间微有错落不合缝，或有筋急纵伤转摇不便利、运动不自如者唯宜此法，以通经络气血也。按者、摩者，盖为皮肤筋肉损伤而骨未断而设也。可见推、拿、按、摩四法主要用于治筋。他说："不懂理伤手法和夹缚固定就不是骨伤科医生。"何竹林在长期骨科临床实践中又总结理伤手法为触摸、牵引、端提、揉捏、旋转、屈伸、按摩、推拿八法，这是何竹林对中医正骨手法理论学说的发挥，是则手法者，诚正骨之首务哉。

古今骨骼定名，更是体现何竹林精研中医伤科古籍文献并与现代解剖学结合的深厚功底。何竹林认为：中国文化垂数千年，历代医家对病名、症状、方药以及骨骼多有其称号，单就骨骼称谓载诸典籍者不胜其数。自西洋医学传入我国，将我国自古有之解剖文字译之为现代解剖名词，今日中西共通，愚意以此定名，诚利于交流又不失原意也。

何竹林分头颅部、躯干部、上肢部、下肢部对古今骨骼名称进行考定。如头颅部，考证注释了巅顶骨及天灵盖骨（顶骨）、凌云骨（额骨）、山角骨（额骨左上角，即颞骨）、天贵骨（额骨右上角，即颞骨）、睛明骨（眶骨）、中血堂（鼻腔中膈内犁骨等软骨）、后山骨（枕骨）、玉梁骨（耳门前方）、寿台骨（颞骨乳突）、颊车骨（牙床、下颌骨）、地阁骨（下颌骨）等16个部位。又如躯干部，考证注释了柱骨（颈椎）、旋台骨（第七颈椎）、脊骨及膂骨或背骨

（胸椎）、腰骨（腰椎）、尻骨及尾骶骨（骶椎）、龟子骨（胸骨柄及体）、心坎骨及蔽心骨（胸骨剑突）、歧骨（7~10肋骨）、凫骨（11、12肋骨）等20个部位。再如四肢部，上肢部考证注释了缺盆骨及锁子骨（锁骨）、饭匙骨及琵琶骨（肩胛骨）、臑骨（肱骨）、肘骨（尺骨鹰嘴）、臂骨（桡、尺骨）、上力骨（腕骨）、驻骨及搦骨（掌骨）、助势骨及竹节骨（指骨），下肢部考证注释了髀枢（髋臼）、髀杵及大楗骨（股骨）、外辅骨（股骨头）、膝盖骨（髌骨）、小腿骨及臁胫骨（胫、腓骨）等30个部位，曰骨骼定名，古今如一，大众共通，有利于中西医结合之时学术提高。

（二）何竹林伤科专门用药及验方

《何竹林正骨医粹》验方撷英、用药采菁两部分，专门介绍何竹林研制伤科专药，如骨伤科临床3期辨证立法处方。

骨一方，组成：红花、桃仁、当归各6g，赤芍、钩藤、泽兰各10g，骨碎补、生地黄、天花粉各15g，乳香3g。

功效活血祛瘀，消肿定痛。主治骨折初期瘀血阻滞，经脉不通。

骨二方，组成：当归10g，续断10g，熟地黄15g，土鳖虫6g，赤芍10g，骨碎补15g，自然铜10g（先煎），五加皮15g，千斤拔30g。

功效养血和营，接骨续筋。主治筋骨折断的中期或后期以及骨科杂症。

骨三方，组成：党参、黄芪、熟地黄、茯苓、狗脊、怀牛膝各15g，当归、补骨脂、续断各10g，桑寄生、千斤拔各30g。

功效益气养血，调补肝肾，强壮

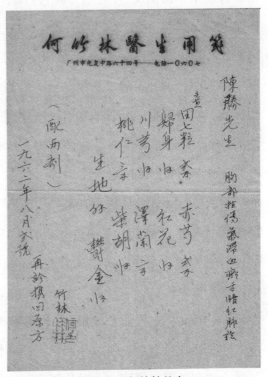

图3-3 何竹林处方

筋骨。主治骨折修复缓慢，老年骨折及损伤后期各种虚证，以形体虚弱、筋肉萎缩、肢体乏力、关节不利为施治要点。

又如何竹林伤科通脉散，研制于20世纪20年代，曾作为广东精武体育会常备急救药品，主要用于伤后瘀血阻滞、血行不畅所致诸痛。该药散在伤科七厘散的基础上加三七、延胡索、五灵脂、当归等药，使其药效能走能守，止痛之力更为确切持久；加入琥珀、天麻、郁金等宁心安神、息风解痉之药，使神安痛宁以利稳定伤情。该药散一直沿用至今，后改为胶囊制剂。

外用药方面。何竹林分别研制有驳骨散（膏，外用药）、生肌膏（软膏，外用药）、跌打油（外用药）、百灵膏（硬膏，外用药）、金枪散（膏，外用药）、舒筋汤（外洗方）、皮炎外洗方、跌打风湿药酒（外用药）等，其中跌打风湿药酒值得介绍。

何竹林跌打风湿药酒处方组成：三七、当归、威灵仙、羌活、五加皮、透骨消、大黄、栀子、防风、豨莶草、寮刁竹、九里香、独活、薄荷、忍冬藤、黄柏、伸筋草、海桐皮、泽兰、续断、甘草各120g，骨碎补、白芷、木瓜各240g，樟脑480g，桃仁30g。该药酒的制作：将上药切细，蒸半小时，待温度降低，放进酒坛，加入含酒精50％的米酒20L，密封，浸泡3周，滤出药液即成。该药酒具有活血祛瘀、消肿定痛、祛风除湿、舒筋活络的功效。治疗骨折，脱位，软组织扭挫伤，肌腱劳损，筋骨酸痛，风湿痹痛。外涂患处，或在施行理伤手法时配合使用，亦可以棉纱浸湿外敷。该药酒于1986年改进成霜剂，为"准"字号中药。

（三）何竹林高尚之人生境界

何竹林行年90，从医近70载，古人云"欲为大医，先为大儒"，医界先人每多重传统文化以修身，《何竹林正骨医粹》收载何竹林"诊余医话"18篇，尽显何竹林不独为名医，亦为大儒之风范，足见其所思甚远，且有"存史"之价值。如"诊余医话"第一篇"记澄斋老人二三事"，澄斋老人即近代名医谢利恒（1880—1950），澄斋乃晚年号，早岁来粤担任广州中学、两广师范（今华南师范大学）地理科教席。何竹林回忆听谢利恒讲学：每闻其演说，语调抑扬，层次井然，地理学识充塞胸次，对我国边际绝域、山川形势、河道源流如数家珍，是时广州地理教席非大师不能餍众望。谢利恒先生手下弟子众多，能诗能文有程门雪、秦伯未、严苍山、盛心如、陈存仁等。其中陈存仁先生短小精悍，才气横溢，1945年撰写医家座右铭，文仿朱子家训，撷取历代医家之名言撰成，袖示谢师。谢利恒阅后极为赞许，即以稳重端庄之书法手写"医家座右铭"百余通，分赠同道以勖勉之。

此事为近代医史书未载，特补充录入。陈存仁撰写谢利恒手书之"医家座右铭"，格高境大，气清意醇，大有益于后来学者，故以其开篇作为本文之结语："医乃仁术，良相同功，立志当坚，宅心宜厚……"

（刘小斌）

二、何竹林治疗桡尺骨双骨折经验[①]

何竹林先生是广州西关正骨的一代宗师，也是广东伤科的代表人物。他一生经历了清末、民国及新中国，从医60余年，师从者众。他的治伤经验和正骨手法驰誉珠江三角洲及海外。2011年6月至2016年6月广州市荔湾区骨伤科医院在白云区社区卫生服务中心建立西关正骨传承工作室，期间收治16例桡尺骨双骨折病例，采用西关正骨名医何竹林所传授的正骨疗法治疗，经临床观察其骨折愈合快，无畸形，疗效满意。

前臂桡尺骨双骨折为临床常见的骨折之一，由于前臂肌肉较多，桡尺骨的上、中、下段附着伸肌群、屈肌群、旋前肌、旋后肌等肌群，不同位置的骨折将产生不同的移位，给整复带来一定的难度。我们根据骨折的位置，选取相应的手法整复骨折，取得较好的疗效。现将其整复手法介绍如下。

（一）辨清伤情

接诊前臂桡尺骨双骨折时，先对患者的受伤状态及骨折的X线照片细加分析，明确分型，其前臂双骨折是单纯稳定的，还是复杂不稳定的，都要明了于心。由于桡尺骨是由上、下尺桡关节等软组织联结成一个功能整体，只要发生一

---

① 选自《中华中医药学会民间特色诊疗技术研究会第十次学术年会论文集》，2017年8月印刷。

骨的骨折移位就势必波及上、下关节或另一骨。所以X线照片一定要包括尺桡骨的上、下关节，才有利于做出正确的判断。

（二）法从手出

对于适合用手法复位的前臂单骨或双骨骨折，整复时要注意桡骨干骨折的折端位置。特别是旋前圆肌止点邻近的骨折，如桡骨上1/3骨折后，其近折端多因肱二头肌、旋后肌的收缩而明显旋后，若采用伸肘位牵引会使肱二头肌、旋后肌紧张而加大其近折端的旋后和向前成角移位；而骨折远端因受旋前圆肌及旋前方肌的收缩而旋前，势必加重两折端的移位畸形。手法整复时若将患肢屈肘90°，将远折端放在相应的旋后位再行复位则有利于复位。

若是桡骨中、下段骨折，由于骨折线位旋前圆肌止点以下时，因肱二头肌、旋后肌的旋后作用被旋前圆肌的旋前力量相抵消，骨折近端处于中立位；而骨折远端会因旋前方肌的收缩而向前旋转移位，整复时宜将远折端置中立位牵引整复，这样有利于以远折端对近折端（以子寻母）的牵导手法实施。

使用牵导手法时，助手牵引患肢远端不宜紧握其掌指，因拇指及其余手指的指深屈肌腱均起于尺桡骨中上段。用力牵拉手指会使远折端移位而造成复位的困难，正确的方法是紧握其下桡尺关节及腕部，有助顺势牵导。

有关手法整复前臂双骨折的先后次序问题，若桡尺骨同在上段的骨折，因尺骨就在皮下，较易触摸，先予以整复。将尺骨复位后，骨间膜等软组织也会处于正常位置，使桡骨的整复可以顺利进行。何竹林先生认为整复时应是"先易后难"，即先整复容易复位的尺骨骨折，为骨折重建创造一定稳定因素；后整复不稳定的桡骨骨折。整复时用力还应做到刚、柔、迫、直（刚是强力、柔是缓力、迫是推挤、直是拉力），"以子寻母"（则以远对近），如果能达到功能复位（对线1/2以上，没有旋转或成角畸形）便可以了，若为追求解剖复位，反复挤捏局部就会加重损伤，给整复带来困难，而使治疗适得其反。

前臂桡尺骨双骨折的整复标准是：桡骨的旋转畸形不能大于30°，尺骨的旋转畸形不得大于10°，尺桡骨的成角畸形不能大于10°，桡骨的旋转弓应予以恢复，低于此标准则会造成明显的功能障碍。若是达不到以上标准者，则应行内固定术。

（三）夹缚得法

骨折整复后维持固定中立位，患臂外敷跌打油纱4层，可根据需要放置压垫预防成角畸形，用4块杉树皮小夹板做前臂固定。先捆扎中间缚带，然后捆扎前端及后端缚带，要求捆绑小夹板时松紧适宜。行X线照片复查复位情况，如符合要求，维持屈肘90°，前臂中立位外加旋中托板（或石膏托）固定，以限制前臂旋转活动，悬挂胸前。

固定后应避免患肢下垂，注意手的温度、颜色和感觉。若肿胀严重，皮肤温度低下，颜色发紫，桡动脉减弱或消失，手部感觉麻木，剧痛难忍，则应检查缚带，并适当放松，必要时去除外固定。

（四）功能锻炼

功能锻炼是通过运动来促进患部的血液循环，也可促使肿胀消退。骨折整复后，即使在固定期间，也要注意加强伤肘的功能锻炼，早期宜进行手部的抓握运动，以避免出现手部关节失用性僵硬，而肘、腕关节的活动应主动地进行，范围由小到大，但应避免前臂的旋转运动而造成移位。功能锻炼一般在6周以后方可进行。在固定早中期，应练习耸肩、肘关节的屈伸活动。后期可从小云手到大云手，通过加大全身各大关节的活动量，以加速骨折的康复和功能的恢复。

除上述外，还要重视儿童前臂青枝骨折的复位固定。不要以为轻度的成角畸形，骨折愈合后不致影响功能，而放弃整复，或固定时间过短，使一侧尚未断裂的骨膜生长过快而造成愈合过程中原来的成角继续加大，最后影响前臂的旋转功能。因此对于此类骨折应完全纠正成角畸形，采用压垫做三点式固定（注意缚带松紧度），并保证一定的夹板固定时间。

药物治疗按骨折三期辨证施治，早期用药注重气通血活，消肿定痛（消法）；中期用药注重和营通脉，舒筋活络（和法）；晚期用药注重接续筋骨，补益肝肾（补法）；骨折临床愈合期可配合舒筋活络洗剂熏洗。

（五）讨论

前臂桡尺骨双骨折为临床常见的骨折之一，整复不易，固定更难，由于前臂附着肌肉较多，不同位置的骨折将产生不同的移位，给整复带来一定的难度，我们根据16例桡尺骨双骨折的不同的部位选取相应的手法整复，以"重视体位，牵导得体"，稳、准、巧为纲领，正骨手法则以刚、柔、迫、直的整复用力施术。同时，重视整复后的固定和锻炼方式，取得较好的疗效。

（李主江　张志生）

管霈民

管霈民（1889—1980）

江苏武进人

广东省名老中医，骨伤科主任

医馆旧址：广州西关宝华正中约闸口

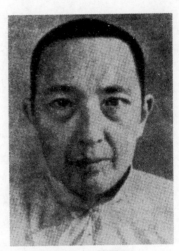

图3-4　管霈民

管氏三代行医，管霈民深得家传，管家为清末广东五大伤科世家之一。

20世纪20年代，管霈民任广东中医药专门学校外伤科主任，全国中医教材编委会委员，著有《管氏伤科讲义》一套6册。分伤科为跌伤、打伤、炮伤、火伤、刀伤5类。注重骨伤科之生理解剖及伤科秘方研制。

管霈民继承祖业，自幼居羊城西关，得中外文化之熏陶，在父亲管季耀的言传身教下，博极医源，融汇中西，及长与父同在广州西关开业应诊，同任广东中医药专门学校教席。期间秉笔著述《管氏伤科讲义》《救护学讲义》《救护队讲义》，其资料丰富，词义畅达，真可法传。医史学家邓铁涛称"管季耀、管霈民父子讲外伤科均能口传手授，使晚辈得以成才"。父子皆为民国时期的广东伤科名家，有"术绍俞跗"之称。

管霈民于1962年、1978年两度被广东省人民政府授名为"名老中医"。传世伤科验方有通关散、止痛还魂丹、止血散、万应消毒水等。

代表性传人：管铭生　管其健　管永基　管志远　邱健行　管佩嫦　邱剑鸣 等

一、管霈民学术精华

（一）精通医理，技术高超

管霈民医从祖父、父亲，熟读中医经典，精通针灸，深谙脉诊，法于阴阳。在临床中能用阴阳五行理论，推断每年疾病发作大致情况，善用针灸临床治疗疾病，疗效非同一般。脉诊为其所精，曾有位患者脚趾骨折，复诊时管霈民为其切脉，发现他在治疗期间有房事（注：骨折患者应忌房事），令该患者折服。

管霈民医术高超，在临床中主要精于疮科和骨科，在医疗界具有很高的威望。有自己的独创正骨手法，对骨折患者善于手法复位，并用小夹板固定，通过内服外敷治疗患者，临床效果好。管霈民善于望诊及用手触诊骨折患处而了解患者骨折情况，根据手下感觉来判断病情，且判断十分准确，而X线照片只作为辅助诊断，手法复位轻巧、准确，动静结合。对于骨折患者，管霈民提倡分时段辨证治疗，早期活血化瘀为主，中期养血生肌为主，后期应补益肝肾为主，并及早进行功能锻炼而恢复关节功能。他认为补肾可以补骨生髓，髓旺骨长。临床中常选用骨碎补、续断、生地黄、赤芍、土鳖虫等药，用药精练，通常8~10味，大多以六味地黄汤加减辨证施治。对于骨科外伤独创骨科膏贴，以消肿止痛，促进骨折愈合。现在本院骨科仍保留名医管霈民的骨科名方，并在原方基础上加以现代工艺制作，使之使用方便，药效独到。目前的骨科一号膏和骨科二号膏，便是在管霈民的原方基础上变更而来，用于治疗临床上的跌打损伤、红肿热痛等功能障碍的名方，深受海内外患者的一致好评。其中骨科一号膏消肿止痛效果优良，骨科二号膏对于治疗慢性劳损有奇效。在疮科，管霈民调配烧伤膏治疗患者，为广大患者解除疾苦。除此之外，还有许多其他外治药物用于临床，独显中医治疗手段之精华。管霈民制作外用药均需除去杂质，精选药材，研末过筛、炙等严格操作，为制作精良药物，把祖传制药工具奉献给单位，为中药的研制奠定基础。

管霈民作为广东名医，威望很高，医院对他十分器重，他年老时仍坚持医院的临床工作，医院为了方便管霈民，特地雇请三轮车专门接送他上下班（当时没有小汽车），享受院长级待遇。

（二）悉心研究，手法至精

管霈民对中医事业兢兢业业，继承父业，悉心钻研正骨疗伤。对跌打损伤、伤筋瘀肿，常采用手法治疗，灵活运用点、按、揉、磙、推、擦、拍、滚及扳等手法，解除患者疼痛、屈伸不利、脱臼等痛苦。管霈民认为：正骨手法在软组织、肌肉、筋膜及关节功能障碍等病变过程中具有十分重要的作用，通过手法，可以促进经络、气血的运行，疏通血脉，改善局部功能。他的手法精良，刚柔结合，在他的悉心治疗下，许多顽固性的骨、关节、筋膜损伤的患者都得以康复。他常告诫年轻的医生，切记手法勿粗暴，要有力、柔和、持久、深透，要用心去感悟，用手法去体现。

（三）教书育人，桃李天下

管霈民不但医术高，教书育人也成绩斐然。曾与名医刘赤选等任教于广东中医药专门学校，著书立说，传扬医术。民国期间，曾重新修订《广东中医药专门学校外科讲义》《花柳学讲义》作为教材，传授医学及医术，为后世中医骨科、外科的发展做出了极大的贡献。其弟子亦学有所成。

（广州医学院第一附属医院撰稿）

二、骨伤科发展史纲要[①]

我国的正骨科医学主要包括闭合性骨折、脱位及其后遗症的治疗，在古代也包括开放性损伤，但目前开放性损伤多由现代医学的医生处理。在我国北方通常用正骨科这一名称，而在南方通常用伤科。在治疗的病种上，中医正骨科或伤科与现代的骨科基本相同，仅方法上大同小异，故目前也通称为骨伤科。

我国医生治疗骨折已有3 000多年的历史。据公元前13世纪左右商朝早期的甲骨文记载，有22种疾病，如手病、臂病、关节病、足病、止（即趾）病、瘤病及跌伤均包括在正骨科范围之内。公元前11世纪至公元前8世纪的西周时期，

---

① 选自《西关正骨医院文化建设专刊》第7期。

《诗经》曾记载创伤疾病。《周礼》还记载当时四大医之一，疡医是主管肿疡、溃疡、金疡和折疡的治疗。公元前770—前25年的春秋战国至西汉时期，由于当时已能使用铁器，战争频繁，伤员增多，促使创伤医学得到发展。《汉书·艺文志》记载齐国大夫高疆云"三折肱知为良医"，说明当时已认识到肱骨再次骨折不易愈合。《黄帝内经》十八卷是我国现存最早的一部重要医学文献，成书约在春秋战国时期，记载了有关解剖、生理、病因、病机、诊断和治疗等内容，奠定了祖国医学的理论基础；该书还对某些骨病，如痹、痿、疽、腰痛等立专篇进行论述。

东汉时，纸张来源扩大，促进了文化和医学的进一步发展。汉末医学家华佗（公元141—207年）发明麻沸散做剖腹手术。麻沸散是世界上最早的麻醉剂，反映了我国医学在公元2世纪时在麻醉和外科领域已有相当高超的成就。华佗还首创"五禽戏"，强调体育锻炼增强体质的重要性。之后晋代葛洪、隋代巢元方、唐代孙思邈等医学家在著作中论述了创伤骨折的诊治。唐代蔺道人于公元841年发表《仙授理伤续断秘方》，这是一部科学性极强的骨伤科学著作。该著作中提出具体的复位法，包括闭合性复位，如拔伸法、捺正法和切开复位法等，逐渐发展成清创、整复、固定、导引、按摩，以及内外用药六大治疗法则。

宋代时，由于活字印刷技术的发明，医学得到普及、交流、丰富和发展，临床各科也日趋精细。自元代以来，正骨科从疡医中分出来，专科的确立使中国的创伤骨科从理论到实践进一步深化。成吉思汗率领的蒙古军由游牧民族组成，堕马引起的骨折、脱位是常见的损伤。他们积累了丰富的治疗经验，在明清人的笔记中常提到蒙古族擅长于正骨科，对治疗箭伤有丰富的经验，即将箭拔出后，采用烙法，可以止血和预防感染。元代医学家危亦林于公元1341年所写的《世医得效方》中详细叙述用麻醉整复骨折和脱位的方法，并提出麻醉剂量应按年龄、全身情况和出血量而定。明代（公元1368—1644年）医学家所著的《金疮秘方书》内有用银丝缝合伤口，并锉去暴露在皮外的骨折端的描述。1749年清代出版的《医宗金鉴·正骨心法要旨》系统地叙述了各种骨科医疗支具。

自1842年订立南京条约以来，中国开始沦为半殖民半封建社会，列强纷纷在中国设立医院和医学校，中国政府也在各地设立西医的医疗机构，中医的正骨科受到一定的抑制，但正骨科的中医师散居于民间，以授徒方式流传下来，并得到广大群众的信任。在海外华侨集居之地，中医的威望也很高。自中华人民共和国成立以来，祖国医学得到重视，中西医结合工作蒸蒸日上，正骨科的书籍大量出版和发行，特别是1956年以后，在全国范围内吸收学有专长的中医骨伤科医务人员到国家办的医院上班工作；不少医院开设中医骨伤科（或伤科）或骨科的科研机构；对传统中医骨科的经验进行继承、整理和研究；还通过带徒弟及中医学院（校）培训，使其后继有人。如北京的刘寿山，成都的杜自明，上海的王子平、石筱山、魏指薪，广东的何竹林、李广海，福建的林如高，四川的郑怀贤，河南平乐的郭氏，山东的梁铁民等一批老中医均对中医骨科事业的传承做出了突出的贡献，从而使濒于失传的中国古代骨科得到了挽救，让我国正骨科恢复了生机，得到整理和发展。

（管霈民）

李佩弦

李佩弦（1892—1985）

广东新会人

广州中医学院体育教研室主任，著名老中医

医馆旧址：广州西关龙津西路逢源西三巷

李佩弦1916年参加上海精武体育会，经过6年系统学习，师从赵连和、罗光玉、陈子正习拳，1923年任佛山精武分会主任，任精武会拳、刀、枪、剑、棍教练。任职期间，修建了精武大礼堂，开辟了运动场。1937年抗日战争爆发，他在广州武术协会曾组建抗日杀敌大刀队。

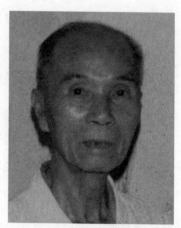

图3-5　李佩弦

新中国成立后李佩弦提倡医武结合，在广州西关沙面教授吴式太极拳治疗各类疾病。1957年，率广东武术队参加在北京举行的全国武术评奖观摩会。1959年，任广州中医学院体育教研室主任。

李佩弦毕生致力于尚武健身，振兴中华，推广各门类的武术、体操、气功等活动以增气力、强筋骨、御疾病。擅用点穴理伤治疗各类软组织损伤，其手法开合有度，刚柔相济，强调骨折患者早期合理进行功能锻炼的重要性，专门为骨折患者自创肢体功

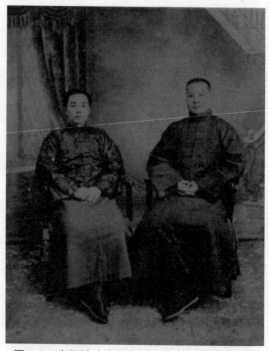

图3-6　李佩弦（左）与"鹰爪王"陈子正合影

能锻炼操。治疗劳损诸症用药主张益气健脾，养血荣筋。晚年尤擅以无创手法治疗各类颈肩腰腿痛，随李佩弦学习理伤手法的学生众多。新中国成立后李佩弦历任广州市武术协会副会长、广东省武术协会副主席。

已出版著作：1960年编成《八式保健操》《气功大成》，1977年编成《易筋经》《八段锦》，遗稿有《气功概论》《鹰爪十路行拳》《少林五战拳》等。

代表性传人：李家驹　冯达英　黄锦清　关荣健　林应强　罗国华　黄泽霖　李传锦　刘金钊 等

一、谈谈气功疗法①

气功亦称"内功"，是一种运用呼吸锻炼内脏以预防和治疗疾病的方法。它是祖国医学遗产的一部分。过去不被重视，直到新中国成立后由于党和政府关心人民健康，贯彻党的中医政策，才把这一份祖国医学遗产发掘出来，并给予整理，取其精华，去其糟粕，使它更好地为人民的健康服务。

气功疗法通过调整与恢复人体的正常机能，以增强机体健康，有预防和治疗疾病的作用。它不是着眼于头痛医头、脚痛医脚的局部治疗，而是从调整全身功能出发的一种整体疗法。据报道，气功能治疗多种疾病。气功根据什么来医好病呢？①呼吸作用推动内脏，对内脏起按摩作用，从而获得修复和调整，所谓"吸新吐故以练脏"。②呼吸作用调整全身血液循环，从而使脏腑经络达到动态平衡，所谓"气行则血行"。③呼吸的诱导作用，使大脑高度安静，从而增加身体内在的力量，如《黄帝内经》所说："精神内守，病安从来。"进行练功要有信心和耐心，要下决心去练，如不能即时见效，也要耐心地练下去。要练好气功，必须首先要政治挂帅，正确对待疾病，振奋革命精神。同时在练功过程中，情绪又要保持安定，勿为环境所限制；饮食要细嚼慢咽，已饥方食，未饱先止；性生活要节制。

练气功先要打好放松基础，"放松功"是练气功主要的基本功，所以第一步

① 选自《新中医》1976年第6期。

要先练松。

（一）什么叫松

"松"，就是要求练功时全身的肌肉松弛，解除大脑和局部紧张状态，以改善全身血液循环，从而调节身体各部的功能。有些疾病是与精神紧张有关的，如最显著的是高血压、神经衰弱、胃神经官能症等。这类患者练了放松功，血压会很快下降，睡眠好转，腹痛腹胀也渐渐消失。即使患帕金森综合征的患者，也可结合练气功而收到治疗效果。

（二）怎样练松

先做好准备：仰卧于床上（枕头高低要适中，两手直垂，掌心向下），或坐座椅上（两足弯曲呈90°，两手掌轻放在大腿上）。闭目静默片刻，然后照下列步骤练松：先想头部放松，次想上肢放松，再想躯干（胸、腹、背、腰各部）放松，然后注意力移到下肢两腿、两足放松，自上而下，做到各部轻松舒适的感觉（松是用意识来指挥的）。同时在呼气时默念"松"字，这样可以帮助放松。练松功的时间，宜每天练2~3次，每次练20分钟，以后逐渐增加到45分钟。练松功无须注意呼吸，但在呼气时要默念"松……"练功时发现容易入睡，可任其自然，如遇有任何反应，亦不必介意。第二步练静。

（三）怎样练静

练气功以松、静为主。练了"松"当然能体会到怎样为"松"。进一步便要体会怎样为"静"。在练功时要使大脑安静，先做好准备，练几分钟松功，然后照下列方法来练静：必须思想集中，坐卧听便，轻闭双目，耳听鼻息，在自然的基础上做到"轻细和缓"，这是练静的关键。具体地说，"轻"是呼吸要从轻，忌用力呼吸；"细"是做到耳不闻呼吸的声音；"和缓"是柔和、慢慢地呼出吸入，声愈轻，息愈细，大脑的活动便逐步进入高度安静状态了。此外，在吸气时默念"静"字，也能帮助练功者入静。练静功宜每天练1~2次，每次练20分钟，以后逐渐增加到45分钟。练功时如有肩背酸痛等感觉，可检查一下姿势是否正确，如不正确应随时纠正。练功过程中感觉津液增多、微微发汗等反应，不必加以注意。

（四）动和静

动和静的练法：动静结合是练气功主要环节之一，保健功古代叫作"导引"，就是"自摩自捏，伸缩手足"。它的作用是：舒利关节，调和气血，只要能坚持锻炼，自能使有病者病愈，无病者强身。

保健功的动作很多，因限于篇幅，仅将常用4种方法介绍如下。

1. 叩大小齿。方法：合口，上下牙齿互相叩击36次。作用：保护牙齿坚固，预防牙病。

2. 转舌漱津。方法：合口，用舌在牙之外，唇之内，转动36次，津液增多了便将津液漱口，使津液增更多，然后分3口咽下。作用：滋润肠胃，帮助消化。

3. 左右摩腹。方法：用左手掌按于少腹部，顺时针摩36次，然后用右手掌顺时针摩36次。作用：使腹部气血流畅，有助于增强消化力，防治肠胃疾病。

4. 搓手擦脸。方法：搓热两手掌，覆于面部，两手中指分按在鼻外侧（迎香穴），往上擦至额前，然后两掌向面部两侧经耳门而下回原处，如是共推擦36次。作用：改善面部血液循环，预防感冒，提神醒脑，润泽皮肤。

以上4种方法可在练功前先做。每一个动作，都有一定的作用。

（五）意与气，练与养

这里说一下"意"字，"意"的含义广泛，气功常用的"意"如意守、意想、意念、注意力集中等。所谓"意守"就是练功时将"意"集中于某部如丹田、少腹、会阴等。意气相依，意与气是互相为用的，运气内行全靠"意"来带动。练功者虽是在练呼吸，但是，这个呼吸是和"意"配合起来的。倘使单练呼吸而没有"意"配合，注意力一定集中不起来。因此这里谈的呼吸，一定要把意与气配合起来。练静时的呼吸是自然呼吸，练意与气时要进行腹式呼吸，要求把注意力集中于内部，配合腹式呼吸，加之默念字句，以增强腹部的活动和肠胃活动，促进全身血液循环，同时使大脑达到高度安静。练腹式呼吸的作用，有下列几点。

1. 柔和、自然的腹式呼吸促使腹肌和膈肌一张一缩，对内脏起着按摩的作用，由此增强内脏机能和肠胃蠕动，促进消化功能，使机体得到更多的养料，所谓"吸新吐故以练脏"。

2. 由于腹式呼吸的活动，膈肌上下活动加大，肺脏活动量也加大，肺及内脏之间的血液畅通，便加强了全身的血液循环。

3. 呼吸时注意腹部一起一伏，能诱导思想集中，主动使大脑达到高度的安静状态，即所谓"精神内守"的状态。

4. 腹式呼吸配合"松""静"字句的默念，它能帮助练功者更好地集中注意力，专心练功。怎样练腹式呼吸和怎样默念？先做好准备，使身体放松，即先练10分钟的放松。然后取平坐或侧卧式，把注意力集中到少腹，即"意守丹田"。用鼻慢慢呼吸，呼时默念"松"字，同时腹部收缩。吸时默念"静"字，同时腹部扩张。这就是练功的腹式呼吸。

至于练与养，一般练功的人，只知道"练"，很少注意"养"。"养"是什么呢？就是练了一回，中间不做呼吸，静养一下，这样叫作"练养相兼"，其作用是：①调节练功进度，控制猛练。②调节体力，避免勉强支持。③帮助入静。

最后根据上面所谈几个步骤，总结出练功中应注意的几个要点：①松静为主；②动静结合；③意气相依；④练养相兼；⑤循序渐进。

二、易筋经①

（一）熊序

余家世代弓刀，以武职居官时，有将门之誉，或言祖屋使然。余十七岁春光，先伯任粤督标后营守备，请新年酒，当筵对众宾客言，人云将门无弱子，今观儿辈诚风水尾矣。余在座闻之，敢怒不敢言。先父时已弃武就文，在闽为候补道，不乐居官，归作田舍人矣，见余怒状，曰："你向骄，不然，习易筋正合时矣。"余遂矢志从先父学易筋五周年，至二十二岁时，能抱考试武科三百斤石

---

① 本文原载《武林》杂志1983年第4期，未经任何改动。

加三张刀共六百斤，在三丈径之场内，行二十周。以此知腰力有如此矣。又以三指捻香港仙土能摺，以此知指力又如此矣。然虽知力之暴长如此，究未明其所以然。于是先父将所然之法说明。然后知练力先要练气，力从气中生。余今年七十有五，皮肉幼滑不露筋骨，人或不信余之真实年岁，李子佩弦从余习此法，并志在广传此法，已为之作各式于后，以饷学者，又请余弁言，故为之略述原起如此。有人见余老且健，也问余养生术，余有《浪淘沙》一阕附录于下：

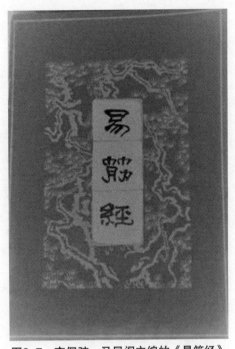

图3-7　李佩弦、马凤阁主编的《易筋经》

行囊懒攫钱，倦即高眠。

冬吟白雪夏吟蝉。

渡海登山无定着，随意车船。

旧岁古梅边，重结乡缘。

田家小饮辄颓然。

四百五十回轮甲子，莫问何年。

岭东梅县熊长卿序于上海南园

（二）陈序

余十四岁开始学拳，凡武艺书籍莫不留心，初见《易筋经》，于其命名不无疑焉。以常识未充，未敢妄事论定，私心自忖，筋亦能易乎？阅古本《易筋经》，其意"易"字是改变之意，"筋"是肌肉，"经"是方法。总言之，是改变肌肉之方法。医家生理，谓人身细胞，七年一易，是否如此，尚待证实。

"易筋经"之练习，实为坐马用气运血，以"易筋经"三字统其名，未尝不可。余于1920年到广州，协助地方人士成立精武体育会，由陈铁笙之介识熊长卿先生，与谈武术数日不倦，其家人子女无不精修武术，曾为余言，彼练"易筋经"，能叠骨，余甚奇之，以匆匆旅人，未求进修。长卿以善武功，年八十余始卒，足证武术之于寿命有莫大关系焉。

1957年，余修武术发展史，遇精武老同志李佩弦君，相谈往事甚欢。彼出熊长卿先生《易筋经》本，是为长卿家传秘本，仅传于彼，邀余作序。因复忆，今佩弦既得三十七年往事，并知易筋经对于健康之妙用，尤其熊氏家传叠骨本其真传，一幸事也。李君服务精武数十年，足迹遍海内外，年五十余仍致力武化不懈，其编此书，旨在广传秘要，使此寿人寿世学术遍及于众，李君诚一新时代之武术专家也。

1957年3月10日陈公哲识于香港之健康村

（三）李序

少林易筋经，坊间刊本殊多，尝见学者得斯法之一鳞半爪，亦获奇效。是篇乃熊家嫡传，与坊间印行者迥异，盖秘本也。鄙人丙子初春，赴沪舟次遇熊君长卿，畅谈武术，忽忆友人从游熊君，习易筋经，举而相询。熊君告余曰：余年逾古稀，而精神矍铄异常人，其致强之道，实赖易筋之功。当承示各法，数分钟内，果有特征。据谓久习此法，气力不期而自增至。彼曾以臂力指力示人。斯法之动作简单易学，第一级不费力，老弱咸宜。第二级宜于初发育之少年。第三级之练力法，数年纯功可臻力士地位。余以经验所得，常以斯法授同寅，其有患痼疾者练习数月，必收大效。因恐此道日久湮没，谨依熊氏面授家传方式，绘图说明，以供同好之研究，欲转弱为强，延年益寿者，幸毋忽诸。

癸未季秋李佩弦序于羯磨草庐

（四）练易筋功之实效

吐纳术乃中国独有之技，是篇亦吐纳法门之一种，故练气者占多，练体者较少。查各种气功本原多从佛家传出。佛家之气功则以印度康藏为著。大密宗气功有九接风宝瓶气拙火定等。唯习此法要有师承及长依师，万勿以一知半解妄自练习也。至易筋练气系属粗浅功夫而矣。然数载纯功，内脏必强，气力必增，则又令一般学者发生无限兴奋。余主持广州精武体育会时，曾有几位长者研究，其中有虚不受补者，有常见头冷者，有消化不良者，有胃病肺病者，只习第一级一至四式，两月内竟次第收获良好转变。后来，人各一方，数载分散，忽有相值，但均觉精神饱满。询以经过，皆云借练易筋法不断，故战胜一切病魔。易筋功效有如是之大，诚人类健康之保障，抑或弱者之救星也。仅述一二俾资印证。

（五）易筋经例言

1．第一级八式，第五、第八两式，略有动作，余式无动作。

2．第二级四式，一至三式均无动作，第四式动作另有说明。

3．第三级两式，第一式无动作，第二式动作另有说明。

（六）练易筋经注意事项

1．每式从九次呼吸起，至八十一次呼吸止，呼吸宜慢宜长，忌急速。初学由九次呼吸起，练至纯熟无勉强，再加九次呼吸，循序渐进，切勿勉强。每一式练习完毕，略事休息，方可继续练别式。因为练深呼吸绝对不可牵强。如觉疲倦即须调息后乃能再继续。

2．初学应由第一级第一式起，从九次呼吸增至八十一次呼吸，自觉无勉强，方可学第二式。唯初学往往因习一式觉枯燥无味，则又可习一至八式，行九次呼吸，逐渐增加，每式行八十一次呼吸，但要逐渐增加，切忌急速。

3．呼吸须咬牙，舌舐上颚，口微开。咬牙的作用是年老牙不脱。口微开乃助呼吸自然。舌舐上颚则增津液。

4．学习此法宜早、中、晚行之，至少每天行一次。练时需精神专一，肩下沉不挺胸。每式完毕，须缓行数步，略事休息。工作过劳不宜练习。因为无甚益处，但亦无损。总要自然，不要勉强。

5．运动时，凡握拳、按掌、上托、前推或左右撑掌等式，每一呼吸必加一紧。例如，握拳呼吸后，愈握愈紧直至八十一次呼吸完毕，乃放松。前推、上托、左右撑掌等式均同。

6. 第一级练习时，不必用力，务要纯任自然、久习则气力不期而自至。各式呼吸须注意吸气下沉至丹田。

7. 第三级第一式吞阴法，童年学习，数年纯功，方易成就。第二式全练指力、腰力。各式久练，有延年益寿、转弱为强之特效。

8. 本编三级共十四式，各有不同之特点，人手一编虽可练习，但求收效迅速及易于明了，则须从师学习，注意口诀。

（七）易筋经各级各式练法

1. 第一级第一式：双手握拳呼吸。双足立定，宽如肩阔，眼平视，牙咬紧，口微开，舌舐上颚，两手握拳，大拇指贴大腿，每一呼吸完毕拳握紧，勿放松，愈握愈紧，直至九九八十一次呼吸完毕，乃放松。行之数月手力自然增加。

注意：肩要沉，胸勿挺，引气下沉丹田。初练先做九次呼吸，两手即放松，以后逐渐增加，总要自然不勉强。

2. 第一级第二式：双掌下按呼吸。双足立定如前式，眼平视，牙咬紧，口微开，舌舐上颚，两手掌左右下按；每一呼吸完毕，双掌下按，左右手指翘起，掌愈按愈下，勿放松，至九九八十一次呼吸完毕，乃放松。此式亦增长手力、腕力。

注意：沉肩，含胸，气沉丹田，掌下按时手指翘起。

3. 第一级第三式：双掌前推呼吸。双足立定如前式，眼平视，牙咬紧，口微开，舌舐上颚，两掌前推，大拇指与示指尖相对成三角形，每一呼吸完毕，双掌向前推出，手指同时拗入，愈推愈前，愈拗愈入，直至九九八十一次呼吸完毕，乃放松。此式长手力与指力。

注意：手臂微曲，气沉丹田，手指拗入。

4. 第一级第四式：左右托掌呼吸。双足立定如前式，眼平视，牙咬紧，口微开，舌舐上颚，两手掌左右平伸，想象有重物置于两掌之中，每一呼吸完毕，用意把掌上托，两掌均不动，练至八十一次呼吸为止。此式增长臂力。

注意：沉肩，收胸，气沉丹田，双手伸平勿下坠。

5. 第一级第五式：双掌开合呼吸。双足立定如前式，眼平视，牙咬紧，口微开，舌舐上颚，两手合十当胸；两大拇指贴身，吸气时两手分开，呼气时两手再合，练至八十一次呼吸为止。此式使肺部一张一缩，对结核病有良好的功效。

注意：沉肩，含胸，气沉丹田，两手开合时手指拗出，大拇指贴身，不离肘，不提起。即合掌当胸，连续开合为度。

6．第一级第六式：左右撑掌呼吸。双足立定如前式，眼平视，牙咬紧，口微开，舌舐上颚，两掌分左右撑开，掌心向外，手指向天，指尖拗向头部，每一呼吸，双掌撑开，如是连续八十一次呼吸，愈撑愈开，直至完毕，乃放松。此式增长臂力和腕力。

注意：沉肩，含胸，气沉丹田，指尖拗向头部。

7．第一级第七式：双掌上撑呼吸。双足立定如前式，双手反掌向上撑，掌心朝天，大拇指与示指相对成三角形，面向天；吸气时牙咬紧，呼气时口张开，手向上撑高，愈撑愈上，直至八十一次呼吸完毕乃止。此式去口臭。

注意：气沉丹田，头上仰，眼看手背，胸腹不可凸出，手指拗落。

8．第一级第八式：双手下垂呼吸。双足立定如前式，牙咬紧，身体屈至90°，两手徐徐下垂，身下弯时呼气，起立时吸气，两手愈垂愈下；呼吸如过于急速，起立时立定可再行一呼一吸，后乃下垂；如不觉疲劳，可连续八十一次呼吸乃止。

注意：沉肩，收胸，气沉丹田，双手下垂时，两肩微微松动，手要放松，勿用力。此式对腹部脂肪过剩有特效，能减腹脂，收细腰围。如腹部脂肪过剩，每天习八十一次呼吸3~5轮，一个月后可收大效。

9．第二级第一式：弓步拗身呼吸（右）。右足向右踏开一步，成右弓步式，身体向右拗后，右掌置背后，左手成半圆形置额前，掌心向外，眼看左脚踵；此式站成，牙咬紧，乃行一至八十一次呼吸。多习此式对腰痛有良好转变。

注意：此式乃右叠骨式，但非童年练习，必难成功。呼吸时全身均不动。第二级第一式弓步拗身呼吸（左）式与此式同，只左右拗身不同矣。

10. 第二级第二式：握拳上仰呼吸（右）。双足如前成右弓步，身躯挺直，右手握拳提高屈肘置头上，头上仰，眼看右手心，左手握拳垂下，拳心向后，牙咬紧，连续呼吸八十一次乃放松。练颈部粗壮。

注意：此式呼吸时，全身不动，右手腕微屈收紧，头上仰，颈部紧张。第二级第二式握拳上仰呼吸（左）式与此式只左右相反。

11. 第二级第三式：上撑下垂呼吸（右）。双足如前成右弓步，身躯挺直，右掌向上撑，掌心朝天，指向头拗下，左掌下垂，指头向地，掌心向大腿，眼平视，牙咬紧，行八十一次呼吸乃放松。

注意：此式呼吸时，全身不动，每一呼吸完毕须右手上撑，左手下垂，将两手拉长之意。第二级第三式上撑下垂呼吸（左）式与此式相比，只左右相反。

12. 第二级第四式：下蹲起伏呼吸。双足尖贴地，相距一尺二寸，两手叉腰，身体徐徐下蹲；当下蹲时，足踵离地，只用两足尖维持重心；眼平视，牙咬紧，下蹲标准至大腿水平为度，一起一伏至八十一次呼吸为止。久练步稳肾固，至老健步无衰颓态。

注意：全套易筋法只第二级第四式与第一级第五、第八式有动作。此式下蹲时呼气，起立时吸气。起时用足尖，立时足踵伏地，下蹲时足踵再离地。

13. 第三级第一式：吞阴呼吸。双足贴地，相距一尺二寸，两手置背后，右手握拳，左手握右腕，身微蹲下，两膝稍屈，眼平视，牙咬紧，舌舐上颚，连续行八十一次呼吸乃止。

此式童年久练必能成功。此式有补肾作用，成年人习之数月有奇效。此式以站桩步引气下沉至丹田，能治疗一切痼疾。

注意：练习此式时应谷道提起，气沉丹田，肾囊收缩。

14. 第三级第二式：俯仰呼吸。全身蹬直，足趾与手指贴地，一俯一仰连续行八十一次呼吸。重要点在手，手之运用须分三步：第一步先用掌贴地活动；俟纯熟后，第二步由掌变拳；俟纯熟后，没有勉强，再从第三步由拳变指。指亦分平指和立指：平指即指甲朝上；立指即指甲朝横，全用指尖贴地。

此式用指最难，但动作一俯一仰，由少增多，循序渐进，日久功深，则不觉其难。用指先以五指，逐渐减少至一大拇指，为达到最高峰的目的。无病之人习此式，行之数月，臂力、指力、腰力不期而自至，行之年余，则指力能摺铜钱。此式发展大胸筋、后膊筋、三角筋、两头筋，前后腕腿各部均有相当发展，动作宜慢。

注意：此动作，凡患肺病、心脏病、胃病者不宜练习。

霍耀池

霍耀池（1892—1970）

广东顺德人

广州西关正骨跌打医师，武术家

医馆旧址：广州长寿路33号

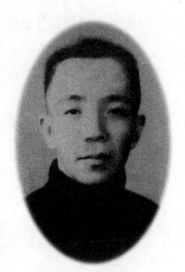

图3-8 霍耀池

霍耀池12岁在香港随山东梅花螳螂门名拳师、著名骨伤科鲍光英先生习武学医，又得清末御医黄贞庵传授医技，历经10余年，尽得真传。1941年，日寇侵略，香港沦陷，百业凋零，霍耀池回广州西关设立霍耀池医馆，兼教授梅花螳螂拳，成为该拳传入广州的第一人。

霍耀池集平生医学经验，制出"活脉丹"和"肾气丹"，疗效显著，其中"肾气丹"在香港注册，行销省港。中央国医馆馆长焦易堂先生亲笔书匾"济世活人"。当时羊城坊间流行一首歌谣："跌打刀伤唔使怕，奇难杂症有药搽，请找西关霍耀池，妙手回春无错差。"

霍耀池在医学上有很深的造诣，此外，在武功方面，功力深厚，步马稳当，拳路清晰，身手非常敏捷，曾得到当时中国驻联合国邮政署长霍宝树先生赠送"媲美元甲"牌匾（此匾尚存）。在霍耀池行医40多年间，先后曾担任广州市中医公会理事和广州市成药公会监事。新中国成立初期，当选为广州市长寿区第一届中医代表大会的代表。其弟子区潜云钦佩霍师之医技武学，称其为"文武医通晓，智仁勇兼备"。

代表性传人：霍明彬　区潜云　霍明光　霍明东　严孝良　潘孝涛　佘志安　黄孝泉　梁秉坤　霍子儒　刘铸锋　伍毅东　谭庭麟　萧锦添　罗牛　黄梓芬　等

一、文武医通晓　智仁勇兼备的霍耀池[①]

霍耀池为人正直，医术精湛，且颇有侠义风范，在武林中留下不少佳话。霍耀池是文武全才，丰富的文学功底自然对他领悟传统的医术有着莫大裨益。同时，对于自己出产的药材，他更用文言文写成说明书，文风简练，文理清晰。

明、清期间至新中国成立初期，广州西关的武馆、医馆成行成市，不少仁义济世的医侠集于此。随着时光流逝，今天的西关依然流淌着浓厚的文化源流。近日，笔者来到了位于十八甫南路的冼基西街，探访了西关名中医霍耀池传人霍明彬先生。

在一栋有80年楼龄的红砖竹筒屋门前，主人闻讯下楼，热情招呼笔者上了4楼的厅堂。自幼家学渊源、秉承父志、勤奋好学的霍明彬先生手执纸扇，为人十分爽快，颇有几分武林中人的味道。

（一）医术精湛，武艺超群

甫坐下，未等笔者发问，霍明彬先生便滔滔不绝地说起父亲——西关正骨名中医霍耀池的许多精彩往事。

霍耀池12岁便在香港追随山东梅花螳螂门名拳师和著名骨伤科、内科中医师鲍光英习武学医。从师数年，潜心苦读《素问》《灵枢》《伤寒论》《金匮要略》等经典著作，深得鲍师傅真传，同时一日三功，练就出一身梅花螳螂门的非凡武功。师成后在香港开设医馆，白天诊治跌打伤科和内科疾病，晚上则传授武艺。1941年，日寇侵华，香港沦陷，百业凋零，霍耀池回到广州，在长寿路33号玉器墟旁开设医馆，以"欢迎问病，解答病理；广为介绍，同结善缘"为行医准则，以医治奇难杂症著名，并传授武术。由于医术精湛，武术超群，慕名前来求医者甚多。某日，一老人吐血大半碗，送医院输血后又全吐出，病情危急。霍耀池其时正在茶楼饮茶，得知此事，马上吩咐人接患者到医馆救治，医院称患者出院有闪失不担责任，但患者执意离去。患者来到霍耀池医馆时已是奄奄一息，霍

① 本文刊于《精彩人生》第2卷，当代广东文化人传略家政报社，2007年6月第1版。

耀池即以自制的活脉丹救治，老人服用了药物后很快止了吐血，转危为安。

有一次，长寿路玉器老板李万石的二儿子与鹰爪门拳师切磋武艺时致肘关节向后脱出，动弹不得。霍耀池细心检查后，以左手拿其肘，右手握其腕，顺势牵拉，屈肘复位，再于肘关节处外敷跌打药，两周后便活动自如。

又有一次，一位患者不慎从二楼跌下，左胸部被地上硬物撞伤，血液不断从口中吐出，面色苍白，双目紧闭，神情十分痛苦，伤情较重，被人抬到医馆时呻吟不绝。在此紧急关头，霍耀池不慌不忙，经检查发现患者左胸部有3条肋骨折断，并有移位，于是立即用开水送服活脉丹，使其通脉止痛、止血，然后将患者置于半卧位予以敷药，并用自制宽带固定其胸廓，不久疼痛逐渐减轻，吐血慢慢停止，患者经过1个月左右的治疗，恢复健康。为感谢霍耀池，患者赠送"逾我残躯"牌匾。霍耀池不但熟读经典，博览群书，深通病理，同时疗伤手法稳准、灵活巧妙，加上功力深厚、内力充盈，因此在驳骨或复位时，使患者减轻不少痛苦。霍耀池熟悉经络和脉穴，治愈很多误伤脉穴和跌打旧患的患者。他集平生医学经验创造出活脉丹和肾气丹，疗效卓著，深受广大群众欢迎。当时民间流行一首歌谣："跌打刀伤唔使怕，奇难杂症有药搽。请找西关霍耀池，妙手回春无错差。"

20世纪40年代后期，在一次中西医学术研讨会上，霍耀池针对一位曾经留学海外的西医学者提出的"中医'望、闻、问、切'的诊断方法无科学依据、纯属虚无缥缈的东西"的说法，引用《素问》中"有诸内必形之于外"的中医经典理论，系统地阐述生理、病理及症状的关系，指出辨证施治是完全有科学根据的，并认为中西医学术各有所长，只是由于源流不同、立场观点各异、研究方法不同，诊断和治疗手段不同而已，两者应互相促进、共同提高，才能得到不断发展。霍耀池的这种观点，得到当时南京中央国医馆馆长焦易堂先生的赞赏，并从南京寄赠亲笔书法题匾"济世活人"给霍耀池。当时，广州著名书法家汤伟辰亦赠给霍耀池一首七言诗：

> 医学精深霍耀池，壶中妙药备多时。
>
> 丹炼但为当世计，良心自有上天知。

经书博览常终夜，声誉遥传达四夷。

国脉挽危凭国手，古来名相即良医。

霍耀池行医40多年，曾担任过广州市中医公会理事和广州市成药公会监事。新中国成立初期，曾当选为当时广州市长寿区第一届中医代表大会的代表，并出席了会议，其时西关名医黄金石手书一联"耀目称雄，义勇兼存唯我友；池心植莲，污泥不染是吾师"。霍耀池还对佛学、儒学、诸子百家很有研究，他认为人的外在是内在身体状况的反映，他在诊病的同时，也兼"看相"，所谓看相并非算命，而是细心观察患者的眼神、舌苔、脉象、情绪和思维等，这有助于对病情的判断。他甚至自编"猫狗相书"，总结诊断动物病症的经验。

（二）处世施仁，匡扶正义

新中国成立前，西关习武风气甚浓，聚居在此的小手工业者业余多爱好练拳脚功夫。霍耀池深信"强国必先强种，强种必先强身"，抱着"立身处世施仁术，匡扶正义逞干戈"的宗旨，刻苦钻研武术。他功力深厚、马步稳当、拳路清晰、刚柔相济、身手敏捷，特别是螳螂铁臂金钩手以及连环脚法练得尤为出色，是广东螳螂拳的主要创始人。在一次霍氏联宗会上，霍耀池由于表演精彩出色，得到了当时中国驻联合国邮政署长霍宝树先生赠送的一块"媲美元甲"牌匾。霍耀池为弘扬祖国医学和武术驰名省港，不少弟子远道而来求教。

霍耀池为人正直，医术精湛，且颇有侠义风范，在武林中留下不少佳话。"广东螳螂霍耀池，始创金钩成大师；一跃连出打三脚，身怀绝技鲜人知。"这是当年一首描写霍耀池的诗。有一天，霍耀池到长堤一带看那些走江湖的人卖武，见到一个大胡子北方人，刚把刀枪剑戟摆好在地，敲了几下铜锣，招来了几个看客。这时来了一个日本宪兵和翻译以聚众闹事为由索其钱财，那个大胡子掏光了身上的钱给他们，他们还嫌少，大胡子只得苦苦哀求，那日本宪兵突然走到大胡子跟前，朝他脸上就是一巴掌，幸而大胡子眼快脚快，一个后仰，巴掌落了空，那日本宪兵更火了，立刻扑上前去企图使出柔道来伤害他。这回大胡子不退让了，照准日本宪兵右腋下一窜身，使出"秋风扫落叶"（前扫腿）的招式，把日本宪兵踢翻在地，然后大胡子飞似般地向人多的地方跑了。日本宪兵爬起身来，从腰间拔出手枪，正要朝那大胡子射击，这时在旁观看的霍耀池没有走，他飞步上前，一脚把日本宪兵的手枪踢下河去。日本宪兵和翻译发狂似的向他扑来，他用双飞脚，刚好把两个坏东西的下巴踢中，四脚朝天地跌倒在地。当这俩家伙爬起来时，霍耀池早已不知去向。

霍耀池虽然身材矮小，却具有灵活敏捷的长处，他练成了勇猛快捷的劲力，在一秒钟内能朝不同的方向打出四拳两脚。他对师父传授的梅花螳螂拳和猴拳有着自己独特的理解，因而他的武术能力与套路表演为武术界所推崇。

树大招风，他的武术引起同行的妒忌。有一身高一米八，体重百多千克的大个子拳师声言要将这只"马骝王"撕开两边，以证明他那派"一胆二力三功夫"的理论的正确性。并向霍耀池公开挑战，以分高低。霍耀池欣然声明奉陪到底，一时成为广州市民街谈巷议的话题。

俗语说："明枪易躲，暗箭难防。"那大个子拳师见霍耀池武术精深，竟然指使他两个徒弟要对霍耀池下毒手。一天早上，霍耀池从茶楼出来，走到人行路上，突然迎面来了个凶神恶煞的大汉，圆瞪双目大声喝道："你个矮仔，借钱不还，打死你！"随即挥拳对霍耀池的胸部猛地打过来，霍耀池把身子一偏，在闪却来拳的同时，他意外地听到"啊—啊"两声齐起，原来在霍耀池的背后也同时来了一个大汉，对准霍耀池的后背亦发出了一个极猛的冲拳，如果前后两拳都击中的话，霍耀池即使有气功也来不及运气抵挡，就算不死也必伤了。但霍耀池偏身一闪，前后两汉子的拳不但击不中霍耀池，反而冲前自相对撞，后面那人的右手中指破损了，前面那个汉子则更惨，"咔"的一声折断了两条筋骨，他们二人都痛得晕倒在地。

躲在一角的大个子拳师看呆了，害怕害人终害己，就马上走出来，喝走了他的两个徒弟，并邀请霍耀池去茶楼赔礼道歉，而霍耀池胸怀坦荡，不咎既往的态度让大个子拳师不得不拜服。

事后霍耀池并未向其他人提及这件事，以保存他人的面子，可见霍耀池的宽宏大量。

霍耀池有子女12人，霍明彬排第四，他称自小家教甚严，5岁起便接受家父有关写字、练武、做人的教育，受父亲影响，霍明彬深信武功能强身健体，减少疾病。练功，既为防止有形敌人，也为防止无形的敌人（指疾病）。霍明彬回忆："家父教育我们要上和下睦，而对旁门左道、不学无术则深恶痛绝。"

霍耀池一生乐善好施，受人敬重，在"文革"时候虽被批斗、抄家以至家当全无，仍有以往患者感恩接济，甚至有市民冒着危险深夜探访。

（三）文采风流，出口成章

旧时人家的观念，是习武之人多为粗俗，虽能行医救人，但文化水平高者实属罕见，偏偏霍耀池是文武全才。他吐词成经、举笔成法，触目所见均能状物人文，书画琴剑棍样样精。丰富的文学功底自然对他领悟传统的医术有着莫大裨益。同时，对于自己制作的药物，他更用文言文写成说明书，文风简练、文理清晰。霍明彬自小便熟背父亲诗词无数，他告诉笔者："家父创作了400多首诗词，但可惜都没有用文字系统记录下来，这些诗词不少都很有哲理，充满了家父爱国的情怀和做人的心得体会。"如今，说起霍耀池遗留的诗词及言论，霍明彬仍然朗朗上口，如数家珍。

在本文结束的时候，特摘录其中部分霍氏赋言以飨读者，或许在阅读中会从中受益。

霍氏赋言十二则：

赋言一：经历折磨乃修身之本，平和中厚为正心之源，筹谋事业为忍辱之方，处世和平不肯吃亏非好汉，待人忠厚真能忍辱是英雄，气傲欺人事事皆因经历浅，才高超众时时只为折磨多。

赋言二：统一思想教育要做到上和下睦，消除人类分裂，谋取后代幸福，学做人、辨是非、勤学习。热情、忠诚、努力，以忠诚为本、以孝义为先，上孝报效国家、积德于民，中孝即忠报社稷、施仁于众，下孝无愧于心、与人为善，唯孝始于侍亲，勿为事少而不为。

赋言三（教育子女）：你们还是依赖父母的儿女，就要忍痛苦学，接受父亲苦心教育。要忍耐苦干，做到有能力、有学术、有切身本领。本事就是谋幸福的真本钱，掌握了切身技能，明白一切事理、人情世故，今后就有光明伟大的前途，就能够英雄独立，不怕风霜雨雪，而有独出扶众的威名。

赋言四：医无杀人之心，而有误人之忌；有济世之诚，而无活人之术，则有医不如无医，有学不如不学，以知之为知之则可，强不知以为知，不如无知，从来愤事者，多属一知半解之流。

赋言五（教育子女）：獐头即贼眉，鼠目即狡猾。其本质见小利而忘命，因偷嘢（东西、物件）贪小利而至死亡。在民众中自古皆有史。民无信不立，所以你们一定要做到血性人生，在民众中要树立威信，要兄有兄份，弟有弟份，财上分明，做到千金可托，方为堂堂一表大丈夫。

赋言六：中医学和西医学是两种完全不同体系，历史源流不同，立场观点不同，思维方式不同，研究方法不同，诊断和治疗手段不同，两者若能相互印证，互相促进，共同提高，相得益彰。同属同类是同流，忠诚团结争上游，同业同心同道德，精诚团结互相帮。

赋言七：不学便无术，非学难成才，为学者必有初，就要谨守其始，冲开迷雾，扫除一切障碍，步入青云，才有康庄大道，解世人之沉迷苦海。然往往舍本而逐末，舍近而图远者多为浮夸自大之徒；金玉其外、败絮其中、得意忘形、不懂装懂、窃学术为己有、兴风作浪、张牙舞爪，此乃斯文败类；抹杀一切才能、旁若无人，视财如命，不识生死之路、存亡之道，此为乳臭之子；苟得权势，便以其傲慢之气，含血喷人，我见者实多。以上诸端，诚恐后学邪正不分、视黑为白、以短为长、不明方向，就会沦为庸俗浮嚣、败坏之流。今使学者潜心体会，同结善缘、全心全德，造福后世。

赋言八：不尊于法道者，即是旁门。不跟于基础者，为之左道。不耐心艰苦学习者，为之歪门。不归于真实者，为之邪术。久困而无志，久折而无谋，久安者必堕，才偏执固，不遭大难定然穷。

赋言九：做人博取众意，勤求古训，包容差别，独立自强。

　　　　立品、勤奋、轻财、家学、师承。

　　　　虚心、阅历、感悟、健康、长寿。

赋言十：家有千金积玉楼，不如行善在心头。为人望之俨然，近之也温，听其言也励，菩萨低眉何用刀光剑影，金刚怒目气傲何以服人。入于众、立于众、和于众、显于众、出于众，才能够独出扶众，站立于君子之林。

赋言十一：贱儿好自尊，小人好自用，贤人好自容，小人所好者利禄也，所贪者货财也，与其同利之时，暂为相引，利尽则交疏，甚至反将残害，此小人之朋也。君子则不然，所守者信义，所惜者则明哲，所行者忠信，与之相交则同道而相益，共患难则同心共济，始终如一，此君子之朋也。

赋言十二：华夏自古存忠孝，家国兴亡肩上挑，能孝于亲，忠于君，和于人，接于物，行之表，为德之先。家事国事天下事，事事相通，所以一家之主与一国之主与人体组织相同，由此类推就可明白一切事物的原理。

杂言七首：

第一首

消除疫疠书千卷，旋转乾坤药一壶。

医道有缘凶化吉，国医妙手适逢时。

第二首

万世圣贤千古仰，英雄浩气照人寰。

立身处世施仁术，匡扶正义逞干戈。

第三首

昔以武功走天下，今以文笔怀远人。

经书史册训后世，刀枪兵论话古今。

第四首

家无千金不用愁，不如学艺上心头。

生活艰辛无畏惧，勤奋好学乐悠悠。

日间不怕太阳晒，晚间不怕贼来偷。

风吹雨打无伤损，两手空拳荡九州。

第五首

经书熟读须用功，识时妙用方为雄。

只防轻率逞口快，成事谨慎败由松。

第六首

草木皆兵参造化，药物品贵辨君臣。

望闻问切分表里，脉从六部别浮沉。

第七首

伤症痛症甚交关，咳血吐血莫等闲。

肾病风痰快医理，简便验廉有灵丹。

对联：

博爱仁心济世虽凭真学术。

扶伤治创回生起死靠家传。

不必上山寻圣药，只需此处有良医。

富贵百年难保守，胸怀技艺运不穷。

[霍明彬　霍明光　霍明东（口述）]

二、广州西关正骨医家霍耀池伤科经验选粹①

（一）生平简介

霍耀池（1892—1970）是广州近代医、文、武兼善的医家，生前曾担任当时广州市长寿区中医代表大会代表、广州市中医公会理事和广州市成药公会监事等职。霍耀池除武术梅花螳螂拳知名外，其骨伤科用药亦积累深厚临证经验。他早年先后师承山东拳师鲍光英及晚清御医黄贞庵，尽得真传。曾在广东、香港等地行医，深得群众信赖。前南京中央国医馆馆长焦易堂先生曾题"济世活人"匾额赠之。师从者甚众。

霍氏伤科治疗特色讲求用药的策略和次序，注意脾肾关系的兼顾，重视伤科辨证补血治则、方药的应用，今摘其用药经验两则以做介绍。

1. 骨折难愈，治求脾肾

"骨不连"是骨伤科难治病症之一，病因复杂。霍耀池对伤科骨折愈合甚有

---

① 选自《第8次著名中医药学家学术传承研讨会论文集》。

研究，后辈师其法治疗骨折难愈每获良效。

霍氏认为"素体脾虚之人或身体创伤后每因其休息误时、误工而焦虑，此时忧思难免，然忧思伤脾，脾气一虚，水谷之气不运，则五脏皆无生气，轻则骨折缠绵难愈，重则变症横生，难期痊愈之日"。故治疗"骨不连"，必须以调脾胃为先。

然脾虚一证，有补脾虚则脾能自愈者，又有命门火衰，火不暖土致脾肾两虚者，至于再有肝木横脾一证，治法虽有疏肝健脾一法，然亦不离滋水涵木。故霍氏治疗骨折难愈多求脾肾入手，每获良效。

陆×，女，45岁，工人。以左股骨干中段骨折在家卧床治疗1年。发现行走时左大腿疼痛不适，经X线片复查，发现左股骨于原骨折处发生不完全骨折，予以长腿石膏固定左下肢3个月。X线片复查，左股骨干骨折线存在，无明显骨痂生长，股骨干可见骨密度降低，提示骨质疏松。患者对此甚为忧虑，不敢扶拐下地，求某医治疗，该医以滋补肝肾治疗3个月，患者纳呆便溏益甚，痰多清稀，夜寐易醒，患肢仍不能触地行走，故又转求余诊治。余见前医所开之药方均出自健步虎潜丸（虎骨今已禁用）、四物汤化裁，故疑其所用之药滋腻碍脾，故详加细问下，患者又诉既往有慢性结肠炎病史，月经后期而至又淋漓不断。检查：患者面色㿠白，手足欠温，舌淡胖，苔白腻，脉细，左股骨纵轴叩击痛（＋）。结合X线片所见，诊断为：左股骨干陈旧性骨折迟缓愈合（脾肾阳虚型）。予以服香砂六君丸，每次2粒，每天2次。服药1周，胃纳转佳，痰涎减少，睡眠改善，大便正常，再转投加味固胎丸（淮山30g、当归10g、熟地黄20g、补骨脂10g、党参25g、杜仲15g、续断15g、白术30g），6周后复诊左下肢离拐行走疼痛明显减轻。经X线片复查：左股骨骨折线模糊，可见较明显骨痂生长。但月经延期而至，量少未有明显改善，又改用大补元煎（党参30g、炙甘草6g、淮山20g、当归10g、熟地黄20g、山茱萸10g、杜仲20g、枸杞15g），4周后复查见股骨干骨密度较前改善，骨折呈临床愈合。月经量亦较之前明显增多，依时而至，患者恢复正常工作，随访1年疗效满意。

霍氏提出，滋养肝肾忌脾胃失运而投以滋腻厚味，盖因滋腻之品未达病所，先碍脾胃，未见其利，先见其害。案中患者前医以壮筋骨拟方，唯补肝肾，重用滋腻厚味之药，然未察其素有慢性结肠炎病史且纳呆便溏久矣，试问脾胃素虚之躯又如何能受当归、熟地黄等滞腻之品？连用3个月补肝肾之品，仍未起壮筋骨之效，及至大便溏泻仍不改弦更张，拨乱反正，故又生痰多、寐差两症。此类不眠多痰，盖因滋腻之品令其中满，"胃不和则卧不安"，此乃气机失调所致。

虽云"五脏之伤，穷必及肾"，然该案之治验，则在于策略上，霍氏把顾护脾胃作为滋补肝肾的前提，先投香砂六君丸调脾胃，再用加味固胎丸、大补元煎固肾精，显然事半功倍矣。

"妇人尤必问经期"，询得患者月经素来延期而至，且面色㿠白，四肢不温，合参脉象，判断其必有阴血亏虚兼病，此乃其骨折难愈之远因。而其时患者便溏、痰多、不寐等脾胃症状明显，故当归、熟地黄诸药又不宜投用，则处方使用上，先以香砂六君汤，即四君子汤加半夏、陈皮以化痰，入砂仁健胃、木香醒脾，助益更大。

在脾胃诸症基本消除后，转用加味固胎丸及大补元煎两方，其中前者以白术健脾，后者以人参补脾，均为脾肾兼顾的方剂。加味固胎丸一方原治胎产，出自唐宗海《医学见能》，然方中续断、补骨脂等药为伤科多用，故霍氏多以其治疗骨伤跌打，屡见验效，尤为喜爱。大补元煎为加味固胎丸去补骨脂、续断、白术加味，霍氏多用于伤科之症后期调理。故此骨折迟缓愈合得其合理施治，终获良效。

2. 补血之妙，五法求之

霍氏治伤科虚劳内损之法多不离补血。盖因血为筋脉荣养之本源，同一伤症，或速愈，或缠绵，究其因必在于不同患者之脏腑虚实，气血盈亏均有所别，故不论陈伤新病，欲其速愈，必以兼补其血为要，所谓"血荣则筋脉强健，春暖则冰水自融"。

霍氏认为，伤后血虚之辨有脏腑之分，经络之别。补血之难，难在辨脏腑，分经络，若仅执一方一法以对诸血虚之证，安能丝丝入扣？故补血之法，宜以肝、肾、心、脾、肺之别细分为五，各有备方：即肝虚血瘀之证首当四物；肝脾血郁之治法于逍遥；肝肾不足，精亏血少者补之以六味；心脾血亏之病辅之以归脾；脾肺气虚致使一身气血俱虚者又当以人参养荣、归芪建中扶脾养血。五法随察其临证之别而加减变化。

（1）肝虚血瘀之证首当四物

四物汤，川芎、当归、熟地黄、白芍皆入肝经，乃一切补血汤之代表，因"肝藏血"故也。临床多用于跌打内伤新症。新病之人，其气未虚，滥取人参、黄芪之类，则恐犯"血病治气，则血愈虚耗"之误，故四物汤不取补气之药，而仅用一味血中之气药川芎行诸药之腻滞，况川芎、当归善走善通之品，故益利内伤血瘀等症。霍氏指出，南方之人体质气阴两虚者多，故川芎之量不宜过大，过大则易生不眠燥渴之症，故四物汤之妙用全在于调整川芎与当归、熟地黄、白芍三药之搭配比例。

四物汤之用随兼证之不同可灵活加减，如不眠者加柏子仁，发热者加牡丹皮、地骨皮，小便黄者加知母、黄柏，大便闭塞者加升麻，腿脚瘀痛者加牛膝，手臂瘀痛者加连翘。

（2）肝脾血郁之治法于逍遥

逍遥散虽本为治妇人肝脾血虚之方，然伤科多伤血，而伤血必伤肝，《黄帝内经》云"见肝之病，知肝传脾"，故霍氏在伤科中亦广而用之，以治因久病卧床气郁内结而致肝脾两伤者。

除调理肝脾一功外，霍氏还强调逍遥散对伤科中手臂肩膊痛的治疗。盖因经脉所过，主治所及，《石室秘录》云："臂与肩膊，乃手经之病，肝气之郁也。妙在以白芍为君，以平舒肝木之气，不来侵克脾胃之气。"曾见张锡纯治臂与肩膊痛之方，方中多加入薄荷疏肝，李东垣、陈士铎之方皆善用柴胡以疏肝。可见逍遥散中柴胡、薄荷正是肝经引经药。霍氏指出逍遥散善治涉及手臂肩膊的伤科症状是有一定依据的。

（3）肝肾不足，精亏血少者补之以六味

霍氏认为肝肾乃血之源，善补肝血者必先滋肾精，此乃乙癸同源，肝肾同治之理。故六味丸虽为治肾阴不足的方剂，然霍氏把其置于补血常用方之列，取其治疗肾阴不足肝血无以生化的血虚证。

《明医杂著》云"六味丸以滋肾水，生肝血"，然肝血之本虚证和肾精不足导致的肝肾血虚证似同而又实异，虽异却源同，前者用药以四物汤为代表，后者则以六味丸为代表，故区分两者之别又当为临证选方之关键。

霍氏指出，对于血虚并见及阴虚伏热者，投四物汤原方不能解"热胜则伤血"之困，徒劳无功反生邪助火，故须用四物汤加知母、黄柏，四物汤加牡丹皮、地骨皮，或径投六味丸、知柏八味丸，以补肾阴，让肾阴转生肝血。

对于大便溏泻者，四物汤之当归滑肠又所当避，反之六味丸之泽泻有利小便而实大便之功，故伤科中兼见血虚便溏者，多取六味而弃四物。

因腰为肾之府，肾主藏精，六味丸药性善沉降，走下肢，故腰腿疼痛、伤后屈伸乏力诸症多用六味为主，而兼有血瘀者又当六味丸、四物汤合用，以收益精生血而又兼通络活血之功。

（4）心脾血亏之病辅之以归脾

归脾汤乃心脾荣血亏损之常用方。临床多用治跌打损伤后期因长期卧床缺乏活动的肌肉萎缩者。因脾主肌肉，《黄帝内经》云"形不足者补之以气，精不足者温之以味""阳化气，阴成形"，而方中正是以人参、黄芪补之以气，当归、大枣、龙眼肉温之以味的代表，故对肌肉萎缩等形不足等症颇有殊效。

归脾汤之用，还多见于月经量少或提前闭经的女性患者。中医十问歌指出"妇人尤必问经期"，实践经验证明，凡未至闭经期的女性却出现月经不至、量少、色淡、瘀块多者，其遇伤患必缠绵难愈，恢复期明显比常人推迟。故伤科治疗必须注意女性患者的经期情况。

《黄帝内经》云"二阳之病发心脾，有不得隐曲，女子不月"，月经至期不来，或量少、色淡，皆为心脾荣血亏损的典型特点，对此症投以归脾汤治之，往往见伤痛之症随月经之恢复而得愈。

（5）脾肺气虚使一身气血俱虚之治

临证血虚之治，不乏气虚为本，因气虚日久延至血虚者。对此类气血俱虚之证，若忽视培养脾肺之气，则易犯"气病滋血则气机呆滞"之误，此时所用补血之药无益血之功却有助湿坏脾之弊，此乃舍其本而逐其末矣。

明末医家孙文胤云"脾胃一伤则四脏皆无生气"，脾胃乃精血生化之源，亦为补血之药得以运化之基础和关键。对脾胃气弱、脏腑水谷之气不运的患者，必以健脾补气为本，兼以补血为标，方能实现血脱益气，生气于精的巧妙运化。

对于该类患者，临床中多见口渴引饮、眼睛干涩两症的发生。《黄帝内经》云"目得血而能视"，《脾胃论》云"胃气不行，内亡津液而干涸，求汤饮以自救，非渴也，乃口干也，非温胜也，乃血病也"，可见口渴及眼睛干涩两症是临床中对血虚进行判断的重要依据。

对该类症状的治疗，霍氏多以人参养荣汤、归芪建中汤为基础方，并指出"参芪能使大便实而润燥渴"，强调其不仅为补气药更为甘温补脾之药，故脾虚便溏，口渴引饮者多用之。然人参、黄芪虽皆为补脾益气之药，而药性细分又各有所长，如人参守中善补里虚，黄芪走上善补表虚。故在伤科兼症的使用上，见胸胁逆满之痞者当投人参，见水肿、自汗者则首选黄芪。对伤科痛证和疮痈，多用黄芪，因黄芪有止痛、排脓之功，而对里虚下寒之人，恐黄芪升气于表而里愈虚矣，故往往同时配以人参，即人参、黄芪并用，以起互济互助之效。

对于血虚燥渴，脾阳不升尤甚者，霍氏喜在人参养荣汤、归芪建中汤里加入葛根，葛根乃升津之药，李东垣在《脾胃论》的小建中汤加减法中有"如皮毛肌肉之不伸，无大热，不能食而渴者，加葛根五钱"一论，而治疗脾虚消渴证验方七味白术散中亦用葛根，故在人参养荣汤或归芪建中汤里加以葛根治血虚引饮自救一症其效益彰。

以上所整理的霍耀池伤科经验反映了他擅于辨证，从伤后患者兼症着手而制定用药依据的一些经验心得。其中"骨折难愈，治求脾肾"体现了霍氏倡导的"澄清河水的源头则诸流自洁，灌溉树木的根本则枝叶自茂"的治病求本的学术思想，案中所谓源头和根本实乃脾胃和气血是也。故医案强调治疗脾肾容易顾此失彼的特点，提醒用药不能在次序上犯"未能治下，反已碍中"之误。而"补血之妙，五法求之"则把伤科补血之法据其脏腑病证，用药归经之不同而详分5类，并以常见的伤科兼证对应而灵活用药。霍氏以擅治伤科杂症为长，本文略选其经验一二以抛砖引玉，供诸同道参考，并希指正。

叶润生

叶润生（1898—1991）

番禺石碁人

西关正骨中医师

医馆旧址：西关华贵桥155号

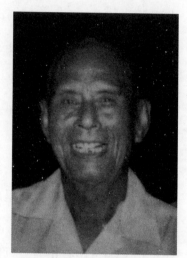

图3-9 叶润生

叶润生自幼师承南拳名家陈朗习武学医，曾在广东、香港等地行医卖武。20世纪30年代后期在西关宝华路华贵桥设馆行医。新中国成立后任荔湾区逢源卫生院正骨医师。

叶润生熔传统武术、正骨手法与中医内治调理方法于一炉，善用岭南草药治疗各类软组织损伤、风湿骨痛，其治伤正骨技术，在西关民众中有"手到病除"的声誉。叶润生武术出众，擅长棍术，曾一人用榕树根棍严惩了对乡民长期欺压的近20名匪徒，确保一方平安。

在叶润生的影响下其子女多从医、从武。长子叶锦华继承父业，亦在西关黄沙卫生院从事正骨科工作。二子叶锦国自院校毕业后，擅长儿科及骨科，在从化区卫生系统任领导职务。女儿叶瑞兰是广东著名武术家，1947年参加广东第15届武术比赛，其表演项目"蝴蝶双鞭"为广东女子组取得荣誉。

叶润生传世验方有清风藤饮、肿节风洗剂等。

代表性传人： 叶锦华　叶锦国　叶瑞兰　刘钊　陈国雄 等

叶润生治疗膏药风经验[①]

膏药风常见于外敷各类膏药后引致皮肤瘙痒、红肿的一种皮炎反应，民间称之"膏药风"。叶润生老中医对跌打伤科杂症积有丰富的治疗经验，同时擅长应用中草药治疗这一类由外用药物引致的接触性皮炎（膏药风），他常选用的中草药有黄柏、大风艾、穿心莲、三丫苦、土荆芥、大青叶、虎杖、毛麝香等。他针对不同的病因分别选择不同的药物。

如感受风热毒邪者，选用祛风清热解毒药物：大飞扬草、金银花、鬼画符（黑面神）、虎杖、救必应、毛麝香等；感受湿热毒邪者，选用祛湿解毒药物：九层塔、扛板归、虎耳草、十大功劳叶、半边莲、蒲公英、土茯苓、木芙蓉、薄荷等。

患者张氏，因膝关节痛贴"狗皮膏"数天后，膝部贴膏处瘙痒难忍，灼热刺痛，无法入睡。查体：膝关节髌部皮肤可见12cm×10cm红色皮疹，融合成片，伴瘙痒抓痕，局部可见疱疹损害，破后溃烂。经外用激素软膏及外涂甲紫创面仍渗出明显，感觉奇痒。纳差，二便调，舌苔红，脉弦数。无其他病史。

中医诊断：膏药风。

西医诊断：接触性皮炎。

治法：祛风止痒，清热解毒。

处方：大飞扬草30g，救必应30g，毛麝香30g，土荆芥30g，黑面叶30g，芦荟30g，薄荷15g（后下），7剂，煎水，待药液冷却后外洗湿敷，1天1剂，分早晚2次洗。

经上述治疗后，原皮炎处创面结痂，已无瘙痒。

叶润生认为：膏药风的形成，多因禀赋不耐，而致温热之性盘踞腠理，以致郁久化火、血热妄行，溢于肌表；或是火毒炽盛致使皮肤受损而成，甚则熽灼营血、外伤皮肤、内攻脏腑。治疗上需辨其虚实，内外兼治。

[①] 载于《西关正骨医院文化建设专刊》第14期。

应用草药治疗膏药风，针对病因及患者的体质差异，辨证论治。血虚体质者可加用麦冬、生地黄、当归、火麻仁等补血养阴之品；内热炽盛者可加用银翘、蝉蜕、水翁花。采用中药外用，疗效显著，毒副作用小，达到标本兼治的目的。外敷新鲜草药煎水取得的药液，早期可勤换，以利于邪有出路。后期可以采用干湿法。大片糜烂渗液可选用适当的药液湿敷，促进其自洁作用，以利于皮疹消退。

膏药风治疗期间需要避免进食油炸食物、公鸡肉、鲤鱼、牛肉、烧鹅、虾、蟹等发物或甘厚肥腻之品。

（周卓茵　谭智德）

黄啸侠

黄啸侠（1900—1981）

番禺石碁乡莲塘村人

著名武术家，跌打伤科名家

旧居地址：广州西关文昌路

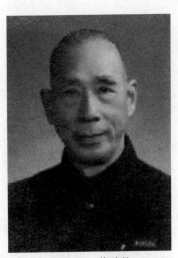

图3-10　黄啸侠

黄啸侠幼时读私塾10年，青年时随父在西关文昌路开设的"利民饼干店"当店员，因酷爱武术，师从陈官伯、李恩学蔡李佛拳术和器械术，后到西关浆栏街宁波会馆广东精武体育会师从赵连和、陈铁笙等学北派武术。他跟随河北刀王孙玉峰学习12年尽得其真传，并常以孙氏之铁砂掌独门药方给练武弟子治伤之用。他是粤海伤科联谊会的早期会员，常与管季耀、何竹林、李佩弦等交流治伤经验，武学见闻。弟子练武受伤及日常意外跌打损伤经他用药多获良效。他验伤注重气血脏腑，用药擅长活血通脉，调理五脏，传世有铁砂掌药酒方。新中国成立前他曾任广州国民体育会武术教练，新中国成立后历任广东省、广州市武术协会主席，广州体育学院武术教师，国家武术裁判等职。1973年他退休回乡，1981年4月17日在家乡逝世，其创立的黄啸侠拳法自成一家，被国家体育运动委员会承认为一个独立的拳种。

经他口述门人编写《黄啸侠拳法——练手拳与练步拳》一书，于1983年在广东科技出版社出版。1983年12月成立黄啸侠拳技研究会。

黄啸侠精武通医，以授武为生，历时50多年，桃李满天下，其生徒设馆行医授武，遍布广东各地，并传播到中国香港、澳门，以及澳大利亚、新加坡、美洲等国家和地区。

代表性传人： 陈昌棉　王香石　李汛萍　袁耀南　潘炎流　廖协芝　陈

均 麦志良 赵侠生 冯兴志 雷仁生 陈耀贵 何宝光 黄建波 黄建伟 黄建刚 蒋国良 杨世文 卢伟棠 黄鉴衡 曾广锷 等

一、广东武术家黄啸侠治伤医案及逸事[①]

（一）睾丸损伤案

患者陈×，男，27岁，未婚，1969年7月6日初诊。

主诉：阴囊伤后剧痛，尿血2天。

现病史：患者于2天前酒后骑单车坠入路沟，阴囊被单车座撞伤，即时痛不能言，被抬起后站立时阴囊牵痛，回家后自服云南白药1天3次未能缓解，睾丸胀痛，小便如洗肉样血水，翌日求治于黄啸侠。症见神情郁闷，痛苦病容。经验伤：患者会阴呈广泛性瘀斑，阴囊肿大，起卧之间少腹挚痛，且剧痛难忍，尿短少涩痛。脊柱、四肢、内脏未见伤痛，脉弦数，舌红苔干，纳差，大便2天未解。

诊断：下阴精室挫伤。

证型：伤瘀阻络，酒湿内困。

治则：活血祛瘀，行气祛湿。

处方：红花6g，桃仁10g，当归10g，柴胡10g，枳壳6g，川楝子6g，牛膝10g，延胡索6g，大黄6g（后下），荔枝核6g，黄柏12g，泽兰10g，车前草15g，甘草6g。

3剂，水煎服，每天1剂。

二诊：3天后患者行至黄啸侠处诉右侧睾丸痛减轻，肿消痛减，尿急、尿频、涩痛减轻，大便得解。原方去延胡索、大黄继服3天。

三诊：经治疗1周，自觉下阴痛已缓解，饮食起居及二便如常，嘱禁酒，继以上方去枳壳、红花，黄柏减量，3剂。诸症消退。

按：黄啸侠认为本症阴囊受伤伤科称精室损伤，以痛为主症，精室脉络受

---

① 选自《2016年广州中医药学术年会论文集》。

伤，不通则痛，病在肝、肾两经，肝郁气滞，损伤阴络，血不循经，溢于脉外则为肿、为痛，故气滞血瘀贯穿各个环节。黄啸侠重视患者受伤前后病史，认为酒后受伤当夹瘀夹湿，用活血祛瘀、行气、祛湿之药防湿毒之邪入络迁延病期，方药对症，经治10天疗效显著。

（二）伤后气痛案

患者梁×，男，53岁，1965年8月12日初诊。

现病史：患者因与人纠纷被人用棍棒殴伤胸腹背多处，经在当地医院调治3个月，伤处已无疼痛，而后为心窝部隐痛，经多方治疗未效，遂请黄啸侠诊治。患者所呈内服中药皆延胡索、川芎、乳香、没药、红花等祛瘀止痛之药，且以米酒调服。今症见面色萎黄，形体消瘦，语音低微，空腹时易泛酸作痛，餐后则觉痞满难消，大便不成形，每天3~4次。为其验伤，胸肋胁部无压痛、叩痛，上腹部按之则舒，肝、脾、肾区无压痛及叩痛，脉弦细，舌淡苔薄润。

诊断：胃脘痛。

证型：脾虚肝郁。

治则：补气健脾，疏肝解郁。

处方：黄芪15g，党参15g，桂枝10g，白芍10g，白术10g，北柴胡6g，瓦楞子20g（先煎），橘红胎6g，法半夏10g，郁金6g，羊草结10g。

4剂，水煎服，每天1剂，早晚分服。

嘱患者按时就餐，饮食宜细嚼慢咽，避免生冷、油腻、煎炸之品，戒酒、酸辣食品、牛肉、糯米、浓茶。配合早晚散步运动，中午休息，每周并以广陈皮3g与三七5g炖猪瘦肉2次佐膳。

二诊：服上药后患者自觉胃脘胀满消退，胃纳改善，精神转佳，继上方加云苓15g、神曲5g，再进6剂。

三诊：经服上药10剂，胃脘、痞胀、泛酸等症状缓解，胃纳及二便正常。

按：黄啸侠认为患者之胃脘痛与伤后长期过服跌打伤症辛苦走散之品损伤胃气有关，今首诊以补气健脾、疏肝解郁为治则，方用黄芪、党参、白术健脾，桂枝、白芍和营生新，北柴胡、瓦楞子、橘红胎、法半夏疏肝解郁散结，此外配合规律饮食，注意戒酒，适度运动，保持身心舒畅，以收全功。

（三）手桥坚硬练功秘方

黄啸侠教武习武60余年，身体高大，双臂粗壮，肌肉发达，臂力惊人，手桥（手臂）坚硬。因而有"南方五虎将"之一的美誉（其他"四虎将"为东莞的林荫堂、惠阳的林耀桂、合浦的赖成已、惠州的张礼泉）。武术界对黄啸侠的评价是："精通武艺，熟悉气功，技贯南北，术通中外。"更使人佩服的是他的一双铁臂，被誉为"铁臂鸳鸯手"。黄啸侠铁臂鸳鸯手的功夫与一跌打药方有关。20世纪30年代，著名镖师孙玉峰南下广州西关浆栏路宁波会馆精武体育会授艺，黄啸侠每天以掌拳臂击打沙袋练功致手臂肿痛，孙玉峰授其练功药方，并以醋浸泡来疗伤，令练功之肢体经通瘀散，臂力大增，提高其抗打能力，使练功得以持续，终练成"铁臂鸳鸯手"。

今将黄啸侠曾用过的孙玉峰秘传练功方介绍如下：

生川乌、生草乌、蛇床子、生南星、生半夏、地骨皮、海浮石、龙骨、花椒、藜芦、紫菀、紫花地丁、红花、木通、芦荟、正狼毒、透骨草、爬山虎（根）、雕爪（鹰爪）、生盐、硫黄。

上药每味30g，先用清水浸过药面，1天后以醋5kg，慢火煎30分钟，待水温下降至约40℃时温热浸泡练功之手（皮肤有伤口不宜），浸后可再练功，该练功药醋可供数人反复使用1周。

该药对腕、踝、腰、膝关节扭挫伤用之亦有效，尤对足跟痛以及由于足跟的骨质、关节、滑囊、筋膜等处病变引起的疾病，用之有奇效。

（四）调解纷争，多才多艺

黄啸侠在广东武林、医林留下不少的逸事。过去，武林中不同派别的冲突，黄师傅总是从团结的愿望出发，凭着他在江湖中的地位与威望，从中斡旋。

1928年，江苏阜宁顾汝章与河南沁阳王少周南下广州，以武授徒，因弟子好事以致顾汝章、王少周意见不合，发生冲突，黄啸侠从中调解，两人遂和好如初，为"五虎下江南"（顾汝章、耿德海、万籁声、王少周、傅振嵩）续写了一段佳话。

黄啸侠曾参加国民政府在南京举行的第七届全国运动大会，获得第三名；1957年5月在广州参加广东省第一届武术评奖观摩大会，获一等奖；1957年7月到北京参加全国第一届武术评奖观摩大会，获一等奖。黄啸侠不仅武术超群，而且多才多艺，他涉猎广泛，会绘画、识音乐、通医术，文学上有造诣，书法尤佳，平时喜欢读两轩诗，曾写诗以勉励同道。

> 学剑临书本一途，先于平正得楷模。
>
> 分行布白疏还密，养技藏能有若无。
>
> 莫向巧中炫诡异，须向深处下功夫。
>
> 向来豪杰俱神勇，一落浅浮坠野狐。

当年，何竹林在家中后花园教授儿子操练侠家拳并单臂举起一个35kg的石耳牌，黄啸侠到访见状，鼓掌喝彩，时人称"识英雄重英雄"，黄啸侠则说："平生不解藏人善，喜遇贤者说项斯。"黄啸侠推荐广州国民体育会的成员马惠周、何兆康、苏锦星前往何竹林医馆拜师学医。数年后，三人皆成为民初时期的广州伤科名医。

（李主江　蒋国良　肖水勤）

二、浅谈黄啸侠拳法（摘要）[①]

（一）黄啸侠拳法的内容

1. 基本技法

黄啸侠拳法的基本技法包括冲、弹、劈、啄、扫、撇、勾、圈8种拳法；推、拍、拿、挒4种掌法；正踢、勾踢、蹬踢、侧踢、前扫、后拨、侧勾、横撑8种腿法；前进、后退、上步、落步、扭步、插步、闪步、摆步、跳步、绕环步等步法。

2. 流传套路

黄啸侠拳法中流传的套路包括：击踢连拳、驯狮拳、搏象拳、降龙拳、杀蛟

---

① 选自《中华武术·研究》第1卷第11期。

拳、伏虎拳、御攻拳、运步化拳、练手拳、练步拳、罗汉拳、五郎拳对练、杀敌
大刀法等。其中，练步拳与练手拳为最具代表性的套路。

（二）黄啸侠拳法的特点

1. 冲拳为主，组合应用

冲拳为主要的进攻手法。无论在套路或实际应用中，冲拳的使用次数最
多。冲拳的应用方式，以连环冲拳为主，如左右冲拳交替出击或单手连续冲
拳。其实，在黄啸侠拳法中，所有技法都是组合动作形式应用的，其套路也是
由多组组合动作构成，每组组合动作由3~5个动作组成，如上步，左搂手右劈
拳接右搂手左勾拳，接上步，左搂手右冲拳。完成组合动作要快速连贯，一气
呵成。

2. 步形较高，注重移动

采用高步形，如做弓步时，膝关节的弯曲度为130°~150°。这样能使腿部肌
肉负荷较小，有利于步法的快速移动和变化。在练习和实战中步法要根据实际情
况不断变化，并要求手上动作与脚下步法紧密配合，做到上下相随，手脚齐到。
例如，上步左冲拳时，要求上左步与冲左拳同时完成。

3. 偏身侧击，避敌锋芒

实战时，要求侧身站立对敌，以减少受击打的面积。当对方进攻时，主张向
两侧移动躲闪，以避敌锋芒，然后从侧面反击。例如，对方用右冲拳进攻我头
部，我以左闪步向左侧躲闪，同时用左拍掌拍击对方右手肘关节处，并用右直拳
攻击对方躯干右侧。

4. 顺步出招，放长击远

同侧手脚同时向前进击的技法在黄啸侠拳法中较为常用。例如，从左弓步站
立，右脚向前上步成右弓步，同时右手向前冲拳。由于在出拳时步法移动幅度
大，因此其击打的距离也较长。另外，冲拳时要求送肩和肘关节充分伸直，放长
击远，使力量得到充分发挥。

5. 式无定势，快打快收

出拳或出腿后要求快速回收，无须定势，以适应实战时的情况。例如，当完

成上步冲拳后，步形不变，腰部快速回转，同时冲出去的拳快速回收。在套路演练过程中，除了起势、收势、打虎势等个别亮相动作外，其他动作都无须定势。

6. 以腰为轴，整体发劲

出拳时，要求腰部迅速拧转，使上下肢相互牵连，整体发力。这是黄啸侠拳法的基本要求，也是其核心。例如，练习前进步连环三冲拳或上步三冲拳时，要求每一出拳都要迅速转腰配合发劲，且上步、转腰和冲拳要同时完成。

7. 腿不高踢，手法配合

黄啸侠拳法中的腿法以攻击腰部及腰部以下部位的低腿为主。出腿时，要求快出快收，上身要保持稳定。在套路演练或实际应用中，腿法极少单独使用，而通常与手法配合使用。例如，横撑腿后，迅速接连环三冲拳。

（三）结语

黄啸侠拳法是黄啸侠综合了自己所学的多个拳种而创编的。其特点鲜明，动作直观，攻防含义清晰，无花架子，无高难度动作，对习练者身体条件要求不高，适合各年龄段的人练习。练习黄啸侠拳法，对提高技击能力和健康水平具有良好的促进作用。因此，黄啸侠拳法的推广对于传统武术的发展具有重要的意义。

（苏翘斌　常锋）

罗广荫

罗广荫（1913—1988）

广东南海人

广州市名老中医，副主任中医师

医馆旧址：广州西关光复北路

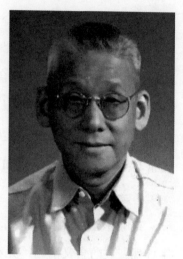

图3-11　罗广荫

罗广荫出身于中医世家，其祖父罗尊初善治脚气，驰誉南海西樵一带。1934年，罗广荫于广东中医药专科学校毕业后，在西关设馆行医，从事中医药工作50余年，早期继承祖业，以水肿、脚气、内科杂症治疗为主，后师从岳父何竹林，精研跌打风湿诸症，对治疗风湿性关节炎、类风湿性关节炎、坐骨神经痛、足跟痛诸症经验甚丰，总结出"岭南之病，重视湿邪""寒热虚实，舌诊可辨""补虚之法，贵调脾胃"等临床见解。他善用自创的"土地骨方"治疗风湿性关节炎多获良效；对久治不愈之痹证、腰椎间盘突出症，他善用虫类、藤类药物，使疗效更为显著。他提出"筋痹之病，重在柔肝"，以加味芍药甘草汤柔肝养肝法治坐骨神经痛，方中重用白芍、甘草、生地黄、玄参等。并主张饮食有忌，避免温补燥热，以防燥热伤津。本方对肝阴不足的骨关节退变者有效。

罗广荫著有《祖传脚气秘方》《足跟痛经验谈》《痹症治验》《坐骨神经痛》《治疗类风湿性关节炎初步探讨》《水肿验方》等论文，入选《广州市名老中医经验选》。罗广荫善于带教，桃李满门，他重视临床经验总结，常说"文比黄金贵"。他的一儿一女均被誉为"广东省名中医"。他先后当选为广州市荔湾区第七届、广州市第八届人民代表大会代表，广州市中医学会理事等多项社会职务。

代表性传人：罗笑容　罗永佳　罗漪梅　罗曼莉　杜宝妮　何应衡　何应璋　张少仲　黄雪友　李启镛　潘少卿　等

一、浅谈类风湿性关节炎的辨证论治①

类风湿性关节炎，是劳动人民常见病、多发病之一，属于祖国医学的"痹证"范畴，东汉张仲景著《金匮要略》称之为"历节风"，也有称之为"骨痹"和"热痹"等。患此病者，大都是掌指关节拘挛变形，甚至脊柱屈曲，难于走动，对人的健康以及工作、生活等带来很大影响。

现代医学对类风湿性关节炎结缔组织病变的原因还不是很清楚。祖国医学古籍《素问·痹论》中根据痹证的发病原因及临床表现，分为行痹、痛痹、着痹、热痹；又以其发病季节和症状上的差异，分为筋痹、骨痹、肌痹、脉痹、皮痹等。类风湿性关节炎的表现可为痛痹、着痹和骨痹之类。

痹者，闭也，即闭塞不通的意思。由于风寒湿热侵袭人体肌肤经络，使气血流行不畅，引起关节局部红肿热痛，如果治疗不当，迁延日久，往往引起肢体拘挛，肌肉消瘦萎缩，甚至关节畸形，是一种治疗难度较大的顽固的慢性病。

类风湿性关节炎，与一般风湿性关节炎相似，虽然仅差一字，但是属两种不同的病状。

风湿性关节炎发病初期，出现游走性关节痛、肿胀，常以腕、肘、肩、膝等大关节为主，但有时会累及手足小关节或腰椎关节；虽然反复发病，但不会引起关节强直或畸形。而类风湿性关节炎，往往从手指或脚趾的小关节开始，然后逐渐累及其他大关节；手指关节肿胀呈梭形是其特征，逐渐增剧，骨质变化，以致关节拘挛、强直、变形，关节运动受限制。

类风湿性关节炎多发于青壮年。如果从保护劳动力、保护人民健康的观点来看，研究治疗本病有重要的现实意义。

近年曾在总结既往治疗一般痹证的经验基础上进一步探讨，在治疗过程中，

---

① 选自《广州市名中老医学术经验选》，广州市卫生局、中医学会广州分会编印，1989年3月。

根据发病的机理，采取治疗风寒、风热、湿痹的基本方药，加入活血祛瘀药，必要时采用中西医结合方法，经过多年的临床实践，取得初步的效果。

自拟土地骨方：猪苓、泽泻、苍术、黄柏、威灵仙、桑枝、独活、土地骨。

常用活血祛瘀药有：赤芍、丹参、牡丹皮、钩藤、三七、乌梢蛇、白花蛇、地龙干、桃仁、红花、益母草，根据辨证选择应用。

典型病例

病例一：梁××，女性，31岁，乡村教师。患者年壮，体质一般，全身关节肿痛已3年，多方治疗未有明显效果，1978年3月由友人介绍到诊，检查双手指肿如梭状，不能屈伸，强硬屈伸较痛，两脚踝关节有肿痛，行动不便，舌质红，苔白，脉滑数，心率每分钟100次，心律整，血沉65mm/h，抗"O"1 500单位，类风湿因子试验阳性。初时给以土地骨方加绵茵陈、地龙干、乌梢蛇等，配合注射毛冬青针剂治疗3个月，手指拘挛已基本消失，并已能下蹲，病情稳定。

病例二：李×，男性，46岁，水泥厂工人。5年前觉全身乏力，手足麻木，继而全身关节肿痛，屈伸困难，曾就医多处并住院2次。当时血沉90mm/h，抗"O"1 000单位，类风湿因子试验阳性，经中西医抗风湿治疗5年，无明显效果，长期不能上班，患者对治疗已失去信心。于1977年10月经友人介绍到本院就诊，到诊时需人扶行，四肢关节肿痛，活动不利，尤以右肘腕关节肿痛较甚，心悸，烦躁，不眠，舌质红，苔白厚，脉滑数。根据"痹证日久不愈内舍于心，缠绵不已，关节变形"的理论，用土地骨方为基础，加入凉血通瘀等药，1周后，心悸与关节肿痛减轻，用前方适当加减继续治疗，半年后，关节肿痛已基本消失，抗"O"和血沉测定值已达正常水平，已能骑自行车上班。

病例三：冼××，男性，66岁。患者诉去年3月在某医院诊断为：类风湿性关节炎，双腕关节肿大，轻度强硬，活动受限，曾用激素疗法，关节肿痛仍未好转。血沉45mm/h，抗"O"正常，类风湿因子试验阳性。到诊时都是用土地骨方加丹参、地龙、赤芍、钩藤等药加减治疗，共到诊21次，症状完全消失。

病例四：欧××，女性，61岁，橡胶五厂退休工人。患者年老体弱，四肢关节肿痛，活动不灵已3个月余，双手掌指关节肿大拘挛如梭形，手指不能伸直。

血沉74mm/h，抗"O"1 250单位，类风湿因子试验强阳性，舌质红，苔白，脉缓，诊断为类风湿性关节炎，先后采用土地骨方加入牡丹皮、赤芍、钩藤、桃仁等药，连服10剂，症状未有明显好转，继续加毛冬青针剂注射10天（1个疗程），并内服泼尼松、吲哚美辛，肿胀开始有所好转。停用泼尼松等西药以后，继续采用土地骨方加钩藤、蚕沙、桃仁、牡丹皮、赤芍等药加减治疗，大约治疗3个月后，手指屈伸恢复正常，行动自如。

体会

1．类风湿性关节炎，大都因痹证日久不愈，缠绵病久，气血虚弱，肝肾劳损，气滞血瘀，血流不畅，筋失所养，致关节变形，肌肉萎缩，筋络拘挛，是治疗难度较大的顽固病，应耐心治疗，宜守法守方，不宜过急改变方药，以起增强疗效作用。

2．该病的病因为风寒湿热之邪侵及肝肾，故以肝肾药为主。土地骨方清热燥湿、祛风通络，加强肾脏排泄，消除关节局部炎症，加上活血通瘀的赤芍、牡丹皮、桃仁和毛冬青针剂有扩张血管，促进血液循环作用。痛则不通，通则不痛，自然肿消痛止。

3．类风湿因子试验是诊断标准之一，但必须脉证合参，辨证施治。至于血沉方面，只可作为病情是否活动的指标。血沉增高指示病情正在发展，血沉正常说明病情已稳定。

一得之见，还需要进一步探讨。

（罗广荫　罗永佳）

二、治疗痹证的一些体会[1]

中医将人体的筋骨、肌肉、关节发生酸痛、麻木、重着、屈伸不利和关节肿大等症候，总称为"痹证"。痹证是临床上较为常见的疾病，在潮湿寒冷、气候变化较大的地区更为普遍。男女老少都可发生，3岁以下儿童患此病很少，但1岁

---

[1] 选自《广州市名老中医经验选》第1辑，荔湾区卫生局主编。

以下患病的，也有个别出现。

痹是闭塞不通的意思，风寒湿邪或风热湿邪侵袭人体肌肤经络，使气血流行不畅，引起肢体关节局部红肿热痛，或呈现游走性疼痛，或伴有发热，或热入营血，而出现红斑。若累及心脏，便成心痹。如缠绵日久，往往引起肢体拘挛，肌肉消瘦、萎缩，甚至关节变形。

《黄帝内经》根据其发病原因及临床表现，分为行痹、痛痹、着痹及热痹；又提到骨痹、筋痹、脉痹、肌痹、皮痹等五痹，临床上很难截然分开。按本人经验体会，痹证分为风寒湿痹和风热湿痹两大类，较便于临证分析。

（一）病因病机

痹证的发病原因，包括外因与内因2个方面。外因前人曾认为风、寒、湿三气乘虚侵袭所致。仅有外邪的侵袭而没有内因的变化，仍不能发病，《黄帝内经》说："风雨寒热，不得虚，邪不能独伤人。"内因是人体或因病伤，或因产后虚弱，或因气血不足，或因饥饿劳顿，或因体质素弱，而致皮肤毛孔疏松，抵抗力降低，外邪乘虚侵袭，壅阻于血脉筋络之间，络道不通，气血凝滞，痹证随之而发。

1. 风寒湿痹

主要是由于风寒湿邪的侵犯。《素问·痹论》说："风寒湿三气杂至，合而成痹。"但其发生与人体的体质、抗病能力，以及气候、生活条件有着一定的关系。正如《素问·痹论》所说："阳气少，阴气多……故为寒也；阳气多，阴气少……故为痹热。"可知本病是由于居处潮湿寒冷，或睡眠时吹风、受凉，或触冒风雨，人体的抵抗能力减弱，从而风寒湿邪乘虚侵袭，痹阻于络脉，气血运行受阻，发生风寒湿痹。

2. 风热湿痹

其致病原因，可分为3个方面。

（1）直接受热邪的侵犯。

（2）风寒湿邪侵袭，蕴藏于肌肤脉络之间，日久寒渐化热，湿郁化火而成热痹。

（3）风寒湿痹患者因过用辛燥药物治疗而形成。

说明热痹是由于热蕴于内，再感外邪壅阻络脉所致，一般多突然发作，病势较急。

（二）辨证分型

由于南方气候温暖潮湿，因此风热湿痹型病例占绝大多数，风寒湿痹型的病例比较少，其证候分别表现为：

风寒湿痹：肢体关节疼痛，局部不红，触之不热，得热痛减，遇阴雨寒冷加剧，舌质淡，苔白腻，脉弦紧。偏于风者，兼有痛处游走不定。偏于寒者疼痛固定，喜热畏寒。偏于湿者，疼痛重着，肌肤麻木不仁。

风热湿痹：肌肉关节疼痛，局部灼热（有时不灼热），活动困难，并且多有发热、恶风、口渴、烦闷等症，舌苔黄腻，脉滑数。

如痹证病延日久，因气滞血瘀，可并发心悸气促、下肢浮肿等症。

（三）验方组成与运用

我对于痹证的治疗方药，经过40多年的实践，效果是比较好的。

由于风寒湿痹和风热湿痹两类型都具有共同的症状，因此在治疗上也采取了共同的药方土地骨合剂为基本方，再随症加减使用。若运用准确，效果很好。尤其对急性进行期的风热湿痹，不论关节疼痛或筋络抽痛都能奏效。

土地骨合剂的组成如下（由二妙散合五苓散加减化裁而成）：

土地骨5钱[①]，猪苓5钱，泽泻4钱，苍术3钱，黄柏3钱，独活3钱，苦地胆5钱，桑枝1两，威灵仙4钱。

偏寒者去苦地胆、桑枝，加入艾叶、当归、川芎等，以散寒温阳、祛风通络；痛处偏于腰部者加狗脊、杜仲、续断、牛膝；偏于上肢者加钩藤、防风、羌活；体虚气弱者加黄芪、党参；脾虚夹痰湿者加法半夏、陈皮；发热者加石膏、知母、黄芩；大便少者加番泻叶、枳实等；瘀滞日久者，加桃仁、红花。

因气滞血瘀，关节变形，肌肉萎缩，应用些虫类药，如白花蛇、蕲蛇、乌梢蛇、地龙干、蜈蚣、全蝎、土鳖虫等，藤类药如忍冬藤、络石藤、宽筋藤、海风

---

① 本书中中药剂量单位1分约等于0.3g，1钱约等于3g，1两约等于30g。

藤、鸡血藤等，有活血去瘀、祛风通络作用，可结合病情适当使用，有增强疗效的作用。

痹证在急性发作期，如有发热、关节肿胀，或筋络抽痛，应卧床休息，配合药物治疗，可以快速收效。一般慢性患者，应从事适当的劳动，或进行体育疗法，如打太极拳，逐渐使气血流畅，帮助关节功能早日恢复。

（四）病例介绍

对一般痹证的治疗，并不是一成不变的。应根据病证的偏寒偏热、属虚属实，准确诊断，随证加减。运用适当，则疗效更加显著。兹举几例说明之。

病例一：杨××，女，72岁，退休工人，有痹证史。主诉：左手肌肉、关节酸痛，手指酸痹，遇阴雨寒冷酸痛加剧。患者认为自己年老体弱，经常饮补血药酒和食用药膳炖品，长期未能止痛，于是前来就诊。疼痛局部不红、触之不热，似是风寒湿痹。但由于患者舌质淡红，舌苔白较干，有黏着性，这是过用温燥药物，日久寒渐化热，湿郁化火而变成热痹之象，治以土地骨合剂加入地龙干、钩藤等通络的药物，疼痛逐渐减轻。6天后，仅剩下3只手指酸痛未止，其余症状已消失，加入钩藤、枸杞、祈艾、川芎等药，去桑枝与苦地胆，继续服前药6天，全部症状消失，1年后追踪未见复发。

病例二：黄××，女，20岁，工人。主诉：经常关节酸痛已3年，平时低热（37.5~38℃），心悸、多梦。检查：关节局部无红肿，舌质淡红，舌苔白。血沉54mm/h，心率每分钟120次。心悸、多梦是由于"痹证日久不愈，内舍于心"。治以土地骨合剂加入地龙干、钩藤等通络药物，服药2天，心悸与关节痛减少，心率每分钟100次。再服药2天，四肢关节痛已全部消失。经复查，心率每分钟88次，血沉21mm/h，半年后追踪未见复发。

病例三：胡××，女，26岁，干部。主诉：四肢关节痛已2年，经2次住院治疗，症状稍减轻，但长期低热未退，两腕与膝关节疼痛未止。有神经衰弱史，容易心悸，常心动过速。舌质红、苔厚白，唇红，脉数有力。治疗办法：①对患者讲清楚病因，去除不必要的忧虑。②用土地骨合剂加入舒肝清火药，如白芍、决明子、郁金、牡丹皮之类，服药3剂，关节痛减，继服6剂，低热已退，疼痛消失。

病例四：孔××，女，15岁，学生。主诉：今年1月起手脚关节肿痛，左肩部与右腕、右踝关节尤甚。检查：左肩部与右腕关节肿大，右踝关节肿大较甚，触之不热，舌苔白，质淡红，面黄肌瘦，血压90/60mmHg，血沉50mm/h，抗"O"1 333单位，心率每分钟100次，这是风寒湿痹中偏于湿的"着痹"。乃拟土地骨合剂加重祛湿药如陈皮、茯苓皮、祈艾之类，连服4剂，肩与腕关节肿痛止。再服4剂，右踝痛止，但肿尚未消。再在原方中加重祛风湿、通经活络药，如地龙干、乌梢蛇等，踝关节肿大亦消失了。

（五）几点体会

1.由于痹证的两大类型其临床症状具有相同的特点，在治疗上使用土地骨合剂为基本方，临床疗效证明是行之有效的。方中二妙散的黄柏苦寒清热，苍术苦温燥湿，两者相合，具有清热燥湿之功。五苓散化气利湿，加上桑枝、苦地胆有凉血泻火、通筋活络止痛作用，威灵仙、独活祛风湿、通经络、活血止痛、行气利尿。湿伤肾，肾主关节，本合剂可加强肾脏排泄，使湿热从小便而出，从而消除关节局部炎症。

2.对于虫类药与藤类药物，本人临床使用的体会是：痹证在急性进行期使用上药效果不大，但对痹证久治不愈或关节变形，肌肉萎缩，因气滞血瘀所致者，则应使用虫类药及藤类药物，因其有活血祛风、祛瘀通络之功，故有显著疗效。

3.本病反复发作的可能性较大，但若治疗彻底，复发的机会仍较少。治疗效果与发病时间的长短及关节损害程度相关，应注意预防。主要是加强锻炼身体，经常参加适当的体力劳动，使气血流畅，身体抵抗力增强。正如《黄帝内经》所说"邪之所凑，其气必虚""正气内存，邪不可干"。在发病学上强调内因的作用，同时要注意避免伤风感冒，居所要干净清洁。

附：土地骨合剂治疗痹证100例验证报告

应用本人自拟经验方"土地骨合剂"治疗痹证，效果良好，现将临床验证的100例病例总结报告如下。

1．临床资料

按照本人经验，将痹证分属风寒湿痹和风热湿痹两大类，全部用土地骨合剂加减治疗。

（1）疗效标准。

痊愈：疼痛消失，血沉和关节功能恢复正常。

显效：症状显著缓解，功能基本恢复正常，随访无明显复发。

有效：症状有改善，但有反复，服药后能缓解。

无效：服药10~20天，症状仍无改善。

（2）疗效统计（表3-1）。

表3-1　土地骨合剂治疗痹证100例疗效统计

西医诊断	风热湿痹	风寒湿痹	疗效				
			痊愈	显效	有效	无效	有效率/%
风湿性关节炎	43	12	9	27	18	1	98.2
腰肌劳损	4	3	2	5			100
肩周炎	7	4	2	8		1	91
肥大性脊椎炎	5	2	1		5	1	85.7
神经炎	10		1		9		100
类风湿性关节炎	5	2			3	4	42.9
脊椎畸形、骶化	3				2	1	66.7
合计	77	23	15	40	37	8	92

2．典型病例（略）

3．体会

（1）本方对痹证，包括现代医学所诊断的风湿性关节炎、类风湿性关节炎、风湿热、肩周炎、腰肌炎、肥大性脊椎炎、坐骨神经痛等都有一定的疗效，其中对急性风湿、关节红肿热痛者，效果较显著。但对类风湿性关节炎或先天性脊椎畸形与腰椎骶化者，效果较差。

（2）南方气候炎热，天气偏湿，临床所见，以风热湿痹者居多。故本方药性偏于寒凉，为风热湿痹而设。但风寒湿痹亦可加减应用。运用得当，同样能收到良好效果。

（3）从本方治疗风湿性关节炎效果来看，确有较好的消炎镇痛作用。故肩周炎、神经炎及腰肌劳损亦用之有效。但凡类风湿及骨关节器质性病变，还需全面辨证，进一步研究探讨。个别病例也应适当配合西药。

（4）本方无明显副作用，仅部分患者服后觉胃脘不适，加入法半夏、陈皮即可减轻不适反应。

（罗广荫）

黄耀燊

黄耀燊（1915—1993）

南海里水大石沥美村人

广东省名老中医，著名外科杂症专家，国务院特殊津贴专家

医馆旧址：西关梯云东路

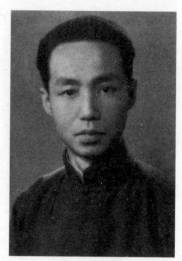

图3-12　黄耀燊

新中国成立后，黄耀燊任广东中医药专门学校教师。1956年广州中医学院成立，历任外科教研组副主任、主任、教授，第一附属医院院长、顾问。全国政协第六、第七、第八届委员，广东政协第五、第六、第七届副主席，广东省委保健医生，是一位影响深远、功力深厚的临床家。

黄耀燊出身于医学世家，其父黄汉荣是著名的武术家和西关骨伤科医家，他15岁进入广东中医药专门学校，以勤奋好学闻名全校，1934年以优异成绩毕业，受聘于顺德乐从同仁医院及广东中医院，日军入侵广州，他辗转中国香港、越南西贡行医，于1939年重返广州，在西关梯云东路设芝香医馆。

黄耀燊致力于中医临床、教学、科研，治学严谨，博采众长，精通外伤、杂症、儿科，对疮疡、胆石症、颈椎病、腰椎病及蛇伤有独到研究。

根据他的验方制成了"骨仙片"（图3-13）、"双柏散"。其中"骨仙片"获得国

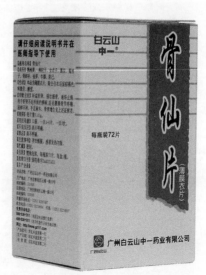

图3-13　黄耀燊验方所制成的"骨仙片"

家经济贸易委员会金龙奖、广州市优质产品奖。

主编著作有《外伤科学》《外科学》《中医名词术语选释》《中国医学百科全书·中医外科学》等。

代表性传人：麦冠民（美国）　胡兴华　林华森　张超良　黄纪良　张曼华　赖振添　陈汉章　黄和世　黄耀松　黄婉健　黄燕莊　黄民伟　吴宏东　赵先明　孟昭生　池建安　朱铭华　黄鼎世　黄燕璇 等

一、蜡烛将残焰更红①
——记著名中医杂症专家黄耀燊教授

前不久在广州中医学院举行的省港澳台中医药信息交流会上，与会的18位台胞一有空就跑药店，采购"骨仙片"。一位台胞说，前些时来广州患腰椎骨质增生，要女儿扶着走，服了"骨仙片"后，如今已能行走自如了。

这"灵丹妙药"的研制者就是广东省政协副主席、广州中医学院著名中医杂症专家黄耀燊教授。

（一）治病救人比名利更重要

提起"骨仙片"，它不仅能治病救人，还"救"活了一间工厂呢！广州中药三厂原来生产停滞不前，境况艰难，在该厂工作的一位学生找到黄耀燊教授，请他解救危困。于是他把积40余年心血的验方献出来，研制成这种骨仙片。此药投产后，马上畅销国内外，生产销售量持续上升，目前仍是供不应求的"拳头"产品。为此，药厂要在骨仙片包装上留下黄耀燊教授的名字，他说："不必！药的疗效最重要，个人名字不要紧！"药厂先后给他送来10多万元的报酬。按理他可以独自支配这笔钱款，但他把这笔钱全交给了学院。他说："能用这钱去改善教工生活和工作条件，我心里更舒坦！"

在黄耀燊教授的寓所里，陪同采访的一位知情人告诉我们，1985年黄耀燊教

---

① 原载于《广东侨报》1989年2月21日第1版。

授被增选为广东省政协副主席以后，广州中医学院有关部门意欲在他寓所门口挂个牌子，告示众人：请你为老专家的健康着想，休息时间切勿打扰！但黄耀燊教授硬是不同意。他说："不管我担任什么职务，我永远是一名医生！你们要把我同患者隔开，我还像医生吗？"

黄耀燊教授实在太忙了！除了广东省政协副主席，他还是全国政协委员、农工民主党中央常委和广东省委主委，每天忙于办公、开会、视察……这样，一般患者要找黄耀燊教授也实在不容易，不过他们也找到了"窍门"，登门之前先打个电话，只要他在就不会失望，他总是给每位求医者安排好时间，或中午或晚上，黄耀燊教授家的两部电话铃声总是响不断，他也从此养成不午睡的习惯。即使在开会或外出视察期间，黄耀燊教授下榻的地方，也往往成了他的临时诊所。

黄耀燊教授说："西医无法包治百病，中医同样是这样，中医和西医各有长短，重要的是要互相取长补短，不带门户之见。"有一次，一个患者患红斑性天疱疮来住院，黄耀燊教授指导科室医生用清热利泻中药治疗，久不见效。看到患者痛苦的表情，他当机立断，要求科室医生采用西医疗法。用了激素药物后，患者情况有所好转，他十分高兴。

学术上的开明，是黄耀燊教授的父亲对他的良好影响。他父亲黄汉荣20世纪二三十年代就是广州颇有名气的骨伤科医生。但谁有长处，黄老先生就做谁的学生，他做骨伤科手术时，常请西医院的麻醉师来帮忙。11岁就随父学医的黄耀燊耳濡目染。从1960年开始，他先后主持中西医结合治疗破伤风、毒蛇咬伤、急腹症的研究，俱取得成果并获全国科学大会奖。

"不要有门户之见，但也要有主见，敢于坚持自己的正确意见。"黄耀燊教授曾负责过叶剑英、邓颖超、陈毅等中央领导的保健工作，有一次叶帅突然感冒并发肺炎，病情控制住以后，低烧仍不退，还伴有咯血。叶帅有心肌梗死症状，此时如果用止血药，可能形成血栓，加重心脏负担，造成不测，在医生们举棋不定时，黄教授拟定了既扶正又祛邪的方案。在大会诊时，他把自己的方案提出来，获得通过。几副药下去，叶帅咯血止住了，原有的血块也被逐渐清除。

（二）"医生要成为杂家"

在黄耀燊教授55年的行医生涯中，经他亲手救治的患者不计其数，论病种，则是内、外、妇、儿，无所不有。一位年届80的美籍华人老太太因哮喘旧病复发导致支气管痉挛，曾心搏骤停致脑缺氧，被外国一家大医院断定生命只能维持1周，经黄耀燊教授治疗后，已健康地生活了8年多。

同行誉黄耀燊教授为杂症专家。但是，黄耀燊教授自从1956年在广州中医学院工作以来，在骨外科工作时间最长。在骨外科疾病中，股骨头缺血性坏死的治疗十分棘手，西医一般主张手术治疗，换上人工骨头。但人工骨头最多只能维持10年左右，如果是一位20岁左右的年轻人，一生要接受多少次置换术啊！黄耀燊教授大胆采用中药内服外洗办法，结果治愈了数例此类患者。

黄耀燊教授对我们说："医生是要有专长的，但患者更需要医生成为杂家。"

年逾古稀的黄耀燊教授精神奕奕。临别时，他对我们说："我虽年过70，但我愿此身能报国，蜡烛将残焰更红。为振兴中医药事业，我愿意贡献所有的光和热，使自己的晚年增添新的光彩。"

（马定科）

二、颅脑外伤治验二则[①]

（一）外伤性癫痫

孙×，女，13岁，1973年3月26日初诊。患儿出生后第34天，因照管不好致跌倒。当时昏迷不醒，头部可见一血肿，即送当地医院诊治，诊断为蛛网膜下腔出血，经抢救治疗，出血停止。伤后第3天，发现小孩抓拳样抽动。6个月后发现小孩右侧上、下肢活动不灵，经针灸治疗有好转。1968年第一次癫痫发作，昏倒，神志不清，口吐涎沫，双目上视，手足抽搐。第一次发作后，每隔数月再发，最长间隔1年发作1次。但最近两三年来，发作极为频繁，每1~3小时发作1

① 载于《新中医》1977年第2期。

次，采用针灸及3次埋线治疗后，有所好转，已控制到白天基本不发作，但晚上仍每1~3小时发作1次。因此来广州诊治。途中舟车劳顿了一整天，癫痫频频发作，症状亦较平时严重，且有小便失禁。

诊查：患儿神疲体倦，记忆力差，难入寐，头顶部浮肿，右手肌力增强，活动不灵，不能握笔及持筷，肌肉萎缩，胃纳欠佳，长期进食半流质。舌尖红，苔白，脉细数。

治则：祛瘀通络、清（心）热。

处方：鲜竹叶芯3钱，麦冬3钱，菊花3钱，赤芍4钱，地龙4钱，土鳖虫3钱，蜈蚣3条，三七末1钱（冲），益母草4钱。3剂，每天1剂。

3月29日二诊：服上药3剂后，癫痫未见发作，睡觉好，并且中午亦能睡（过去在家中午睡不好），胃纳转佳，脉弦数，舌质红，白苔变薄。

照上方6剂，每日1剂。

继续照上方随症加减一两味药，共服用25天。癫痫无发作，天气变化和加强活动亦无诱发（过去常是诱因），且服药至第10剂后，右手变得灵活，能听指挥，并开始右手练习写字，记忆力有所恢复，头顶部浮肿亦消失，食欲增，能随家人一起吃饭，改变了过去只能进食半流质的习惯。

（二）脑震荡后遗症

吴××，男，29岁，工人。1973年3月15日初诊。患者于1972年12月30日被机器压伤头部，当时不省人事，昏迷约20分钟，即送当地卫生院，诊为"脑震荡"，经治疗好转出院。但头胀痛、眩晕、胸闷，经常恶心、呕吐。长期失眠，精神忧郁，愁眉不展（离婚1年多，又受了伤，精神上的打击较大），因此又被怀疑为精神病，要送来广州精神病院检查。但患者没有去精神病院检查，而来我院就诊。

诊查：患者精神忧郁，表情淡漠，懒言，对答清楚，面色晦暗，眼眶周围灰黑，四肢发麻，胃纳欠佳，舌质暗红、有瘀斑，苔黄干。

处方：丹参5钱，土鳖虫3钱，地龙3钱，山栀子3钱，石斛5钱，麦冬4钱，茺蔚子4钱，珍珠母1两（先煎）。4剂，每天1剂。

3月19日二诊：来诊时见精神大有好转，因大便秘结，照原方加瓜蒌仁4钱、生地黄8钱。4剂，每天1剂。

3月23日三诊：自觉精神大有好转，情绪开朗，头痛、头晕减，四肢发麻减，食欲增加，舌质暗红，舌尖紫斑未减，苔已变为淡黄。在原方基础上加减。

丹参5钱，地龙3钱，土鳖虫、川芎各1钱5分，石斛5钱，麦冬3钱，磁石1两（先煎），菟丝子3钱，黄芩3钱。

继续服药，诸症慢慢减轻。仍有心慌，有时睡眠不足，觉头晕、头胀等。以后转为以补养肝肾为主。用药如熟地黄、淮山、山茱萸、枸杞、菟丝子、旱莲草、女贞子、五味子等。最近来诊，继续好转而无反复。

按：上述两例，均为颅脑外伤后遗症，治疗都以祛瘀法为主，一例佐以清心，另一例佐以化痰，均收到显著效果，其关键在仔细地辨病与辨证相结合。

例一主症癫痫，有原发与继发之分，从病史可辨出是继发于颅脑外伤之后。其治则当然不同于原发的豁痰开窍，镇心安神，而是以祛瘀通络为主。但本例距受伤时已13年，何来"瘀"邪？我们是这样理解的：这里所指的"瘀"并非像新伤那样，一定要有软组织或骨骼的损伤致血瘀停留，而是把它当瘢痕来理解，因为患儿头部受伤后引起蛛网膜下腔出血而昏迷，血肿吸收后，留下瘢痕结缔组织，而三七、土鳖虫、地龙、蜈蚣等有软化、松解瘢痕组织的作用。

例二以头胀、眩晕、恶心、呕吐为主症，为痰瘀阻滞所致。其精神忧郁虽与精神上的刺激有关系，但脑震荡后遗症亦常有之，因此排除精神病，抓住主要矛盾，以祛瘀为主收到满意效果。

从以上两例治验来看，不难从处方用药中看出辨证必须缜密细致，以祛瘀为主，例一佐以清心，例二佐以化痰，均收到满意的疗效。

（黄耀燊）

张景述

张景述（1917—1997）

广州市人

广州中医学院筹建人之一，主任医师，外伤科教研室教师

医馆旧址：广州西关大同路95号

张景述出身于中医及书香世家。其父张咏南在家乡石井槎头村开设太和堂药店坐堂行医近50年，并开设草堂书厅，教书育人。我国著名的科学家彭加木，中国农业史学家、华南农业大学一级教授梁家勉，导弹专家张舜矩，文化名人张悦偕等幼年时

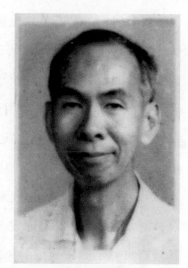

图3-14　张景述

均受教于此。张景述自小随父学习，11岁即就读于广州西关松桂堂书院，师从简竹居。

张景述14岁考入广东中医专科学校，因学习成绩优异，被学校直接推荐到当时中国唯一的中医最高学府——上海中国医学院，在上海中国医学院深造3年。1937年取得毕业证书后就回到广东，因为广州即将沦陷，就携母投靠在粤北南雄经商的兄长，在南雄开设中医医馆。在战争年代精研内、外、妇、儿科的奇难杂症，救治了不少群众而名噪一时，被推选为南雄中医工会主席。抗战胜利后，张景述于1945年返回广州，在广州西关大同路95号开设中医诊所行医，在临床实践中善于把中西医学技术结合，灵活运用，不久便成为广州中医界的后起之秀。

由张景述、丘晨波、吴粤昌三人发起，广东省内外300多名中西医、药界名家响应参与，于1950年3月正式成立了中国第一家民族现代化医药工业制药厂——广州星群中药提炼厂。

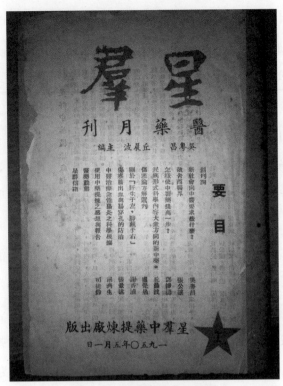

图3-15　星群医药月刊封面

1954年张景述受聘到广东省中医实验医院（广东省中医院前身）研究室，兼任广东中医专科学校及广东中医进修学校教师，主授伤寒、内外科等课程。1955年被调兼职参与广州中医学院筹建工作。1956年广州中医学院正式成立，张景述在该院外伤科教研组任职，此后的41年里，张景述为培养中医高级技术人才，在教学、科研、临床医疗工作的岗位上，贡献了毕生的精力。

学术传承人： 张卓武　张舜贤　张舜能（南非）　张舜思（美国）　张卓眉　麦冠民　胡兴华　张曼华　黎文献　张建楣　梁剑辉　禤国维　李真喜　赖振添　周岱翰　罗永佳　崔学教　陈玉琨（名单由张舜贤提供）

一、张景述学术成就选介

1. 善治骨病和与骨相关的病症。张景述擅长治疗骨病，如化脓性骨髓炎、化脓性关节炎、骨关节结核、骨肿瘤及与骨相关的疾病，如脉管炎（脱疽）等。

学生罗永佳在广州中医院开设了治疗脉管炎专科，已成为该院的一大特色。

2. 在全国彻底消灭血吸虫病战斗中，站在科研和医疗第一线，并为此做出了有力的贡献。1954年积极投身到广东省卫生厅组织的中西医结合防治血吸虫病的第一线，与陈心陶、朱师晦等西医专家走遍广东血吸虫疫区，为广东的血吸虫病防治工作取得彻底胜利做出巨大贡献。他研创的中药"苍槟合剂"治疗血吸虫病晚期肝硬化合并腹水取得了显著的疗效，并在全国得到推广，被中央卫生部调派到杭州、上海一带的重疫区指导工作。在1957年全国防治血吸虫病总结大会上做学术报告。

3. 为适应广大农村和国防军备的需要，研制了一批有效治疗毒蛇咬伤的方剂、药物，极有实用意义，并撰写成《毒蛇咬伤的防治》一书。此书最后审稿已完成，准备交付广东人民出版社印刷发行，可惜正逢"文革"，手稿被抄没，至今下落不明。1992年全国蛇伤学术交流大会在广州举行，作为蛇伤老专家，张景述的论文在大会上一经宣读便引起了经久不息的掌声，并被选为优秀论文。

4. 擅长治疗各类恶性肿瘤，如鼻咽癌、肺癌、肝癌、宫颈癌、乳腺癌、淋巴肉瘤、白血病等。他的学术观点是主张中西结合，因人施治。他与中山医学院附属肿瘤医院院长李国材教授互敬互重，长期精诚合作、定期联合会诊，使一大批重症恶性肿瘤患者得以康复。李真喜、赖振添、陈玉琨、崔学教、周岱翰等中医肿瘤病专家，均是他一手培养而出。

5. 擅长治疗皮肤病及其相关的病症，如全身皮肤瘙痒症、牛皮癣、顽固性皮肤真菌感染、皮肤色素沉着、药物过敏所致的皮肤大疱性坏死松解症（剥脱性皮炎）、红斑狼疮等。禤国维、梁剑辉等均是他的得意门生。

6. 擅长运用中医急救方法。中医素被称为"慢郎中"，但中医急救也是一个宝库，张景述在中医急救学有着丰富的经验。如1960年冬，张景述带学生到番禺南村下乡巡回医疗。当地一间中学500多人急性食物中毒腹部剧烈疼痛，张景述立即指挥学生赶赴现场施救，运用"阴阳水""盐汤探吐"等方法使中毒师生及时吐出和排出致毒食物，全部转危为安。又如曾有一名10个月大的婴儿因保姆疏于照顾，自行把一枚长4.5cm的铁螺栓吞入腹内，即急诊送入陆军总医院。陆军总医院外科认为难以施行手术，急请中医学院外伤科教研组张景述老师会诊。张老师沿用中医古方并根据实际情况做出修改后，嘱咐用骨炭粉熬粥喂患儿吃，半个小时后再喂3汤匙蓖麻油。患儿服用上药后10小时左右，就把铁螺栓随着大便排出来了。又如1963年7月，一名青年工人在工作时误吸入高出安全浓度22倍的砷化氢气体而出现中毒症状，急诊送入广州市第一人民医院重症室。这是一宗严重的工伤事故，由当时的广州市卫生局局长亲自指挥组织抢救，急请中西医专家联合会诊。患者中毒当天出现急性肝肾功能衰竭，全身出现皮疹和黄疸，全身性浮肿和腹水，高热不退，连续21天尿闭，需用人工肾透析，但疗效不显，病情日渐危殆，其后院方请广州中医学院张景述老师会诊。经张老师仔细诊查，辨证用药，患者服药约2小时后由尿道排出大量白色结晶粉状物，继而排出浓茶样及血样小便，此后排尿量大增，尿色逐渐变淡，酸中毒症状得到逐步缓解，10天后排尿基本正常，后痊愈出院。

7. 为国家培养了一批优秀的中西医结合新型医师。1957年一批由中山医学院毕业的青年西医业务骨干，被选送到广州中医学院，系统地学习中医，成为新中国第一批中西结合的高级医学研究生。张景述负责带教外科的课程与临床工作，这批学生毕业后分配到不同的工作岗位，有些留任在中医学院，如麦冠民、胡兴华、张曼华等。

20世纪70年代中期，广州中医学院在南雄的五七干校解散，张景述被继续留在当地组建的广州中医学院南雄五七医院和广州中医学院南雄分院工作，医疗工作十分繁忙，编写审定外科教材，经常通宵达旦地工作。他被调回广州后，仍坚持带病工作，如坚持每周2次的专家门诊。1980年参与筹办广州中医学院的成人教育机构——广州中医学院夜大学，并担任首任副校长。

（张舜贤）

二、中医药治疗鼻咽癌向颈淋巴结转移二例临床报告①

例一：张×，男，40岁，本院教师。于1963年5月，自觉鼻塞，通气困难，咽喉不适或作痛，常有黏痰，继而发现左颈淋巴结肿起一核，约3cm×4cm大，边缘清楚，推之不移，皮色不变、无压痛。在广州某医院初诊为淋巴结核，经用链霉素、异烟肼治疗无效。至1964年肿块增至鸡蛋大，质略硬、皮色不变，间觉头痛，继在广东省人民医院行手术摘除肿物，送中山医学院做病理活检，结果：恶性多型性鼻咽癌（鳞状上皮癌2期Ⅰ级），肿瘤向颈淋巴结转移，经化疗后转到广州肿瘤医院采用深部X线（每天200R）及同位素钴放射治疗45天。见津液干枯，吞咽困难，咽喉肿痛，纳减神困，睡眠不佳，大便秘结，身体迅速消瘦，颈肌及肿块切除部位的边缘仍肿硬，痛连头项，不久右颈淋巴结亦有轻度肿大，全身不适。不能继续使用放疗，转求中医诊治。

初诊：左颈肌手术瘢痕肿硬，肤色紫褐，经放疗后该部皮肤发生小疱疹、无瘙痒，右颈侧淋巴结微大，颈肌痛连头项，头颈运动受限制，右眼睑有中度肿胀，舌苔灰白微黄厚腻，脉浮弦而细数，口渴喜饮，舌燥唇焦，大便干结，烦躁失眠，小便短赤，精神疲困。这是癌瘤扩散、邪毒弥漫、热伤阴液之象。治则：以清热解毒为主，佐以化痰散结。方药：连翘15g，金银花30g，黄连9g，天花粉12g，浙贝母12g，昆布24g，海藻24g，土茯苓30g，山慈菇12g，山豆根12g，漏芦12g，玄参24g，六神丸30粒（分2次冲服）。每天1剂，连服6剂。外敷神功膏（用川乌、黄柏研粉，与凡士林调制而成），连用6天。药启诸症有所好转，疱疹干枯落屑，颈两侧肿块渐见消退，胃纳转佳，睡眠转好，二便正常，舌质淡、苔灰白而腻，脉细弦数，这是热毒渐退而癌瘤未消。治则：以攻毒散结为主，佐以化痰软坚。方药：制川乌12g，制南星12g，法半夏12g，海藻24g，昆布24g，山慈菇12g，山豆根12g，夏枯草12g，当归12g，漏芦12g，连翘12g，金银花15g，

---

① 癌症治验两则选自张景述《中医药治疗鼻咽癌向淋巴转移二例临床报告》，其治疗过程对治疗癌症骨转移的辨证论治有一定参考价值，今全文选录，仅供后学研究。

土茯苓30g，六神丸30粒。每天1剂，连服40多剂。每天外敷神功膏1次。结果见两侧颈肌肿块及淋巴结肿大均消失，颈部肤色渐复正常，右眼睑浮肿消退，颈运动自如，头痛亦除，但仍鼻塞，通气仍感障碍，间有咳嗽、咯痰症状。为巩固疗效，仍用前方加减，每星期服3~4剂，并间服归脾汤加重黄芪，培补正气、攻补兼施，期能根治。治疗4年，共计400多剂、归脾汤300多剂，幸告康复，后经广州肿瘤医院复查认为效果良好，无复发现象，遂于1967年停止服药，迄今13年，随访仍健在无恙。可见中医药对鼻咽癌转移，也有远期效果。

例二：刘×，男，41岁，军人。于1959年3月自觉咽部不适，鼻塞流涕，涕中带血，偏头痛，耳鸣，右眼视力减退。经北京肿瘤医院做活体组织检查，确诊为鼻咽癌。住院进行深部X线放射治疗及抗癌化疗，病情显著好转。至1961年2月出现右侧偏头痛、右颈淋巴结肿硬作痛，经做淋巴结活检，证明鼻咽癌向颈部淋巴结转移、后颅骨转移可疑，再次进行化疗及深部X线放射治疗。初治一个疗程，尚觉效果不错，但继续治疗后，白细胞下降至2×10^9/L以下，失眠食减，精神疲困，消瘦迅速，颈淋巴肿及偏头痛无减退，遂停止化疗及放疗。并于1962年先后转到北京空军医院及广州空军医院留医治疗，病情未见好转，1964年1月由广州空军医院邀余会诊。诊见患者颈淋巴结肿硬不适，偏头痛，鼻塞，通气困难，鼻涕有血丝，咽干，咯痰黏稠难出，右耳听力减退，左眼视物不明，贫血消瘦，面色萎黄，神疲失眠，烦躁不安，食欲不振，舌苔灰白厚腻，脉细数。证为癌瘤转移，邪毒扩散，正气亏损。治则：以解毒散结、化痰软坚为主，佐以培补正气。先用三生饮加减，方药：生南星、生半夏、生川乌各9g，山慈菇12g，漏芦12g，当归12g，山豆根12g，金银花15g，昆布18g，海藻18g，甘草6g，六神丸30粒。每天服1剂，共计服百余剂后，病渐好转，转服归脾汤培补正气，连服数10剂后，上两方间隔轮服1年多，结果诸症消失，精神渐复，乃于1965年某月去某地疗养时，曾到北京肿瘤医院复查，认为"病情良好，有出乎意料的疗效"。

后又回到广州空军医院继续留医治疗，经过数月，颈部淋巴肿块全消，偏头痛、鼻塞涕血已相继消除，耳鸣眼蒙大有好转，身体肥健，纳增，精神复常，乃愉快出院。随访至1966年健康状况良好。

讨论

1. 以上两例，同是鼻咽癌向颈部淋巴结转移，同是用抗癌化疗药和深部X线放疗，因体力降低，不能再用，而转用中医辨证施治，结果癌瘤得到抑制、局部肿块消除、诸症好转或消失，体力恢复，回到工作岗位。一例经过观察16年，至今还健在，而另一例经治疗后一直好转稳定，大约经过9年才因他病死亡。对中医药的抗癌疗效，值得深入研究。

2. 两例患者经化疗、放疗后，正气虽已大伤，但癌瘤未能抑制，按照"急则治其标"的原则，先用攻毒解表、散结软坚抑制癌瘤发展。处方所用的三生饮、山慈菇和六神丸所含的蟾酥等均为了攻毒散结而设。近年国内外学者的实验研究都证明这些药物有抑制癌瘤细胞的作用。而方中的山豆根，中医列为清热解毒药，经日本专家实验证明也有抑制癌瘤作用，对鼻咽癌有良效。漏芦、夏枯草、土茯苓也属清热解毒药，对甲状腺癌、乳腺癌、肺癌、肝癌及胃癌，都有治疗作用。昆布、海藻，《神农本草经》《名医别录》《本草从新》都记载其能治瘿瘤结气、硬核、癥瘕（指腹部癌瘤），此两药含碘丰富，中医叫软坚药，有豁痰消瘤的作用，一般用于缺碘性甲状腺功能亢进症、甲状腺癌、乳腺癌、恶性淋巴瘤、垂体瘤有效。

3. 实践证明，如只顾抗癌攻毒，不顾机体免疫力的提高，若有疗效，也不能巩固，故在两例治疗中，用了"祛邪"药，病邪已去大半就要转用"扶正"药，所谓缓则固其本，故连用大剂量的归脾汤，长期地间隔使用，培补正气，增强机体的抗病能力，这是取得疗效的关键。

附：患者之声

1962年春，我左脚面出现红、肿，且每于半夜痛醒，行走十分困难。门诊多时，一直未确诊，怎么治似不得要领。得领导照顾，未让我下部队工作，留守看家治病。随后住院治疗，检查结果是脉管炎，吃药、做理疗约2个月，病情未见好转，适值一曾患脉管炎病的战友来探望，劝我找中医学院邓铁涛老师。

　　同年秋，我带着急于解开病困的心情，在不认识邓老师，又无人介绍的情况下，唐突地到邓老师家，我简单说明来意，并请求邓老师能接受我的求诊，邓老师家客厅当时还有两位客人，他和其中一位交谈了几句话后对我说：大意是他在学院任务比较重，挤不出时间为我看病，他当场介绍一位资深中医生——张景述医生为我治病。我十分高兴，抄下了张医生家地址，约好时间，开始了新的治疗。

　　如果我没有记错，张医生家很有格调，正门是"矮门""趟笼"，然后是对开大门，门厅正中摆一张工作台，台面永远规整地放置有毛笔、墨砚、镇纸、手枕，主位上方高悬一套三件的通花挂件，都是黑酸枝木料。我每星期到张医生家就诊，全是占用他宝贵的休息时间，长期如此，心里着实不安。每提诊金，他当面婉拒，分文不收。张医生每次诊断总是耐心细致，就似初次接诊患者，聆听患者感受，仔细斟酌用药，言谈热情和蔼，使我深深感到治病可找到依托，缠绕我经年的脉管炎可遇到高手了。当年经济困难，张医生还关心到药能否买到，每剂药要用50g当归头，去哪找当归头都为我出主意，在不经意中让我增强了治病的信心。整整3个月，这不算长也不算短的过程中，病症逐步好转，其中虽有反复，最终获得痊愈。张医生的辛劳开了花、结了果。几十年过去了，人老了爱怀旧，张医生是我的恩人，是永远值得怀念的大好人。

（谭大霖口述）

2017年11月21日

蔡荣

蔡荣（1921—1980）

广东海康人

骨伤科教授，广东省名中医

医馆旧址：西关钟秀南6号

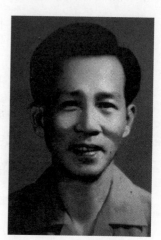

图3-16　蔡荣

蔡荣，别名其生，著名骨伤科医家。他出身于医学世家，其祖父蔡忠（又名高佬忠）是清末广东五大伤科名家之一。

蔡荣之母梁敦娴受蔡忠的影响和传授，医术精湛，亦是民国初广州著名的女骨伤科医生。蔡荣幼承家学，熟读经史百家之书，勤习伤科诊疗技术。1947年，蔡荣于江西中正大学中文系毕业后，回家与母、弟一同操持钟秀南的跌打正骨医馆，后又在岭南诊所、南华中医联合诊所任骨伤科医师。1958年，蔡荣受聘任教于广州中医学院，1978年被评定为副教授。历任广州中医学院外伤科教研室副主任、伤科教研室主任、教务处副处长，广东省第四届政协委员，《中国医学百科全书》编辑委员会委员等职。蔡荣主持对杉树皮夹板开展生物力学测定科研，对使用杉树皮夹板固定骨折起到推动作用，继承了骨伤三期分治法，拟定了肢伤系列协定处方，其药性平和，主治分明，对骨伤科内治用药影响深远。

主编医著：《外伤科学》《中国医学百科全书·中医骨伤科学》

代表性传人：彭汉士　黄关亮　张恃达　何振辉　蔡丽蓉　陈基长　刘金文　黄枫 等

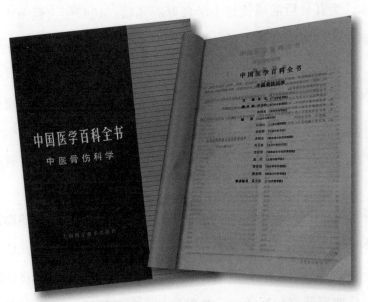

图3-17　蔡荣主编的《中国医学百科全书·中医骨伤科学》

一、"跌打万花油"传人、骨伤科圣手蔡荣

蔡荣（1921—1980），别名其生，广东海康人，广东省名中医，骨伤科医家。他出身于医学世家，其祖父蔡忠（又名高佬忠）是清末广东五大伤科名家之一。蔡忠早年拜少林派嫡系洪熙官的四传弟子新锦为师，尽得武技医术之奥秘，后在广州西关钟秀南设跌打正骨医馆，号名"普生园"。蔡忠创制"跌打万花油"，对治疗骨折、脱位、刀伤、火伤等卓有成效，闻名国内外。

蔡荣之母梁敦娴受蔡忠的影响和传授，医术精湛，亦是民国初广州著名的女骨伤科医生。蔡荣从小受祖父、母亲的教诲与栽培，熟读经史百家之书，勤习

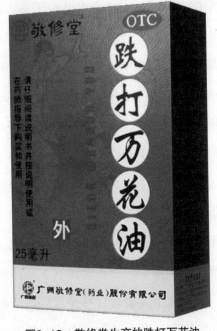

图3-18　敬修堂生产的跌打万花油

伤科诊疗技术，为其日后的成长打下了良好的基础。1947年，蔡荣于江西中正大学中文系毕业后，回家与母、弟一同操持钟秀南的跌打正骨医馆工作，后又在岭南诊所、南华中医联合诊所任骨伤科医师。1958年，蔡荣受聘任教于广州中医学院，1978年被评定为副教授。历任广州中医学院外伤科教研室副主任、伤科教研室主任、教务处副处长，广东省第四届政协委员，《中国医学百科全书》编辑委员会委员等职。1978年，广东省人民政府授予他"广东省名中医"称号。

蔡荣从事中医骨伤科的医疗、教学工作33年，他医术精湛，医德高尚，在群众中享有很高的声誉。他对中医骨伤科理论及临床实践有较深造诣，认为中医骨伤科既重视外治手法，而内治调节脏腑气血又与之相辅相成。骨伤科病除手法复位需正确外，早期用药宜行气活血、祛瘀散积、舒筋活络，设法解决患者疼痛症状；后期应侧重肾（主骨）、肝（主筋司关节）、脾（主四肢肌肉）三脏调治，尽快帮助患者恢复骨伤部位的功能活动。他还擅长治疗坐骨神经痛，注重调养肝肾，用四妙汤加减化裁。生前承担薛己、陈实功等名医外伤科学说课程讲授工作，并无私地献出祖传"跌打万花油"秘方，该药油医治跌打刀伤在粤港澳及东南亚地区已有半个多世纪历史，疗效确切，久用不衰，至今仍十分畅销。蔡荣在教学上高度负责，对年轻教师言传身教，对学生循循善诱，深受广大师生的尊敬。他在广州中医学院执教20多年中，为提高教学质量，培养下一代人才呕心沥血，他还主办了全国中医学院外伤科师资班，多次主办广东省中医正骨进修班，堪称桃李满园，他的弟子不少已经成才。蔡荣的著作较多，主编有《中国医学百科全书·中医骨伤科学》（上海科学技术出版社）、全国高等医药院校试用教材《中医伤科学》（上海科学技术出版社），参加审定《中医辞典》（人民卫生出版社），参加编写《外科学讲义》（上海人民出版社）、《外伤科学》（上海人民出版社）、《老中医医案医话选》（广州中医学院）、《老中医经验选》（广州中医学院）、《正骨讲义》（广州中医学院正骨班教材）等。他先后在公开发行的杂志上发表过《从伸直型肱骨髁上骨折病例的追踪观察探讨》《骨折对位与功能恢复问题》《伤科内治八法及其临床运用》《脑震荡后遗眩晕》《骨折迟缓愈合》《六味地黄汤在骨科临床上的运用》《颈椎综合征》《股骨颈迟缓愈合》《骨折缺血性坏死》《胸肋骨痹》《脾胃与肾命》等论著，在骨伤科学术界中产生了一定的影响。

（黄关亮）

二、杉树皮夹板的力学性能与临床应用①

中医正骨应用小夹板外固定已有悠久的历史。早在唐代孙思邈撰的《备急千金要方》就有记载："治腕折四肢骨碎及筋伤蹉跌方：生地黄……烂捣煞之，以裹伤处，以竹编夹裹，令遍缚，令急，勿令转动。"唐代蔺道人著的《仙授理伤续断秘方》对杉树皮夹板也有记载："凡皮破，用风流散填，更涂。未破用黑龙散贴。须用杉皮夹缚之。""凡夹缚用杉木皮数片周回紧夹缚，留开皆一缝，夹缚必三度，缚必要紧。""凡用杉皮，浸约如指大片，疏排令周匝用小绳三度紧缚，三日一次，如前淋洗，换涂贴药。"到了宋代，《传信适用方》记录桂汉士所传："治打扑伤损接骨如神方：……或伤折甚者，用药了，以杉木片子夹定，此药用后止疼，然后服药。"至元代，危亦林著的《世医得效方》也有"……待其骨直归窠，然后用大桑皮一片，放在背皮上，杉树皮两三片，安在桑皮上，用软物缠夹定，莫令屈，用药治之"的治疗方法，之后历代均有使用。由此可见，中医正骨在古代已经采用竹片、木板、杉树皮等作为外固定材料，而且一直沿用至今。目前全国各地，根据各自经验，因地制宜，因材施用，使用有各种不同的夹板材料，如北方多用木板，南方多用竹片、杉树皮，通过力学研究，不断加以改进，临床应用效能获得很大的提高。

杉树［*Cunninghamia Lanceolata*（*Lamb.*）］属裸子植物门，杉科，为淮河、秦岭以南广泛栽培的用材树种，其分布北起秦岭南坡、河南桐柏山和安徽大别山，南至两广和云南东南部和中部。树皮及根、叶入药，能祛风燥湿、收敛止血。树皮具有弹性、韧性和塑性，可就地取材，简便而价廉，为我国南方

---

① 选自《广东医药资料》1978年第1期。

特别是广东传统的正骨固定材料。我院骨科20年来治疗四肢各类型骨折，绝大部分使用杉树皮夹板为外固定器材，临床应用效能良好。为了进一步认识和掌握杉树皮夹板的性能，更好地总结和提高杉树皮夹板外固定治疗骨折的效果，我们以临床实践为基础，于1976年对杉树皮夹板的力学性能与临床应用进行了一些研究。

（一）杉树皮夹板力学性能的测定

实验所用的杉树皮夹板材料，均采自我院从广州土产公司整批购回的已库存2年的杉树皮，按临床需要选取制成实验试样板。

1. 杉树皮夹板的浸煮实验

（1）实验材料：按临床所用的各种规格杉树皮夹板数片。

（2）实验方法：①把杉树皮夹板浸泡在水中24小时。②把杉树皮夹板放在盛满水的锅中，加热，煮沸30分钟。把这些经过浸和煮的杉树皮夹板取出后，使之在空气中风干，分别加力折断之。

（3）实验结果：按上述实验方法处理过的杉树皮夹板，其情况大致相同。杉树皮夹板变厚、变脆，稍加力弯曲便折断，从其折断处观察到杉树皮夹板各纤维层分明，这是杉树皮夹板本身纤维层密度不完全均匀，大量吸水后，各自产生不同程度膨胀的结果。

2. 杉树皮夹板的抗弯测试

（1）测试材料（表3-2）。

（2）测试方法：将各类规格的杉树皮夹板，分别按其长度置于两端三角形的支座上（一端支点略加压固定），在杉树皮夹板两支点间的中点处加重（图3-19），每次增加0.2kg或0.5kg，直至杉树皮夹板产生蠕变、折断。记录每次增重后的杉树皮夹板的形变（挠度），所得结果以坐标形式列出（图3-20、图3-21）。

（3）测试结果（表3-2）。

表3-2　试样板规格及抗弯测试结果

板名	规格/cm			测试支点距/cm	测试结果		
	长	宽	厚		最大荷重（弯断）P/kg	最大弯曲应力 σ/（kg·cm^{-2}）	最大挠度（弯断）f/10^{-2}mm
上臂板（外侧）	27	5	0.5	24	9.2	265.0	875→1 700
前臂板（背侧）	36	5	0.5	30	6.0	216.0	880→1 000
大腿板（外侧）	46	8	0.7	40	11.7	179.0	2 250→2 800
小腿板（外侧）	46	5	0.5	40	6.0	228.0	1 870→2 900
原杉树皮夹板	27	5	0.5	24	9.2	265.0	875→1 700
有衬垫外套板	27	5	0.5	24	8.05	232.0	840
涂凡士林油板	27	5	0.5	24	7.6	219	1 000

注：涂凡士林油板为杉树皮夹板涂上大量凡士林油24小时后擦净备用。

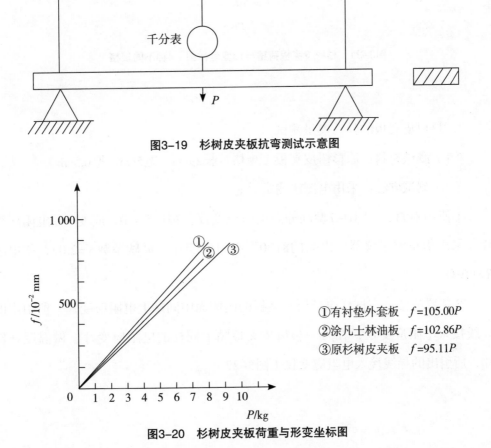

图3-19　杉树皮夹板抗弯测试示意图

①有衬垫外套板　$f=105.00P$
②涂凡士林油板　$f=102.86P$
③原杉树皮夹板　$f=95.11P$

图3-20　杉树皮夹板荷重与形变坐标图

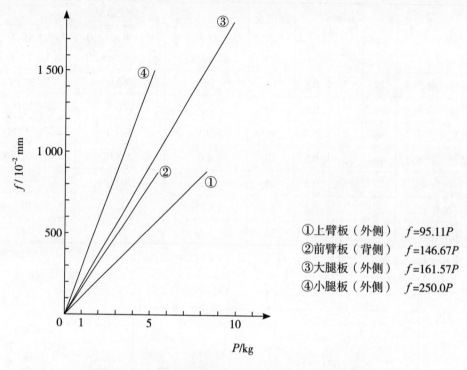

图3-21 杉树皮夹板荷重与形变坐标图（4种不同规格）

① 上臂板（外侧）　$f=95.11P$
② 前臂板（背侧）　$f=146.67P$
③ 大腿板（外侧）　$f=161.57P$
④ 小腿板（外侧）　$f=250.0P$

3. 杉树皮夹板的弹性模量测试

（1）测试材料：原杉树皮夹板（规格：长29cm，宽5cm，厚0.5cm）。

（2）测试方法：采用电测法测定。

①使用器材：a.YJD-1型动静态电阻应变仪：精度5×10^{-6}应变。b.电阻应变片：采用华东电子仪器厂出品的8120型电阻应变片。灵敏系数$K=2.02$，初电阻$R=119\Omega$。

②装置方法：在试样原杉树皮夹板的内侧面中间贴上电阻应变片，所引出的导线接入电阻应变仪；在另一杉树皮夹板贴上同样的电阻应变片，做温度补偿片，所引出的导线接入电阻应变仪（图3-22）。

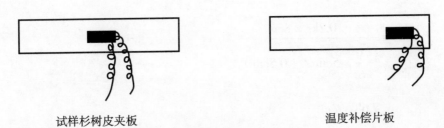

试样杉树皮夹板　　　　　　　　　　　温度补偿片板

图3-22　杉树皮夹板贴上电阻应变片

温度补偿片板放在与测试装置上放置试样板处的温度相等的地方，试样板放在测试装置的三角形支座上，两支点间距离24cm，两个支点间分成3等段，分别在中段两端B、C点上加重，每次增加0.2kg（图3-23），根据电阻应变仪所示读数，记录每次增加荷重后杉树皮夹板产生的应变值及应变增值，所得结果应用虎克定律公式计算杉树皮夹板的弹性模量，并以坐标形式列出（图3-24）。

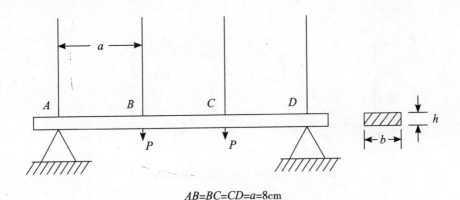

AB=BC=CD=a=8cm

图3-23　杉树皮夹板的弹性模量测试示意图

（3）测试结果。

平均荷重增量：$P = 0.2\text{kg}$

应变平均增值：$\varepsilon = 76 \times 10^{-6}$

应力：$\sigma = \dfrac{M（弯矩）}{W（抗弯断面系数）}$

$\quad\quad = \dfrac{P \times a}{\dfrac{1}{6}bh^2}$

$$= \frac{0.2\text{kg} \times 8\text{cm}}{\frac{1}{6} \times 5\text{cm} \times (0.5\text{cm})^2}$$

$$= 7.68\text{kg/cm}^2$$

根据虎克定律：$\sigma = E\varepsilon$

杉树皮夹板的弹性模量：

$$E = \frac{\sigma}{\varepsilon} = \frac{7.68}{76 \times 10^{-6}} = 101\,053\text{kg/cm}^2$$

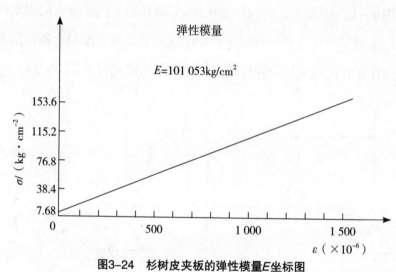

图3-24　杉树皮夹板的弹性模量E坐标图

4. 杉树皮夹板固定在肢体时的应力测试

（1）测试材料。

①杉树皮夹板：上臂、前臂、大腿、小腿部位大号规格原杉树皮夹板各1套。

②压力垫：6cm×5cm×1.2cm纱布棉垫。

③布扎带：宽2cm纱布扎带3条。

（2）测试方法：采用电测法测定。

①作用器材：同杉树皮夹板的弹性模量测试。

②装置方法：试样杉树皮夹板与温度补偿片板贴电阻应变片接连电阻应变仪

同杉树皮夹板的弹性模量测试。将已贴上电阻应变片的试样杉树皮夹板作为肢体4块夹板中的1块，在这块板内侧面的中间或两端加压力垫，用3条布扎带缚扎至临床需要的松紧度（3条布扎带缚扎的力与实验的力作用相接近）。

杉树皮夹板及压力垫按临床常用方法放置，其具体位置：

上臂——外侧板，压力垫在中间。

前臂——背侧板，压力垫在中间。

大腿——内侧板，压力垫在两端、压力垫在中间。

小腿——外侧板，压力垫在中间。

杉树皮夹板、压力垫及布扎带按临床实际缚扎好后，按照临床需要的各种体位及相应功能锻炼时板内压力变化所引起的杉树皮夹板形变，通过电阻应变仪显示，分别记录其应变读数，并应用虎克定律公式计算其应力，板向内侧面变形为正，向外侧面变形为负。

③对照性测试：根据以上装置方法，测得结果之后，解除肢体上的固定装置，把已贴上电阻应变片的杉树皮夹板，按两端缚扎布带的距离置于支架的支点上，在板中间放置压力垫，并在其上直接加重力至电阻应变仪得出肢体测试的读数，以对照和计算所得的应力（图3-25）。

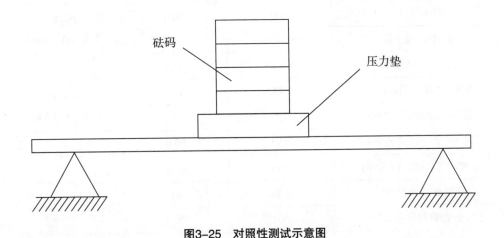

砝码

压力垫

图3-25 对照性测试示意图

（3）测试结果（表3-3至表3-5）。

表3-3　杉树皮夹板固定在上臂各体位活动时的应力测试结果

体位、活动	应变读数 ε （ $\times 10^{-6}$ ）	应力 σl （ $kg \cdot cm^{-2}$ ）	压力垫对夹板的压力 （对照性实例）
屈肘90°前臂旋后（放松）	250	25.2	
屈肘90°前臂旋后（无颈腕带）	270	27.2	
屈肘90°前臂旋中（放松）	240	24.2	
屈肘90°前臂旋前（放松）	240	24.2	
屈肘90°前臂旋后握拳	290	29.2	
屈肘90°前臂旋后用力握拳	350	35.4	
前臂旋后前举90°	260	26.3	$P=800g$ （支点距24cm）
前臂旋后半握拳肘伸直	160	16.3	
前臂旋后半握拳屈肘90°	190	19.3	
前臂旋后半握拳屈肘40°	340	34.3	
屈肘90°肩外展90°	120	12.1	
屈肘90°肩前屈90°	50	5.5	
屈肘90°肩后屈45°	250	25.2	

表3-4　杉树皮夹板固定在前臂各体位活动时的应力测试结果

体位、活动	应变读数 ε （ $\times 10^{-6}$ ）	应力 σl （ $kg \cdot cm^{-2}$ ）	压力垫对夹板的压力 （对照性实例）
屈肘90°旋后位	800	80.0	$P=5kg$ （支点距17cm）
屈肘90°旋中位	800~1 080	109	
屈肘90°旋后握拳	1 120	113	
屈肘90°旋后用力握拳	1 400	143	$P=8.3kg$ （支点距17cm）
屈肘90°旋中位外展拇指	920	90.9	
屈肘90°旋中位前上举90°	880	89.0	
屈肘90°旋后位前上举90°	850	85.8	
前臂旋后伸肘180°	930	94	
前臂旋后伸肘45°	900	90.9	
附：脉搏跳动差	10	1.01	$P=41.5g$

注：表3-3、表3-4中凡屈肘90°时，前臂均用颈腕带悬吊。

表3-5　杉树皮夹板固定在大腿和小腿各体位活动时的应力测试结果

体位、活动			应变读数ε（×10⁻⁶）	应力σl（kg·cm⁻²）
大腿	压力垫在两端	静态体位	100	10.1
		收缩股四头肌	300	30.3
		屈髋屈膝90°	470	47.5
	压力垫在中间	静态体位	820	82.8
		收缩股四头肌	1 080	109
		屈髋屈膝90°	700	70.1
		直腿抬高45°	1 000	101
小腿		屈膝15°放松	1 200	121
		足用力背屈35°	2 000	202
		足用力跖屈45°	1 300	134
		屈髋屈膝90°	1 110	111
		直腿抬高45°	1 220	123
		置布朗氏架位	1 150	116

（二）杉树皮夹板力学性能的探讨

1. 杉树皮夹板与竹夹板的弹性模量对比

从杉树皮夹板的弹性模量测试中测得杉树皮夹板的弹性模量是101 053kg/cm²，根据广西壮族自治区中西医结合治疗骨折协作组的研究，竹夹板之弹性与天津医院用的柳木相似，是符合固定器材要求的。杉树皮夹板的弹性模量接近于竹夹板，故杉树皮夹板的弹性亦接近竹夹板和柳木板（表3-6）。

表3-6　杉树皮夹板与竹夹板的弹性模量对比

材料名称	浙江毛竹	四川楠竹	湖北毛竹	广东杉皮
弹性模量/（kg·cm⁻²）	103 800	105 500	126 220	101 053

2. 杉树皮夹板的弹性、韧性与塑性

（1）弹性：杉树皮夹板能适应肢体肌肉收缩和舒张时肢体内部压力的变化而产生的形变和复形，具有良好的弹性。从杉树皮夹板固定在肢体时的应力测试中，我们观察到缚扎在上臂、前臂、大腿、小腿上的杉树皮夹板，当按照临床需要的各种体位及相应功能锻炼时，杉树皮夹板随着肌肉收缩的内部压力增加而发生形变，在电阻应变仪上指针显示一定读数；又随着肌肉舒张的内部压力减少下降至原来水平而复形，应变仪的指针返回原来位置上。当进行对照性测试，在支点距17cm加重至5~8.3kg时，应变仪显示杉树皮夹板产生形变，去除重力后，基本上完全复形。从杉树皮夹板抗弯测试结果观察，荷重最小6kg，是前臂背侧板，但测时支点距离是30cm，在肢体上实际应用时，杉树皮夹板外一般缚扎3条或4条布带，夹板内还有压力垫，那么其实支点距离是不会有30cm的，所以它的荷重可以远远超过6kg。

（2）韧性：杉树皮夹板有足够的支持力，完全能起到四肢骨折的外固定支架作用和维持折端骨位的压力。如上所举的前臂背侧板，临床使用时条件变了，它荷重远远超过6kg，测时荷重最小6kg的前臂背侧板，它的最大弯曲应力为216.0kg/cm^2，那时它的挠度达880×10^{-2} mm，足见杉树皮夹板具有相当的韧性。

（3）塑性：杉树皮夹板的塑性，比柳木及竹片都差些，要它弯曲变形在某一形态时，需要屈扨或敲打，而屈扨或敲打后，杉树皮夹板的韧性和弹性稍会降低。但肢体的骨突部位和弯曲弧度因人而异，各有不同，杉树皮夹板可以随时塑形和灵活运用，较少的弧度可用棉垫填充，仍有足够的外固定支持力。

3. 杉树皮夹板抗弯性能的差异和影响

从杉树皮夹板浸煮实验说明，杉树皮夹板经水浸、水煮后各纤维层分离、变脆。从杉树皮夹板抗弯测试观察，原杉树皮夹板、涂凡士林油板、有衬垫外套板是同规格的3种不同类型，抗弯测试所得结果说明：①杉树皮夹板本身是个密度不完全均匀的材料，尽管规格相同，其抗弯性能也不完全相等。②同规格的3种类型杉树皮夹板的坐标很接近，说明其抗弯性差异不大。③杉树皮夹板在临床应用时，可能接触肢体汗液、药物油膏等，但影响不大；相反，由于油类或油膏类药物作用，可减少杉树皮夹板对水分的吸收，尽管接触肢体的汗液等，对杉树皮夹板的影响是很小的。因此，为保证杉树皮夹板的性能，所用的外敷药物，不宜用水调，以免杉树皮夹板大量吸水后，各纤维层分离、变脆。油剂或油膏类剂型药物，对杉树皮夹板的性能影响不大，相反可对杉树皮夹板起"防水"的保护作用，减少其对水分的吸收。

4．杉树皮夹板与布扎带约束力的关系

杉树皮夹板加压力垫缚扎在肢体上所受的应力，最大是小腿，其次为前臂、大腿、上臂。当局部外固定的肢体做功能锻炼活动时，夹板压力垫内的应力，最大是小腿，足用力背屈35°时，应力为202kg/cm²。由此可见，在周径上下越不相等的肢体，缚扎杉树皮夹板所受的应力也越大，也就是说布扎带的约束力也越大。

5．杉树皮夹板固定与肢体体位的关系

从杉树皮夹板固定在肢体时的应力测试中，我们观察到：上臂被固定后，屈肘90°，用前臂颈腕带悬吊时，前臂旋中位所产生的应力最小；前臂被固定后，屈肘90°，用前臂颈腕带悬吊时，前臂旋后位所产生的应力最小。由此可见，杉树皮夹板固定与肢体体位是有一定关系的。按上所述，如前臂夹板固定，若处于旋后位，背侧板上半段对尺骨上半段虽作用直接，但与桡骨上半段距离则较远；若处于旋中位时，又恰恰相反，对桡骨上半段虽作用直接，但与尺骨上半段距离则较远；若处于旋前位时，则比旋中位时更甚。背侧板按桡尺骨下半段平面安放，实际上也只能这样安放，因为桡尺骨下半段所成的平面决定了前臂肢体的外形。板的上半段能对桡骨上半段起作用，而远离尺骨上半段，能对尺骨上半段起作用时，又远离桡骨上半段。反之，掌侧板的情况恰反，而且夹板都不易均匀地接触肢体。当前臂处于旋后30°~45°时，夹板才可以比较均匀地接触肢体，且与桡尺骨上、下段的距离亦比较平衡。因为，桡尺骨上段两骨的平面是相对稳定的，而桡尺骨下段两骨的平面是随前臂旋转而改变方向的，桡尺双骨折后，要以下段两骨的平面来迁就上段的平面，使两骨所成平面上下同一方向，夹板才能比较均匀地接触肢体，对两骨所起的作用力也比较平衡。

因此，我们认为杉树皮夹板固定于肢体时，要使肢体处于夹板能够比较均匀地接触肢体的体位，这样对骨折端所起的作用力才能比较平衡。例如，当上臂杉树皮夹板固定时，肢体体位处于屈肘90°、前臂旋中位较好；前臂杉树皮夹板固定时，肢体体位处于屈肘90°、前臂旋后30°~45°较适宜。

（三）杉树皮夹板在临床上的应用

1. 杉树皮夹板的特点：从长期的临床实践及其力学性能测试发现，杉树皮夹板具有如下特点。

（1）优点：①具有一定的弹性和韧性，对已复位的骨折起到良好的固定作用。②质地较柔韧，板的头尾容易压软，可避免紧压摩擦肢体，不易发生压迫性溃疡。③简易、轻便、柔韧，不妨碍肢体进行适当的功能锻炼。④制作简单方便，只需刀剪工具，可以大批制备，亦可临时选制，不受环境限制，不需特殊设备。⑤分布地区较广，南方尤其盛产。来源容易，费用低廉，与其他行业用材无矛盾。因地制宜，因材施用，适应平时和战备需要。

（2）缺点：①杉树皮夹板本身密度不完全均匀，其纤维大致是纵行，若选材制作不好，容易发生纵裂。②可塑性稍差。③库存时间过长，或经雨水浸渍，容易变脆、发霉。

2. 杉树皮夹板的制备

（1）选材：选择无结节、无虫蛀、无纵裂、无缺损且完整较厚的杉树皮，根据肢体各部位规格制用。如削去浮皮后厚度较薄，不到0.3cm的，可两块重叠成一块使用。

（2）制作：用刀削去表层粗糙浮皮，至较平整为度，并根据肢体各部位的长、宽、厚规格制好，其两端剪成弧形，内侧面用胶水或浆糊贴上衬垫（棉毡、海绵、棉花等），再套上布料外套，按规格扎好备用。如临时制用，可选均匀平整、厚0.3~0.5cm的医用棉花作衬垫，再用绷带包缠作外套，以胶布条粘贴绷带，即可使用。

杉树皮夹板需要塑形时，可将有衬垫外套板用锤或刀背在需要塑形处敲打；或以硬物（如桌子边）作力点，分别在所需塑形段渐加弯曲便可，但切不可骤然用力过猛屈曲，以免夹板折断；或在未包衬垫外套之前，先用胶布贴在塑形段的两板面上，再行包套弯曲更好。此外，在板上适当位置钻孔，可配合钢针骨牵；在板边锯齿，便于超关节部分缚扎；或根据肢体局部特点，配合其他装置需要，进行修制，灵活使用。

（3）杉树皮夹板的规格。

①一般原则。长短：按需固定的肢体长短。超关节者，一般超出部分至关节外能缚扎布带为度（3~5cm）；不超关节者，以不妨碍关节活动为度。宽窄：按肢体的周径而定，以缚扎后两夹板之间不相接触为原则，适当宽些。②规格类型（表3-7）。

表3-7　杉树皮夹板的四肢部位规格类型　　　　　　　　　　　　　　cm

类型		规格			
		特大号	大号	中号	小号
肱骨外科颈	前	30×5	27×4.5	25×4	18×3
	后	30×5	27×4.5	25×4	18×3
	外	30×5	27×4.5	25×4	18×3
	内	20×5	18×4.5	16×4	10×3
肱骨干	前	23×5	18×4.5	18×4	15×3.5
	后	28×5	26×4.5	23×4	20×3.5
	外	28×5	26×4.5	23×4	20×3.5
	内	19×5	14×4.5	14×4	11×3.5
肱骨髁间肱内髁上	前	14×5	12×5	10×3.5	7×3
	后	24×5	20×5	18×4	13×3
	外	20×4.5	17×4	15×4	10×3
	内	23×4.5	19×4	17×4	12×3
桡尺骨	背	24×6	21×6	18×5	15×4
	掌	30×6	27×6	23×5	19×4
	桡	36×2.5	34×2	32×2	27×1.5
	尺	26×2	23×2	18×2	15×2
桡尺远端	背	25×6	24×6	24×5	22×4
	掌	20×6	19×6	19×5	17×4
	桡	25×2	24×6	24×2	22×2
	尺	20×2	19×2	19×2	17×2

续表

类型		规格			
		特大号	大号	中号	小号
股骨干	前	36×8×0.7	24×8×0.7	32×6×0.9	22×5×0.5
	后	32×8×0.7	30×8×0.7	28×6×0.6	18×5×0.5
	外	40×8×0.7	38×8×0.7	36×6×0.6	26×5×0.5
	内	32×8×0.7	30×8×0.7	28×6×0.6	18×5×0.5
胫腓骨	外	42×5	38×5	24×4	26×3
	内	40×5	36×5	32×4	24×2
	后	40×5	36×5	32×4	24×3
	前（双）	32×5	27×2	24×2	15×2

注：除股骨干外，其余类型的杉树皮夹板厚度均为0.5cm。

（四）小结

1．杉树皮夹板的应用在我国已有悠久历史，从长期临床实践及其力学性测试，证明杉树皮夹板的效能良好，可以作为正骨外固定材料。

2．杉树皮夹板的抗弯、弹性模量等测试说明，杉树皮夹板具有一定的弹性、韧性和塑性，能适应肢体肌肉收缩和舒张，随肢体内部压力的变化而形变和复形；能起到骨折的外固定支架作用，有足够维持折端骨位的压力，可随时塑形和灵活运用。

3．杉树皮夹板简单、轻便、柔韧，不妨碍肢体功能锻炼，不易发生压迫性溃疡。杉树皮本身是个密度不完全均匀的材料，临床应用时，需稍加选材，所用的外敷药不宜用水调；缚扎在肢体上，虽接触药物油膏、肢体汗液，但对其抗弯性能影响不大。

4．杉树皮夹板固定在肢体时的应力测试说明，杉树皮夹板固定在肢体时，要使夹板处在比较均匀地接触肢体的体位，这样对骨折端起的作用力才能比较平衡。

5．杉树生长于亚热带及温带，分布地区较广，我国南方盛产，来源容易，因地制宜，因材使用，简、便、验、廉，不受环境限制，不需特殊设备，适应平时和战备需要，值得提倡和推广应用。

本文旨在临床实践基础上，对杉树皮夹板的性能，通过力学测试探讨作用机制，以便进一步总结提高其治疗骨折的效能。

（蔡荣　何振辉）

三、岭南骨伤名家蔡荣对杉树皮夹板治疗骨折的贡献[①]

岭南中医骨伤名家蔡荣（1921—1980），业医骨伤世家，从小得家庭栽培，先辈教诲，熟读经史，勤习伤科。曾任岭南、南华诊所骨科医师。1958年中医院校成立时，受聘任广州中医学院骨伤科教师，历任外伤科教研室副主任、中医伤科教研室主任、教务处副处长等职，荣获"广东省名老中医"称号，曾发表《脾胃与肾命》《伤科内治八法及其临床运用》《论伤科病机》等论著及临床医案30余篇，其著作颇有见地，对骨伤治法从理法方药上为后学者提供了一套较为完整的伤科辨证论治规范。其中，《杉树皮夹板的力学性能与临床应用》对岭南正骨广泛应用的外固定材料——杉树皮夹板，做了一次开拓性力学测定，对杉树皮夹板在临床应用上做了科学肯定，证明杉树皮夹板固定骨折效能良好，并建立了应用规范，获得了1979年广东省科学大会奖，对杉树皮夹板治疗骨折起到推动作用，深得中医骨伤界的好评。

（一）历史背景，取材方便

近代岭南中医骨科曾涌现出何竹林、李广海、蔡忠等一批中医骨伤科名家，是岭南伤科流派典型代表，"理伤手法""伤科名药""杉树皮夹板"是他们治伤"三绝"，三绝因简、便、廉、验为世人所重，并以此称著于世。杉树皮夹板在广州被广泛应用于骨折整复后的固定，与近代广州经商环境有关，广州西关（即今荔湾区）明、清以来已成为内通中原，外接海外的中国对外贸易的通商口岸，是广府文化的重要发源地。明、清时期，西关是广州的商贸中心，是商贸、居住、租界、粤剧、武馆、饮食、医馆等集中地。当年，西关医馆三大街（龙津

---

① 选自《新中医》2015年第10期。

路、冼基路、清平路）与杉木栏路（靠近珠江码头，是杉木集市地）相邻，骨伤科医家取材使用杉树皮制作夹板十分便利。杉树皮可就地取材、简便价廉，同时具有弹性、韧性和塑性的特点，用起来十分顺手，因此，成为我国岭南地区传统正骨外固定的主要材料。

（二）天津事件，推动发展

1958年国家十分重视中医的发展，对中医骨伤科发展影响最大的一件事（下称：天津事件）就是：卫生部批准方先之、尚天裕、苏绍三在天津医院研究骨科的中西结合治疗问题，并在天津医院试行"手法复位夹板固定"临床研究验证，请方先之、尚天裕等对苏绍三骨伤科名老中医治疗的100例桡尺骨干双骨折手法复位夹板外固定进行疗效验证，效果得到了肯定。1963年9月，方先之、顾云伍、尚天裕3人联名撰写题为《中西结合治疗前臂双骨折》的论文，在罗马第20届国际外科年会上宣读，并出英文版，是中国骨科界在国际发表的第一篇论文，当时引起了与会62个国家的2 000名学者的兴趣和赞赏。1964年，国家卫生部组织全国中西医专家在天津对"中西医结合治疗骨折新疗法"进行鉴定，一致认为是一项重大的科研成果，建议向全国推广。此后，开始举办全国性的中西医结合治疗骨折学习班，至1988年共办了20期，学员达千余人。1966年，由人民卫生出版社出版，尚天裕主编的《中西医结合治疗骨折》一书，提出"动静结合，筋骨并重，内外兼治，医患合作"16字方针，成为中医骨伤科界治疗骨科伤病的准则。在天津事件的推动下，夹板固定骨折在全国得到了空前的发展与影响，成为新中国成立后世界医学公认的三大成果（针刺麻醉部分头颈部手术，中药攻里通下治疗急腹症，夹板固定治疗骨折）之一。

此时期的机遇十分难得，受聘于广州中医学院任教的骨伤名家蔡荣，利用这个发展的大环境，举办多期全国中医院校骨伤科师资班和广东省中医正骨进修班，从理论到实践上提高了骨伤科的诊治水平，对骨伤科人才的培养起了促进作用，影响珠江三角洲，同时辐射至全国。

（三）客观评价，规范应用

在1970—1975年，广州中医学院附属医院在临床上广泛应用杉树皮夹板治疗骨折，治疗各类四肢骨折1 000例，其中362例股骨干骨折采用手法整复、夹板固定与持续牵引结合，夹板固定与髓内针结合，内服与外敷药之结合方法，治愈出院追踪1年，优良率达90%以上。复杂严重移位肱骨髁上骨折97例追踪随访1年，优良率达92.8%。为了对夹板固定的客观科学的评价，蔡荣亲自筹建中医骨伤科学实验室，组织了对杉树皮夹板进行力学的测试，从材料力学和肢体内应力方面对杉树皮夹板在临床应用上做了科学肯定，用科学的数据证明杉树皮夹板具有弹性、韧性和塑性。

1. 杉树皮夹板的力学性能

蔡荣首先对杉树皮板进行弹性模量测试：在华南工学院力学教研组力学实验室的大力协助下，用对比方法，测试了竹板、柳木（天津医院的）与杉树皮板三者弹性模量，并认为其弹性模量相似，符合骨折外固定器材国标的要求。指出杉树皮板力学性能：可适应肢体肌肉收缩和舒张时所产生肢体内部压力的变化而产生形变和复形，弹性良好。选出应用厚度：为削好后0.3~0.6cm厚度最合适，此厚度有足够的韧性与支持力，能起到骨折的外固定支架作用和维持折端骨位的压应力作用。

2. 杉树皮夹板的应用常规

在规范应用上十分重视杉树皮的制作步骤。①先将杉树皮的第一层粗皮削去，以见纤维纹理较致密的第二层皮为度，把表层和里层削平整；②制作夹板的长度和宽度时要按不同类型的骨折及固定形式而定，同时要注意观察伤肢的形态不同，要使每块夹板之间有1~1.5cm的空隙；③选均匀、平整、厚0.3cm的医用棉花作衬垫，再用绷带包缠作外套，以胶布条粘贴绷带，即可使用实施个性化制作的夹板；④包扎是关键的一环，要根据肢体的形态与骨折线部位加垫，加垫注意厚度，扎带注意松紧度，过紧难消肿，消肿后易松脱，常常要观察。并对肱骨外科颈骨折、肱骨干骨折、肱骨髁间与髁上骨折、桡尺骨干双骨折、桡骨下端骨折、股骨干骨折及胫腓骨干骨折7个常用四肢骨折的各部夹板尺寸要求，临床应用时要严格区分特大、大、中、小4个规格的不同。同时列举了适应证、禁忌证应用要求与并发症的预防。在当时的医疗环境，已有如此严谨的使用规范十分难得，足见其意义所在。

（四）杉树皮夹板治疗骨折的发展与展望

蔡荣主持的"杉树皮夹板的力学性能与临床应用"科研项目，年轻医师何振辉作为助手参与此项目，该研究项目证实中医传统的杉树皮夹板在骨科临床上符合应用力学原理，外固定技术容易掌握，符合简、便、验、廉原则，有推广应用价值，对广东地区应用杉树皮夹板治疗四肢骨折起到了规范与推动作用，于1978年1月在《广东医药》发表题为《杉树皮夹板的力学性能与临床应用》论文，此项目荣获1979年广东省医药卫生科学大会奖。

在蔡荣的带领下，整个骨伤科教研室对骨折治疗的生物力学问题比较重视，年轻教师先后发表关于手法与骨折畸形等专题的论文，如何振辉的《论前臂的重力与肱骨髁上骨折并发肘内翻的关系》、何晃中等的《拔伸——古老的理筋手法中的几个力学问题》，在全国引起很大的影响。

《中医伤科学》《骨伤科生物力学》《中医正骨学》等中医院校系列教材中夹板固定章节里，保存了蔡荣关于杉树皮夹板治疗骨折的研究结果，后学者们在蔡荣研究成果的基础上不断补充与发展。

近年，在医疗改革的大环境下，中医骨科的杉树皮夹板固定治疗骨折，已成为珠江三角洲各大中医院骨科必须向基层社区医院推广的中医骨伤科适宜技术之一，当年蔡荣制定的杉树皮夹板治疗骨折临床应用规范仍未过时，仍十分适用于基层骨伤科。

在中国医学图书馆数据库检索中，检索输入"夹板固定——杉树皮板固定"（在1950—2015年范围文献中）发现如下数据：研究夹板固定的文献共有38 083篇，其中研究杉树皮夹板的文献369篇（除去非文献：新闻、护理、综述、对比119篇）。包括上肢骨折共194篇（其中包括肱骨髁上骨折61篇、桡骨下端骨折56篇、肱骨近端骨折28篇、肱骨干骨折16篇、上肢其他部位33篇）；下肢骨折共56篇（其中包括股骨干骨折22篇、髁部骨折19篇、下肢其他部位骨折15篇）。文献整理数据揭示，杉树皮夹板治疗骨折是有效的方法，并得到发掘、继承与发展。但其仅适应部分类型的骨折，发展不算理想。目前，夹板治疗骨折受到全球化冲击，境况不容乐观，特别是在骨折内固定术、外固定支架术强大的竞争压力的背景下，夹板的缺陷变得突出：扎带松紧度的失调而导致固定力度难以控制，影响固定效果；夹板和压垫易移位，导致失去骨折外固定所需的杠杆支撑，影响固定效果；过度挤压易导致压疮、感染、神经伤、肢端缺血等。

近年，有人为方便进一步推广与应用，针对夹板材料与应用固定进行了改良，研制了许多新型夹板，如硬纸壳板、塑料板、金属铝皮板、有机玻璃板、铅丝板、铰链夹板、塑形夹板、套选式夹板、弹力夹板、胶合夹板和瓦形夹板等。在材质上的改良，如高分子塑料、胶合板；在形态上的改良，如履带状、拱桥式夹板；在应用扎带方法上的改良，如档位式、尼龙搭扣缚扎、测压器等。所有这些都为夹板固定治疗骨折注入新的富有生命力的元素。2015年佛山中医院骨科博士黄若景（导师：陈志维）开展了题为"3D打印计算机辅助设计小夹板外骨骼系统的研究"的创新研究工作。相信通过不断探索与应用，进一步体会其杉树皮夹板的优缺点，充分利用现代有限元理论，引入3D打印技术，对夹板技术进行彻底改造与更新，能使杉树皮夹板治疗骨折再上一新台阶。

（五）结语

古代医家发明了夹板治疗骨折，岭南骨伤科前辈在运用中发现杉树皮夹板更符合岭南实际，并一直流传至今仍富有生命力，蔡荣为杉树皮夹板治疗骨折做了科学的评价与力学性能测试，对其优势与不足能充分认识，对如何规范应用、写入中医院校教材做了大量的基础工作，其为杉树皮夹板治疗骨折研究的贡献是开拓性的。

（黄枫）

廖凌云

廖凌云（1924—2005）

广东新会荷塘人

副主任中医师，曾任广州市越秀区正骨医院院长

医馆旧址：广州市西关光复南路

廖凌云先生生于广州伤科世家，其父廖垣之医术缘于佛门。20世纪30年代初廖垣之得华林禅师相助，设医馆于羊城下西关打铜街。廖凌云幼承家学，善于变通，治疗伤科重症、杂症屡获奇效，远近驰名，深受民众信赖。黄埔港搬运工会同仁深受

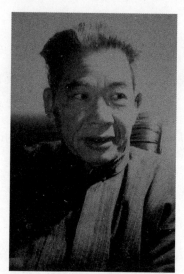

图3-26 廖凌云

其惠，赠有"驳骨圣手"巨大镜屏（此屏尚存）以表谢忱。

师从廖氏门下弟子甚多，20世纪40年代后期廖凌云在广州海珠北91-93号增设正骨诊所，新中国成立后参加社会主义建设，积极加入联合诊所。1959年筹创广州市第一间正骨专科医院（广州市越秀区正骨医院），任该院第一任院长，先后多次获得广东省、广州市政府颁发立功证书，任广州市越秀区第七、第八、第九届政协委员。

廖凌云先生善用家传验方拔毒膏治疗火药枪伤，在花都、从化一带山区颇负盛名。验方青云膏多采用岭南草药制成，对于各类跌打骨伤有重要的治疗作用。

代表性传人： 廖国权　廖淑怡　廖国棋　廖国雄　廖国柱　黄敏　黄凤笑　区培德　黄崇博　廖一鸣　廖振麟 等

骨髓炎治验①

化脓性骨髓炎是由化脓菌引起的骨骼感染。其病灶不仅在骨髓，而且可波及整个骨组织，甚至周围软组织，是一种附着于骨的深部化脓性感染。金元四大家之一的李东垣以其毒气深沉附着于骨而称为"附骨疽"。现代研究其致病多为金黄色葡萄球菌，次为溶血性链球菌，尚有伤寒杆菌、肺炎双球菌等。病因可由疔疮疖等余邪未尽，毒热壅盛，深窜入里，聚留于筋骨，蕴毒为脓，形成深部无头脓肿；或因跌打损伤之后，积瘀化热以致经络阻隔，气血凝滞，热盛腐筋蚀骨而成脓；或由于正气内虚，毒邪侵袭，正不胜邪，毒邪不能外散而深窜入骨。明代陈实功《外科正宗》说："夫附骨疽者，乃阴寒入骨之病也，但人之气血生平壮实，虽遇寒冷邪不入骨。"《黄帝内经》云："正气存内，邪不可干。"而肾主骨，生髓，髓能养骨，骨又藏髓，肾强则骨坚，病邪不易侵入。肾经虚惫，寒邪易入，入则骨气冷而患成疽毒紧附骨，所以肾经亏虚为本，正气不固仍本病之内因。而创伤则为本病之外因。

本病特点多为局部肿胀，附筋着骨，推之不移，疼痛彻骨，以及溃后脓水淋漓，不易收口而形成漏管窦道，迁延不愈，溃后可有死骨脱出，故又称为"附骨疽"。明代陈实功《外科正宗》说："多骨疽者，由疮溃后久不收口，乃气血不能运行至此，骨无荣养所致。"王肯堂称附骨疽为："剩骨，又名朽骨，生足胫上，生疽既溃，甚久而不愈，腐烂出骨者，是因毒气壅盛成此骨，非正骨也。"本病急性期过后，可有持续间断低热，局部肿痛，窦道时开时闭，窦道开放时，不断流脓，可无全身症状，若窦道暂时闭合，脓液积聚，则可出现发热、局部红肿热痛等症状。附骨疽患者多见患肢较对侧粗大，或有畸形、漏管窦道长期不愈，外溢脓汁，以及面黄肌瘦、腰膝酸软、舌苔白、舌质淡、脉沉细等脾虚不足、气血两虚的症状。附骨疽不易愈合的主要原因是因有死骨或异物残留，硬化

---

① 本文选自《广州市名老中医学术经验选》，广州市卫生局，中医学会广州分会编印，1989年3月。

瘢痕及窦道等。

过去在治疗本病时无重大突破，使患者感受长期痛苦，西医治疗一般采取病灶清除术（包括带蒂肌瓣填充、骨腔植骨、灌洗疗法）和病灶切除术，以及碟形手术的封闭、石膏疗法等取得一定的疗效。假如严重感染不能控制、破坏广泛，肢体功能衰失，还要采取破坏性手术截肢才能保存生命。近年来我们采用中医传统内外兼治的方法治疗本病，取得比较好的效果。

外治法

（1）初起：用青云一号膏外敷。

（2）成脓：早期可选用青云一号膏外敷，已有骨膜下脓肿形成，可做切开钻孔引流。

（3）溃后：用青云二号膏做药条引流，上用青云一号膏盖贴，如溃烂面广泛，可直接使用青云二号膏敷贴溃面。

内治法

（1）初起：宜清热解毒、活血祛瘀为主，以控制毒热之症候。

（2）成脓：益气托里排脓法，以促使腐肉烂筋脱落。

（3）溃后：宜补肾健脾，益气养血，温经散寒。

典型病例：时×，男，48岁，工程师。患者在1985年8月8日出差至开平赤坎时发生车祸，旋即昏迷，即送当地医院抢救治疗，诊断为颅底骨折，双下肢胫腓骨开放性粉碎性骨折。第三天后便醒，当月12日行手术内固定并牵引术，术后第二天开始高烧，双下肢严重感染，大面积肌肉溃烂，曾采用大量抗生素仍无法控制感染，遂于当月23日转送到某医院治疗，溃烂面多次植皮失败，骨端外露，创面严重感染，双足跟部压疮形成并坏死，持续高烧，使用大量抗生素以期控制感染，并先后3次输血共1 900mL，但感染仍未能控制，并有死骨形成外露，最终拟行截肢术，患者及其家属不同意，于1986年1月10日转来我院治疗。患者当时全身症状见有低热，形体消瘦，面色萎黄，精神萎靡，体倦乏力，纳差，舌淡，苔白，脉象细弱，实验室检查血象：白细胞6×10^9/L，红细胞4.38×10^{12}/L，血红蛋白128g/L，淋巴细胞28%。骨情况：双下肢小腿中下段内侧严重缺损呈凹陷状，溃烂面左4.8cm×8cm×3cm，右4.6cm×2.5cm×2.5cm，脓液稀并淋漓渗出，气味恶臭，窦道多处，四通八达，右小腿下段内侧、左小腿下段前下端骨端外露，色泽灰暗带黑，周围软组织瘢痕粗糙，可见慢性水肿，两大腿肌肉萎缩，双足感觉麻木，趾端肤凉，感觉差，垂足，两足跟溃疡，功能障碍。诊断为双胫腓骨粉碎性骨折合并附骨疽形成。

本病为双下肢开放性粉碎性骨折，初期由于清创不彻底，邪毒经创面直入骨髓所致，再加上损伤之后，积瘀化热以致经络阻隔，气血凝滞，热盛腐筋蚀骨而成脓，时日久后以致正气内虚，毒邪侵袭，正不胜邪，毒邪不能外散而深窜入骨为患。

治则当用扶正祛邪、托里排脓法。

处方：党参24g，云苓18g，白术12g，炙甘草12g，当归12g，黄芪30g，鹿角胶15g，金银花12g，半枝莲18g，白芷12g。

溃面见有腐肉黏附，外治清洁溃面，剪除腐败组织，可见窦道，探测深约3cm，但不尽头而转入弯处，随即填塞青云二号膏纱条，溃面敷盖青云一号膏。

3天后，换药左足溃面可见新鲜肉芽，脓液分泌减少，仍有腐臭，钳出两小块死骨，左足溃面肉芽呈水肿，骨端外露，予以剪除，外治法同上。

处方：边条参9g，云苓9g，白术9g，牛蒡子20g，白芷9g，半枝莲12g，金银花12g，赤芍12g，三七3g。

之后，患者反复出现发热，体温37.6~38.2℃，脉弦细数，舌苔薄白，质淡，偶见腹股沟淋巴结肿大，这期间每当用手法纠正患肢畸形后均出现上述症状，除溃面腐肉未清理，脓苔附着未尽外，还与患肢较大活动刺激筋脉有关。

治则：凉解清热渗湿、透托排脓。

处方：柴胡12g，栀子12g，薄荷10g（后下），连翘6g，甘草10g，夏枯草15g，泽泻15g，猪苓15g，黄芪20g。

服药后，溃面脓液减少，逐渐清洁，肉芽鲜活，上皮生长迅速，皮岛形成，X线片可见骨痂生长。脉细，舌质淡红，苔白润。

治则：补益气血法以加速上皮新生、封闭伤口。

处方：边条参15g，云苓12g，白术12g，炙甘草12g，金银花12g，白芷12g，当归12g，山茱萸24g，黄芪30g。

至1986年9月3日，溃面愈合，患者扶拐步行出院。

体会：

附骨疽之病因，我们认为肾经亏虚为本，毒热未消，跌打损伤，风寒湿邪为标。肾主骨，生髓，髓能养骨，骨又能藏精，肾强则骨坚，病邪不易入侵。《黄帝内经》云："正气存内，邪不可干。"肾虚则髓空，病邪易入侵为病。又云："邪之所凑，其气必虚。"所以说肾经亏虚、正气不固仍为本病之内因。

本病的治疗原则应注意局部与整体、内因与外因、生长与溃烂等三方面的关系，不能只强调局部，中医的辨证论治是既注重局部，又要照顾到整体，既照顾外用用药又强调内治方法。

（一）关于对脓的认识

附骨疽当成溃之期，肌腠之内，必见蒸酿成脓，虽然察色辨证，为四诊之要，但溃面分泌物之脓与水，均为血肉所酝酿，从其质可以辨验患者体质之盛衰，可以决病情之吉凶。故以脓之形质而言，则宜稠不宜清，稠厚者，其人之元气必充；淡薄者，其人之素质必弱。如果脓成于内，日久不泄，由里及外，酝酿多时，则其质多不稠厚，破而剖之，如水直流，色泽不晦，气臭不恶，尚未为败象。如溃面乍溃之时，脓本无多，而竟清澈如水，或浊腻晦暗，如黑豆汁，如污泥浆，则必气血久衰，正气不敌，无力化脓之故。

我们在外治中使用的青云膏，功能拔毒化腐生肌，敷贴在溃面后虽然脓液很多，但上皮生长速度快，皮岛区出现亦较早。溃疡的创面如果没有脓液，新生肉芽就慢，甚至不能跨过创面而愈合，因此，中医谓"偎脓长肉"并非是没有道理的。我们使用的青云一号膏有活血解毒、生肌长肉之功效，青云二号膏则有祛腐拔脓的作用。

（二）内外兼治

附骨疽溃面的表现与整体情况有密切的联系，有些溃面出现的症状，在外治的同时，在辨证的基础上予以合理的内治，疗效相得益彰，能收到意想不到的效果，例如附骨疽之初期，溃面疼痛漫肿，是脉络未通，气滞血瘀，腐肉不去，致新肉不长，应于解毒方剂中加理气活血和营养通络之剂，这样很快消肿止痛，腐去新生，肉芽鲜活。附骨疽之脓肿期，此时毒热壅盛，深窜入里，聚留于筋骨，推之不移，蕴毒为脓，局部皮肤微热暗红，中软，若按之应指，示脓已成。多伴以疼痛，低热盗汗，腰腿酸软，苔少，舌红，脉沉弦而细数等症，临床辨证为肝肾阴虚，肉腐成脓，此时应滋补肝肾，托里排脓。托法是应用药物托毒外出的方法，可分透托和补托2种。透托适用于脓肿已成而正气未衰者，常用药有炒皂刺、白芷、甘草等。补托法适用于脓肿已成而正气已衰者，常用药有黄芪、党参、当归、赤芍等。脓肿形成后之所以不溃破，是气血不足之故。因此用补益方法促其穿透，以排脓透毒外出。至于附骨疽之破溃期，若溃面颜色清淡，生长缓慢，胃纳欠佳，气血虚弱，则应健脾和胃，补气补血，使胃谷增加，促进血生气化。此外，我们重用黄芪之补气内托，鹿角胶之补肾益精，则能促进伤口愈合。

在治疗附骨疽中，始终要以祖国医学的理论体系作为指导，治病必求其本是治疗总则，首要是扶正祛邪，促使机体气血充盛和机体组织再生能力，正盛邪衰，最后战而胜之。

（廖凌云）

李家裕

李家裕（1926—2012）

广东佛山人

广州市名老中医

医馆旧址：广州市十八甫北

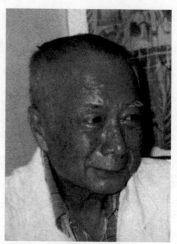

图3-27 李家裕

李广海之子，17岁开始随父学习正骨医术，他不但继承了家传，而且十分重视西学，对人体解剖学、生理学、生物力学均潜心学习。李氏在60余年从事骨伤科的漫长生涯中，积累了丰富经验，逐渐形成了自己的风格和特色。他经常向后学者指出：医之道在于识证、立法、用药，此为三大之关键，一旦草率，不堪司命，然三者中，识证尤为重要。故曰：治病之难，在于识证。李氏治疗骨伤四大特色：一是药物治疗，二是重视手法，三是巧用杉树皮固定骨折及巧妙地进行功能锻炼，四是非手术治疗腰椎间盘脱出症自成一格。他在继承祖传手法精华的基础上，创出了旋、拨、抖、点、按、弹等手法，在治疗过程中，根据影像学诊断，运用上述手法，使无数患者解除了痛苦。李家裕曾任广州市荔湾区清平卫生院院长和荔湾区第一人民医院中医科主任。

1954年参加编写《正骨学讲义》，1982年撰写了《肱骨髁上骨折治疗》的学术论文。2008年由其子李国准及同门弟子总结其经验，编成《西关正骨——李氏临症经验》。

代表性传人：李国准　何锦添　梁家伟　老元飞 等

一、李家裕医案医话[①]

（一）病案

陈×，女，46岁，家庭主妇。

就诊日期：2002年3月18日。

主诉：跌倒致右肘关节受伤肿痛、畸形、活动受限1天。

患者因搞卫生跌倒致右肘关节受伤肿痛、畸形、活动受限1天来诊，用健手托住右手前臂，肘关节呈半伸半屈状态。患者住在市郊交通不便，且受伤时间是在晚上，故第二天才经人介绍来本院就诊。

专科检查：右肘肿胀明显，右前臂缩短，肘窝饱满可触及肱骨下端，肘后可触及鹰嘴后突，其上方凹陷，右肘关节弹性固定于125°，"肘三角"改变。X线片检查：右肘关节后脱位。

诊断：右肘关节后脱位。

治疗：由于患肘脱位了一整个晚上（12小时），故右肘关节肿胀疼痛明显，关节周围肌肉韧带紧张僵硬，如果马上强行复位，则容易加重肌肉韧带的损伤，甚至引起骨质、神经等的断裂，或导致骨化性肌炎形成。所以先与患者交谈一些有关肉菜市场的价格、乘车来诊的票价等话题。又令助手点穴刺激患者健侧的外关穴、阳陵泉穴至酸痹胀痛，观其患处肌肉有所松弛，乘其不备时用拔引屈肘法将右肘关节一次复位成功。

（二）医话

"上骱不与接骨同，全凭手法及身功，宜轻宜重为高手，兼劝兼骗是上工，法使骤然人不觉，患者知也骨已拢。"这古训道出了"骗"才是上工。因为关节脱位的整复不是单纯凭医者够力量就可以复位的，除了必须知道正确的手法外，更重要的是取得患者的配合放松，才能顺利复位。如果患者不能配合，肌肉一旦紧张痉挛，再用暴力强行复位的话，则会加重关节囊或肌腱的撕裂，甚至发生骨

① 选自《西关正骨——李氏临症经验》。

折或关节周围血管神经损伤，又或者造成外伤性骨化性肌炎、创伤性关节炎。这样的复位又有何意义呢？因此脱臼复位时怎样"骗"得患者配合放松就显得很有必要了，而且只有当患者放松配合时复位才会顺利，痛苦才会少，损伤才会少，康复才会更好更快。

"骗"首先是与患者交流，用语言（包括语言和语义）、表情、姿势、态度和行为去影响或改变患者的感受、认识、情绪，从而减轻或消除患者的恐惧和紧张的心情。这时期医生主要是给患者树立信心，再给予解释和安慰，这是"骗"的开始。因为言语的功能，除了作为交际工具的交际传递作用外，还有暗示和治疗的作用。如《灵枢·师传篇》曰："人之情莫不恶死而乐生。告之以其败，语之以其善，导之以其所便，开之以其所苦。虽有无道之人，恶有不听者乎？"正是言语这种奇特功效，所以现代医学心理学亦将言语作为心理治疗的基础，也就是说古训所讲的"骗"，也包含了现代心理学的心理治疗内容。

在取得患者信任和理解的情况下，第二步就是与患者谈论其感兴趣的话题。找话题也有窍门，正如张介宾所讲"言不切，则无以动其神"。古代希腊医学家希波克拉底有一句名言："了解什么样的人得了病，比了解一个人得了什么样的病更为重要。"由此可见，我们先要了解患者是一个什么样的人，然后就讲什么样的话。例如与男青年谈论足球、篮球就是很好的话题；而女青年多讲美容扮靓、购物为宜；老年人多问寒暖饥饱较容易接受；女性中年人讲肉菜市场价格则较多共鸣；如果是司机讲一下近期交通情况；银行职员讲一下利率升降；工人讲加薪；农民讲收成……如此这般，为的都是使患者注意力分散，令患处肌肉放松。

有针对性的话题，会令患者倍感亲切自然，产生共鸣。如果多交谈几句，就会"分心"，情绪亦趋向稳定，注意力就从患处分散出来，那么患处肌肉就会自然放松很多，这就是心理学的"意念"与"躯体反应"的关系。通过这一"骗"再"骗"，患者的精神、患处肌肉韧带基本上处于放松状态，这就是上髎复位的最佳时机，正是"法使骤然人不觉"。那么我们只要根据不同关节的脱位而使用相应复位的手法，就可以"手到擒来"上髎复位，做到"患者知也骨已拢"的境界。

这位患者由于肘关节脱位了一整个晚上（12小时），故右肘关节肿胀疼痛明显，关节周围肌肉韧带紧张僵硬，一下子未能放松下来，上髃遇到了障碍，怎么办？这时可以使用"骗"术第二招——"围魏救赵"。即在远离患处的地方点穴刺激相应穴位，既可令患者注意力转移，又可缓解患处疼痛，一箭双雕，从而消除患处肌肉的紧张僵硬，便能使脱位得以顺利整复，临床上屡试屡验。

关键是这一招"骗"到"点"子上。第一，在远离患处的地方，如健侧肢体，给予一个或多个有力度的刺激点，当这刺激点出现酸麻胀痛时，患者的紧张情绪就会被分散。从单一关注患处转移到新的刺激点，被新的痛点（刺激点）吸引，人多数"贪新厌旧"，患者的注意力就这样被分散、转移。患处的肌肉随之亦自然放松了。第二，更重要的就是选择了合适的刺激点，即根据中医经络学说来选穴。早在两千多年前的《黄帝内经》已有"远道刺"的疗法，如《灵枢·官针篇》载："远道刺者，病在上取之下，刺府腧也。"这就是发挥腧穴治病的"远治作用"，即穴位的远距离治疗作用。"病在上取之下""病在下取之上""病在左取之右""病在右取之左"的远离病痛部位的穴位治疗就是穴位的远治作用。例如颞颌关节脱位时，可选用合谷穴（《四总穴歌》曰"面口合谷收"）。对于肘关节脱位，则可选用外关穴（此穴是手少阳三焦经络穴，八脉交会穴之一，通阴维脉，主治肘臂屈伸不利、疼痛等）。此乃上病下治、下病上治、左病右取、右病左取，循经远取之法，另外均可加取健侧的筋会阳陵泉穴，有舒筋利节的作用。对于这些穴位，运用点穴（指针）疗法，通过经络的作用，能起到活血祛瘀、疏通经脉、利关节、止疼痛的作用。不在患肢取穴还有一个好处，就是不刺激患处，不增加患者对患处的紧张度及注意度，从有利于上髃复位的角度来考虑，这就是更佳的选择。

（梁家伟　李国准　李家裕　等）

二、手法治疗颈椎小关节错缝的疗效观察[①]

颈椎小关节错缝（Cervical Small Joint Displacement）是指颈椎的小关节超出正常的活动范围，颈椎小关节面之间发生微小的错位，而不能自行恢复正常位置关系，导致功能障碍者，即中医所指的"骨错缝、筋出槽"。由于颈椎小关节错缝可经常复发，加速颈椎病的发展，因此就需要及早、有效的治疗。颈椎小关节错缝的治疗方法有颈部牵引、药物治疗、痛点封闭、手法整复等保守治疗方法，一般均有很好的疗效，症状可迅速缓解或消失，其中以手法整复最为简便、安全、有效。笔者自2006年1月至2007年12月对70例颈椎小关节错缝患者进行随机分组治疗并对照观察，取得满意疗效，现报道如下。

（一）临床资料

1. 一般资料

所有观察病例均为专科门诊患者，随机采用信封卡片法，按1∶1的比例分为治疗组、对照组。治疗组35例，男5例，女30例；平均年龄（26±5）岁，病程（5.36±3.72）天；对照组35例，男9例，女26例；平均年龄（28±6）岁，病程（4.80±3.42）天。两组性别、年龄分布、病程比较无显著性差异（$P>0.05$），具有可比性。

2. 诊断标准

参照《中医病症诊断疗效标准》中"颈椎病"诊断标准和《脊椎病中医外治法》中"颈椎小关节紊乱诊断要点"拟定：①有外伤史、劳损史或久伤未愈史。②发病颈椎节段疼痛，活动时有涩滞不吻合的摩擦声（感），活动障碍。③脊椎触诊检查：病椎棘突压痛、叩痛和椎旁压痛。棘突偏歪、隆起、凹陷。④X线片检查：正位片可显示颈椎侧弯畸形，病变棘突偏歪；侧位片可发现患椎有旋转表现，即可出现病变颈椎椎间小关节双影改变（双凸现象）、椎根切迹呈现双影改变（双凹现象）及椎体后缘双影（双边现象），而其上下颈椎却显影正常；斜位

[①] 载于《中国现代医生》2008年11月第46卷32期。

片则可显示椎间关节间隙有相对增宽或狭窄现象。必要时结合CT、MRI检查协助诊断。

3．病例选择

（1）纳入标准。符合上述诊断标准患者，且年龄在18~60岁。

（2）排除标准。存在以下情况之一的即应予以排除。①骨折、脱位、结核、肿瘤、强直性脊柱炎等颈椎疾病；②意识障碍，严重视力、听力及失语障碍，抑郁症、谵妄患者；③严重药物过敏者及严重内科疾病者；④妊娠期妇女。

（二）治疗方法

1．治疗组

手法整复。首先放松手法：用摩、推、揉、拿、捏手法在偏歪颈椎部位操作。然后施以坐位旋转复位手法：以颈椎左侧小关节错缝为例，令患者端坐凳上，医者站在后方以胸腹部靠住患者后背，用右手拇指端轻按患椎左侧隆突点上，右手拇指间关节或指骨，按在患椎棘突之偏左侧，意在向右推之，令患者头颈屈曲（屈曲的角度是根据不同颈段的小关节错缝而采取相应的头颈屈曲角度。颈上段指的是第1颈椎~第2颈椎，一般头颈不屈或略屈曲5°~10°；颈中段指的是第3颈椎~第4颈椎，一般头颈屈曲30°~40°；颈下段指的是第5颈椎~第7颈椎，一般头颈屈曲50°~60°），使该处皮肤被拉紧，医者屈左前臂，用肘弯勾托患者下颌，前臂放在患者右侧头面部，左手掌按放在患者枕部右后侧，向自己的胸部挤抱住患者头颅，并稍向上提拉，带动患者头面在此屈曲角度向左侧旋转，当旋转至极限时，双手协同配合，左手继续向左稍微做超限度旋转，右手拇指端用力向右推顶。此时，常可感到右手拇指端有移动感并产生弹响，令颈椎小关节错缝复位。再结合徒手拔伸法：患者取坐位，医者立其后，双手分别放于下颌与后枕部，做直上直下拔伸3~5次，同时配合头颈屈伸运动。最后取穴"点"风池穴、风府穴、大椎穴，"拿"肩井穴、百劳穴、新设穴，"按"合谷穴、外关穴。每次治疗时间10分钟，3天1次，10次为1个疗程。一般连续治疗不超过10次。

2．对照组

颈椎牵引：采用颈椎自动牵引机，患者取坐位，嘱其颈腰部肌肉放松，牵引重量根据年龄、性别、体质、病情、情绪及牵引反应而定，一般6~15kg，每天或隔天1次，每次20分钟，10次为1个疗程。

3. 统计学处理

数据处理采用Epi统计软件包，两组率比较用X^2检验。

（三）结果

1. 疗效评定标准

参照《中医病症诊断疗效标准》中"颈椎病"疗效评定标准拟定。①痊愈：临床症状、体征消失，肌力正常，颈、肢体功能恢复正常，能参加正常劳动和工作。②显效：临床症状、体征基本消失，颈、肢体仅偶见不适，功能正常。③有效：原有症状减轻，颈、肩背疼痛减轻，颈、肢体功能改善。④无效：临床症状、体征无改善。

2. 治疗结果

两组治疗结果见表3-8，两组疗效比较差异有显著性（痊愈X^2=5.04，$P<$0.05；总有效率X^2=4.59，$P<0.05$）。

表3-8　两组临床疗效比较［例（%）］

组别	例数	痊愈	显效	有效	无效	总有效率
治疗组	35	27（77.1）	*5（14.3）	2（5.7）	1（2.9）	34（97.1）*
对照组	35	18（51.4）	5（14.3）	4（11.4）	8（22.9）	27（77.1）

注：与对照组比较，*$P<0.05$。

（四）讨论

颈椎小关节错缝又称颈椎小关节紊乱，由于颈椎的关节突较低，关节囊较松弛，颈椎横突之间缺乏横突韧带，因此颈椎的稳定性较差。在工作、生活中，常因姿势不良、枕头过高，损伤颈部肌肉；或长期低头工作，颈部呈慢性劳损；或因运动、快速转动头部等，均可使颈椎小关节超出正常活动范围而发生本病，尤其多见于中青年。

在目前林林总总的治疗颈椎小关节错缝手法中我们使用的是李氏手法，由广州市名老中医李家裕老师以及其长子李国准老师指导，他们分别是岭南著名李氏伤科的第三、第四代传人，由李国准副院长负责的广州市卫生局2003年立项的课题"李氏手法治疗椎动脉型颈椎病的临床研究"已圆满结题，其手法治疗颈椎病特色专科已获广州市卫生局1357工程立项推广，对颈椎小关节错缝的诊治有深厚的造诣。

李氏手法治疗颈椎小关节错缝，分为准备手法、治疗手法、善后手法。准备手法即放松手法，主要是松解颈椎两侧紧张的肌肉；治疗手法就是坐位旋转复位手法加上徒手拔伸法；善后手法主要是点、拿、按颈肩部的相关穴位，通过经络调节肌肉关节，维持颈椎关节间的平衡，令"骨合筋舒"。其特点是按部就班、有的放矢。

尤其头颈屈曲的角度是根据不同颈段的小关节错缝而采取相应的头颈屈曲角度。根据解剖学和生物力学的原理使到所需颈椎节段的关节松开或锁定，锁定没有错缝颈椎关节，定点整复已松开的错缝关节段，做到"定点的合缝"。然后就徒手拔伸颈椎，恢复颈椎的正常生理曲线，调整关节咬合度，重建颈椎关节间的平衡。

有资料显示旋转手法和拔伸手法均有对颈椎复位的作用，朱立国等分别通过测量颈椎功能位X线片椎体的水平位移和角度位移，发现符合神经根型颈椎病标准的患者与健康受试者相比，第4颈椎/第5颈椎和第5颈椎/第6颈椎椎体水平位移分别为1.57mm和1.67mm，椎体角度位移分别为2.16°和4.68°。椎动脉型颈椎病患者有意义的椎体位移则发生在第3颈椎/第4颈椎和第4颈椎/第5颈椎，水平位移分别为0.93mm和1.18mm，角度位移分别为2.65°和1.04°，经旋转手法治疗后均恢复到正常水平。陈立等的一项研究结果显示，椎动脉型颈椎病患者与健康受试者相比，颈椎功能位X线片上有意义的椎体位移同样发生在第3颈椎/第4颈椎和第4颈椎/第5颈椎，水平位移分别为1.93mm和2.02mm，经拔伸整复手法治疗后也恢复到正常水平。同时韩长伶等认为颈后伸时，横突间距离缩短，牵引力不会作用到椎动脉，不会影响到血液供应，比较安全。所以施手法时要注意的是先选屈颈角度，然后旋转，再推顶，最后拔伸的顺序。如果未合缝先拔伸，由于骨错缝而筋也出了槽，在筋腱扭曲的时候做拔伸，会徒然增加局部痛楚，反而对合缝不利。

李氏手法是将坐位旋转复位手法和徒手拔伸法作为治疗手法一个整体的两个步骤，而不是将徒手拔伸法视为治疗前后的一般手法，而且两个步骤的次序明确。有学者研究表明，手法治疗可改善局部血运、加速炎症吸收、减少炎症刺激，使之踏上一个良性轨道。拔伸牵引可使颈椎处于放松状态，减少椎间盘压力，有利于局部神经、肌肉、组织水肿和炎症的吸收。这样既"骨合"，又炎消"筋舒"，从而令颈椎的稳定性提高，极大减少颈椎小关节错缝的复发。

经过临床疗效统计显示，治疗组优于对照组（痊愈 X^2 =5.04，P<0.05；总有效率 X^2 =4.59，P<0.05），这就表明手法治疗颈椎小关节错缝是一个更有效的方法，究其原因，主要是单纯颈椎牵引不一定能有效调整颈椎错缝（水平位移、角度位移）或调整的程度不够，对颈部肌肉调整的程度也不够。而手法治疗恰好就能很好地解决这些问题，而且简便、安全、快捷，所以颈椎小关节错缝的治疗首选是手法整复。

（梁家伟　李国准　李家裕 等）

岑能

岑能（1926—2002）

广东台山人

西关正骨名医，武术家

工作单位：荔湾区宝华卫生院正骨科

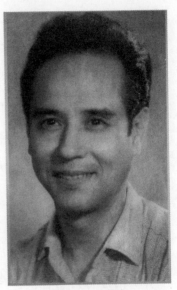

图3-28　岑能

岑能3岁从秘鲁归国，8岁随佛山南拳名家张保（九江张保）习武学艺，15岁被广东咏春三雄之一阮奇山先生收为入室弟子，3年后兼任武馆教练，其间伤科名医韦玉笙倾其毕生之学授予岑能，20世纪40年代后期在西关设馆行医。

岑能精武通医，擅用寸劲整复骨折、脱位，其手法特点准确、灵巧、稳当，他的治伤验方三龙驳骨散、白药膏、还魂汤治疗各类伤症具有简、便、廉、验的特点。其中，三龙驳骨散（当归、骨碎补、桃仁、海龙、龟板、土鳖虫等）治疗骨折愈合快，疗效好。

岑能医术精湛，为人向来低调，患者所赠锦旗甚多，但他从不悬挂。同道中有困难，往往竭力相助，一黄埔搬运临工从天桥坠落，全身多处骨折，因经济困难，送往岑能处，岑能为之验伤、正骨、敷药、固定治愈，患者家人将绣有"西关医侠，有求必应"锦旗送岑能，岑氏乃束之高阁。

岑能在广东武术界留下不少佳话，他所操之咏春拳术，攻防黏手，如影相随，有"铁臂岑能"之称。20世纪80年代中期，受广东武术界推选，参加国家体育运动委员会民间拳术咏春拳范本演示，在国内外影响很大，师从岑能学艺门人有数百人之多，来自南美、英国、南洋、中国香港和中国澳门等地，组成广州岑能咏春拳术学会，将富有中国民族特色的武术传遍世界各地。

代表性传人：岑兆伟 岑迪斯 岑禧 周赐禧 彭秋 岑枝 林少珍 霍俊勋 张务勤 梁牛 严玉棠 梁大钊 郭运平 敖磊奇 林石岩 董传锦 李志耀 罗开 林毅成 叶佩林 李志河 刘有宁 刘慧中 张立志 肖水勤 等

一、广州咏春拳名家岑能治伤验案[①]

岑能（1926—2002），西关正骨名医，在广州西关从医50余年。岑能8岁师从佛山南拳名家张保（九江张保）习武学艺，15岁被广东咏春三雄之一阮奇山先生收为入室弟子，又随伤科名医韦玉笙学医，学成后设馆行医授武，新中国成立后在西关宝华卫生院任骨伤科医生。

岑能精武通医，擅用寸劲整复骨折、脱位，其手法特点准确、灵巧、稳当，他的治伤验方三龙驳骨散、白药膏、还魂汤治疗各类伤症具有简、便、廉、验的特点。其中，三龙驳骨散（当归、骨碎补、桃仁、海龙、龟板、土鳖虫等）治疗骨折愈合快，疗效好。岑能治伤经验丰富，今选其医案数则以供同道探讨。

（一）骨伤兼症，治分缓急

病例一：腰椎压缩性骨折导致二便不通。

患者：陈×，男，78岁，工厂员工。

主诉：伤后腰部疼痛2周，大便不通3天。

患者于2周前抬重物因用力不当出现腰背部疼痛，转侧、弯腰活动受限，如厕疼痛加重。卧床期间腹胀满疼，近3天未解大便，欲溲少溺，患者既往有前列腺肥大病史，经入院照片：X线片示第12胸椎/第1腰椎椎体压缩性骨折，椎体压缩1/3。查体：精神困倦，痛苦面容，被动体位，腹部胀满，稍有拒按，脊柱胸腰段叩击痛（＋），纳差，口出浊气，舌苔薄少津，舌质紫暗，脉弦。

诊断：①第12胸椎/第1腰椎椎体压缩性骨折（气滞血瘀）。②便秘（下焦气滞，腑气瘀阻）。

[①] 选自《广州2016年中医药学术年会论文集》。

治则：理气祛瘀，润肠通便。

处方：柴胡15g、黄芩9g、赤芍9g、法半夏9g、三七5g（先煎）、续断12g、骨碎补15g、桃仁12g、当归10g、大黄6g（后下），2剂煎服。

服上药2剂后大便已通，但小便仍欲溺不尽，小腹胀满，舌紫暗，脉弦。诊断为癃闭，证属气虚瘀阻，治宜益气行瘀，通利水道。处方：党参15g、黄芪15g、三七5g（先煎）、当归10g、桃仁12g、川草薢15g、瞿麦9g、赤芍9g、枳实9g、杏仁12g、车前草15g。连服3剂后小便已通，接着应用补中益气汤加续断、骨碎补以益气健脾、升阳通闭、强壮筋骨而善后。指导患者做床上腰背肌锻炼，治疗4周，二便症状改善、疼痛缓解，腰背叩击痛（–），肌力恢复。

按：患者因胸腰椎压缩性骨折并以卧床治疗，引起二便不畅，岑能医生治疗骨折的兼症有丰富的经验，能够根据患者的病情治分缓急，他说："气行则腑气通，肠润则大便畅。"该例患者便秘腹胀，加重患者痛苦为急，岑医生以理气祛瘀、润肠通便法治其急，使腑气得通，便秘得解，而腰腹之痛随之减轻。又患者年老体衰且久卧于床，中气不足导致下焦运化无力，欲溺而不得出，或尿短而不畅，有癃闭之痼疾，治当益气行瘀、通利水道，药症相对故能有效，然久病之躯需以益气健脾、升阳通闭、强壮筋骨，以利患者腰椎骨折治疗之康复。

病例二：胸胁内伤合并肋骨骨折。

患者：申×，男，40岁，农民。

主诉：车祸撞击致左胸部疼痛2小时。

诉行走时突然被迎面而来的单车撞击左胸部，当即疼痛难忍、口不能言、喘气亦痛。由家人送来就诊，查体：患者痛苦面容，呼吸时胸痛明显，咳嗽时症状加剧，左下胸部可见瘀斑，左胸第6肋骨疼痛拒按，左侧胸廓挤压征（+），双肺呼吸音清，咳嗽少痰，脉弦数，舌红苔黄腻。X线片示：左胸第6肋锁骨中线处骨折，对位佳，未见气血胸。予以外敷跌打膏药，治宜活血化瘀、行气止痛。

诊断：胸胁内伤合并肋骨骨折（气滞血瘀型）。

治则：活血化瘀，行气止痛。

处方：用血府逐瘀汤加减（桃仁12g，红花、当归、生地黄、牛膝各9g，川芎、桔梗各4.5g，赤芍、枳壳、甘草各6g，柴胡3g，再加北杏、瓜蒌皮各15g）以宣肺化瘀，使肺气得宣，3剂，每天1剂煎服，复煎再服。二诊时痰嗽均除，局部仍有疼痛，口干，脉弦数，舌红苔黄，则为血瘀气滞，宜用三龙驳骨散加三七、川芎以活血散瘀、理气止痛。服药2周，胸痛已减，呼吸平顺。

按：岑能医生认为，该病例由于外力撞击，直接暴力导致左胸第6肋骨骨折。伤筋动骨，血溢于脉外，留瘀于胸、阻滞气机运行，不通则痛，胸胁剧烈疼痛、咳嗽气促；瘀血内停，归肝化热，故见脉弦数、舌红苔薄黄，证属瘀阻经络。因而法当活血化瘀，接骨续损，兼以外敷膏药以固定断肋，减少断肋在呼吸时对胸廓的疼痛刺激，并促进骨折局部的气血运行。继之以活血生新、接骨续损之剂，务使断肋得续、瘀血净去，胸胁内伤之证安有不愈者焉！

（二）筋骨痹证，治分虚实

骨伤科以骨关节及软组织疼痛者诊治多见，此多为外伤、劳损之候，然由于外邪侵袭人体，闭阻经络而致人体气血不和，导致关节肿痛，肢体屈伸不利，疼痛麻木之痹证临床亦不为少见，岑能医生每能根据痹证之虚实辨治而获良效，他说：今之痹证常包括类风湿性关节炎、痛风性关节炎、强直性脊柱炎、骨性关节炎等疾病，这些病属于骨伤科之疑难杂症，诊治上虚实夹杂，寒热并见颇为棘手，需辨病辨证相结合，方能取效。

痛风性关节炎起病急骤，乃属无名肿毒一类的痹证，岑能医生治疗这类痹证有丰富的经验。

病例三：痛风。

患者：王×，男，45岁，船员。

主诉：右足跖趾关节疼痛3天。

患者3天前出现右足跖趾关节疼痛，2天前运动后夜间疼甚，不能入睡，次日由家人扶送就诊，患者否认有外伤史，诉2天前打篮球后，晚餐有进食海鲜及椒丝炒通心菜，回家行走时未见异常，当夜患肢开始出现疼痛。查体：体温略高，心肺未见异常，右第1跖趾关节肿胀，皮肤暗红，压痛明显，活动受限。血尿酸612μmol/L，口苦，苔黄腻，脉弦数。

诊断：痛风性关节炎（湿热阻络）。

治则：泄热化浊，消肿止痛。

处方：苍术12g、黄柏12g、薏苡仁30g、牛膝15g、金银花藤15g、虎杖15g、救必应6g，2剂煎服，服后第2天疼痛缓解。

按：岑能医生认为，该例跖趾关节红肿热痛，属阳热之邪，侵袭经络，故患者见身热，口苦、苔黄腻、脉弦数等实热之症候，选用黄柏、救必应清热解毒作君药，以薏苡仁、牛膝、金银花藤祛湿通络消肿，诸药合奏，药简而精。该病湿热邪毒胶着关节，缠绵难愈，治当防治结合，饮食宜清淡，戒酒、辛辣、海鲜、煎炒、老火汤等一类食物，注意休息，避免剧烈运动，方能收到邪去正自安之功。

病例四：类风湿性关节炎（历节风）。

患者：杨×，女，43岁，家庭主妇。

主诉：双手指间关节肿痛，活动受限半年。

患者双手指间关节肿痛，晨起为甚，屈伸不利，生活难以自理6个月。经检查：类风湿因子（+），当地医院诊断类风湿性关节炎，应用糖皮质激素、吲哚美辛等药治疗，症状反复。岑能医生接诊其为痹证患者，见患者满月脸，其色㿠白，背部散见痤疮，双手指间关节肿痛，关节掌屈受限，畏冷腰酸，行走活动未见异常，舌淡苔白腻，脉弦细。

诊断：类风湿性关节炎（尪痹）。

治则：温和补血，散寒通滞。

处方：熟地黄30g、肉桂3g（去皮、研粉）、麻黄3g、鹿角胶9g、白芥子6g、鸡血藤30g、生甘草3g，6剂煎服，隔天1剂。

服药2周后，患者精神好转，面色㿠白改善，但关节疼痛未见明显改善，根据患处肿痛明显为风、湿、瘀邪盘踞关节，体质属本虚标实之候，今先以阳和汤固其本，再以身痛逐瘀汤祛邪。

处方：秦艽20g、川芎6g、桃仁9g、红花9g、甘草6g、羌活3g、没药3g、当归9g、鸡血藤30g、香附3g、牛膝9g、地龙6g（去土）。6剂煎服，隔天1剂。

服药后无不适，复诊时见原肿痛略减，嘱夜间手握毛巾保暖，效不更方，再服6剂，双手指间关节屈伸改善，患者精神佳，言谈之中表示感激。

按：类风湿性关节炎属"痹证"的范畴，认为该症为尪痹，"尪痹者，谓羁久顽固之痹。"以关节肿痛剧烈，甚至变形致残为其特征，《金匮要略》记载的"诸肢节疼痛，身体尪羸"当属此病。该病具有疼痛难已、易复发的特点，其病程往往虚实夹杂，治疗宜分清寒热，临证注意久病多虚，久病入络，瘀痰互结，用药讲究消补次序。

岑能认为尪痹是肾阳亏虚、瘀阻经络所致。尪痹日久，伤阳入络，非温药不能祛其阴霾之邪，继服阳和汤1月余，体质改善，病情缓解。阳和汤治疗尪痹主要取其熟地黄滋补阴血，填精益髓；配以血肉有情之鹿角胶，补肾助阳，益精养血，两者合用，温阳养血，以治其本，共为君药。方中少佐麻黄，宣通经络，与诸温和药配合，可以开其腠里，散寒结，引阳气由里达表，通行周身。配合鸡血藤，养血通络，甘草生用为使，解毒而调诸药。综观全方，补血与温阳并用，化痰与通络相伍，益精气，扶阳气，化寒凝，通经络，温阳补血与治本，化痰通络以治标。该例痹证患者因其虚实夹杂，病程时间长，用药需兼顾虚实寒热。

（三）博采众方，善治杂症

朱×，女，45岁，护士。

现病史：近半年夜间就寝时上床不及10分钟即出现全身散在性风团，其痒难忍，曾在当地诊治，怀疑衣被过敏或螨虫所致。患者做全面床上清洁及更换衣服后，症状依旧。后经皮肤科医生诊断为风疹（荨麻疹），用泼尼松进行抗过敏治疗后病情稍得缓解，经过一段时间治疗，出现激素的副反应现象，即停止抗过敏治疗，但症状反复，且白天亦会出现风团及瘙痒。

就诊时症见：背部呈现痤疮，前胸、躯干、四肢可见大小不等的淡红色风团，胸、腹、背部明显，遇风则痒甚。可见抓痕血迹。舌苔薄白，质偏红，脉浮数。

诊断：风疹（荨麻疹）（邪郁肺卫症）。

治法：疏风清热，活血止痒。

处方：桑寄生12g，北紫草15g，金银花18g，生地黄20g，连翘15g，甘草15g，牡丹皮15g，麻黄15g，蝉蜕15g，赤芍15g，槐花25g。5剂，水煎服，每天1剂。

复诊：服药5剂，风团减少，瘙痒明显减轻，夜能成寐。仍继服前方10剂。风团消失，皮痒止，诸症平复痊愈。

按：内有里热，外有表邪，本症宜采取表里双解之剂。《外科证治全书·卷四》对风疹的评述是："遍身瘙痒，并无疥疮，搔之不止。"其病因为风、湿、热蕴于肌肤，不能疏泄所致。"《医宗必读卷十·痹》："治风先治血，血行风自灭。"

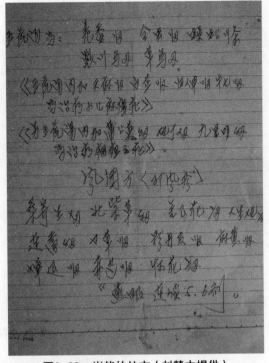

图3-29 岑能的处方（刘慧中提供）

岑能医生本方首选北紫草、生地黄、赤芍、牡丹皮清热凉血；配桑寄生、麻黄、蝉蜕疏风清热，透疹止痒；连翘、金银花既散表热，又清里热，用于风疹、皮肤瘙痒，疗效甚佳。诸药配合，且能解除激素之副作用。

（肖永勤　岑兆伟　刘慧中）

二、治养同功，以武助医

西关正骨名医岑能医生说："国术不止具有攻防技击的作用，且能提高人的武德操守，培养人的毅力，它吸收阴阳互补、刚柔相济的中国传统的哲学理念，具有促进修炼者心智的作用，在现今都市生活空间有限，操练咏春拳不失为一种强身健体的方式。久练可改变气质，动则巧捷万端，静则举止稳重，亦即练功强身，带功治病。由于习武者多谙跌打损伤治法，以助人救人，故学拳者亦多深究人体骨络经筋之医理，可助保身长全、以养其生。"

咏春拳功力源自于腰马、理念、发力等，腰马是膀臂、掌腕之力，是基础；理念即拳理，移之伤科手法，如跌打正骨者就要明白受伤机制、骨折移位方向等，明了于胸，方能法从手出；而发力需讲究收放自如，力足而活，通过摊、伏、捞、沉桥及黐手等训练，可以开发我们指、掌、腕、臂、肘、肩的力量，所用之力不是蛮力，是手随心转之活力，活力可四两拨千斤。如何练就咏春拳之功力，其门人总结岑能咏春拳心法：

> 岑师训八字，咏春柔制刚，刚柔并济用，关键柔变通。
>
> 练劲先练柔，发拳要劲松，马稳腰要松，劲靠腰马功。
>
> 柔不全放松，黐力含柔中，刚柔黐力度，黐力多妙用。
>
> 诸力练知觉，见到已做到，来留去可送，逢甩要直冲。

咏春出手一动一静贯穿精、气、神。拖臂转马可练腰腿肌，摊、伏、捞可练臂力，来留去送，可练进退敏捷，甩手直冲勇猛精进，黐手训练可领会动静相生，上下相随，内外兼备，做到腕上四寸明感应，跌打医生正骨手法，往往不离腰腿手臂之力，通过习武训练对掌握功力（腰马、理念、发力）解决临床实际问题大有帮助。

咏春心法

> 咏春心法，劲从知觉转。手从身法转，身形手法到。
>
> 化拆寻对手，有师更需求。无师无对手，镜与桩中求。
>
> 桥来桥上过，脚来脚下消。

咏春口诀

> 来留去送，逢甩直冲，敌一移动，重心已空，先发制人。
>
> 因时而攻，寻求巧变，事半倍功，身转手转，动作协同。
>
> 意动眼到，注意前锋，提防偷漏，无影破中，逸柔定劲。
>
> 置敌于凶，稳打稳扎，力位上风，逢膀必扣，吞桥破中。
>
> 信心具备，对练须勤，直捣黄龙，必定成功。

（资料由西关正骨研究室整理）

何应华

何应华（1929—2003）

广东南海人

广州著名中医骨伤科专家，副主任中医师

医馆旧址：荔湾区光复北路

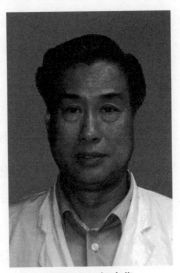

图3-30 何应华

何应华曾任广州市荔湾区中医院院长，20世纪80年代中期与荔湾区卫生局卢桔等人筹创荔湾区骨伤科医院，历任荔湾区骨伤科医院名誉院长及中华全国中医学会广州分会理事，广州中医骨伤科学会副主任委员，香港骨伤科研究学会名誉会长，荔湾区政协第七、第八、第九届副主席。

何应华是何竹林长子，自幼秉承祖训，尽得家传。1948年于广州市中医学校学习4年，得名师管霈民（广东五大名家之一）、谢香浦等教授传授。毕业后在穗西关挂牌行医。1956年以来，根据祖传经验和临床实践，为广州市越秀区、荔湾区举办多届骨科学徒班，其弟子遍布南粤大地及港澳地区；撰写多篇治疗骨折的论文，曾获得荔湾区科研技术革新奖。十一届三中全会后，何应华又献出"何竹林风湿跌打霜"秘方，该药是治疗骨折、脱位、软组织扭伤、肌腱劳损的有效药方。

何氏先后撰写了《伤科内八法概论》《桡骨下端骨折的临床体会》《中医伤科提要》《何竹林正骨手法经验》《肱骨骨干骨折》《中西医结合治疗骨折（附156例）》等文章。其中2003年主编的《何竹林正骨医粹》由广东科技出版社出版，其医著获得业界好评。

代表性传人：张友锋 陈国雄 梁斌 李亮 彭健雄 麦家强 叶洪 老元飞 李主江 等

一、中西医结合治疗骨折的临床体会（附156例）[①]

荔湾区人民医院中医骨科及西医外科自1977年5月至12月开展中西医结合治疗骨折，在留医病房及骨科门诊中，共收集了156个骨折病例，通过中西医结合的方法治疗，取得了初步体会。现把这批病例做一小结，以便不断总结经验，加以提高。

（一）受伤情况（156个骨折病例包括上肢、下肢、躯干、骨盆等位置）

1. 年龄：最小1岁2个月，最大80岁。

2. 性别：男性86例，女性70例。

3. 骨折原因：跌、扭、挤压90例，工业外伤16例，交通事故37例，体育运动13例。

4. 骨折类型：完全性骨折134例，不完全性骨折18例，开放性骨折4例。

5. 骨折程度：轻型（不完全性骨折）18例，中型（轻度移位）83例，重型（显著移位）29例，最重型（严重移位、粉碎或开放性骨折）26例。

6. 合并症和并发症：除本身骨折外，并有其他部位同时骨折23例，关节脱位3例，骨骺分离1例，其他部位扭挫8例，肌腱断裂1例，肩周炎1例。

（二）治疗方法简介

1. 麻醉：①新鲜骨折局部呈休克状态，可不予麻醉。②时间较长或疼痛较剧，宜以适当麻醉。局部浸润麻醉，用1%普鲁卡因5~20mL，注入骨折血肿内。或上肢臂丛麻，下肢单侧腰麻。

2. 复位：①要求早期整复。②争取解剖复位，若不能达到解剖复位时，应要求功能复位。③运用手摸心会、拔伸牵引、旋转屈伸、提按端挤、摇摆碰触、按摩推拿、夹挤分骨、折顶回旋等基本手法复位。也可根据各种骨折的具体情况，灵活运用其他手法。④尽可能进行闭合整复，对个别闭合复位不成功、断端不稳定的骨折，考虑切开复位。

---

① 选自1982年《荔湾区中医论文选》。

3. 固定：①以小夹板固定为主，适当配制各种压垫、衬垫、托板、木架等器具，以加强固定。②某些情况也可选用石膏固定。③肢体局部肌肉收缩导致短缩畸形或不稳定性骨折，采用持续牵引，与小夹板固定相结合。④必须切开复位的骨折，断端可进行内固定。

4. 功能锻炼：在不引起骨折再移位的前提下，争取早期主动活动，循序渐进，积极进行，直至伤肢功能恢复。

5. 药物治疗

（1）内服药：分三期辨证施治。

①初期（骨折后1~2周）：血离经脉，瘀积不散，气血凝滞，经络受阻，以活血祛瘀、消肿止痛为主。使用骨一方（医院协定处方）：当归10g、生地黄12g、赤芍10g、桃仁10g、红花10g、骨碎补10g、钩藤10g、天花粉15g、乳香3g。

②中期（2~4周后）：局部肿胀渐趋消退，疼痛逐渐减轻，瘀肿消而未尽，骨未接实，以接骨续筋、和营生新为主。使用骨二方（医院协定处方）：当归10g、熟地黄15g、赤芍10g、土鳖虫5g、五加皮15g、川续断10g、千斤拔30g、骨碎补10g、自然铜10g（先煎）。

③后期：损伤日久，气血虚弱，断骨接而未实，治宜补气血，益肝肾，壮筋骨。使用骨三方（医院协定处方）：党参15g、当归10g、熟地黄15g、茯苓15g、淫羊藿10g、黄芪12g、桑寄生30g、狗脊15g、续断10g、牛膝10g、千斤拔30g。使用调五方（医院协定处方）：黄芪15g、党参15g、当归10g、白术10g、陈皮3g、升麻3g、柴胡5g、大枣10g、炙甘草3g。使用调七方（医院协定处方）：党参15g、茯苓15g、白术10g、炙甘草3g、远志3g、当归10g、黄芪15g、木香3g、大枣10g。

（2）熏洗药。

骨折后期关节活动尚未恢复者，除加强功能锻炼外，可配合药物煎水熏洗。使用洗一方（医院协定处方）：桂枝、宽筋藤、路路通、两面针、荆芥、防风、透骨消、苍术、海桐皮各30g。

6. 疗效统计

参考1975年全国骨科会议制定的《骨折疗效标准草案》标准，列表统计如下

（表3-9）。

表3-9 各部位骨折疗效观察

骨折部位	例数	疗效				备注
		优	良	尚可	差	
锁骨	11	8	2	1		
肱骨	19	14	3	2		
尺骨	5	5				
桡骨	36	26	7	3		
尺桡双骨	6	4	2			
掌骨	4	4				
指骨	9	5	4			
股骨颈	4	3				1例转院
股骨粗隆	2	1	1			
股骨干	3	2	1			
髌骨[①]	5	1	1	1		
胫腓双骨	5	1	2	2		
腓骨	1	1				
踝部	5	5				
跗骨	4	2	1	1		
跖骨	10	9	1			
趾骨	9	6	3			
肋骨	7	4	3			
脊柱	6	5	1			
骨盆	2	2				

（三）讨论

对"中西医结合治疗骨折"这个项目，过去未开展过，尚属学术空白，在治疗上，一向凭老经验，靠硬办法，中西分家，疗效未够理想。自从采用中西医结合方法，初步克服了中医或西医单独治疗的缺点，显示出中西医结合的优越性。但因为开展时间不长，目前尚在摸索提高阶段，还未有很好的经验，仅总结初步体会如下。

---

① 数据来自原文，未作修改。

1. 麻醉

本组病例中，移位的骨折均经过手法整复，一般新鲜的闭合性骨折，局部筋肌不强的，我们多数不用麻醉，其余病例则在麻醉下复位。个别患者用过静脉麻、臂丛麻及腰麻，本组中无全麻适应病例，因而不曾使用。

我们认为通过麻醉，可减轻患者的痛苦，使局部肌肉松弛，操作易于成功，然而必须要患者、手术者和麻醉者三方的良好配合，选择适当的麻醉方法，才能顺利进行。

2. 复位

（1）整复时间。骨折的移位，应尽早整复，最好能一次复位成功，伤部肿痛越剧烈，手法就越困难，对于患肢肿胀严重或皮肤有大量水泡形成者，要经过积极治疗，抬高患肢，严格制动，待肿胀较为消退后再行复位。本组1例肱骨粉碎骨折，初期曾在局麻下复位不成功，且对位比之前更差，后来待肿胀较消，只在骨折突出端加压垫，外而再以夹板固定，对位反而满意。

（2）对位要求。断端的对位，解剖复位是最高要求，这是我们的目标，但有不少病例由于种种原因，未能达到解剖复位，就须达到功能复位。我们治疗骨折的观点是，伤肢活动功能的恢复属于首要，外在的美观形态次之，有时不必盲目追求解剖复位，反复多次手法，损伤了周围软组织，扩大了损伤的范围与程度，更不能无原则地做开放手术，剥离了骨膜，破坏了骨折部的血运，损害了骨折端的自身修复能力。

本组不少病例的锁骨骨折、肋骨骨折、肱骨颈嵌入骨折、股骨无成角畸形骨折等，特别是儿童，复位后骨折端虽然有一定程度的错位，但愈后的活动功能仍满意。

（3）使用手法。骨折移位我们基本采用中医的传统手法进行整复，上面提出（治疗复位）的8个基本手法行之有效，我们多数使用，操作中以"简、短、精"的手法最理想，"早、稳、准、巧"为纲领，"刚、柔、迫、直"来用力，由"原路复入"较适合。

本组开放复位极少，仅有1例髌骨骨折，断端分离较大者行开放手术。

3. 固定

（1）"筋骨并重"。伤部合理的固定是治疗的重要环节，骨断端若无可靠的固定，很可能再度移位，也难以愈合。过去的疗法从骨折局部出发，主张"完全休息，绝对固定"，把断骨上、下关节部固定起来，肢体绝对不动，但不动越久，肌肉越容易萎缩，关节越容易僵直，活动功能越难恢复，虽似稳定，但却难以达到预期的效果。现在从肢体功能出发，使用小夹板做固定，其质轻而有弹性，借缚带的约束力，使固定物与肢体紧贴一起，由于固定不包括上下关节，固定后附近关节的功能活动不受影响，使得沿着骨干纵轴而进行的肌肉活动在断端间产生生理性的对向挤力，使骨折端紧密嵌插，而肌肉收缩活动，又促进伤肢血液循环，既起到对骨折愈合所需要的固定作用，又不妨碍肢体的活动功能，加速骨折的愈合。小夹板的使用，正符合"筋骨并重"的原则，既接好断骨，又不忽视软组织的治疗，发挥肌肉对治疗骨折的积极作用。

另外，骨折复位后的理筋手法，作用在筋而对象在骨。中医中药可以活血祛瘀、舒筋活络、强筋壮骨等，也是在治疗骨折的同时，重视软组织的治疗，同样也符合"筋骨并重"之义。

（2）"动静结合"。骨折复位后加以固定，是中西医的共同原则。断端的不稳定，必然直接影响骨折愈合，但固定又必然限制肢体的活动，活动又是保持肢体功能，促进血液循环，增强组织代谢，加强骨折愈合的重要因素。因此，如何解决固定和活动的矛盾，正确处理两者之间对立统一的关系，是治疗骨折的关键，这是"动静结合"的原则。合理的小夹板固定，适当的功能锻炼，可以达到上述要求，动与静的关系是否解决好，可直接影响疗效。本组1例肱骨粉碎骨折患者，因急于求成，在固定期间不经医生同意，经常私自解除夹板，加上其他药物外敷，并将断端过早做不恰当的活动，造成骨折端延迟愈合。与此相反另1例桡骨下端骨折的患者，治疗中不听医生的鼓励，有畏难怕痛，恐骨折端再度断离的心理，伤后始终一直不敢活动，治后折端虽然长骨痂愈合，但腕关节活动持久障碍，后期还发生肩周炎。其他患者伤后逐步开展功能锻炼，伤肢的活动却恢复很好。由此可见，我们在骨折固定期间，骨折端要稳定的同时，应注意筋肉的活动，肢体活动的同时也应注意断端的固定，只有固定与活动相结合，才能骨折愈合与功能恢复并进。

（3）持续牵引。很多四肢骨折，小夹板完全可以达到固定的目的，加上压垫的使用，对侧方移位控制得很好，固定比较牢固，但因肌肉收缩力强导致不稳定性骨折（如大腿斜形骨折）纵向的移位，单用小夹板则难以控制，而采用牵引方法，可以解决这个问题，对于下肢骨折缩短畸形的，我们往往牵引加上小夹板固定，本组我们用皮牵较多。皮牵操作简单，承重不大，但因本地区天气热，要注意胶布对皮肤的刺激。对于患肢肌肉发达，承重较大，或皮肤不适宜胶布粘贴的，我们才用骨牵。本组病例在解除牵引后，附近关节活动的恢复，皮牵者比骨牵者为快。

（4）"内外兼治"。治病从整体而观，治疗骨折除了在局部施治外，还要考虑人体的各方面，对不利于骨折愈合的各种因素要尽量避免。同时，寻找各种有利于愈合的措施，其中中药的使用，我们认为有良好的作用。中药能纠正因挫伤而引起的脏腑、经络、气血功能紊乱，促进骨折的愈合，据"瘀去、新生、骨合"和"调理气血，补益肝肾"之理，分期辨证施治。实践证明，应用中药后，消肿、止痛均较快，骨痂生长也有所促进，其药理作用，有待不断探讨。

（5）"医患合作"。功能活动不仅是骨折治疗的目的，而且是治疗中的必要手段，要做好"动静结合"，必须鼓励患者积极锻炼，争取"医患合作"，解除患者精神负担，把整复效果、固定要求、注意事项等告知患者，取得患者的信任，使患者发挥主观能动作用，自觉地、积极地进行功能活动，就可在骨折愈合时，关节功能也能基本恢复，本组大多数病例均可达此目的。

（何应华）

二、何应华治验二则

（一）何应华老师治疗增生性关节炎的经验[①]

增生性关节炎是因软骨退行性变和继发骨质增生为主的一种慢性关节炎疾病，属中医"痹症"范畴，何应华认为该病的特点是"本虚标实"。肝肾亏损是本，邪瘀痹络是标，盖肾为先天之本，人过中年则命门之火渐衰，肾精匮乏则骨弱髓虚，不能司作强之巧。肾藏精、精生髓，髓养骨，精旺髓足则骨骼强健，不易病损。肝主筋，肝血足则荣养筋骨，束骨而利关节。肝肾精亏，肾督阳虚，客邪留滞，瘀痰盘踞不去，闭阻经络，顽痹成矣。

何老师常引用王肯堂在《证治准绳》中指出的："痹症有风、有寒、有湿、有热、有闪挫、有瘀血、有痰积，此为标，而肾虚为本也。"说明该病具有"本虚标实"的特点。其"虚""邪""瘀"三者关系密切，相互影响，临证尤须持重应机。

证治要则：基于上述病机，立足辨证相结合，何应华强调"谨守病机，各司其属，察其所痛，而知其有余与不足，当补则补，当泻则泻，疏其气血，令其调达，而致和平，是为至治"。

1. 养肝益肾、祛瘀通络。①适应证。肝肾不足，腰膝酸软，关节疼痛，反复发作，经久不愈，舌质淡或暗红，苔薄，脉弦细者。②方药。壮骨通痹饮：何首乌30g、杜仲15g、骨碎补15g、炙龟板30g（先煎）、菟丝子15g、鹿衔草15g、豨莶草12g、牛膝15g、秦艽12g、三七6g（先煎）。

2. 养血祛寒、蠲痹通络。①适应证。血虚有寒，邪留不去，气血运行不畅，形寒肢冷。腰膝疼痛遇寒则剧，遇温则减，关节屈伸困难。舌淡苔白润，脉沉细而无力。②方药。加减当归四逆汤：党参30g、黄芪15g、当归12g、桂枝10g、杜仲10g、独活15g、大枣10g、细辛3g、白芍15g、炙甘草10g。

3. 清热祛湿、舒筋通络。①适应证。素体阳盛，热积于内，湿与热结以致

[①] 载于《中国骨伤》1996年第3期。

湿火烁筋，痹伤关节。症见但热不冷，骨骱烦痛、筋脉抽掣，关节胀痛重坠。心烦口干、口臭溺赤，舌红苔黄腻，脉弦滑。②方药。加味四妙散（饮）：黄柏10g、土地骨15g、薏苡仁20g、苍术10g、金银花藤30g、老桑枝30g、威灵仙15g、牛膝15g、白茅根30g。热重者加石膏、丝瓜络、生地黄；湿重者加防己、佩兰、滑石；阴虚者加生地黄、玄参、珍珠母；骨骱烦痛者加水牛角；便秘者加大黄、玄明粉。

在治疗过程中，"用药要避免辛燥、大苦、大寒，或过于渗利。要刻刻留心胃气，顾惜元气"。在治疗期间还须动静结合，服药、敷药、熏洗、按摩、体疗，内外结合，标本同治，不可偏废。

（李主江）

（二）何应华治疗膝关节创伤性滑膜炎经验介绍[①]

何应华主任从事骨伤科临床50余载，对膝关节创伤性滑膜炎的治疗有较丰富的经验。笔者有幸从师，获益良多，现将何老师治疗本病经验介绍如下。

1. 辨伤认证求其所属

膝关节创伤性滑膜炎临床以"膝胀痛"为主要症状，中医学多从筋伤、痹证辨治。何老师认为，诊断明确是提高疗效的前提，辨证须从急、缓、主、次四字入手，辨伤认证，求其所属。急者膝关节急性创伤时，须辨关节内是否存在骨折、肌腱断裂，如有则关节内积血和剧痛症状突显，较之单纯的创伤性滑膜炎所引起积液内含有血液成分比例不同，膝关节创伤性滑膜炎疼痛的特点是以胀痛为主，且伤后多可步行。缓者慢也，是指膝关节慢性损伤，伤后失治，或关节退变所诱发，其病程缓慢，肿胀难消，此时宜与类风湿性关节炎、关节肿瘤、关节结核等病相鉴别，结合相关检查，多可明确诊断。膝关节创伤性滑膜炎从病理上虽指损伤所引起的滑膜非感染性炎症反应，但当合并其他病变时，务必辨病辨证相结合，才能在治疗上把握主次，用药时有的放矢。

2. 痛随利减，动静得宜

何老师认为，本病因伤而成，其病机在于滑膜之脉络伤后气滞血瘀，影响关

---

① 载于《新中医》2002年第6期。

节内津液的正常生化，水停瘀滞，稽留其间，实者湿浊盘踞，病情反复，肿胀难消，肌筋驰弱。急性期治疗当宗"疏其气血，令其调达"之旨，立行气活血、通络利湿之法，方用穿破石汤。

处方：穿破石、薏苡仁、土茯苓各30g，三七10g，九层塔、泽兰、威灵仙、牛膝各15g。

方中既无辛燥动血之品，又无苦寒伤胃之虞，有疏利湿邪而不伤正之功。用时可随证加减：热者加忍冬藤、栀子；寒者加熟附子、桂枝、麻黄；气虚者加党参、白术、五指毛桃；血虚者加当归、阿胶、陈皮等。此方对新伤肿痛服之多有效。

若膝部伤后关节积液多，出现皮肤发紧失柔，按之硬而有弹性，临床可按"血实者宜决之"而治疗，于伤后第3天行膝关节穿刺，使邪有出路，则痛随利减。在治疗期间尚须配合适当的休息和活动，膝关节休息可以减少其炎症渗出。具体方法是：卧床时膝下垫一枕头（枕高10~12cm），以肢体舒适为宜；活动主要是举腿运动，暂停患肢的膝关节屈伸活动，通过股四头肌的收缩锻炼，令下肢血脉通畅，关节液吸收，促进肿胀消退。如治肖×，女，45岁。因长途旅行后双膝肿痛1周，曾外敷各类止痛膏无效。检查：双膝肿胀明显，局部皮温稍高，可见局部性皮炎，部分呈水泡及浅在性糜烂面（皮损与膏药接触面积一致），膝关节周围呈轻度压痛，浮髌实验（＋），双膝关节麦氏实验（－），抽屉实验（－），屈膝活动受限。X线片示：双膝髌股关节间隙增宽，提示关节内积液，余骨质未见异常。诊断：膝关节创伤性滑膜炎（急性期）。何老师认为此属膝关节滑膜伤后失治，气滞血瘀，湿邪阻络，方用穿破石汤治疗。

处方：穿破石、薏苡仁、土茯苓各30g，三七10g，九层塔、泽兰、威灵仙、牛膝各15g。4剂，每天1剂，水煎服。

并嘱治疗期间膝关节避免屈伸活动。二诊：双膝关节肿胀明显消退，继予上方加党参、五指毛桃各30g，以益气健脾，续进7剂。三诊：诸症消失，浮髌实验（－）。继续6剂巩固疗效，双膝有力，行走如常，随访半年，未见病情反复。

3. 缓则治本，调理脾胃

膝部慢性劳损及损伤后期，多出现膝软乏力，肿胀难消。何老师认为，膝为筋、肉、骨之大会，乃肝、脾、肾三经所系，若病后失治，劳损日久，则内动肝、脾、肾三脏，使肝之疏泄失职而气滞血瘀，血瘀不利则为水，脾失健运则水湿内停，湿为阴邪，易伤阳气，脾肾阳虚不能温养肢体，以致湿浊难除。故慢性病者多以脾肾两虚、湿浊下注为特点，治疗上宜健脾补肾，活络壮骨，方选仲景附子汤加味。

处方：党参30g，熟附子、白术、茯苓、杜仲、牛膝各15g，白芍、威灵仙、五加皮各12g。治疗期间配合祛风通络洗剂外洗。处方：桂枝、防风、荆芥、艾叶、透骨消各30g，红花10g。

曾治一教师，女，50岁。左膝关节内游离体摘除术后2个月，膝关节反复肿胀，经6次关节穿刺，共抽出关节液超过300mL，关节液呈淡红色，半透明，镜检脓细胞（－）；血沉正常。诊见：患者形体肥胖，腰膝乏力。四肢不温，左膝关节肿胀，轻度压痛，浮髌实验（＋），膝关节屈曲受限，舌淡嫩、苔白滑、脉沉细。诊断：左膝关节慢性创伤性滑膜炎，证属脾肾阳虚。

处方：党参30g，熟附子、白术、茯苓、杜仲、牛膝各15g，白芍、威灵仙、五加皮各12g。4剂，每天1剂，水煎服。

二诊：精神转佳，手足温暖，膝部无寒意，左膝肿胀渐消。继予上方加陈皮6g、阿胶30g（烊化），以助行气养血，7剂。另以桂枝、防风、荆芥、艾叶、透骨消各30g，红花10g，煎水熏洗膝部，10剂，每天1剂。并指导患者每天坚持股四头肌收缩功能锻炼。三诊：面色转红润，腰膝畏寒消失，脉和缓有力，左膝肿胀消退，浮髌实验（－），上方熟附子减至10g，阿胶减至15g，加鸡血藤30g，7剂。前后治疗3周，肿胀消退，膝关节行走有力，痊愈出院。

（李主江）

三、伤科夹板的应用[①]

夹板固定技术是我国传统医学精华，是治疗骨折常用、有效的方法之一。使

---

① 选自《西关何氏伤科世家》。

用得当，能够起到维持骨折复位后的位置的作用，有利于功能锻炼；使用不当，也会出现失误。失误是认识不足或疏忽而造成的一种差错。夹板固定中常出现的问题有多种，希望能引以为鉴。

（一）选材不当

夹板局部固定是利用和肢体外形相适应的特制夹板来固定骨折，上下肢夹板均有一定规格，选择不合适的夹板或将各板错用及放置位置不当，不仅起不到固定作用，还会造成不适，甚至加重移位，故必须熟悉各类夹板。

在骨折治疗过程中，如果随便采用厚度不一、大小不合用的夹板来固定骨折，往往事与愿违。应该掌握各类夹板具体的制作要求，制作夹板时大小、厚薄要适宜。长度分超关节和不超关节两种。不超关节的夹板外固定适用于骨干的稳定骨折，夹板的长度等于或接近于骨折段肢体的长度，并以不妨碍上下关节为度；超关节固定适用于关节内或关节附近的稳定型骨折，夹板长度通常超出关节。一般需选用4~5块夹板，总宽度相当于患肢周径的4/5或5/6，每块夹板之间要留一定空隙，夹板不宜过薄或过厚，以有足够的支持力为原则。在广东地区常选用杉树皮制作，应选较厚、无虫蛀、无纵裂、无节眼的原材料，削去其表层，按规格大小剪裁。夹板两端要剪成弧形，并稍压软之，以免压坏皮肤。若需要弯曲的杉树皮夹板，为防止断裂可用胶布粘贴后再敲打压弯。夹板制作关系到固定效果，必须认真选材。

（二）压垫使用不当

这是最容易发生错误，也是最容易引起并发症的问题。压垫的大小、厚度及形状均需依骨折部位和局部体形选择，尤其是前臂的分骨垫，使用应十分谨慎。分骨垫只能在尺骨、桡骨骨折复位满意后，起维持两骨分离作用，但有时却错误地利用过粗、过硬的纸棍嵌夹在软组织间，以期借此复位，因而造成压疮或缺血性肌挛缩。

对于四肢骨折经整复后，有成角移位趋向的可放置压垫以维持对位。在放置压垫前应首先明确骨折移位的趋势及软组织合页的方向，中部压垫是关键。如为防止成角，则在软组织合页对侧放置一个；如为防止侧移，则可在骨折线两侧上下各放一个，但应注意放在骨折端的略上方或略下方，否则移位的骨端和压垫内外夹攻皮肤难以承受。压垫一般安放在夹板与皮肤之间，以维持对位，并有轻度矫正残余移位的作用，但不应依赖压垫对骨折端的挤压作用来代替手法整复。

压垫的制作材料必须质柔，有一定的韧性和弹性，能维持一定的形态，有一定的支持力，能吸水，可散热，对皮肤无刺激，如使用软纸、棉纱、棉毡等来制作最佳。

（三）松紧失度

夹板固定需要密切观察和及时调整，当缚带捆好后，缚带在夹板上可上下移动1cm为适度。在急诊复位固定后，早期往往倾向于"宁紧勿松"，唯恐发生再移位；而在后期，一旦骨折相对稳定，则又常常失于调整，以致松散。任何固定均不是一劳永逸的，夹板固定尤其如此。随着局部情况的变化，如软组织肿胀、骨折位置等变化，需及时对压垫、夹板和缚带加以调整，使其始终保持固定作用。

骨折后或复位固定后，患肢会在24~48小时出现肿胀，然后才逐渐消退，所以在该时间内最容易出现夹板过紧。由于患者在门诊治疗，为此必须告知患者及其家属有关夹板过紧会引起严重血运障碍症状，如患肢远端严重肿胀，皮肤发紫或苍白、发凉，远侧动脉搏动变弱及肢体剧痛时不宜用吗啡或止痛药物止痛，以免混淆症状，应立刻松解缚带。松解缚带后，若症状未改善应尽快到医院检查。通常告诉患者在夹板固定的第2天，应常规回医院复查，这样可早期发现问题。

夹板包扎后，皮肤下的静脉受到一定的压迫，常常出现夹板远端肢体肿胀。这时可通过抬高肢体及收缩肌肉去改善血液循环。肢体抬高，平卧时上肢应高于心脏，下肢应抬高30cm左右。麻醉消失后，应立刻开始练习握拳及屈趾等肌肉收缩活动，以利于促进静脉回流和消肿。握拳时应尽可能握紧，松拳时应争取完全伸开。有些患者怕握拳时患肢疼痛及骨折再移位，仅是象征性地活动，实际上肌肉收缩不大，不能促进静脉回流，肿胀消退慢，致使肿胀严重，反过来影响运动，造成恶性循环。所以必须告诉患者此种活动有消肿的作用，不但不影响骨折对位，反而对骨折有利。并且活动次数越多，肿胀消退越快。在活动时只要避免不利于骨折端稳定的剪切力和扭力，仅做肌肉的收缩运动是没有坏处的，患者了解肌肉收缩的重要性和合理性后多能配合活动。

夹板的松动往往在患肢消肿后，医生除应调整松紧度外，还应仔细检查夹板下的压垫是否因过松而偏离原位。如有偏离，要调整到原位；若骨折再移位，应及时纠正。

应该指出的是夹板外固定由于护理不当，可出现缚带的松紧失度。有些患者、家属及医务人员认为夹板越紧，固定越牢靠，忽视了夹板过紧的危害性，轻则引起水泡、压疮；重则由于患肢血运障碍，出现缺血性肌挛缩，甚至肢体坏死而截肢，骨伤科同道必须高度注意。

（四）适应证选择不严

由于夹板固定操作简便，易于调整，此方法应用甚广。但任何一种治疗方法均有其局限性，如不严格掌握其适应证，则必然会因其本身的缺点而影响效果。受强大肌力影响的骨折，如股骨干骨折，在某些情况下只能选用手术或外固定器治疗时，如果片面依靠夹板的侧方挤压，不仅达不到维持位置的目的，反而可能会引起肌肉变形。同一肢体多发骨折，治疗中矛盾较多，用夹板固定往往顾此失彼，而内固定或外固定器则更为优越。开放性骨折、局部严重肿胀的骨折及合并有神经、血管损伤的骨折，夹板不仅难以起到固定作用，而且十分危险。

骨折的夹板外固定应该用其长，而弃其短，夹板治疗骨折虽然材料便宜，操作简单，易于调整，但如果无选择地使用夹板治疗各类骨折也会影响治疗效果。

（五）夹板外固定的适应证

1. 四肢闭合性骨折。但股骨骨折因大腿有较大的收缩力，常要配合牵引。如片面依靠夹板的侧方挤压，则难以达到维持骨折复位后的位置的目的。

2. 陈旧性骨折、适合手法整复的稳定性骨折。

3. 创面较少、伤口已愈合的骨折。

夹板去除过早是造成骨折畸形愈合或不愈合的一个因素，一般应在骨折达到临床愈合后才去除夹板，故必须熟悉下述临床愈合的标准。

（1）骨折局部无压痛。

（2）局部无纵向叩击痛。

（3）局部无异常活动。

（4）X线片显示骨折线模糊，有连续性骨痂通过骨折线。

（5）外固定解除后，上肢能向前平伸持重1kg达1分钟者，下肢能不扶拐在平地上连续行走3分钟，并不少于30步者。

（6）连续观察2周，骨折不变形者（观察的第1天为临床愈合日期）。

夹板和压垫对于防止复位后骨折侧方移位及成角畸形有较好的作用，但防止旋转仅有一定作用，一般仍需特定的体位来保持。对不稳定的粉碎性骨折、近关节的骨折，虽复位已纠正，但固定仍困难的，宜采用内固定术或配合必要的牵引治疗。

（何应华　李主江）

何超常

何超常（1932—　）

广东南海人

广州著名中医骨伤科专家

医馆旧址：荔湾区光复北路

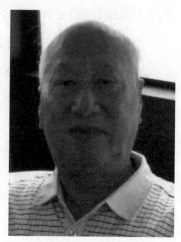

图3-31　何超常

何超常是何竹林次子，幼承庭训，随父学医，曾随梁翰芬、刘赤选、庄省躬、萧熙、高健伯、罗元恺、邓铁涛学习，早年（1951—1952）在汉兴中医学校学习，1955年毕业于广东中医药学校，同年被派往广东新兴县人民医院创立中医科。

1958年任职于广东省中医院，共24年，在该院任职期间，再跟随父亲学习深造。1982年正式向组织申请往香港定居，在香港行医14年，共行医40多年。

从1962年开始，担任广州中医学院第一届至第六届毕业实习生导师，以及来自广东省各专区之进修医生导师，乃较早期一批中西医结合治伤的骨外科人员，亦是较早一批进入手术室工作的中医骨外科工作者。了解中西结合医治骨伤之优点与对患者合理治疗方案的选择，并在科研、教学和临床工作中，创新了几种脱臼整复手法。为了教学需要，写成《中医骨科整复脱臼手法经验》《骨伤科内治法的理法方药》等论文，并于1993年写成《肋骨骨折合并肺炎病案》，在香港国际中医会议特刊选登，又于香港中医学会会刊1994年1期中，刊出《论香港地区之风湿病治则》等论文。部分著作被香港地区骨伤科班教材选用。

1962—1995年间，除在广州中医学院骨科教研组任职外，1993—1995年先后在香港中医师公会会立学校之骨科班、香港中医学会会立学校担任骨伤科教授，1994年受聘成为香港骨伤学会学术顾问、香港中医学会学术顾问，2000年1月被全美国中医跌打伤科协会聘为名誉顾问，并由美国加州州长颁发证书，亦于2001年10月被聘请往美国三藩市为修读博士之学员授课。

何超常的夫人杨宝娟医师是骨科名医杨鹤亭之女，她从1954—1962年随何竹林学医，1962年广州市首届中医学徒出师考试合格，长期从事骨伤科专业，1975年到香港行医。

代表性传人：邓成　陈得生　何兆贤　鲍刚强 等

瘀血论治在伤科的应用

跌打损伤不离血气之变。盖伤后血运失常，停蓄成瘀，脉络不通则肿痛并作，是故祛瘀法是治伤第一要法。倘瘀之不除，留聚日久，凝结成积，致使气血失和，此又为变生他证之祸。《正体类要·陆序》："肢体损于外，则气血伤于内，营卫有所不贯，脏腑由之不和。"所言外有所损，则内有所伤之病机，端赖乎于理其气血以治之。

祛瘀法治疗伤科疾患为祖国医学所独有，其学术渊源可上溯秦、汉，著名的中医典籍《黄帝内经》记载着"恶血""血凝""血积"等和瘀血相类的证候，并提到了"疏其气血，令其条达""血实宜决之"等祛瘀法的治疗原则。如《素问·缪刺论》："人有所堕坠，恶血留内，腹中满胀，不得前后，先饮利药。"这是说外伤损络，血出瘀留，瘀阻不通之症当"先饮利药，以除恶血"，文中所言"利药"即今人所指活血祛瘀之药。

东汉时期张仲景在《黄帝内经》的基础上，首先提出"瘀血"名称，并有"……瘀血病脉证治"的条文，以辨证论治的原则，总结了有关活血化瘀的理、法、方、药，他创制的桃核承气汤以治"下焦蓄血"，抵当汤治疗腹中瘀血内停等活血祛瘀方剂11首，配伍严密，疗效卓著，在相关的医疗记录中有证、有治、有方、有药，奠定了瘀血论治的临床学基础。

隋、唐时代，祖国医学在辨证论治方面迅速发展，促进了伤科的诊断和治疗，在以前用药经验的基础上，尤其对"外损""内伤"所造成的气血亏损及气滞血瘀之病变，其活血祛瘀方法更为完善。蔺道人在《仙授理伤续断秘方》一书中提出了伤重瘀血不散、二便不通用大承汤以通下逐瘀；跌打损伤、皮肉破绽、败血壅滞、疼痛或伤后中风、手足痿痹、不能举动的病症，用黄药末（当归、赤芍、川芎、没药、牛膝等）以活血散瘀，消肿止痛；若内外俱损，瘀血留滞，外肿内痛，气血内耗宜用红丸子（何首乌、骨碎补、当归、牛膝、山桂等）以理气活血，滋血生力……若创伤久治不愈的晚期阶段，则以瘀血内结，经络不通，气血损耗于内，用活血丹（川芎、五灵脂、麝香（今已禁用）、川乌、枫香、赤芍等）加强理气化瘀，温通经络，祛除外邪治之。从上述证治而观，蔺道人的治伤诸法，体现了祖国医学的整体观念和辨证论治精神，是自汉代以来用活血祛瘀方药系统治疗跌打损伤的最早总结。

宋、元医家对伤科瘀血论治之遣方用药在灵活的基础上趋于规范化，活血祛瘀药物的内治及外用药方面都有着丰富的经验。如《太平圣惠方》明确指出活血化瘀药物有"散瘀血，理新血，续筋骨"之功能；《疡医大全》载有"李杲用当归导滞散治疗外伤瘀血，大便不通，红肿青黯，疼痛昏迷，蓄血内壅欲死"的记载，该方由当归、大黄、麝香（今已禁用）3味组成，配伍精当，很受后世推崇。在宋、元各家学说影响下，活血祛瘀原则已包括攻下逐瘀、凉血活血、行气活血等内容。攻下逐瘀普遍用于跌损重证、胸腹内伤，如《三因方》之鸡鸣散，《济生方》之夺命散；张子和之通经散。这些方药均有荡涤败血、生新血、促进阳生阴长的功效。这一时期治疗外伤早期瘀血肿痛，正气未虚，邪正交争，局部红肿热痛之证用凉血活血法以止血、止痛取得确切的疗效，其中有著名的清热祛瘀方剂中的清心汤和《太平圣惠方》的芸苔子散。而行气活血法则多用治消肿止痛，这时期的行气药和唐代沿用辛热宣透之品不同，更多地使用辛平或辛微温的疏肝理气之品加入祛瘀药中，如枳壳、香附、郁金、延胡索、陈皮等。此外，宋代的许多方书介绍了众多的活血化瘀方剂。如《太平惠民和剂局方》的失笑散、四神丸（当归、川芎、赤芍、干姜）、导滞散（当归、大黄），《圣济总录》的虎杖散（虎杖、赤芍）、牛膝散，《三因方》的小三棱煎、乌金散、当归汤等方。上述的各家用药丰富了伤科的治疗。

尤其值得一提的是金元四大家之一的李东垣于治伤方面，他指出"中风同堕坠论"。在《医学发明》一书中，李氏认为：受伤后"恶血必归于肝""不问何经之伤，必留胁下"。他主张"以破瘀行经之药治之，治疗跌打坠损用复元活血汤"。李氏同时把内伤瘀血分为上、中、下三焦，指出伤损瘀血不散以三焦分之，别其部位，对后世指导祛瘀疗伤产生了深远的影响。

金、元时代，滑伯仁提出对伤科蓄血之证初以桃仁、大黄行血破滞之剂折其锐气，而后分别治之的法则。朱丹溪重视解郁散结，创立气、血、湿、痰、食、热六郁之说，其中以气血之郁尤为重要。朱氏认为"气血冲和，万病不生，一有怫郁，诸病生焉"。（《丹溪心法·六郁》），强调疏通气血郁滞的重要性。另外，朱氏还在痹证、积聚等病证的治疗中，注重应用活血化瘀的治则。

在元代，另一位医学世家危亦林将其祖传五世的验方及古方编成《世医得效方》，书中特别总结筛选了历代疗伤药物24味（白芷、刘寄奴、当归、赤芍、川芎、牛膝、木通、紫金皮、乳香、没药、自然铜、木香、官桂、半夏、生地黄、骨碎补、黑牵牛、白芍、破故纸、草乌、川乌、羌活、独活、木贼），所列之药有活血祛瘀、通络止痛功效的占90%以上，可见以瘀血论治在宋、元时期疗伤已取得较高的临床疗效。

明、清时期祛瘀理伤学说更为昌盛，对此研究较为突出的医家有薛己，他认为跌打损伤，气血凝滞，如欲求痊愈，除应用手法和精良外用药外，还应强调内治法，尤其注重"消"法的使用。他强调治疗伤后积瘀须攻补有序，则瘀血不致凝滞，肌肉不致遍溃。所倡用的"清肝养血法"，先以小柴胡汤加栀子、黄芩、黄连、骨碎补清肝火，次用八珍、茯苓以补脾胃。他反对在使用祛瘀法时，不问虚实，盲目寒凉攻下，要善于运用攻补兼施之法。

明代嘉靖二年，武僧异远真人在少林寺的治伤经验的基础上，编撰成《跌损妙方》，全书治伤药方共27首，方内所用活血祛瘀药物占80%以上，用药理论秉承了元代"恶血归于肝"的学说，大部分以肝经药物为主，并以祛瘀生新、通络止痛为特点。如书中在用药歌中提到"假使实见肿，泽兰最效奇""红花少不得，血竭也难离"……体现了活血化瘀是治疗伤科的基本法则，是对明代以前治伤用药经验的继承和提高。

明代朱棣等编的《普济方》很重视瘀血的证治。《普济方·诸血门》除对瘀血进行理论探讨外，并收载了延胡索散、荆三棱散等多个活血化瘀的方剂。王肯堂《证治准绳》里专门列了"蓄血"一节。他说："夫人饮食起居一失其宜，皆能使血瘀滞不行，故百病由污血者多。而医书分门类证，有上气而无蓄血，予故增着之。"张景岳对瘀血证治很有体会，《景岳全书·血证》说"血有蓄而结者，宜破之逐之。以桃仁、红花、苏木、延胡索、三棱、莪术、五灵脂、大黄、芒硝之属""血有涩者宜利之，以牛膝、车前草、泽泻、木通、瞿麦、益母草、滑石之属""血有虚而滞者，宜补之活之，以当归、牛膝、川芎、熟地黄、醇酒之属""补血行血无如当归""行血散血无如川芎"。张氏并谈到瘀血的形成与气有密切关系，《景岳全书·妇人规·血症》说"或恚怒伤肝气逆而血留，或忧思伤脾气虚而血滞，或积劳积弱气弱而不行"，所以在治疗上也应注意到气血的关系，如"血必由气，气行则血行，故凡欲治血，则或攻或补，皆当以调气为先"。议论精辟，可师可法。

有关活血祛瘀学说在清代有更大的发展，王清任对此贡献尤大，著《医林改错》提出"治病之要，在明白气血""气通血活，何患不除"。这一治病要领，发挥了《黄帝内经》的气血学说。正如《素问·阴阳应象大论》："审其阴阳，以别柔刚，阳病治阴（血），阴病治阳（气），定其血气，各守其乡，血实宜决之，气虚宜掣引之，谨守病机……疏其气血，而致平和。"王清任具体应用了这一医理，如血病治气，所用之血府逐瘀汤乃桃红四物汤加四逆散相配，即祛瘀之药中加入理气之品；气病治血，如补阳还五汤在大量黄芪补气之中加入活血之品，并指出祛瘀要诀在疏气活血，气血和平则诸症悉除。嘉庆年间伤科名医钱昌秀著《伤科补要》提出"更察其所伤上下轻重浅深之异，经络气血多少之殊，先除瘀滞，然后和营止痛"，强调治伤专从血论，临证莫拘于一方一法，充实了伤科瘀血论治。

在清代对瘀血论治学说研究较有建树的还有唐容川。他在《血证论》一书中提到"既已成瘀，无论初起，已久，总宜散血。血散瘀去则寒热风湿均无遗留之迹点"。强调诸般血证须因果相循、内外相应去进行辨治。如治疗伤后呕血，推崇大黄一药有止血不留瘀之功。

近代张锡纯对瘀血的辨治也颇有心得，创制活络效灵丹治疗气血郁滞，跌打损伤后瘀血未尽，疼痛尚存者。他认为在补药中加入破瘀散结之药为佐使，有瘀者可行瘀，无瘀者以行补药之滞，而补药之力愈大，拓展了活血祛瘀药的治法和范围。

新中国成立后，在党的中医政策指引下，中医事业得到空前发展。近年根据历代伤科用药"专从血论"的特点，开展了活血化瘀药物对骨折愈合的研究，在具体活血祛瘀的治法中，辨证加入益气、行气、温经、清热、通经、软坚及止血等药，使祛瘀法治疗伤科疾患及其他疾病疗效日益提高，都说明了活血化瘀所蕴藏的巨大医疗潜能。

（一）伤科瘀血的病因和症状

祖国医学认为，血液循经而行，环流不息，周而复始，濡养全身。若脉道因内外各种致病因素的侵袭，影响血液的正常功能和流行，或体内存留离经之血，或容有污秽之血，都可形成瘀血之证。

1. 瘀血之病因

（1）损伤出血：直接暴力或间接暴力作用于人体，引起经脉破损，导致出血。对于离经之血，文献称为恶血、蓄血、积血、死血。瘀血停积于体内，瘀血不去则新血不生，可致血虚。积瘀发热，热伤津枯，血气又会随津枯而虚亏。瘀血的证候常随其瘀阻的部位不同而产生不同的临床表现。如瘀阻于心，则心悸、心痛；瘀阻于肺，则胸痛咳血；瘀阻于关节，则疼痛肿胀，关节活动障碍。

（2）情志因素：如怒则气逆，影响气血流畅，气滞血瘀。

（3）外邪致瘀：血遇寒则凝，"寒邪客于经脉之中，则血泣不通"。热邪灼伤津血，脉络损伤，血留于腠理之间致瘀。

（4）其他：一是出血之后，血已离经，但未排出体外的瘀血，如妇女经血排出不尽。二是过用寒凉、止涩药物。

2. 瘀血之特点

（1）疼痛：瘀血阻滞经脉，不通则痛，可有针刺样、刀割样的疼痛。部分患者有得温则舒、遇寒增剧等特点。

（2）肿块：外伤瘀血，伤处可见青紫血肿。

（3）瘀斑：伤后血溢于脉外，停于肌肤腠理之间，血流不通而见瘀斑。

（4）舌瘀紫：舌质瘀紫，或舌体瘀斑或瘀点是反映血瘀证的重要依据，无论是淡紫舌、深紫舌，都和血瘀相关。

脉象涩、紧、沉迟居多，可兼弦脉。气滞而影响血脉流通者，脉多见涩、紧、沉迟；病热者或兼痛者则见弦脉。

3. 伤后瘀血之兼证

（1）血瘀发热：伤后脉络破裂，离经之血瘀滞于体腔及肌肤腠理之中，郁而发热。一般伤后24小时出现，体温38~39℃。有心烦、不思饮食、口渴、口苦，舌质红有瘀点，苔白厚或黄腻，脉多弦数、浮数或滑数。

（2）口渴：血瘀停滞影响气血循行，可致阴阳失调。若积瘀化热者，热伤阴津，症见壮热口渴，烦躁不宁，其脉弦数，舌绛红，苔黄；若阳虚瘀滞者，其症见喜暖畏寒，渴不欲饮或口淡不渴，其脉沉细或迟，舌紫暗而淡。

（3）呕逆：瘀阻于上，见于头部内伤。气血壅塞，致升降失司，发为呕吐。阻于中焦，胃主降，以和为顺，若胸胁脘腹损伤，则脾胃气机不顺，胃失和降，气逆作呕。

（4）瘀血癃闭：老年人股骨颈、粗隆间骨折，脊柱骨折脱位合并截瘫，瘀血留滞于经脉之间，致经络闭阻，膀胱气化功能障碍，使尿道不通而产生癃闭。骨盆骨折合并膀胱破裂、尿道破裂，可造成癃闭。严重者有腹膜刺激征、会阴部血肿。

（5）便秘：胸、腹、脊柱等损伤，伤后腹满而胀，腹中坚实，大便秘结，疼痛拒按，按之痛甚，舌质红，苔黄厚而腻。

（6）腹胀：脊柱脱位，骨盆骨折，瘀血停蓄于腹后壁；腹部挫伤，血蓄腹腔或肠道之内，遏久热壅气阻，浊气积聚，腑气不通，则发为腹胀，多在伤后1~2天逐渐发生。

（7）喘咳：瘀阻于气道，不得升降，是以壅而为咳。胸胁损伤，肋骨骨折，经脉破损，气血瘀阻，气道不通，肺失清肃，气上逆而为咳，气不顺而为喘。

（8）肢体痿软麻痹：多由经筋受伤或伤后积瘀闭阻经气。若骨折、脱位压迫神经则可致其功能障碍，肢体痿软麻痹。

（二）祛瘀治法与方剂

应用活血祛瘀类药物治疗跌打损伤，并非是单纯罗列数味有相同功能的药物凑合成药剂便能取效，必须先辨证立法，然后选方用药。历代伤科所应用的各类活血祛瘀验方均有一定代表性，在应用时必须要注意2个问题：第一，要掌握药物的特性，活血化瘀药物除具有通行血脉、畅流血液、消除瘀滞的共同作用外，每味药还兼有其他不同的特有功效，根据临床体会，可分为止血、消癥、通络、行气、攻下、利水、养血、凉血等功能；第二，用活血化瘀药物不能离开辨证论治的原则，辨明证之寒热虚实和轻重缓急，以及部位之深浅上下，分别采用急则治其标，缓则治其本，或标本兼顾的原则进行治疗。通常在损伤早期，药物的内治方面，活血祛瘀是一重要的治法。在具体配伍方面，活血祛瘀剂常配入行气之品，这是根据气行则血行，气滞则血瘀，血瘀气亦滞的理论，其目的是增强活血化瘀的作用；但逐瘀过猛或久用攻逐祛瘀之剂，皆能耗伤正气，故常在祛瘀剂中配入扶正之品，使之祛瘀不伤正。活血祛瘀剂所用药物多为破泄走窜之品，易于动血耗血，故对于经期、月经过多、孕妇及年老体弱者，均应慎用。做到药切病情，药对病所，而无虚虚实实之虞。

今依其方义所属或以法统方，列举伤科祛瘀十法，以供临床运用参考。

行气化瘀法

本法是根据气行则血行，血行气也畅的气血相关理论而设。外伤病者多血瘀气滞，为肿为痛。治疗上用活血化瘀之品配以疏理气机之药，使血活瘀化，气机畅达，血脉流通则肿痛自消。常用方药如下：

血府逐瘀汤（《医林改错》）

桃仁12g，红花10g，当归10g，赤芍6g，川芎5g，生地黄10g，桔梗5g，牛膝

10g，柴胡3g，枳壳6g，甘草6g。

功效：行气化瘀，活血通络。

主治：伤后气滞血瘀所致胸痛、胁痛、头痛等19种瘀血病症，为治气滞血瘀第一良方。

十三味总方（《救伤秘旨》）

骨碎补、赤芍各5g，当归、桃仁、苏木、青皮、乌药、延胡索、木香、莪术各3g，三棱15g（伤重大便不通者加大黄12g，瘀血入内涩滞者加砂仁9g同陈酒煎服）。

功效：行气活血，化瘀止痛。

主治：各种闭合性跌打损伤、瘀血阻络。本方为少林寺僧人治伤的代表方剂，对伤后气血郁滞、疼痛肿胀属实证者用之甚佳。

攻下逐瘀法

本法治疗腰、腹部伤后瘀血内蓄，腑气不通，腹胀而痛，大便不通，小便不利诸症，主要由活血祛瘀与通下药物组成。本法兼有下瘀祛热、下瘀安神、下瘀止痛等功能，应用得当效如桴鼓。常用方药如下：

大成汤（《仙授理伤续断秘方》）

大黄、枳壳各12g，当归、红花、苏木、厚朴、陈皮、芒硝（后下）、甘草各6g。

功效：逐瘀攻下，活血行水。

主治：伤后腹停瘀血，少腹胀满，二便不通，脊柱、腹部、骨盆损伤，症见瘀血内停，腑气不通之实证者皆可用之。孕妇、体弱者慎用。

复元活血汤（《医学发明》）

柴胡15g，瓜蒌根、当归、桃仁各9g，红花、甘草各6g，大黄30g（酒浸）。

功效：活血下瘀，疏肝止痛。

主治：伤后瘀停胁下，以胸胁部疼痛难忍、大便秘结、舌红脉强者，此为伤科治出血留瘀之代表方。

清热逐瘀法

本法根据"瘀能化热""热盛则火、火盛则毒"之理所制,以清热解毒或泻火凉血与活血化瘀药相伍,能清血热,逐瘀热。适用于伤后积瘀化热,热扰营血之证。常用方药如下:

清心汤(《证治准绳》)

当归5g,赤芍12g,川芎3g,生地黄15g,牡丹皮、桃仁各10g,连翘、栀子、黄芩各6g,黄连3g,甘草5g(药引用灯心草、薄荷各6g同煎,入童便合服)。

功效:祛瘀消肿,清热解毒。

主治:跌扑损伤,气血瘀滞,郁久发热。症见胸胁刺痛或局部红肿热痛,恶血攻心,内热瞀闷,入暮潮热,内伤发热之实证。

清上瘀血汤(《证治准绳》)

黄芩、桔梗、连翘、栀子、当归、桃仁、赤芍、红花、川芎、大黄、枳壳、生地黄、甘草。(原方无分量,水煮合老酒、童便服)

功效:化瘀清热。

主治:"上膈被伤者"瘀阻肿痛。症见发热烦躁,胸痛咳血等。本方清上导下,疏利兼施,为上病下引之法。

通痹逐瘀法

痹者经络不通之故,临床根据"久痛入络,久痹成瘀"而立本法。伤后肢体关节筋肉痹痛,多因伤后失治,气血运行不畅,邪袭经络而成。具体应用本法时宜辨寒热虚实,在祛瘀活血的基础上,配合温经散寒、清热祛湿、祛风胜湿、祛风养血等药物分别治之。常用方药如下:

麻桂温经汤(《伤科补要》)

麻黄、桂枝、细辛、白芷、桃仁、红花、赤芍、甘草。(原方未注药量,药量可依病情而定)

功效:温经散寒,祛瘀止痛。

主治：伤后残瘀未尽，寒瘀凝滞，痹阻经脉，关节遇寒则痛剧。

身痛逐瘀汤（《医林改错》）

桃仁、红花、当归、川牛膝各9g，川芎、五灵脂、没药、地龙各6g，香附、秦艽、羌活各3g，甘草6g。

功效：活血祛风，逐瘀通痹。

主治：痹证日久，肢节疼痛，诸药不效，均可以此方加减辨治。

益气祛瘀法

本法根据"气虚则血不运，血停则为瘀"的理论，以补气药与活血祛瘀药相配，达到气充血活、瘀去络通之效，治疗伤后因血瘀郁积，瘀阻气虚或素体气虚血瘀者。常用方药如下：

补阳还五汤（《医林改错》）

生黄芪120g，当归尾6g，赤芍5g，地龙、川芎、桃仁、红花各30g。

功效：补气活血，祛瘀通络。

主治：原治气虚瘀阻经络型中风后遗症的代表方，今用治跌打损伤、脑震荡、脊髓休克、脊柱退行性病变、瘀阻经脉所致肢体麻木等症。

足卫和荣汤（《医林改错》）

黄芪30g，白术、白芍、酸枣仁、甘草各6g，党参10g，当归3g，桃仁、红花各5g。

功效：益气化瘀，养血生肌。

主治：原方治气血两虚的痘疮溃烂、流水不止。今用治伤口邪毒已清，创口久治不愈，取本方寓化瘀于益气养血之中，使补而不滞，攻而不伤正，达到气充血养，卫足血盛邪除的目的。

化瘀止血法

本法是针对瘀血不去，血不归经则出血不止的病机所立。以用活血化瘀药与止血药相伍，或单用凉血化瘀药，能使瘀去血止，瘀去生新，血液循经而不妄行，从而达到止血的目的。常用方药如下：

逐瘀止血汤（《傅青主女科》）

生地黄20g，桃仁12g，大黄6g，赤芍12g，牡丹皮10g，枳壳6g，龟板15g。

功效：化瘀止血，活血止痛。

主治：跌扑血崩。傅青主认为："此为瘀血作祟，倘不知解瘀，而用补涩……反致新血不得生，旧血无由化，瘀血内攻则痛不解而血不止，此逐瘀如扫，而止血如神。"

小蓟饮子（《济生方》）

小蓟根15g，生地黄20g，通草3g，滑石15g，炒蒲黄2g（绢包），藕节15g，栀子10g，当归6g。

功效：凉血止血，祛瘀通淋。

主治：膀胱挫伤，肾挫伤，下焦瘀热，尿血，溺赤而痛等症。

利湿化瘀法

根据"血有余便是水，水湿留滞则血不行"立法，用活血化瘀药物与利水渗湿药结合，以化湿痰、逐死血、除水饮，治疗瘀血留滞，血化为水，局部瘀肿或关节腔、胸腔积液之症。应用本法时注意病至后期者，正气衰弱，水瘀互结，可选加扶正益气之药。常用方药如下：

通络利湿汤（《马培之外科医集》）

赤芍、秦艽、牛膝、当归、防己、桑枝、地龙、黄柏、川草薢、大豆卷。（原方未载量）

功效：利湿化瘀，消肿止痛。

主治：膝关节伤后滑膜积液，局部肿胀作痛。

大黄甘遂汤（《金匮要略》）

大黄12g，甘遂6g，阿胶6g。

功效：下瘀利水，养血扶正。

主治：原方治"妇人水与血并结在血室，少腹满如敦状"，今用治腰部或阴囊受伤，患处肿痛属血瘀郁积、小便不利者。

消癥祛瘀法

本法根据"血瘀日久不化成积"之理，用活血化瘀与软坚散结之药组合，以达到化瘀消癥之目的，用治各种癥瘕痞块积聚。常用方药如下：

阿魏化痞散（《外科正宗》）

鳖甲30g，当归、红花、阿魏、川芎、茯苓、荞麦面、白术各3g，大黄24g（酒炒）。

功效：消癥散结，活血祛瘀。

主治：腹中觉有小块，举动牵引作痛，包括癌瘤在内的一切肿块。

犀黄丸（《外科全生集》）

犀牛黄2g（犀牛黄今已禁用，用牛黄代替），麝香5g（今取冰片代用），乳香、没药、黄米饭各30g。

功效：活血散结，化瘀消痰。

主治：痰浊内结，气血凝滞之痰核，肿块。

通窍化瘀法

本法以跌扑坠堕伤后，瘀血攻心，气闭不通，重则神识昏蒙，轻则瘀阻经脉，疼痛剧烈之症。用活血祛瘀配芳香通窍之药物以开窍启闭，达到醒神定痛之效。常用方药如下：

七厘散（《良方集腋》）

麝香（今已禁用）、冰片、朱砂各1g，乳香、没药、红花各5g，儿茶8g，血竭30g。（共研细末，每服0.5g）

功效：开窍通脉，散瘀定痛。

主治：伤后瘀血攻心，神昏窍闭，肢体疼痛剧烈。

黎洞丸（《医宗金鉴》）

三七、大黄、阿魏、儿茶、天竺黄、血竭、乳香、没药各60g，雄黄30g，山羊血15g，冰片、麝香（今已禁用）、牛黄各8g，藤黄3g（煮制，去浮沉，取中）。

功效：开窍豁痰，化瘀止痛。

主治：跌扑损伤，瘀血留积，上攻心窍，神昏谵语，患处剧痛，舌红或有瘀点，苔黄或腻，脉弦紧者。

祛瘀生肌法

此为因伤致瘀，瘀毒留滞，气血不畅，肌肤失养，伤口日久不敛而立法。以祛瘀活血与托毒生肌之品相伍，使络通瘀去，阳生阴长，创口愈合。常用方药如下：

神功内托散（《外科正宗》）

当归6g，黄芪、白术、人参各5g，赤芍12g，茯苓、陈皮、附子、川芎各3g，木香、甘草、炮穿山甲（今已禁用）各3g。

功效：祛瘀活血，托毒生肌。

主治：伤口久溃不敛、各种慢性溃疡、久病气血俱虚、舌淡脉细者。

天下第一金疮药（《医学心悟》）

血竭、乳香、没药各3g，冰片2g，麝香2g（今已禁用），儿茶30g，松香180g，樟脑90g，猪油700g，面粉120g，黄蜡180g。（先将猪油、松香、黄蜡3味熬化，滤去渣，待将冷，加入药末搅匀，外用）

功效：祛瘀生肌。

主治：各种伤口溃烂及疮后溃疡。

以上初步收载历代有关祛瘀疗伤的方剂20首，按其功效分为祛瘀十法，旨在阐明伤科诸证不离气血之变，其中瘀血是伤科治疗之核心。临床上对于伤科各期的治疗，若能善于运用活血祛瘀诸法，则可收事半功倍之效。现再提出2首活血祛瘀的基础方，以供在辨证的前提下进行加减应用。

活血祛瘀基础方

桃红四物汤（《医方集解》）

当归、生地黄、白芍、川芎、桃仁、红花。（原方未载量）

功效：活血化瘀，养血调经。

主治：伤后瘀血作痛。本方可作为活血祛瘀基础方，方中川芎辛温走窜，见血者慎用。

红花血竭丸（《普济方》）

乳香、没药各5g，当归10g，红花6g，血竭2g。

功效：祛瘀止痛，活血散结。

主治：伤科肿痛血瘀成积，根据虚实、部位灵活加减，适宜治疗各类伤科早期肿痛症。

（三）具有祛瘀作用的各类药物

通过以上祛瘀十法的学习，我们不妨将有祛瘀功效的各类药物加以整理，以利于临床辨证选用。

行气活血药：川芎、延胡索、郁金、降香、牛膝、香附。

活血养血药：当归、丹参、鸡血藤、何首乌。

凉血活血药：赤芍、大黄、牡丹皮、栀子、苦参、卷柏。

活血通络药：全蝎、乳香、没药、桃仁、王不留行、红花、苏木、土鳖虫。

活血止血药：地榆、紫草、槐花、茜根、三七、五灵脂、蒲黄、血竭、骨碎补。

活血行水药：泽兰、益母草、刘寄奴、琥珀。

活血消癥药：土鳖虫、水蛭、三棱、莪术、阿魏。

除了上述具有祛瘀功能的各类常用药物外，在岭南的中草药中，治疗伤科各类病症具有祛瘀功能的药物甚多，今举部分以供参考。

金不换、黑老虎、虎杖、木芙蓉、丢了棒、透骨消、鸡骨香、毛冬青、路路通、救必应、三丫苦、两面针、大罗伞、簕刁竹、山大刀、大风艾、毛麝香、大驳骨、血见愁、红背三七、白花蛇舌草。

通过对上述瘀血论治的讨论，我们对伤科之瘀的理、法、方药论治体系有了一个大概了解，但在临床时还须要立足辨证，注意处方用药规律，避免"虚虚实实"之弊。若能深入地吸收前人经验，勤于临床观察，必能使瘀血论治的水平达到一个新的高度。

岑泽波

岑泽波（1936—2009）

广东南海九江人

广东省名中医，教授，国务院特殊津贴专家

医家旧居：广州西关多宝路66号

岑泽波出身于南海6代中医世家。1962年，广州中医学院医疗系本科毕业并留校任教，由广东省卫生厅分配拜何竹林为师。历任讲师、骨伤科学教研室主任、教授，先后出任广州中医学院附属广东省中医院院长、广州中医学院教务处处长。他还担任广东省政协第五、第六、第七届政协常委，中华全

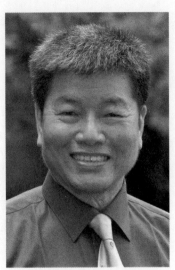

图3-32　岑泽波

国中医学会骨伤科学会副主任委员，广东省中医学会理事长，全国高等中医院校第五版教材《中医伤科学》主编，《中医医学百科全书·中医骨伤科学》副主编，全国高等中医院校骨伤专业系列教材编辑委员会副主任委员。对中医骨伤科的理论及临床融汇古今，其骨折手法整复继承了何竹林的真传，率先在中医院校开展中西医结合治疗骨关节损伤，开创了中医伤科手术治疗骨折的先河。擅长小儿麻痹后遗症矫形术，主编的全国高等中医院校第五版教材《中医伤科学》重印31次，在全国及海内外影响极大。

1982年获广东省高等教育局教学优秀

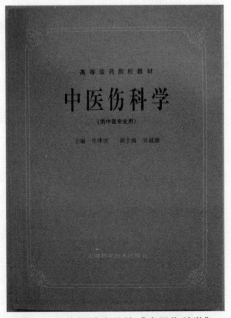

图3-33　岑泽波主编的《中医伤科学》

奖，2000—2009年受聘为香港中文大学中医学院教授，对荔湾区骨伤科医院的发展贡献尤多，热心将西关正骨推向世界。

代表性传人： 刘金文　庄洪　陈炳坤　罗忆　陈得生　陶惠宁　刘军　蔡桦　叶淦湖　卢永棠　李主江　蒋顺琬　谭晓卫　程铭钊　杨海韵　林冠杰　卢永兵　巫式槟　汪青春　梁祥波　岑瀑啸　岑瀑涛　林定坤　林冠杰　等

一、《儿童肘部骨折脱位》跋文

驴肩每带药囊行，村巷欢欣夹道迎。

共说向来曾活我，生儿多以陆为名。

宋代诗人陆游一生关心人民疾苦，以儒通医，晚岁悬壶济世，活人无数，不少群众为了感激他，以其姓"陆"为自己的儿女取名。他宽慰之余，写成此诗。说明一个医德高尚、医术精湛的医生受到人民何等的尊敬、爱戴、怀念！

医生每天要接触各种各样的患者，病情千奇百怪，万类纷呈，老问题解决了，新问题又不断出现。医学是一门实践性很强的科学，经验积累需要相当一段过程。然而人生苦短，临床家的丰富经验要传于后世是非常困难的：弱冠之年，验者寥寥，人微言轻；及至年富力强，却又"人怕出名猪怕壮"，终日诊务羁身，无暇握管；退休岁晚，精力有限，时日无多，难成巨著。骨科医生尤其如此，既要望闻问切辨证论治，又要摸接端提推拿按摩，手脑并用，汗流浃背，经验虽多，却往往述而不作。唐志宁医师自幼习武，后毕业于广州医学院，在广州市越秀区正骨医院任骨科医师25年，武术跌打，中西医学，融会贯通。白昼其门如市，求医者众，黑夜焚膏继晷，博览群书。数十年努力耕耘，终于书成付梓，实属难能可贵。

本书是用汗水浇铸而成的一朵杏林奇葩。它的最大特点是先进性、科学性和实践性俱备。小儿肘部骨折脱位是常见多发病，复位不易，固定尤难，处理不当，易致终身残疾或肘内外翻畸形，给儿童造成身心损害。唐志宁医师是个有心人，长期以来，他矢志不移，细心观察各类损伤的病情变化，搜集积累临床资料，然后归纳整理，概括升华，著成本书。书中各种常见的、罕见的肘部损伤类型包罗万象，整复前后的X线片齐备，还有典型病例功能测定的数据和照片，治疗方法具有可重复性，使人阅后心悦诚服。它虽综述文献，却是个人心得；它不像教材四平八稳，却有专著的鲜明个性，文字虽短，却精炼深刻，读后含英咀华，倍觉是经验之谈。

读罢书稿，不觉东方既白，虽有倦意，却无睡意，喜极展笺，书成此跋。

（岑泽波）

二、《何竹林正骨医粹》跋文

咬定青山不放松，立根原在破岩中。

千磨万击还坚劲，任尔东西南北风。

1962年，广东省政府挑选首届中医药大学毕业生拜中医名家为师，在广东省卫生厅厅长何俊才、广州中医学院院长刘汝琛主持的拜师大会上，何竹林恩师送我清代郑燮《竹石图》中有上述题诗。恩师亲昵称我为"阿波"，他对我言传身教，十年如一日，废寝忘餐带我深入病房、课室，奋战在医疗、教学的第一线。他亲身示范复位手法、夹缚固定、处方用药和秘制跌打膏丹丸散的方法。假日还邀我至家中，忆述医案医话，畅谈古今中外。1972年，何竹林先生弥留之际，广州中医学院负责人来看望他，他唯一的要求是："希望阿波能来我身边。"恩师待我何等深情厚爱、真挚信任！学校派我参加了竹林恩师的最后抢救工作，经多方努力，至1972年1月20日，不幸降临：中国正骨泰斗、医学教育界一代宗师何竹林先生星殒羊城！三四十年前的一幕幕往事是如此刻骨铭心，迄今仍像是昨天发生的事。

《何竹林正骨医粹》的出版是中国医林一件大事，它必然引起业界高度关注和读者强烈共鸣。首先，何竹林正骨医术代表着中国中医界一流水平，它超越国界，影响深远。何竹林出身医学世家，却不满于"各承家技，始终顺旧"，而是通过富有传奇色彩的漫游全国，取百家之长。他知识渊博，集儒、佛、道、医、武、哲于一身，直至耄耋之年，观书教学思维缜密，诊病断证耳目聪明，临床操作身手敏捷，登上讲坛声若洪钟，上山能采药，下山能制药，为后辈树立了良好榜样。积善之家，必有余庆。他为国家培育出大批优秀人才，他的儿孙和学生不少已成为全国一流的专家、教授、大学校长、学术带头人，一支"正骨何家军"遍布世界五大洲。其次，竹林恩师出生在饱经内忧外患、半封建半殖民地的旧中国，目睹了甲午战争、八国联军侵华战争、军阀混战、抗日战争，深知民间疾苦。他凭个人天赋和努力，早年已成名医，遇过不少升官发财的诱惑，却始终一身正气，两袖清风，恪守悬壶济世之初衷，富贵不能淫，贫贱不能移，威武不能屈，表现出正直知识分子医家的高风亮节。他人生事业的高峰在新中国成立后，虽经"文革"干扰，仍能做到处变不惊，心境泰然。沧海横流，益显其本色。恢复工作后，无怨无悔，一如既往，风雨无间，每天由儿媳潘少卿医师陪同，参加病房护士清晨交接班会，然后教学查房，诱掖后辈，直至临终前1个月。这种君子坦荡荡的大度尤为难能可贵。斗转星移，春回大地。1978年广州中医学院召开平反追悼大会，撤销了横加给何竹林的诬陷不实之词，表彰了他一生为国为民的突出贡献，党政干部、全校师生、医务界、广州市民，还有从佛山、江门、东莞、中山来的工人、农民，香港、澳门同胞，及远从海外而来的侨胞，共3 000人参加，会场摆满各界人士送来的花圈、挽幛。其中，有我献给竹林恩师的鹤顶格挽联："竹简流芳，橘井黎民殇国手；林泉济世，盈庭桃李悼良师。"丧礼之隆重为建校史上第一，可谓极尽哀荣。

人事有代谢，往来成古今。写此文时，我已67岁，身居高山流水的香港中文大学校园，面对碧海蓝天的吐露港，恩师音容宛在。我热泪盈眶握管撰述，唯将医德医术传薪后辈，以报恩师之栽培。是为跋。

（岑泽波）

三、中西医结合治疗脊髓灰质炎后遗股四头肌瘫痪88例[①]
（附39例随访分析）

脊髓灰质炎是一种由病毒引起的急性传染病，主要损害脊髓前角的运动神经元，产生其支配区的外周性弛缓性瘫痪，多发生于1~5岁的小儿，故又名小儿麻痹症，属祖国医学"痿证"的范畴。两千多年前的古典医著《素问·痿论篇》对痿躄、脉痿、筋痿、肉痿、骨痿的病因、病理、辨证治疗等已做过论述。据临床统计，脊髓灰质炎后遗关节畸形，以踝关节最多见，膝关节次之；肌肉瘫痪小腿以胫前肌多见，大腿以股四头肌多见。

股四头肌是下肢最强有力的肌肉，它又是唯一的伸膝的动力装置，股四头肌瘫痪必然导致膝关节的不稳，影响下肢的负重和步行功能。1976—1977年我院[②]在海南黎族苗族自治州人民医院、乐东县人民医院、乐光农场医院、乐东县福报公社只文大队卫生站采用中西医结合的代股四头肌术、夹板固定、功能锻炼、中草药等治疗脊髓灰质炎后遗股四头肌瘫痪88例，其中随访39例，现将临床资料总结如下。

（一）临床资料

1. 病例选择

在脊髓灰质炎后遗股四头肌瘫痪的病例中，选择同时满足以下各项症状或体征者：股四头肌肌力在2级以下；腘绳肌肌力在3级以上；膝关节不稳；下肢功能障碍较明显；膝关节畸形主要是软组织改变，而无明显骨结构改变者；病程在2年以上。年龄则视其能否与医师合作完成肌力测定为准。

2. 一般资料

患者男性41例，女性47例。年龄最大42岁，最小4岁，平均12.8岁。

3. 治疗措施

（1）矫形手术。采用股二头肌、半腱肌转移代替股四头肌者85例，因半腱肌肌力不足而改用缝匠肌代替，因股二头肌肌力不足而改用宽筋膜张肌代替和单

---

① 选自《广东医药资料》1979年第2期。

② 指代不详。

用半腱肌转移者各1例。合并髂胫束挛缩则将其部分松解或切断，跟腱挛缩则做跟腱延长术，胫前肌瘫则以伸拇长肌后移或腓骨长肌内移代之，髋关节屈曲挛缩则施行软组织松解术（包括切断宽筋膜、缝匠肌、股直肌等）。

（2）动静结合。①术前练功：术前2周即以最大运动量锻炼腘绳肌。方法是用橡皮条缚住踝关节，并固定于床的一端，患者俯卧屈膝牵拉（图3-34），循序渐进，最好能每天做200~400次，配合推拿按摩（以膝关节和大腿肌肉为重点），腘绳肌挛缩者，做膝关节被动伸直锻炼（图3-35）。②术后固定：采用夹板固定膝关节于伸直180°位置，同时施行踝部肌腱转移术者，则加用五孔胶布将踝关节置于90°中立位（图3-36），若因髋、膝、踝同时屈曲挛缩较严重，术后不能立即将其固定于功能位者，先采用股骨髁上牵引、跟骨牵引2周（图3-37），让各关节逐渐恢复到功能位后，才解除牵引，更换固定。一般固定3~4周，术前膝畸形较明显者，则适当延长2周固定时间。本组病例，除10例采用后侧石膏托固定外，其余78例均采用上述夹板（或加五孔胶布）固定方法。③术后

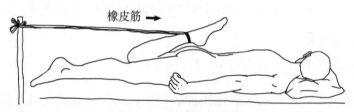

橡皮筋 →

图3-34　术前锻炼腘绳肌

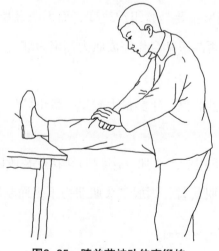

图3-35　膝关节被动伸直锻炼

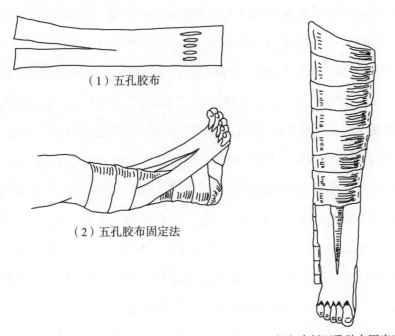

（1）五孔胶布

（2）五孔胶布固定法

（3）夹板五孔胶布固定法

图3-36　股四头肌瘫痪合并跟腱挛缩的术后固定

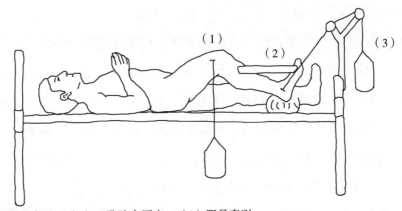

（1）股骨髁上牵引；（2）五孔胶布固定；（3）跟骨牵引

图3-37　股四头肌瘫痪合并髋、膝、踝关节屈曲挛缩，马蹄足矫形术后骨牵引加五孔胶布固定

练功：卧床或患肢制动期间，要注意全身和未被固定的上下关节的锻炼，术后3周开始逐步练习负重的扶拐步行。解除固定后的练功，要注意矫枉必须过正，做膝主动屈伸锻炼时，以伸为主，3个月内屈曲不宜超过90°，术前有髋、膝、踝屈曲挛缩者，还须做髋、膝、踝被动过伸锻炼6个月至1年。

（3）内外用药。术后第1周服祛瘀消炎汤，第2周服续筋接骨汤，连服15~20

天。内服药由海南黎族苗族自治州人民医院制药厂制成液体制剂，每天服90mL为1剂。解除固定后，用骨科外洗方熏洗2周。祛瘀消炎汤：桃仁10g，红花10g，赤芍10g，当归尾5g，地胆头30g，车前草15g，甘草10g。续筋接骨汤：海南杜仲30g，熟地黄15g，白术12g，骨碎补15g，宽筋藤15g，牛膝12g，鸡血藤15g，地龙10g。骨科外洗方：宽筋藤30g，桑枝30g，桂枝15g，王不留行30g，豆豉姜30g。

（4）随访标准和结果。根据下肢的负重步行功能、膝关节的稳定度、伸膝肌力、邻近关节的术前后检查对照、综合分析评定，功能明显改善者为优等，占27例；有进步者为良等，占10例；无进步或更差者为差等，占2例。共随访39例。随访时间最短4个月，最长1年，平均6个月。随访发现，多数患者反映，伸膝力量虽较治疗前增加，但屈膝力量减弱。此外，3例虽去了拐杖，但肌腱较松弛，伸膝肌力在3级以下；有2例肌腱粘连，屈膝不能达到90°；还有2例原已有骨结构改变，未做截骨手术，治疗后膝关节不稳，仍需扶拐步行。

（二）讨论与体会

1. 分析矛盾，平衡肌力

阴阳学说是祖国医学用以认识和概括人体一切生理现象和病理变化的理论。古人从运动变化的观点出发，认为自然界一切事物和现象无不包含着相互对立的阴阳两个方面，"天为阳，地为阴，日为阳，月为阴"。对人体的组织结构，也是以阴阳学说来说明其具体情况的。就肢体来说，背侧为阳，腹侧为阴；居于表的皮毛筋肌属阳，居于里的骨骼关节属阴。就肢体运动来说，伸展属阳，屈曲属阴；伸肌群属阳，屈肌群属阴。事物的阴阳两个方面，有着不可分割的关系，任何一个方面，都不可能孤立地存在，没有上就无所谓下，没有左就无所谓右，没有屈曲就无所谓伸展。"阳根于阴，阴根于阳""无阳则阴无以生，无阴则阳无以化"。阴阳两个方面不但是相互联系，相互依存，相互为用的，同时又是相互对立，相互制约的。例如，肢体关节屈曲的肌力必然与伸展的肌力相牵制，内旋的肌力一定与外旋的肌力相对抗。也就是说，对立着的任何一面，都对另一面起着制约的作用。这两个方面总是此盛彼衰，此消彼长，不断地运动变化着的。一方面太过，就会引起另一方面的不足；一方面的不足，也会导致另一方面的太过。若由于外伤或疾病引起一组肌肉瘫痪，表现为肌萎缩消瘦，松弛延长，另一组没有瘫痪的肌肉便表现为相对的强大、紧张挛缩，即所谓"大筋软短，小筋弛长，软短为拘，弛长为痿"。

肌力平衡失调，可导致关节不稳，产生骨结构的改变。根据"阳病治阴，阴病治阳"的原理，若因阳虚不能制阴而形成阴盛者，既可益阳以消阴，也可消阴以益阳。阴阳两个方面在一定条件（针灸、埋线、穴位结扎、肌腱转移、楔形截骨、药物、练功等）下，可以互相转化，"高者抑之，下者举之，有余折之，不足补之"。非手术治疗可疏通经络，调养气血及脏腑功能，有助于调整阴阳平衡和恢复肌力；矫形手术则直接改变肢体力学结构，使阴阳肌力达到新的平衡。将膝后方没有瘫痪的肌肉，移一部分（股二头肌、半腱肌）到前方去，代替已瘫痪的股四头肌，达到平衡肌力、稳定关节、预防和矫正畸形的目的，实质上是泻实补虚之法。

下肢肌肉数目很多，有3个大关节和多个小关节，再加上肌肉瘫痪程度不同，因此，股四头肌瘫痪的临床表现是千变万化的。例如，内收肌良好时，可借助内收肌力量先将下肢内收，然后外旋再向前方跨步，髋外展肌良好时，可借助腰方肌将患侧骨盆提起，并借臀中肌、阔筋膜张肌的作用将下肢外展再向前跨步。由于腘绳肌挛缩或畸形已引起骨结构改变、股骨髁干角小于90°时，膝关节在伸直站立位很不稳定，故患者往往以手支撑膝部，或借腓肠肌之紧张以保持膝关节稳定，甚至须拄拐才能步行。股四头肌瘫痪合并髂胫束挛缩时，膝关节屈曲、外翻、小腿外旋，髋关节外翻、外旋、屈曲，甚至下肢缩短，骨盆向患侧倾斜，脊柱代偿性侧弯，若当股四头肌、腘绳肌均瘫痪，有时由于前后方肌力几乎等量下降，阴阳仍然相对平衡，患肢虽是乏力，但可不借助支架或上肢的支撑而徒手步行。"阴阳者，数之可十，推之可百，数之可千，推之可万。万之大，不可胜数，然其要一也。"股四头肌瘫痪引起的畸形和步行方式虽然多种多样，但只要善于分析矛盾，掌握阴阳对立统一的规律，透过现象看本质，也就能抓到股四头肌瘫痪的变化规律。

2. 辨证求因，审因论治

股四头肌瘫痪只是局部的表现，而痿证却是整体的病变，古典医著对其病因病理早有论述："因于湿，首如裹，湿热不攘，大筋软短，小筋弛长，软短为拘，弛长为痿。""论言治痿者，独取阳明，何也?""阳明者，五脏六腑之海，主润宗筋，宗筋主束骨而利机关也。""阳明为之长，皆属于带脉，而络于督脉。故阴阳虚则宗筋纵，带脉不引，故足痿不用也。""小儿肌肉脆弱，易伤于风，风冷中于肤腠，入于经络，风冷转于筋脉，筋脉得冷即急，故使四肢拘挛也。""经脉者，所以行血气而营阴阳，濡筋骨，利关节者也。""血和则经脉流行，营复阴阳，筋骨劲强，关节清利矣。"说明古人已认识到风、湿、热邪一类时行病毒侵犯经络，影响到督脉（循行于脊髓部位）、带脉（循行于脊神经部位），经络阻塞，气血失调，筋肌失养。又湿热熏蒸，耗伤津液，日久则精血两伤，累及肝脾肾，"肝主筋，脾主肉，肾主骨"，故后遗筋骨肌肉枯萎、关节畸形，后遗症的治法当以补肝肾、益气血、壮筋骨为首务，作者初步设想以续筋接骨汤为主方。方中以海南杜仲为主药，作用与川杜仲相似。杜仲入肝而补肾，主腰脊痛，补中，益精血，坚筋骨；而熟地黄填骨髓，长肌肉，生精血。二者合用，有"形不足者，温之以气，精不足者，补之以味"之妙。白术补脾气，长肌肉，主风寒湿痹死肌。牛膝补肝肾，强腰膝，主寒湿痿痹、四肢拘挛、膝痛不可屈伸，能引诸药下行。其余鸡血藤、骨碎补、宽筋藤、地龙皆可通经络、壮筋骨。实践证明，早期使用祛瘀消炎汤可在术后加速患肢消肿止痛，以后投以续筋接骨汤则对促进筋骨强劲和恢复功能有良好作用。

3. 动静结合，以动为主

在活的机体中，我们看到一切最小的部分和较大的器官连续不断地运动，这种运动在正常生活时期是以整个有机体的平衡为其结果，然而又经常处在运动之中，我们在这里看到运动和平衡的活的统一。现代世界医学越来越认识到，生命在于运动。肢体是机体运动器官之一，肢体损伤疾病的治疗，动静结合尤为重要。2 000多年来，祖国医学非常重视这个问题。"流水不腐，户枢不蠹，动也；形气亦然。形不动则精不流。精不流则气郁。郁于头则为肿为风，郁于足则为痿为蹶。""……经络不通，病生于不仁，治之以按摩醪药。""按其经络，以通郁闭之气，摩其壅聚，以散瘀结之肿，其患可愈。"

在肢体损伤疾病修复过程中，必须注意机体的全身活动和肢体本身能动性的特点，在手术前则鼓励患者做肌力锻炼（重点是腘绳肌），辅以药酒按摩，有些患者原来腘绳肌肌力只有3级，经过锻炼达到4级，提高了手术效果。我们特别注意神经系统指挥移位后的腘绳肌收缩功能的早日建立，术后第2天开始，医生即指导患者在膝关节伸直固定下练习上提髌骨，事实上，这时只不过是动作意识的训练，为2周后的髌骨上提动作打下基础。夹板加五孔胶布固定，有利于肢体在固定期间进行功能锻炼和在相对静止下组织的修复。外侧单夹板固定膝关节在180°后，仍有5°~10°的活动幅度，踝关节在90°位贴上五孔胶布，只限制了跖屈，不限制背伸。术后3~4周，肌腱已愈合，做屈伸锻炼时，应以伸直动作（训练移位肌肉的收缩运动）为主，屈膝只能做主动动作，且要循序渐进，暴力被动屈膝或过早屈膝，会引起缝线松脱或移位的肌肉松弛，日后伸膝力量不佳。正确贯彻动静结合、以动为主的原则，可促进筋骨愈合，缩短疗程，防止关节强直、移位肌腱与皮下隧道的粘连、肌肉萎缩等合并症，加速患肢功能的恢复。

4. 适应证与治疗方案的选择

（1）治疗年龄问题。脊髓灰质炎后遗股四头肌瘫痪有相当部分的病例可通过非手术治疗（针灸、按摩、埋线、穴位结扎、药物、功能锻炼等）获得显效，但经过2年以上系统的非手术治疗，功能不见恢复，关节肌力失去平衡者，即使膝关节无畸形，也必须尽早考虑施行代股四头肌术。虽然有人认为，为了患者术后能主动、积极练功，主张在8岁以后才手术，但鉴于股四头肌瘫痪以后，由于腘绳肌的"软短"与股四头肌的"弛长"，阴阳肌力差距随着儿童的生长发育而与日俱增，常可继发膝关节屈曲、外翻、小腿外旋、髋关节外展、外旋，马蹄足或肢体缩短等畸形，增加了治疗的困难，预后也较差。因此，我们认为，只要患儿能与医师合作完成肌力检查即应进行手术，本组年龄最小的只有4岁。

（2）治疗计划问题。膝关节畸形（内外翻、屈曲挛缩、反屈）明显者，治疗前应做膝关节正侧位X线片检查，以确定是否需做骨性手术矫形。如果存在多个关节畸形，若均是软组织手术为主者，为了尽量缩短患者治疗时间，可采用一次同时施行多种多处手术的"一揽子计划"。本组有1例患者（女，14岁），左股四头肌瘫痪、马蹄足、右马蹄高弓足，分3个手术组同时进行了左代股四头肌术和跟腱延长、跖腱膜切断、伸拇长肌后移术，右跟骰、距舟二关节融合术获得成功。但如果多处要施行骨性手术者，则可按先上后下、先轻后重、先易后难、先全盘计划后做第一次手术为原则，分期妥善安排。若整个下肢瘫痪的肌肉太多，无条件按常规手术调整肌力者，应按现有肌力条件统筹安排，其治疗结果要尽量使患者可以达到髋关节轻微过度伸直、膝关节轻微反屈、踝关节在110°跖屈位。在这个位置，髋关节因受耻骨韧带之限制而稳定，膝关节因受后关节囊和韧带之限制而稳定，在这个位置站立时，人体重心垂线即能通过髋、膝关节直达跖骨头部，这样就使整个下肢得到相对的、基本的稳定。

作者采用中西医结合治疗脊髓灰质炎后遗股四头肌瘫痪只是一个初步尝试，经验不够成熟，且受下乡时间和条件限制，对后一段时间治疗的病例来不及追踪，以致随访例数尚少，随访时间也较短，有待今后进一步整理和提高。错漏之处，望大家指正。

（岑泽波）

四、中西医结合治疗严重移位肱骨髁上骨折的探讨[①]

肱骨髁上骨折为儿童最常见的骨折。由于肱骨髁上段靠近肘关节，整复及固定均不容易，这是造成肘关节畸形和活动障碍的主要原因。我院曾对1963年以前所治疗的这种骨折病例做过追踪观察，认为骨折对位与功能恢复关系是极为密切的。本文拟就我院在1964—1972年收治的严重移位的肱骨髁上骨折病例再进行分析，以明确提高疗效的关键，并对疗效不满意的原因亦做初步探讨。

（一）临床资料

1. 病例选择：广东中医学院附属医院、广东省中医院在1964—1972年所治疗的肱骨髁上骨折病例，其中无移位、轻度移位及部分有明显移位者在门诊治疗，严重移位或合并神经、血管损伤者才入院治疗。本次研究收集了该两院在这

---

① 选自《新中医》1973年第3期。

段期间的住院病例中资料较完整者97例进行分析。

2．年龄性别：本组97例中，年龄最大者53岁，最小者4岁，平均年龄为8.13岁。其中，男71例，女26例，男女比例为2.73∶1。

3．外伤原因及部位：从桌、椅、床、树、自行车等跌落者36例，因体育活动、嬉戏等原因致平地跌跤者53例，其他8例。本组病例均经X线片检查证实是有严重移位的肱骨髁上部（少数是胫髁部）斜行或横行骨折者。粉碎性骨折（"T"形、"Y"形）者未收集在内。伤左侧者48例，伤右侧者49例。

4．受伤姿势与骨折移位类型（表3-10）

表3-10　受伤姿势与骨折移位类型

受伤姿势	远端后移			远端前移			合计
	尺偏型	居中型	桡偏型	尺偏型	居中型	桡偏型	
手掌先着地	61[①]	12	13[②]	3[③]	0	2	91
肘部先着地	2	0	1	0	0	0	3
不详	2	1	0	0	0	0	3
合计	65	13	14	3	0	2	97

注：①其中7例明显转轴；②其中4例明显转轴；③其中1例明显转轴。

5．外伤程度及并发症：闭合性骨折79例，开放性骨折18例。合并神经损伤者13例（其中桡神经损伤9例，正中神经损伤4例）。早期桡动脉搏动消失者5例（其中1例伴有同侧严重移位的桡骨下端骨折合并缺血性肌挛缩），桡动脉搏动明显减弱者29例（其中1例伴有同侧严重移位的肱骨干骨折、桡尺骨干双骨折合并桡神经损伤，1例伴有正中神经损伤）。本组病例神经血管损伤均属挫伤或受压，整复后经过观察，桡动脉搏动均能恢复，3~6个月后，神经功能恢复，没有手术探查指征。

6．初诊日期：本组病例多数受伤后立即来院治疗。其中，24小时以内来院者45例，2~3天者28例，4~7天者11例，8~14天者8例，15天以上者5例。时间最短者为15分钟，最长者为21天。

7．治疗方法

（1）手法整复（以患肢为右侧，骨折远端向后移、尺偏型伴有前旋转轴者为例）。

一法：患者仰卧，稍顺势拔伸之后，在伸肘极度旋后（若后旋转轴者则旋前）位充分牵引，以矫正缩短及转轴。术者再以右手掌放在患者肘横纹上方，右拇指按在患肘内上髁处（注意：不是按在远端的后方），把远端推向桡侧，其余4指将近端挽回尺侧（若桡偏移位者则此手法相反），以矫正尺偏移位。同时术者右掌下压，左手握患肢腕部，在持续牵引下徐徐屈肘至50°~60°位置，以矫正向后移位。此时，顺将前臂极度旋前（若桡偏移位者则旋后），以矫正内（外）翻（图3-38）。此法的优点是矫正转轴和内外翻移位较好。

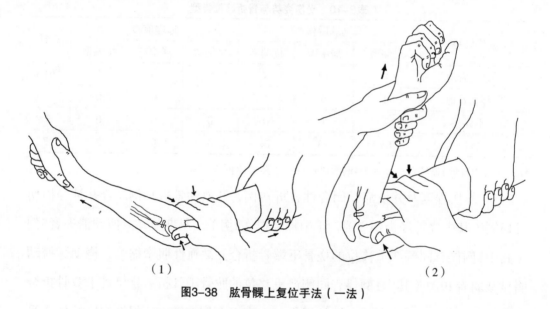

（1）　　　　　　　　　　　　　（2）

图3-38　肱骨髁上复位手法（一法）

二法：本组部分病例采用屈肘牵引法（见广东省中医院编著《中医临床新编》）。此法的优点是复位力量大，肘窝皮肤松弛，对1~3周尚未复位者或开放性骨折者尤为适宜。

97例全部采用手法整复（其中1例先行鹰嘴骨牵引再手法整复）。开放性骨折则先用清创术处理，伤口较小者先缝合，然后进行手法复位；伤口较大者待移位基本被矫正后才缝合，缝合后再整复剩下的轻度移位。

（2）固定方式：本组病例的闭合性骨折采用夹板固定。开放性骨折中，16例采用后侧石膏托固定，2例采用夹板固定。固定时间为3周（夹缚及加垫方法如

图3-39所示）。整复前后及夹板固定后，常规检查桡动脉搏动共3次，屈肘角度须视能否摸到桡动脉搏动为准，一般可在50°~80°位置。以后密切观察，随着肿胀消减，外加两道绷带将夹板扎紧。

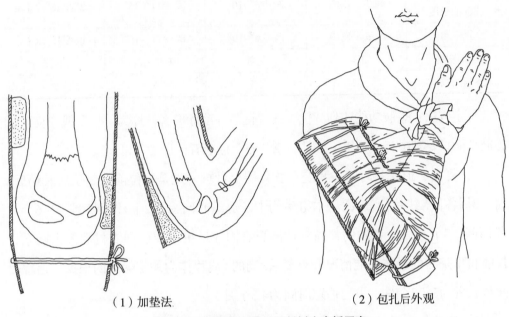

（1）加垫法　　　　　　　　　　　　　（2）包扎后外观

图3-39　肱骨髁上骨折以杉树皮夹板固定

（3）在功能锻炼阶段，采用舒筋活络的中药煎水熏洗，每天1~2次。熏洗药方组成：宽筋藤30g，金银花藤30g，刘寄奴30g，王不留行30g，苏木15g，防风15g，黄柏15g。

（4）内服中药：早期肿胀多很明显，治则以活血祛瘀、消肿止痛为主，服药5~7天。内服药基本方剂组成：桃仁10g，红花5g，赤芍10g，防风10g，黄柏10g，木通10g，乳香5g，甘草5g。加减法：张力性水泡多或合并感染者加金银花15g，连翘10g；合并神经损伤者消肿后加地龙10g，钩藤12g，黄芪15g，服药时间适当延长；早期肿胀严重、血运障碍者加三七末2g，并重用祛瘀利水消肿药物。由于肱骨髁上部位血供良好，患者多为儿童，骨折愈合迅速，故一般不需内服补肝肾、养气血、壮筋骨的中药。

（二）疗效观察

1. 鉴定标准：本文以肘关节的活动功能、携带角的改变及手部功能作为鉴定项目，按标准将疗效定为4级（表3-11）。

表3-11 疗效鉴定标准及结果

项目	优	良	可	差
以90°为起点，屈或伸的幅度	减少5°以内	减少6°~10°	减少11°~15°	减少16°以上
携带角	改变5°以内	改变6°~10°	改变11°~15°	改变16°以上
手部功能	正常	正常	基本正常	不佳
病例数	67	23	5	2

评定方法：患肢功能达到"优"或"良"各项标准者，评为"优"或"良"；患肢功能只要其中有一项属于"可"或"差"标准者，评为"可"或"差"。

2. 复查、追踪及时间：我院对肱骨髁上骨折常规是复位前、复位后及伤后1周、3周各做X线片检查1次。本组病例中，追踪时间为1~2个月者42例，3~6个月者18例，7个月以上者20例，尚有17例患者因住址更换或已回农村而失去联系，仅能将出院时的患肢功能情况和整复后3周的X线片作为评定等级的根据。追踪时间最长者为7年3个月，平均追踪时间为4.3个月。

3. 疗效与初诊时间的关系：受伤以后1周内初诊的患者有84例，疗效属优等有66例；超过1周初诊者13例，仅有1例属优等。有2例24小时内就诊患者疗效较差，究其原因，1例由于合并缺血性肌挛缩，另1例由于早期肿胀，不敢整复，延误了时机。5例可等患者中有3例由于早期误诊为"扭伤"或"脱位"，未予整复或整复不佳而来诊较迟，2例由于后侧石膏托固定后第9天和第11天才发现重新移位而来我院初诊。

（三）讨论

1. 关于分型问题：过去多数学者把肱骨髁上骨折分为伸展型与屈曲型，其受伤姿势前者是手掌先着地所引起，后者是肘部先着地所引起的。近年已有学者对此分型命名提出异议，建议称原属伸展型者为向后移位的肱骨髁上骨折，称原属屈曲型者为向前移位的肱骨髁上骨折。在本组病例中，从表3-10可以看出，手掌先着地者可以引起5例这种屈曲型骨折，肘先着地者并没有屈曲型的病例，反之，却引起了3例伸展型骨折。我们曾对其原理做过初步探讨，这种骨折的受伤姿势以肘呈半屈伸位而手掌先着地者为多，冲击力沿前臂纵轴作用在肱骨下端关节面的前下方，故临床上也以伸直型骨折为多见。但肱骨下端两髁向前屈曲，呈25°~45°的前倾角，当肘关节处于完全伸直或过伸位跌倒且手掌先着地时，冲击力沿前臂纵轴作用在肱骨下端关节面的后下方，其受伤结果有两种可能：一种可能是尺骨、桡骨和肱骨关节面相对滑行而引起肘关节后脱位；另一种可能是肱骨下端被来自后下方的冲击力推向前上方，而引起屈曲型骨折。若肘关节处于屈曲位跌倒，肱骨下端后方先着地时，可受冲击力的直接作用，引起屈曲型骨折；但当肘关节处于伸展位跌倒，手掌先着地时，冲击力可从肘部传递至肱骨下端关节面的前下方，而引起伸展型骨折（图3-40）。因此，过去的这种分型命名是有待商榷的。

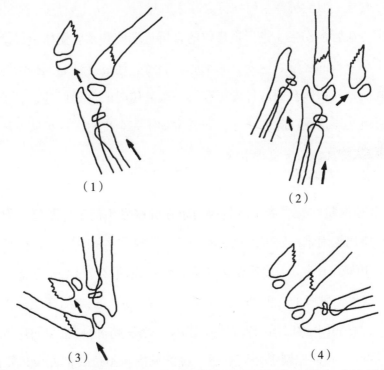

（1）　　　　　　　　　　　　　　　　　　（2）

（3）　　　　　　　　　　　　　　　　　　（4）

（1）半屈伸肘受伤（典型移位）；（2）全伸肘受伤可引起屈曲型骨折；（3）屈曲受伤可引起屈曲型骨折；（4）深屈肘受伤可引起伸展型骨折

图3-40　受伤姿势与骨折类型的关系

2．关于神经血管损伤问题：据统计，肱骨髁上骨折合并神经损伤者约占2%，以正中神经损伤最多见，其次为桡神经。本组病例之所以合并神经损伤者较多，可能与病例选择有关。但本组以合并桡神经损伤者为多，其次为正中神经损伤者。对其原理，我们谈些初步看法。首先，从表3-10看，骨折移位属尺偏者有65例，而远端居中者仅3例，这可能是造成桡神经损伤者较多的主要原因。其次，从解剖学来看，最近有学者认为桡神经并不是沿肱骨的螺旋沟内前进，而在桡神经与肱骨之间尚有一层软组织相隔，桡神经接近螺旋沟的下唇，而不是在沟内，只有在接近肱骨髁上外侧脊时，桡神经才与骨接触，亦在这部位，桡神经的活动力最差。我们已进行3例6个肢体的尸体解剖，亦有类似发现。正中神经虽受前方肱二头肌腱膜束缚，但它位于肱肌中央的前面，与肱骨之间有着肱肌的衬垫，正中神经又与富有弹性的肱动脉伴行，故其缓冲结构与抗断强度均远较独行于肱肌与肱桡肌之间、紧贴肱骨的桡神经为优。故桡神经损伤的机会较正中神经为多。这点看法，似能解释本组病例之临床所见。

97例中，血管损伤主要是严重移位的骨折近端使肱动脉受压迫或动脉受刺激后引起主干和分枝的痉挛，但未见肱动脉破裂者，通过处理34例桡动脉搏动微弱或消失的病例，我们体会到这种骨折在第一次复位时的首要任务，是用轻柔的手法改善骨折近端压迫肱动脉的状态，若骨位尚未完全理想，待患肢血运改善后，仍可进行第2次整复，切忌急于求成。

3. 关于复位问题

（1）复位时机：肱骨髁上骨折应力争在肿胀发生前迅速整复。但若早期肿胀明显，复位比较困难，处理意见亦不一致，有学者主张在肿胀减退后再进行手法整复或采用牵引治疗。但也有学者认为，骨折段的移位就是引起血运障碍和肿胀的因素，故不论肿胀的程度如何，应立即整复骨折。从本组病例分析，疗效优等的67例中，有66例是在1周内整复的，相反，伤后超过1周整复而疗效属优等者仅占1例，因此，我们原则上是同意后一种意见的。不过我们亦要慎重地估计整复所可能导致的软组织损伤对手法复位确有困难时，不要反复磨蹭，以免加重损伤，也不应消极等待，坐失时机，此时可用布巾钳代克氏针做尺骨鹰嘴牵引，待消肿后再视骨位情况决定是否再进行手法整复。对1~3周尚未整复的骨折施行手法时，主要是改善对线情况，不必强求解剖复位。我们治疗骨折的主要目的是恢复良好的功能，一个没有功能的解剖复位在治疗效果上来说是失败的。

（2）复位手法及其力学原理：在解剖上，肱骨髁上段由于前后直径很小，因而在整复时，犹如将2把刀的刀口相互吻合，很难获得解剖复位，甚至需要手法整复很多次才能成功。目前多将肱骨髁上骨折的移位按X线片的形态分为前后移位（侧位片上）和侧方移位（正位片上）。复位时，有人主张先复侧方移位，后复前后移位，但也有先后相反的意见。当然，上述这些方法一直在临床上沿用着，并且被认为是行之有效的。但在实践中我们也初步体会到，在立体空间上，骨折属向后移位尺偏型者，实质上是骨折远端在近端的内后方；属向后移位桡偏型者，实质上是骨折远端在近端的外后方。若在复位手法上分"两步走"，就好像将骨折远端绕过一个90°角的"曲线"才复回原位。本文介绍的复位手法"一法"，就是通过两对力的协同作用完成复位的。在术者右手拇指与其余4指的两个方向相反的推迫力、右掌压力与左手屈患肘时的牵引力所构成的两对力的同时作用下，可把骨折远端从内后方沿"直线"方向推到外前方，也就是沿其受伤时之移位途经逆行而复位（图3-38，图3-41）。

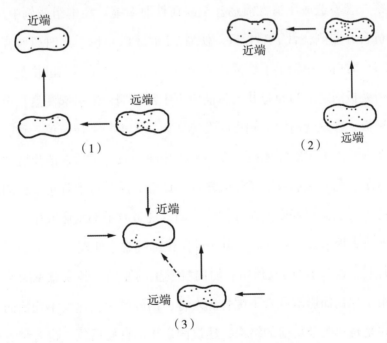

（1）先复侧方移位，后复前后移位；（2）先复前后移位，后复侧方移位；（3）前后、侧方移位一起复位

图3-41　3种复位方法的横截面观

4. 关于夹板固定问题：夹板固定是一种符合生理的有效的局部外固定，适宜于闭合性骨折，但在具体运用时要注意下列3点。

（1）骨折时，由于周围软组织破裂的程度不均等，故整复后，有重新移位的趋势。例如，骨折远端向后、尺偏移位时，前外方骨膜及软组织断裂较严重，而内后侧骨膜及软组织往往尚保持联系，整复后，这两侧软组织仍有张力不均的现象，因此，必须合理加垫予以代偿。

（2）肱骨髁上骨折采用夹板固定后，肘关节不是绝对被固定的，仍可有一定的屈伸幅度，肘关节保持在50°~60°，骨位最稳定。我们在X线下观察过，把肘关节从屈曲50°缓缓地伸至90°时，骨位不改变，若伸至超过90°，骨折便会移位，因此，需要用颈腕带把肘关节固定在60°~90°范围内。

（3）有学者报道，单纯的外部压迫可以引起肢体的缺血性肌挛缩。有病例在手术中发现，深部病变的位置与皮肤上所受外固定物的压痕是一致的。肱骨髁上骨折早期（尤其是整复后），患肢进行性肿胀非常迅猛，夹缚过紧或上夹板后不注意观察，容易造成压迫性溃疡甚至缺血性肌挛缩。在本组病例中，1例是肱骨髁上骨折合并同侧桡骨下端骨折，伤后2小时来院急诊，当时患肢桡动脉搏动已消失。24小时后，用轻柔手法复位成功，经观察桡动脉搏动已恢复，遂将两处骨折分别用夹板固定。当晚患儿入睡前曾诉手部刺痛，未引起注意。至固定36小时后解开夹板，即发现前臂掌侧皮肤发黑坏死，大小与夹板压痕一致。坏死皮肤脱落后，发现较深部组织坏死范围亦与夹板压痕一致，最后造成患肢缺血性肌挛缩。通过这个病例，我们吸取了经验教训，体会到肱骨髁上骨折复位固定后，对其进行性肿胀之迅猛程度要做充分估计，如发现患肢手部刺痛或血运不佳时，应毫不犹豫地将夹板解开，并置肘关节于钝角位继续观察处理。

5. 肘内翻发生的原因及预防：肘内翻发生的原因，各家意见颇不一致。有的认为是由于损伤而影响肱骨下端骨骺发育，内外髁生长速度不均衡而造成。有的认为主要是桡尺关节旋前的结果，建议固定于前臂旋后位。也有学者认为是桡尺关节旋后的结果，建议固定于前臂旋前位。也有学者认为是骨折部尺侧骨皮质遭受挤压而产生一定的缺陷或嵌插而致，建议对尺偏型骨折做矫枉过正的复位，人为的造成断端桡侧骨皮质嵌插。还有学者认为，这种骨折整复既困难，固定在屈肘位又不容易发现肘内翻，故建议把肘关节固定于伸直旋后位。但据我们临床观察整复后还是固定在屈肘旋中位较好。肘内翻发生率之所以较高，主要是尺偏型骨折发病率高、复位不够完善（特别是转轴未矫正）及固定不佳所致。在本组病例中，凡伤后3周骨位尚良好者，日后追踪亦未发现肘内翻程度增加，反之，遗留肘内翻的病例绝大部分是整复后的X线片亦显示骨位不良。因此，精确的复位、有效的固定是预防肘内翻的积极措施。

（四）结语

1. 本文收集严重移位的肱骨髁上骨折97例做了分析。

2. 本文对肱骨髁上骨折的分型、合并症、如何改进治疗方法及其原理等方面做了一些初步探讨，并讨论了某些治疗方法疗效不佳的原因及预防，但由于统计例数不多，故这些认识及方法还不是很成熟，仅供参考。

（岑泽波）

李国准

李国准（1951—2020）

广东佛山人

广州著名中医骨伤科专家，荔湾区名中医，省级非物质文化遗产传承人

李国准，前广州市荔湾区骨伤科医院副院长、享受荔湾区政府特殊津贴者、荔湾区名中医、省级非物质文化遗产传承人、美国跌打伤科协会顾问、副主任中医师、荔湾区第一至第四期中医师承指导老师、广东省第二批名老中医药专家学术继承工作指导老师、荔湾区骨伤科医院的"颈肩腰腿痛"重点专科的学科带头人。

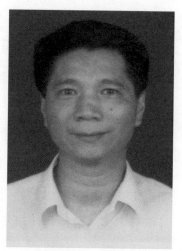

图3-42 李国准

　　李国准，为岭南五大骨伤名家——李广海之孙，广州市名老中医李家裕之子，李氏骨伤科的第四代传人，自幼学习中医跌打，在祖父李广海和父亲李家裕的悉心指导下，深得李氏骨伤的真传，17岁在广州番禺化龙水门公社务农时已经为当地百姓诊治骨伤疾病。1973年入读广州市卫生学校的中医班，系统学习中医理论。1975年毕业后在广州荔湾区第二人民医院从事中医临床工作，把祖传医学运用到临床实践中。1989年9月，由于创建西关地区骨伤专科医院的需要，他以李氏骨伤传人的身份被调至广州市荔湾区骨伤科医院从事骨科临床工作。经数十年的临床诊病工作，他继承总结祖传李氏骨伤科的精髓，融汇中西，博采众长，创造了"三步八法六方"的李氏骨伤理论。对脊柱病根据不同的类型及CT、MRI等影像学手段进行定位，施以李氏"三步八法"进行复位，取得了良好的临床疗效。祖传的方药"六方"，如杜牛八味汤等，体现了岭南骨科特色，因其临床效果卓著，沿用至今。

　　李国准还将李氏正骨加以传承，担任了荔湾区骨伤科医院的"颈肩腰腿痛"重点专科的学科带头人。在2000年开始承担起荔湾区第一期"中医师带徒"工作，至今已带4期共5名徒弟，徒弟们都学有所成，已经成为医院的技术骨干，在临床上独当一面。目前正在带省级的师承徒弟。2008年12月由他主编的《西关正骨——李氏临症经验》一书正式出版（图3-43），并于2009年4月被广州市科学技术局评为广州市科学技术成果，为发掘、继承和发展中医药事业做出重大贡献。

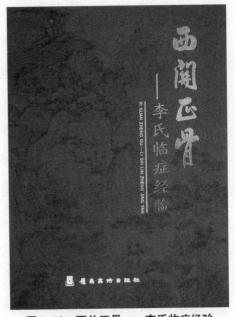

图3-43　西关正骨——李氏临症经验

　　代表性传人： 陈少雄　凌志平　张建平　谭超贤　李宇雄

一、谈谈对腰痛手法按摩的治疗体会[①]

　　腰腿痛在临床上是一种常见病，不少人因患腰腿痛而苦恼，对腰腿痛的治疗祖国医学有很多有效的方法。如中药的内服法、外用法、针灸、按摩等。其中按摩的手法种类众多，每种手法都有其独到之处。

　　本人在按摩过程中将几种手法的优点运用到临床实践中，取得较好的疗效。现以腰椎间盘脱出为例，谈谈自己在实践中运用手法按摩的体会。腰椎间盘突出是由于纤维环破裂，脊柱内外力平衡失调，将髓核挤出所致，治疗时既要纠正脊柱的内平衡，又要纠正脊柱的外平衡。脊柱的内在平衡失调，其变化表现在脊椎棘突的偏移，要恢复脊柱的平衡，必须纠正脊椎棘突的偏移，治疗方法有脊柱旋转复位、沉桥式按摩、抖动式、斜搬式、拔伸牵引下按压等。本人临床上倾向于采用脊柱旋转复位法。理由正如中医所讲，"欲合先离，离而复合"，要使偏

<hr/>

① 摘自《按摩与导引》1985年第3期，第28~30页。

移的椎体恢复正常位置，就要把患椎所在的间隙拉开，才能进行复位。脊柱的对抗牵拉试验表明，脊椎对抗牵拉加旋转比单纯脊柱对抗牵拉的力大数倍，况且单纯对抗牵拉力往往被各椎间韧带所抵消，真正到达患椎之力是很轻微的。脊柱旋转复位法的优点就表现在弯腰可拉开患椎间关节间隙，再加上腰部做大小旋转合力所产生的动力，以及顶推偏移患椎棘突，这样使作用力准确，恰当地在患椎产生作用，偏移的患椎恢复原位，髓核还纳。此法较之于前几种手法成功率高，准确、省力。内平衡的纠正不等于问题解决，特别是腰痛时间长的病例，外平衡的失调不纠正，仍存在着复发的可能。

外平衡的失调多是韧带的炎症或钙化，肌肉的纤维硬变或挛缩所致。纠正外平衡失调，就要进行手法松解。本人一般采用按、滚、推、搽、拍、打等手法按摩，肌肉挛缩程度严重而引起腰部侧弯、倾斜的，采用对抗牵引下按摩或用旱地拔葱法、拔腿伸筋法等。前者有活血、舒通经络作用，后者通过拔伸、蹬腿、牵拉对肌肉的萎缩起到弹松、解痉作用。

脊柱的内外平衡互相联系、互成因果，骨是静止的，肌肉是动力，在肌肉的作用下，脊椎才能偏移，髓核在一定的压力下才突出，纠正了脊柱，而肌挛的萎缩未解决，脊椎的偏移也不能解决，或解决不彻底。所以不应急于求成，做连续性旋转复位。以住院患者治疗为例，一般复位后，让患者卧床休息3天左右，然后做手法按摩，以期松解肌肉挛缩。3天后检查患椎是否偏移，椎旁是否有压痛，如有的话，再进行手法复位。治疗原则是手法复位—手法按摩—再复位—再按摩。收入院治疗的5例椎间盘脱出患者，经1~2个月的治疗后，症状基本消失而出院。1976—1983年，治疗腰椎间盘脱出患者共24例，门诊患者19例，住院患者5例，男性患者19例，女性患者5例，年龄最大56岁，最小31岁，治疗时间最短半个月，最长3个月。19例痊愈，3例中时有腰部疼痛复发（经手法按摩及内服中药缓解）2例，其中1例对证炖服中药以后未见复发，病例追踪时间最长5年，最短半年。

病例介绍：

刘××，男，30岁，广州市第六制药厂，技术科干部。

1979年5月中旬因车祸致使腰部受伤，腰部剧痛，不能站立，单位用小汽车把他送往当地医院处理后转广州市第二人民医院治疗，当时广州市第二人民医院做X线造影显示：第5腰椎/第1骶椎椎间盘突出。

第2天来我院留医，需人扶持来诊，不能站立，腰部向左倾斜，第5腰椎偏右，椎旁压痛，放射性痛，伴有向右下肢放射，右下肢直腿抬高试验（＋）。用坐式脊柱旋转复位法复位。3天后做腰部按摩，腰部疼痛减轻，能在床上坐起，以后每星期复位1次，按摩1次。1个月后出院，随访基本无腰痛。

甄××，男，56岁，原广州轧延厂党委书记，时任深圳市委领导。

1980年6月因工作不慎扭伤腰部致腰痛，不能站立，卧床不起。有腰痛史，中山医学院X线片提示：第4腰椎/第5腰椎椎间盘病变，多处治疗无效。

经检查，脊柱左弯右突，第4腰椎棘突右偏，腰部明显向左侧弯，第4腰椎椎旁压痛放射至右下肢，右侧腰部肿胀，肌肉纤维有硬结、压痛。先进行手法复位，数天后用按、滚、推、拍、打等手法按摩。腰痛缓解，但腰部向左偏弯，倾斜现象仍存在，第4腰椎棘突仍有右偏，腰旁有压痛，再进行复位，数天后，针对腰部侧弯，进行对抗牵引下按摩，以及用拔腿伸筋手法后腰部侧弯明显改善，经过1个半月治疗，已能正常行走。

罗××，女，46岁，广州金笔厂工人。

1981年8月，因腰部不慎扭伤，经多方治疗无效，入某军医院留医，X线片提示：第5腰椎/第1骶椎椎间盘病变。手法复位数次未获成功，住院1个月后转来我院留医。检查：第5腰椎右偏，椎旁压痛明显，伴有向右下肢放射性痛，右侧腰肌紧张，直腿抬高试验：左腿直腿抬高80°，右腿直腿抬高20°，腰部右旋活动困难，手法时采用腰部向左旋，顶推方向不变（即用拇指将右偏之棘突向左顶推），1次手法复位成功，复位后右大腿直腿抬高试验达50°，3天后进行手法按摩，1周内复位1次，按摩1次，1个月后腰痛明显好转，但腰部仍有疼痛，右大腿直腿抬高试验70°。因某种原因，患者要求出院，门诊继续治疗，3个月后痊愈。右侧大腿直腿抬高试验85°，随访3年未复发。

中国医药学是一个伟大宝库，手法按摩是中国特有的技术，它有众多流派，每种流派都有其独到之处，每种手法不能讲对任何疾病都有特效，只能讲某种手法对某种疾病有好的效果。所以必须用科学的观点看待，加以分析，择优运用，才能收到好的治疗效果。本人出身于世代骨科家庭，对于腰痛亦有一套治疗方法，但是没有因此而满足，对各流派技术积极学习，学习过程中又不受流派的约束，而是将其技术精华有针对性地灵活运用于实践。这是本人的肤浅体会，由于水平低，临床时间短，有不足之处，请前辈们提出宝贵的批评。

（李国准）

二、李国准医话四则

李国准老师从医近50年，对脊柱病的手法治疗研究颇深，真正掌握了"机触于外、巧生于内、手随心转、法从手出"的正骨推拿要旨，形成了"入其法而又出其法"的独特手技——李氏整脊的"三步八法"。对于目前常见的腰椎间盘突出患者，常使用复位手法即可减轻患者的腰腿痛病情，难怪粤剧大师黄俊英称他为"手上有眼"的人。我有幸跟随李国准老师出诊，学习及掌握了李氏骨伤科理论。

1. 手摸心会

女性患者，62岁，教师，来诊时左足肿痛1个月。1个月前曾在某专科医院就诊，当时诊断为痛风，后又在市内某三甲医院内分泌科就诊，吃痛风药4周，效果不明显，经人介绍来我院找到李国准老师。患者无明显外伤史及高嘌呤饮食史，检查见其左足背仍肿胀，皮肤无明显发红发热，第2、第3跖骨中段可扪及局部隆起、压痛明显，遂要求患者拍X线片，结果是第2、第3跖骨中段骨折，可见少量骨痂生长，诊断为跖骨疲劳骨折。患者在他院就诊被诊断为痛风，他院医生只是问问病史、看看局部，未曾认真摸局部，就下诊断及治疗。由此可见，医生诊病时要做到手摸心会相当重要。

李国准老师说：李氏骨伤科认为手法乃正骨之首务，手法首先用于诊断，了解伤情。他主张医者必熟悉人体解剖，了解骨骼经筋的形态及功能，即知其体相，识其部位。运用"摸"心领神会，判断损伤的程度及移位方向，力求做到"虽在肉里，以手扪之，自悉其情"。所以，我们练"触摸法"时要：①触摸时要认真仔细，操作时手法要轻巧，不可粗暴草率，以免增加患者痛苦；②平时多练习触摸正常肢体的位置，提高临证时对异常骨骼触摸的准确性；③多做比较，必要时将健肢放在与患肢对称的位置，进行对比，如怀疑脊椎有骨折时，亦可找一形体相似的健康人，在相同的部位，对比触摸，以做鉴别。

2. 法从手出

男性腰椎间盘突出患者，55岁，公务员，腰痛伴左下肢放射痛2年，曾在市内多间大医院就诊，因保守治疗无效，都建议其手术治疗，但患者拒绝手术，后找李国准老师诊治。李老师询问病史及查体后，结合腰椎X线片及MRI片认为患者明确诊断为第4腰椎/第5腰椎椎间盘突出、第5腰椎/第1骶椎椎间盘脱出。李国准认为，治疗脊柱疾患，可以"通过手法复位，使突出物复位到发病前的神经代偿区域，打破炎症与压迫之间的恶性病理循环"，所以每周做1次侧卧足蹬法复位，每周3次针灸和药棒按摩，连做3周后，患者症状明显减轻，再每周1次针灸、药棒按摩，3个月后症状消失，患者恢复工作。

李国准老师认为正骨手法，应该结合现代医学理论、生物力学理论等。他指出，手法治疗必须要做到"一旦临证，知其体相，识其部位"。所以，正骨医生首先要熟悉解剖学，其次还要掌握生物力学，而且要懂得读片，包括X线片、CT片、MRI片等，从片中分析病位所在，得出明确的诊断，治疗手法才能有的放矢，一击即中。他认为，推拿疗法的疗效靠的是推拿手法的本身，正如《医宗金鉴·正骨心法要旨》所言："诚以手本血肉之体，其婉转运用之妙，可以一己之卷舒，高下徐疾，轻重开合，能达病者之血气凝滞，皮肉肿痛，筋骨挛折，与情之苦欲也。"并指出"筋喜柔不喜刚""法之所施，使患者不知其苦，方称为手法也"，在手法运用上尤其强调轻柔绵软、外柔内刚，力量由轻渐重，治疗中使患者在并不感到痛苦的情况下即获得症状的缓解或痊愈。

3. 医人为本

李氏伤科治病求本，对于这个"本"，李氏伤科有独特的理解。本者根也，很多患者要求断根，与治病求本是一致的。这只是第一层次的意思，这只是将疾病治好，也是最基本的要求。就好像将骨折患者治疗到骨折临床愈合一样。李氏认为这只是"医病"，我们还要以人为本，在治疗过程中要处处为患者着想，尽量减少患者的痛苦和忧虑，将患者医治恢复到骨折前的生理功能和心理状态，这就是"医人"。医人是医生要做到的事。李氏常说："即使骨折复位再好、长得再牢，没有了功能又怎算治好患者，这顶多算医治了疾病，而我们的目标是要医人，使患者功能恢复，能过正常人的生活，才有意义。"

李氏在治疗骨折、脱位时有一套独特的整复手法和夹板固定方式以及功能锻炼的方法。而"医人为本"却贯彻始终，例如在脱臼复位时运用"骗"法，就可以使患者痛苦少、康复快。因为关节脱位的整复除了必须运用正确的手法外，不是单纯凭医者够力量就可以复位的，更重要的是取得患者的配合放松，才能顺利复位。如果患者不能配合，肌肉一旦紧张痉挛，再用暴力强行复位的话，会加重关节囊或肌腱的撕裂，甚至发生骨折或关节周围血管神经损伤，又或者造成外伤性骨化性肌炎、创伤性关节炎。这样的复位又有何意义呢？因此脱臼复位时怎样"骗"得患者配合放松就显得很有必要了，而且只有当患者配合放松时复位才会顺利、痛苦才会少、损伤才会少、康复才会更好更快。

至于骨折整复后的对位追求，李氏同样是讲究"医人为本"。因为骨折端对位愈好，固定也愈稳当，患者才能及早地进行功能锻炼，早日获得骨折愈合。因此，对每一例骨折，都应争取整复到解剖学或接近解剖学位置的对位。但不能一概而论，对某些病例，不能达到解剖对位时，应根据患者的年龄、职业特点及骨折部位的不同，达到功能对位亦可。如老年患者，虽骨折对位稍差，肢体轻微畸形，但只要关节不受影响或少受影响，自理生活无困难，疗效还是满意的。如果盲目追求解剖复位有时只会徒然增加患者的痛苦，而且还会影响到其愈后功能，甚至造成骨折不愈合或功能障碍，更是得不偿失。而儿童骨折在治疗时要注意肢体外形，不要遗留旋转及成角畸形，轻度的重叠及侧方移位在发育过程中可以自行矫正塑形，但旋转或成角畸形则是难以自行矫正的，必须完全整复，这是不能忽视的。

　　李氏在夹板固定方面强调每块夹板之间应留有一定的空间，一方面可"留位待肿"；另一方面有利于"气行血流"，又促进"肿消、瘀去、骨生"。同样在夹板的上下两端也有窍门，李氏将每块夹板两端均向背侧折软，因夹板两端会令肢体皮肤容易受到压迫，折软后既可避免因夹板两端太硬造成压迫性溃疡，又可使夹板中段与骨折断端接触得更稳妥，产生适当的压力将骨折固定起来，把力量都用在刀刃上。夹板板身发挥了主要的固定作用，而夹板两端又不会令患者有压迫感或疼痛感，反过来又有利于患者接受夹板固定，使夹板固定发挥出最佳效果。由此可见李氏伤科的"医人为本""人性化治疗"的精神。

　　功能锻炼更是骨折康复中一种很重要的措施。康复不同于治疗，治疗目的是使疾病痊愈（"医病"），而康复目的是在治疗的基础上，预防肌肉的萎缩、软组织的挛缩和关节僵硬，是采用锻炼的方法提高及恢复肌肉力量，刺激潜在能力，以恢复或代偿已失去的功能（"医人"）。当然，功能锻炼对于防治关节功能障碍、肌肉萎缩和骨质疏松等均是不可缺少的重要手段。此外，有些骨折由于卧床不活动，令人的食欲等减退，老年人还会发生尿路结石、坠积性肺炎等危险，这些并发症需要进行功能锻炼才能有效地预防，而通过这些有效的措施所取得的成效又可直接影响患者的心情，增强治愈疾病的信念，同样有利于骨折的康复。所以，李氏认为功能锻炼对患者的整个生理、心理的康复都是必不可少的。

　　李氏主张"高明的医生是帮助患者树立'三心'，即信心、决心和恒心"，说明李氏伤科"医人"医到患者"心坎"上。李氏说"给人治疗骨折与给动物治骨折不同，动物接上骨待其生长好，便大功告成了；而人有思想，就需要在心理上给予调整和治疗"。因此除了帮助患者恢复生理功能之外，如何帮助患者调整心理状态、恢复其健康也是"医人"的重要组成部分。

　　4. 治未病

　　李氏骨伤科学术思想很着重的一点，也是传统中国医学很强调的"治未病"。就目前很常见的脊柱病来说，李氏认为，颈椎、腰椎的病变，尤其是退行性病变，初期十分隐匿，其病程发展也较缓慢，正因为如此，许多患者对颈椎病早期表现出来的症状容易忽略。当病情发展到一定程度时，才开始治疗，但这时治疗一般较费时、耗力。然而对这种与生活和工作方式密切相关的疾病，只要我们注重日常生活保健，就可以避免，所以我们不妨将防病工作做在前面。李国准老师经常对颈椎病患者说，"不要睡高枕头，不要长期低头（工作或生活），不要单手提重物，多抬头看看天"，对腰椎间盘突出患者又这样说，"不要弯腰搬重物，不要坐矮凳子，不要坐沙发睡软床，多游蛙泳"。这些简单的语言无不包含着老师数十年来的诊治经验，对患者也是受益无穷。

（谭超贤）

三、谈谈西关李氏整脊"三步八法"

西关正骨名医李国准在诊治颈椎病、腰椎间盘突出患者的临床中，提出了"通过手法复位，使突出物复位到发病前的神经代偿区域，打破炎症与压迫之间的恶性病理循环"的新观点，并运用自己提出的理论，根据不同的类型及CT、MRI等影像学手段进行定位，然后分别施以李氏整脊"三步八法"进行复位，取得了良好的临床疗效。他认为在治疗中，手法具有极其重要的地位。他的特点是应用手法的不同方式，施用不同方位的力，作用于不同的肌群、筋膜，以达到各种不同的效应，可调整脊柱内外平衡状态，恢复颈椎、腰椎正常生理曲度，扩大椎间隙，消除神经根炎性水肿，缓解肌肉痉挛，改善局部血液循环状态，消除症状。

李氏整脊"三步八法"是指：颈椎病、腰椎间盘突出的复位手法按"三步走"治疗，包括：一步放松、二步整脊、三步理顺。整脊就是治疗的"八法"，包括治疗颈椎病的4种复位手法与治疗腰椎病的4种复位手法。手法要求"手摸心会，法从手出"，体现了"轻""巧""稳""准"等四大特点。

1. 一步放松

一步放松，是指行颈、腰椎复位前做的准备手法，它是一次复位成功的基础和疗效的保证。李国准认为，放松手法十分重要，这是脊柱疾病治疗的基础，是治疗手法成功的必备条件。在做颈椎病、腰椎病等手法整复前，一定要使肌肉放松，通过放松手法，取得患者配合，才能够保证复位成功。否则，患者的局部肌肉不放松，而使治疗手法不能进行，或者复位不能成功，若强行复位就会损伤局部筋骨及筋脉（肌肉及肌腱）。放松手法包括揉捏法、滚法。主要是松解脊柱两侧的肌肉，为下一步整脊做准备。

（1）揉捏法：操作时，颈椎病患者正坐，腰椎病患者俯卧，术者位于患者身后，用大鱼际、掌根或指面交替在两侧颈部或腰背部（肌肉处），或某一穴位上，自上而下做回旋揉捏，以患者感觉轻微酸痛，可以忍受为度，做轻柔和缓的环旋运动。指或掌应紧贴皮肤下移，使皮下组织随指或掌的揉动而滑动，使其作用力达到皮下组织深层。用力要均匀，速度不宜过快，频率每分钟50~100次，在压痛点可做重点揉捏，时间可稍长一些，一般两侧施同样手法。

（2）滚法：操作时，患者正坐或俯卧，术者位于患者身后，手呈半握拳状，以第2~5指的近端指骨为支点放于患处，以腕关节带动，做均匀地来回摆动，来完成滚动的动作。着力点要深，手必须紧贴皮肤，用力要均匀柔和，力量要推进至肌肉深部。操作时要以腕的灵活摆动带动掌指关节部运动，滚动时腕关节要放松，滚动速度一般为每分钟60~100次，并要有轻重均匀交替且持续不断的压力作用于治疗部位上。

2. 二步整脊——李氏八法

二步整脊，是李国准老师为治疗颈椎病、腰椎间盘突出总结的8种治疗手法，简称"八法"，包括：①治疗颈椎病的手法：定位旋转扳法、俯卧按压法、俯卧斜扳法、侧卧顶推法。②治疗腰椎病的手法：坐位旋转法、过伸按压法、俯卧复位法、侧卧足蹬法。这八法各有适应证，只有诊断明确，选对手法，才能事半功倍，起效快捷。

（1）定位旋转扳法：此法适应范围比较广，主要用于椎动脉型颈椎病、神经根型颈椎病和混合型颈椎病。具体操作手法是患者坐位，嘱其使颈部稍前屈10°~15°，术者立于其背后，以一手拇指指腹顶按住病变颈椎棘突或横突，余4指自然握拳。另一手屈肘，手置患者枕骨结节部附近，肘托住其下颌部，前胸固定后头部，然后缓慢带动头部向侧方旋转，当旋转至最大限度时，突然快速向上牵引，此时，按住患椎处的拇指协同用力将其向对侧推动，则拇指下有跳动感，同时可听到一声或数声弹响音（图3-44）。

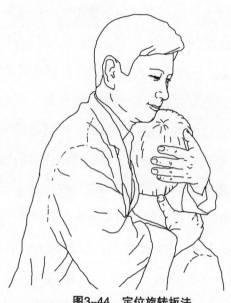

图3-44　定位旋转扳法

（2）俯卧按压法：此法适用于颈椎生理曲度变直、反张及颈椎间盘突出。具体操作为患者取俯卧位，术者站于其上方，一手托住患者下颌，另一手固定在枕部，然后做颈部间歇牵引（图3-45），每次1~2秒，做5~6次。在颈部有松弛感后，再做1次颈后伸牵引，角度15°~20°，约1分钟。最后，站在患者上方的术者，双手重叠，以大鱼际按压于患椎上，用垂直方向的力向下压，即可听到骨性复位音（图3-46）。

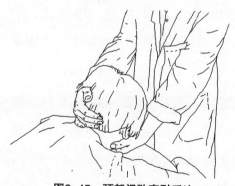

图3-45　颈部间歇牵引手法

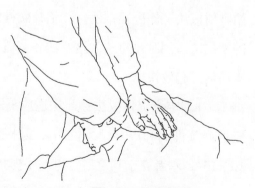

图3-46　俯卧按压法

（3）俯卧斜扳法：此法适用于神经根型颈椎病、颈椎间盘突出、低位颈椎旋转式错位及颈椎小关节紊乱。具体操作为：患者取俯卧位，术者立于患者侧方，以一手托住其下颌部，先将头部后仰，另一手用虎口按住患椎棘突，同时用力做扳压（图3-47），或可听到复位的声音。再将头部向一侧方旋转约30°，以一手做颈部后伸牵引（图3-48），另一手用大鱼际按住患椎横突，并同时用力做扳压，即可听到复位的声音。然后将头部转向另一侧，用同一方法做扳压。

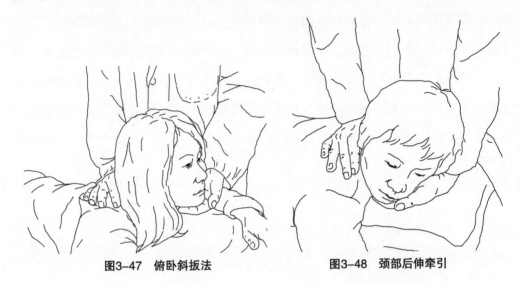

图3-47 俯卧斜扳法　　　　　　　图3-48 颈部后伸牵引

（4）侧卧顶推法：此法适用于颈椎间盘后突、颈椎生理曲度反张。具体操作为：患者侧卧，双手顶住墙壁，术者站在患者的背后方，以一手托住其下颌部，另一手的拇指、示指张开，按在患椎的棘突上，然后双手同时用力，一手将患者头部向后仰，另一手将患者的棘突往前推，此时可听到一声或数声骨性复位音（图3-49）。

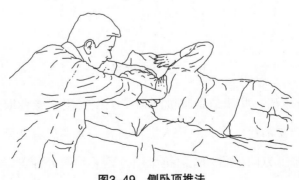

图3-49 侧卧顶推法

（5）坐位旋转法：此法最为常用，其适用于大部分腰椎间盘突出（包括侧方型、中央型等）。做法（以棘突向左偏歪为例）：患者端坐于方凳上，两脚分开与肩等宽，助手面对患者，以两腿夹住患者的左大腿，双手扶在左侧肩部后方，患者正坐姿势，术者正坐在患者之后，左手自患者左腋下前方伸向后，经颈后，掌压右侧肩胛骨后上方，嘱患者稍低头，然后左手压患者颈部使身体前屈40°~60°，接着向左侧弯，尽量大于45°，在最大侧弯时，术者以左上肢牵引患者躯干向左侧旋转，同时左手拇指向右推顶棘突。立即可觉察指下椎骨微微错动，并发出"喀啪"声响。之后双手拇指从上至下理顺棘上韧带，同时松动腰肌，最后一手拇指从上至下顺次按压棘突，检查偏歪之棘突是否拨正，上下棘突间是否等宽。如果患者棘突向右侧偏歪，则手法操作相反。此旋转法目的是使该椎体承受一个与损伤性质相反的旋转力使错位的小关节得到纠正。患者往往一次复位成功，病痛立减（图3-50）。

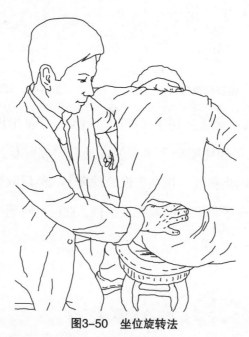

图3-50 坐位旋转法

（6）过伸按压法：此法适合腰椎间盘中央型突出。患者取俯卧位，两人操作时，患者双手抓紧治疗床床头，三人操作时，一人牵患者两腋窝，另一人站在床尾抓患者两足踝上方的小腿，先对抗牵引片刻（约数分钟），然后站在床尾的助手猛然向后上方牵拉，使患者腰背部过伸牵引的状况下，同时术者双手重叠，对准腰椎间盘突出间隙向下按压，使椎间盘复位（图3-51）。

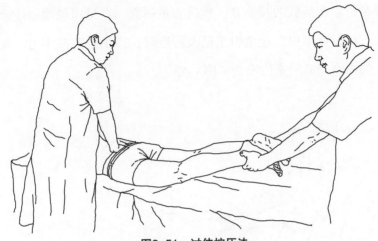

图3-51　过伸按压法

（7）俯卧复位法：患者取俯卧位，两腿稍分开，术者摸准椎间盘突出部位的方向（以右后方突出为例），术者站在患者的左侧，右手抓患者右踝上方，使右下肢后伸位，左手掌按住病变的椎间隙，然后以患椎为支点，右手牵拉使右下肢屈膝，右髋部后伸，带动骨盆右旋，同时左手掌对准椎间盘突出方向借助大腿骨盆旋转牵引之力，做反方向推压。此法适用于腰椎间盘偏后外侧方突出（图3-52）。

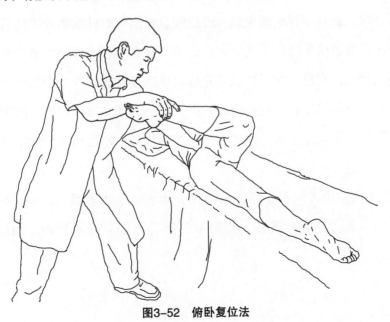

图3-52　俯卧复位法

（8）侧卧足蹬法（以椎间盘偏右侧突出为例）：此法适用于腰椎间盘突出生理弯曲变直。患者取左侧卧位，双手顶墙固定身体，背向术者，患肢在上方，术者以双手牵引患者痛肢的踝上方，然后右足站立，左足用足跟顶住患者腰椎间盘突出部位，做过伸牵引，在牵引至最大限度时，用足跟突然用力，此时即可听到"咔嗒"的声响，显示复位成功（图3-53）。

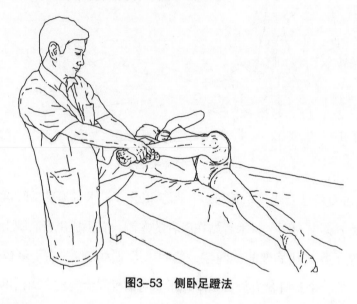

图3-53　侧卧足蹬法

3．三步理顺

三步理顺，就是在完成颈椎病、腰椎间盘突出等脊柱病治疗手法后，在脊柱两侧部位施行的放松手法，手法宜轻、宜柔，旨在令颈部或腰背肌肉恢复到原先没发病前的状态。它是治疗手法成功完成及预防复发的条件。李国准指出，当行复位手法后，应继续帮患者放松局部肌肉，理顺经络，增强效果。因为中医认为"筋宜柔"，只有充分柔筋，患者的疼痛才会消失，才能达到最佳疗效。理顺手法有：

（1）劈法：患者取正坐位或俯卧位，术者立于患者身后。双手5指自然分开，以手掌尺侧及小鱼际部位，劈打双肩部、背部及腰部肌肉，约1分钟（图3-54）。

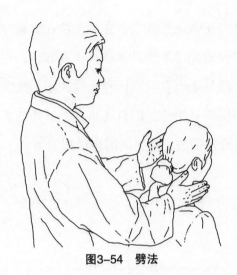

图3-54 劈法

（2）散法：用双手掌大鱼际或拇指掌桡侧在两侧颈部及腰背部（肌肉处）由内向外交错散之，再从上至下到腰骶部时，改用掌侧散之，对两侧肩背部肌肉也要散到，做2~3遍（图3-55）。

（3）拿法：用拇指和掌与其余4指的指腹相对用力，在肩部拿捏，拇指做环行运动1~2分钟。

（4）归合法：主要针对颈椎而设，双手交叉，以两手掌大小鱼际在患者颈部及肩部相对归挤，自上而下，做2~3遍（图3-56）。

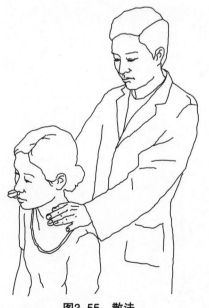

图3-55 散法

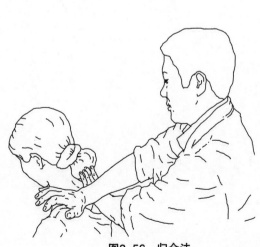

图3-56 归合法

　　李国准认为"手法乃正骨之首务"，强调手法在骨折复位以及软组织损伤中的主导作用，正骨推拿要遵循"素知其体相，识其部位，一旦临证，机触于外、巧生于内、手随心转、法从手出"。李氏整脊"三步八法"不仅是一种治疗颈椎病、腰椎间盘突出的中医正骨手法，而且还是广东省非物质文化遗产项目——西关正骨"三绝"的整复理伤手法之一，同时也体现了西关正骨的传承和发展。

（谭超贤）

参 考 文 献

蔡荣，岑泽波，1984．中国医学百科全书·中医骨伤科学［M］．上海：上海科
学技术出版社．

曹磊，2013．杏林芳菲——广东中医药［M］．广州：广东教育出版社．

岑泽波，朱云龙，1991．中医正骨学［M］．北京：人民卫生出版社．

岑泽波，1985．中医伤科学［M］．上海：上海科学技术出版社．

邓铁涛，1999．中医近代史［M］．广州：广东高等教育出版社．

丁继华，1990．现代中医骨伤科流派菁华［M］．北京：中国医药科技出版社．

贡儿珍，2015．广州市非物质文化遗产志：下［M］．北京：方志出版社：1103－
1116．

广东省文史研究馆，1978．三元里人民抗英斗争史料［M］．北京：中华书局：
182－183．

广州荔湾区政协文史委，1996．荔湾风采［M］．广州：广东人民出版社．

广州市地方志编纂委员会，1997．广州市志［M］．广州：广州出版社：4．

广州市地方志编纂委员会，1997．广州市志第十五卷体育志卫生志［M］．广
州：广州出版社．

广州市荔湾区骨伤科医院，2010．医院大事记［J］．西关正骨医学文集：39．

广州市荔湾区人民政府，2001．百年荔湾［M］．广州：广东音像出版社．

郭裔，2013．晚清民国时期的广东武术［M］．广州：华南理工大学出版社．

何克谏，1932．生草药性备要［M］．广州：广州市第七甫大新书局印行．

何应华，李主江，2003．何竹林正骨医粹［M］．广州：广东科技出版社．

何应华，李主江，2009．岭南骨伤科名家何竹林［M］．广州：广东科技出
版社．

何应华，李主江，2016．西关何氏伤科世家［M］．广州：广东科技出版社：
13．

何振辉，黄枫，2004. 中医骨伤科学应试练习［M］. 广州：广东科技出版社.

黄耀燊，1984. 中国医学百科全书·中医外科学［M］. 上海：上海科学技术出版社.

江西人民出版社古籍编辑部，1987. 乾隆游江南［M］. 南昌：江西人民出版社：545–549.

李国准，2009. 西关正骨——李氏临症经验［M］. 广州：岭南美术出版社.

李主江，2014. 岭南伤科流派与广州西关［J］. 文史纵横（2）：34.

林超岱，朱盛山，2012. 岭南医药文化［M］. 北京：中国中医药出版社.

刘柏龄，邓福树，1991. 中医骨伤科各家学说［M］. 北京：人民卫生出版社.

刘小斌，陈忠烈，梁川，2010. 岭南中医药名家［M］. 广州：广东科技出版社.

卢集森，2004. 近代西关岭南名医［M］. 广州：广东科技出版社：6.

沈英森，2000. 岭南中医［M］. 广州：广东人民出版社.

田心义，肖四旺，2005. 骨折诊断与治疗选择［M］. 北京：人民军医出版社.

王平，2009. 广州市非物质文化遗产名录图典［M］. 广州：广州出版社.

萧劲夫，2008. 岭南伤科［M］. 北京：人民卫生出版社.

郑洪，2014. 岭南摄生录［M］. 广州：南方日报出版社：55–56.

中国中医药学会广州分会，2010. 羊城杏林医案医话荟要［M］. 北京：中医古籍出版社.

附方索引①

二画

二陈汤（《太平惠民和剂局方》）：半夏，橘红，茯苓，炙甘草，生姜，乌梅。

二妙散（《丹溪心法》）：黄柏，苍术。

二味参苏饮（《正体类要》）：人参，苏木。

十全大补汤（《医学发明》）：党参，白术，茯苓，炙甘草，当归，川芎，熟地黄，白芍，黄芪，肉桂。

十味参苏饮（《正体类要》）：人参，紫苏，半夏，茯苓，陈皮，桔梗，前胡，葛根，枳壳，炙甘草。

丁桂散（《中医伤科学讲义》1964年版）：丁香，肉桂，上药各等份。

制用法：共研细末，加在膏药上，烘热后贴患处。

七厘散（即伤科七厘散，《良方集腋》）：血竭，麝香（今已禁用），冰片，乳香，没药，红花，朱砂，儿茶。

八宝丹（《疡医大全》）：珍珠3g，牛黄1.5g，象皮（今已禁用）、琥珀、龙骨、轻粉各4.5g，冰片0.9g，炉甘石9g。

制用法：研极细末，掺于患处。

八珍汤（《正体类要》）：党参，白术，茯苓，炙甘草，川芎，当归，熟地黄，白芍，生姜，大枣。

八厘散（《医宗金鉴》）：煅自然铜，乳香，没药，血竭，红花，苏木，古铜钱，丁香，麝香（今已禁用），马钱子（油炸去毛）。

人参紫金丹（《医宗金鉴》）：人参，丁香，甘草，五加皮，茯苓，当归，骨碎补，血竭，五味子，没药。

---

① 附方索引中所录前人验方涉及虎骨、麝香、穿山甲、熊胆、象皮、羚羊角、犀角……等国家保护动物，今一律禁用，建议使用验方者选其他药物代用。

人参养荣汤（《太平惠民和剂局方》）：党参，白术，炙黄芪，炙甘草，陈皮，肉桂心，当归，熟地黄，五味子，茯苓，远志，白芍，大枣，生姜。

九一丹（《医宗金鉴》）：熟石膏9份，升丹1份。

制用法：共研细末。掺于创面，或制药条，插入疮中，外再盖上软膏，每1~2天换1次。用凡士林制成软膏外敷亦可。

三画

三痹汤（《妇人良方》）：独活，秦艽，防风，细辛，川芎，当归，生地黄，白芍，茯苓，肉桂（焗冲），杜仲，牛膝，党参，黄芪，续断，甘草。

三品一条枪（《外科正宗》）：白砒4.5g，明矾60g，雄黄7.2g，乳香3.6g。

制用法：将砒、矾二物研成细末，入小罐内，煅至青烟尽白烟起，片时，约上下通红，住火，放置1宿，取出研末，约可得净末30g，再加雄黄、乳香二药，共研细末，厚糊调稠，搓条如线，阴干备用。

三黄宝蜡丸（《医宗金鉴》）：天竺黄10份，雄黄10份，刘寄奴10份，红芽大戟10份，当归尾5份，朱砂3份半，儿茶3份半，乳香1份，琥珀1份，轻粉1份，水银1份（同轻粉研至不见星），麝香1份（今已禁用）。

制用法：各药研细末，用黄蜡适量泛丸。每服1~3g。

三棱和伤汤（《中医伤科学讲义》1964年版）：三棱，莪术，青皮，陈皮，白术，枳壳，当归，白芍，党参，乳香，没药，甘草。

三威跌打风湿贴（西关正骨名医验方）：三七，当归尾，泽兰，续断，骨碎补，威灵仙，五加皮，伸筋草，广海桐皮，羌活，独活，豨莶草，栀子，木瓜，甘草，桃仁，防风，白芷，连钱草，黄柏。

土地骨汤（罗广荫验方）：土地骨15g，猪苓15g，泽泻12g，苍术9g，黄柏9g，独活9g，苦地胆15g，桑枝30g，威灵仙12g。

大成汤（《外科正宗》）：当归，木通，枳壳，厚朴，苏木，大黄，芒硝（冲服），红花，陈皮，甘草。

大活络丹（《兰台轨范》引《圣济总录》）：白花蛇，乌梢蛇，威灵仙，两头尖，草乌，天麻，全蝎，何首乌，龟甲，麻黄，贯众，炙甘草，羌活，肉桂，藿香，乌药，黄连，熟地黄，大黄，木香，沉香，细辛，赤芍，没药，丁香，乳香，僵蚕，天南星，青皮，骨碎补，白蔻，安息香，制附子，黄芩，茯苓，香附，玄参，白术，防风，虎胫骨（今已禁用），葛根，当归，血竭，地龙，犀角（今已禁用），麝香（今已禁用），松脂，牛黄，龙脑，人参，蜜糖。

大半夏汤（《金匮要略》）：半夏，人参，白蜜。

大补阴丸（《丹溪心法》）：熟地黄（酒蒸），龟甲（酥炙），黄柏，知母，猪脊髓。

大防风汤（《外科正宗》）：党参，防风，白术，制附子，当归，白芍，川芎，杜仲，黄芪，羌活，牛膝，生姜，熟地黄，甘草。

大承气汤（《伤寒论》）：大黄，厚朴，枳实，芒硝。

大黄䗪虫丸（《金匮要略》）：大黄，黄芩，甘草，桃仁，杏仁，白芍，干漆，虻虫，水蛭，蛴螬，䗪虫。

大黄甘遂汤（《金匮要略》）：大黄，甘遂，阿胶。

万灵膏（《医宗金鉴》）：鹳筋草、透骨草、紫丁香根、当归、自然铜、没药、血竭各30g，川芎25g，半两钱1枚（醋淬），红花30g，川牛膝、五加皮、石菖蒲、苍术各25g，木香、秦艽、蛇床子、肉桂、附子、半夏、石斛、萆薢、鹿茸各10g，虎胫骨1对（今已禁用），麝香6g（今已禁用），麻油5 000g，铅丹2 500g。

制用法：血竭、没药、麝香（今已禁用）各分别研细末另包，余药先用麻油微火煨浸3天，然后熬黑为度，去渣，加入铅丹，再熬至滴水成珠，离火，俟少时药温，将血竭、没药、麝香末（今已禁用）放入，搅匀取起，去火毒，制成膏药。用时烘热外贴患处。

小金丹（《外科全生集》）：白胶香，草乌头，五灵脂，地龙，制马钱子，乳香，没药，当归，麝香（今已禁用），墨炭。

小活络丹（《太平惠民和剂局方》）：制南星，制川乌，制草乌，地龙，乳香，没药，蜜糖。

小半夏汤（《金匮要略》）：半夏，生姜。

小柴胡汤（《伤寒论》）：柴胡，黄芩，人参，半夏，生姜，大枣，甘草。

小蓟饮子（《济生方》）：小蓟，生地黄，滑石，蒲黄（炒），通草，淡竹叶，藕节，当归，栀子，甘草。

小半夏加茯苓汤（《金匮要略》）：半夏，生姜，茯苓。

千捶膏（《疡医大全》）：松香，巴豆，蓖麻仁，杏仁，乳香，没药，铜绿。

四画

王不留行散（《金匮要略》）：王不留行，蒴藋，桑白皮，甘草，川椒，黄芩，白芍，厚朴。

云南白药（成药）：三七，麝香（今已禁用），草乌等。

天王补心丹（《摄生秘剖》）：生地黄，五味子，当归，天冬，麦冬，柏子仁，酸枣仁，党参，玄参，丹参，茯苓，远志，桔梗，朱砂。

天麻钩藤饮（《杂病证治新义》）：天麻，钩藤，牛膝，石决明，杜仲，黄芩，栀子，益母草，桑寄生，首乌藤，茯神。

木瓜川芎酒（经验方）：木瓜30g，当归15g，川芎30g，鸡血藤30g，五加皮15g，50度米酒2 000mL。

制用法：用米酒浸泡全部药物3周，备用。

五五丹（《医宗金鉴》）：熟石膏5份，升丹5份。

五子散（外用药——西关正骨经验方）：莱菔子、紫苏子、白芥子、香附、山楂子各30g，荆芥、防风、麻黄、独活各15g，当归、羌活、伸筋草、威灵仙各10g。

制用法：上药放锅里炒热纳入布袋，或用布袋裹好上药后放锅内隔水蒸热后使用。

五皮饮（《证治准绳》）：陈皮，茯苓皮，生姜皮，桑白皮，大腹皮。

五仁丸（《世医得效方》）：桃仁，杏仁，柏子仁，松子仁，郁李仁，陈皮。

五加皮汤（《医宗金鉴》）：当归（酒洗）、没药、五加皮、芒硝、青皮、川椒、香附各10g，木香、地骨皮各3g，牡丹皮6g，老葱3根，麝香0.3g（今已禁用）。

制用法：煎水外洗。

五倍子汤（《疡科选粹》）：五倍子，芒硝，桑寄生，莲房，荆芥。

五味消毒饮（《医宗金鉴》）：金银花，野菊花，蒲公英，紫花地丁，紫背天葵。

太乙膏（《外科正宗》）：玄参，白芷，当归，肉桂，赤芍，大黄，生地黄，木鳖子，阿魏，轻粉，柳枝，血余炭，铅丹，乳香，没药，槐枝，麻油。

太乙紫金丹（又名紫金锭，《外科正宗》）：山慈菇，五倍子，千金子霜，红芽大戟，朱砂，雄黄，麝香（今已禁用）。

牛蒡子汤（《伤科学》1973年版）：牛蒡子，白蒺藜，炙僵蚕，白芷，秦艽，制半夏，桑枝，络石藤。

少腹逐瘀汤（《医林改错》）：小茴香，干姜，延胡索，没药，当归，川芎，肉桂，赤芍，蒲黄，五灵脂。

乌头汤（《金匮要略》）：制川乌，麻黄，白芍，黄芪，甘草。

乌头桂枝汤（《金匮要略》）：制川乌，桂枝，白芍，炙甘草，生姜，大枣，蜂蜜。

六一散（《黄帝素问宣明论方》）：滑石6份，甘草1份。

制用法：共研细末，每服9~18g，包煎或温开水调下，每天2~3次。

六君子汤（《医学正传》）：人参，白术，茯苓，炙甘草，半夏，陈皮，生姜，大枣。

六味地黄（丸）汤（《小儿药证直诀》）：熟地黄，山药，茯苓，泽泻，山茱萸，牡丹皮。

双柏（散）膏（《中医伤科学讲义》1964年版）：侧柏叶2份，黄柏1份，大黄2份，薄荷1份，泽兰1份。

制用法：共研细末，作散剂备用，用时以水、蜜糖煮热调成厚糊状外敷患处。亦可加入少量米酒调敷，或用凡士林调煮成膏外敷。

五画

玉枢丹（成药，即太乙紫金丹、紫金锭）：组成见太乙紫金丹。

玉真散（《外科正宗》）：生南星，白芷，防风，羌活，天麻，白附子。

玉露散（膏）（《外伤科学》）：木芙蓉叶。

玉烛散（《医宗金鉴》）：生地黄，当归，川芎，赤芍，大黄，芒硝。

玉屏风散（《世医得效方》）：黄芪，白术，防风。

正骨紫金丹（《医宗金鉴》）：丁香，木香，血竭，儿茶，熟大黄，红花，牡丹皮，甘草。

平胃散（《太平惠民和剂局方》）：苍术，厚朴，陈皮，甘草，生姜，大枣。

甘姜苓术汤（又称甘草干姜茯苓白术汤、肾着汤，《金匮要略》）：甘草，干姜，茯苓，白术。

左归丸（《景岳全书》）：熟地黄，山药，山茱萸，枸杞，菟丝子，鹿角胶，龟甲，川牛膝。

左金丸（《丹溪心法》）：黄连，吴茱萸。

右归丸（《景岳全书》）：熟地黄，山药，山茱萸，枸杞，菟丝子，杜仲，鹿角胶，当归，附子，肉桂。

术附汤（又称白术附子汤，《金匮要略》）：白术，炮附子，甘草。

龙胆泻肝汤（《医方集解》）：龙胆草，黄芩，栀子，泽泻，木通，车前子，当归，生地黄，柴胡，甘草。

龙马壮骨宝（何竹林验方）：五指毛桃，海马，党参，鸡血藤，千斤拔，骨碎补，续断，何首乌，丹参，通草，鹿角胶，鸡内金，三七，百合，茯苓，佛手。

归脾汤（丸）（《济生方》）：白术，当归，党参，黄芪，酸枣仁，木香，远志，炙甘草，桂圆，茯苓。

田七膏（又称三威跌打风湿乳膏、田七跌打风湿霜，何竹林验方）：三七，当归尾，桃仁，泽兰，金银花，独活，羌活，透骨消，防风，五加皮，黄柏等。

四生丸（《妇人良方》）：生地黄，生艾叶，生荷叶，生侧柏叶。

四生散（原名青州白丸子，《太平惠民和剂局方》）：生川乌1份，生南星6份，生白附子4份，生半夏14份。

制用法：共研为细末存放待用，用时以蜜糖适量调成糊状外敷患处。用醋调煮外敷亦可。如出现过敏性皮炎即停敷。

四物汤（《仙授理伤续断秘方》）：熟地黄，白芍，当归，川芎。

四黄散（油膏）（《证治准绳》）：黄连1份，黄柏、黄芩、大黄各3份。

制用法：共研细末，以水、蜜调敷或凡士林调制成膏外敷。

四黄溶液（经验方）：黄柏、黄连、黄芩、大黄各30g。

制用法：煎汤外洗或湿敷。

四君子汤（《太平惠民和剂局方》）：党参，白术，茯苓，炙甘草。

四肢损伤洗方（《中医伤科学讲义》1964年版）：桑枝，桂枝，伸筋草，透骨草，牛膝，木瓜，乳香，没药，羌活，独活，落得打，补骨脂，淫羊藿，萆薢。

制用法：水煎，外用熏洗。

生肌膏（软膏，外用药——何竹林验方）：当归，血竭，乳香，没药，儿茶，三七，松香，黄连，冰片，麝香（今已禁用），樟脑，蜂蜡，猪油，面粉。

生肌散（《外伤科学》1975年版）：制炉甘石15g，滴乳石9g，滑石30g，琥珀9g，朱砂3g，冰片0.3g。

制用法：研极细末，掺创面上。

生脉散（《内外伤辨惑论》）：人参，麦冬，五味子。

生血补髓汤（《伤科补要》）：生地黄，白芍，川芎，黄芪，杜仲，五加皮，牛膝，红花，当归，续断。

生肌玉红膏（《外科正宗》）：当归5份，白芷1.2份，白蜡5份，轻粉1份，甘草3份，紫草半份，血竭1份，麻油40份。

制用法：先将当归、白芷、紫草、甘草4味，入麻油内浸3天，慢火熬微枯，滤清，再煎滚，入血竭化尽，次入白蜡，微火化开。将膏倾入预先放水的盅内，候片刻，把研细的轻粉末放入，搅拌成膏。将膏匀涂纱布上，敷贴患处。并可根据溃疡局部情况的需要，掺撒提脓、祛腐药在膏的表面上外敷，效果更佳。

失笑散（《太平惠民和剂局方》）：五灵脂，蒲黄。

仙方活命饮（《外科发挥》）：炮穿山甲（今已禁用），天花粉，甘草，乳香，白芷，赤芍，贝母，防风，没药，皂角刺，当归尾，陈皮，金银花。

白降丹（《医宗金鉴》）：朱砂、雄黄各1份，水银5份，硼砂2份半，火硝、食盐、白矾、皂矾各7份。

制用法：共研细末，以清水调敷病灶上，或做药捻，插入疮口内、瘘管中，外盖药膏，每次用0.01~0.05g，每1~2天换1次。

白头翁汤（《伤寒论》）：白头翁，黄连，黄柏，秦皮。

半夏白术天麻汤（《医学心悟》）：半夏，白术，天麻，陈皮，茯苓，甘草，生姜，大枣。

加味芎劳汤（《医宗金鉴》）：川芎，当归，白术，百合，荆芥。

加味太乙膏（《外科正宗》）：肉桂、白芷、当归、玄参、赤芍、生地黄、大黄、木鳖子各100g，阿魏5g，轻粉20g，槐枝、柳枝各100g，血余炭50g，铅丹2 000g，乳香（末）25g，没药（末）15g，麻油2 500g。

制用法：除铅丹外，将余药入麻油煎，熬至药枯，滤去渣滓，再加入铅丹，充分搅匀成膏。

加味逍遥散（即丹栀逍遥散，《医学入门》）：当归，白芍，茯苓，白术，柴胡，牡丹皮，栀子，甘草。

加味四君子汤（《三因极一病证方论》）：人参，茯苓，白术，炙甘草，黄芪，白扁豆（蒸）。

加减补筋丸（《医宗金鉴》）：当归，熟地黄，白芍，红花，乳香，茯苓，骨碎补，陈皮，没药，丁香。

圣愈汤（《伤科汇纂》）：熟地黄，生地黄，人参，川芎，当归，黄芩。

六画

地龙散（《医宗金鉴》）：地龙，苏木，麻黄，当归尾，桃仁，黄柏，甘草，肉桂（焗冲）。

夺命丹（《伤科补要》）：当归尾，桃仁，血竭，土鳖虫，儿茶，乳香，没药，红花，自然铜，大黄，朱砂，骨碎补，麝香（今已禁用）。

托里透脓散（《医宗金鉴》）：人参，炒白术，炒穿山甲（今已禁用），白芷，升麻，甘草，当归，黄芪，皂角刺，青皮。

托里消毒散（饮）（《医宗金鉴》）：黄芪，皂角刺，金银花，炙甘草，桔梗，白芷，川芎，当归，白术，茯苓，党参，白芍。

至宝丹（《太平惠民和剂局方》）：犀角（今已禁用），玳瑁（今已禁用），琥珀，朱砂，雄黄，冰片，麝香（今已禁用），牛黄，安息香。

芎归汤（《普济方》）：川芎，当归。

当归补血汤（《内外伤辨惑论》）：黄芪，当归。

当归导滞散（《医宗金鉴》）：大黄，当归，麝香（今已禁用）。

回阳玉龙膏（散）（《外科正宗》）：炒草乌、煨干姜各6份，炒赤芍、白芷、煨南星各2份，肉桂1份。

制用法：共研细末作散剂。直接掺在疮面上，或水调外敷。亦可以凡士林与回阳玉龙散按4∶1之比调煮成软膏，外用。

先天大造丸（《医宗金鉴》）：人参，炒白术（灶心土炒），当归，茯苓，菟丝子，枸杞，黄精，牛膝，补骨脂，骨碎补，巴戟天，远志，广木香，青盐，熟地黄，丁香，何首乌，胶枣肉，肉苁蓉，紫河车，蜂蜜。

竹叶黄芪汤（《医宗金鉴》）：淡竹叶，黄芪，人参，生地黄，当归，川芎，麦冬，白芍，甘草，石膏，黄芩，半夏。

竹叶石膏汤（《伤寒论》）：竹叶，生石膏，半夏，人参，麦冬，甘草，粳米。

伤油膏（《中医伤科学讲义》1964年版）：血竭60g，红花、乳香、没药、儿茶各6g,琥珀3g,冰片6g,香油1 500g,黄蜡适量。

制用法:除冰片、香油、黄蜡外,共为细末,后入冰片再研,将药末溶化于炼过的香油内,再入黄蜡收膏。用时涂擦患处。

伤科通脉散(胶囊)(何竹林验方):麝香(今已禁用)、冰片各0.6g,熊胆1g(今已禁用),儿茶、三七、延胡索、郁金、乳香、没药、天麻各12g,当归20g,血竭、五灵脂各15g,琥珀3g。

伤湿止痛膏(成药):白芷,山柰,干姜,五加皮,肉桂,落得打,荆芥,毛姜,防风,老鹤草,樟脑,乳香,没药,生川乌,生草乌,马钱子(沙炒),公丁香,冰片,薄荷脑,水杨酸甲酯,颠茄流浸膏、芸香膏。

血府逐瘀汤(《医林改错》):当归,生地黄,桃仁,红花,枳壳,赤芍,柴胡,甘草,桔梗,川芎,牛膝。

冲和膏(散)(《外科正宗》):赤芍,白芷,防风,独活,龙脑,石菖蒲。

冰硼散(《外科正宗》):芒硝12份,朱砂1份半,硼砂7份半,冰片1份。

制用法:共研极细末。掺撒在软膏的表面,敷贴患处。

壮筋养血汤(《伤科补要》):当归,川芎,白芷,续断,红花,生地黄,牛膝,牡丹皮,杜仲。

壮腰健肾丸(又称陈李济壮腰健肾丸,成药):狗脊,黑老虎,千斤拔,牛大力,菟丝子,女贞子,桑寄生,鸡血藤,金樱子。

安宫牛黄丸(《温病条辨》):牛黄,郁金,黄连,黄芩,栀子,犀角(今已禁用),雄黄,朱砂,麝香(今已禁用),冰片,珍珠,蜜糖。

安脑宁神丸(《伤科学》1973年版):天麻,白蒺藜,杭菊,钩藤,党参,川芎,炙黄芪,炒白术,熟地黄,珍珠母,酸枣仁,陈皮,当归,枸杞,炙甘草,炙远志。

异功散(《小儿药证直诀》):人参,白术,茯苓,炙甘草,陈皮。

阳和汤(《外科全生集》):熟地黄,鹿角胶,姜炭,肉桂(焗冲),麻黄,白芥子,甘草。

阳和解凝膏（《外科正宗》）：鲜牛蒡子全草90g，鲜白凤仙梗12g，川芎12g，附子、桂枝、大黄、肉桂、当归、草乌、地龙、僵蚕、赤芍、白芷、白蔹、白及、乳香、没药各6g，续断、防风、荆芥、五灵脂、木香、香橼、陈皮各3g，菜油500g，苏合油12g，麝香3g（今已禁用），铅丹210g。

制用法：先将鲜牛蒡子、鲜白凤仙梗入锅中，加入菜油，熬枯去渣，次日除乳香、没药、麝香（今已禁用）、苏合油外，余药俱入锅煎枯，去渣滤净，加入铅丹，熬至滴水成珠，不粘指为度，离火后，再将乳香、没药、麝香（今已禁用）、苏合油入膏搅和，半个月后可用。用时，摊于敷料上贴患处。

阳毒内消散（《外科正宗》）：麝香（今已禁用），冰片，白及，姜黄，南星，穿山甲（今已禁用），轻粉，铜绿，青黛，胆矾。

阴毒内消散（《外科正宗》）：麝香（今已禁用），轻粉，丁香，牙皂，乳香，没药，川乌，穿山甲（今已禁用），胡椒，冰片，阿魏，雄黄，高良姜，肉桂。

如意金黄散（《外科正宗》）：天花粉30g，黄柏、大黄、姜黄、白芷各15g，厚朴、陈皮、甘草、苍术、天南星各6g。

制用法：共研细末，用水和蜜调敷。

红升丹（《医宗金鉴》）：雄黄、朱砂、皂矾各1份，水银、白矾各2份，火硝8份。

制用法：研制成药末，掺在创面上。亦可由凡士林调成软膏，再制成软膏纱条敷贴，或制成药条，插入瘘管深处。该药中有氧化汞，须注意防止汞中毒。

红油膏（《中医伤科学讲义》1964年版）：九一丹10份，铅丹1份半，凡士林100份。

制用法：先将凡士林加热呈液状，然后把两丹药粉调入和匀为膏，摊在敷料上敷贴患处。

红花酒精（《中医伤科学》1980年版）：当归12g，红花15g，赤芍12g，紫草9g，60%酒精500mL。

制用法：将药浸泡在酒精中经4~5天后可用。作为按摩时的皮肤擦剂。

七画

坎离砂（成药）：麻黄、当归尾、附子、透骨草、红花、干姜、桂枝、牛膝、白芷、荆芥、防风、木瓜、生艾绒、羌活、独活各等份，醋。

制用法：用醋、水各半，将药熬成浓汁，再将铁砂炒红后搅拌制成。使用时加醋约20mL，装入布袋内，自然发热，敷在患处。如太热可来回移动。

杜牛八味汤（西关正骨名医验方）：杜仲，熟地黄，山药，酒萸肉，茯苓，牛膝，牡丹皮，泽泻。

杞菊地黄丸（《医级》）：枸杞，杭菊，熟地黄，山药，山茱萸，牡丹皮，茯苓，泽泻。

芪附汤（《魏氏家藏方》）：黄芪，熟附子。

苏合香丸（《太平惠民和剂局方》）：白术，青木香，乌犀屑（今已禁用），香附，朱砂，诃子，白檀香，安息香，沉香，麝香（今已禁用），荜茇，冰片，乳香，苏合香油，蜂蜜。

身痛逐瘀汤（《医林改错》）：秦艽，川芎，桃仁，红花，甘草，羌活，没药，当归，五灵脂，香附，牛膝，地龙。

沙参麦冬汤（《温病条辨》）：沙参，麦冬，玉竹，天花粉，生扁豆，生甘草，冬桑叶。

补筋丸（《伤科汇纂》）：五加皮，蛇床子，沉香，丁香，川牛膝，云苓，白莲蕊，肉苁蓉，菟丝子，当归，熟地黄，牡丹皮，木瓜，山药，广木香，人参。

补心丸（《世医得效方》）：人参，玄参，丹参，茯苓，五味子，远志，桔梗，当归，天冬，麦冬，柏子仁，酸枣仁，生地黄，朱砂。

补中益气汤（《东垣十书》）：黄芪，党参，白术，陈皮，炙甘草，当归，升麻，柴胡。

补肾壮筋汤（《伤科补要》）：熟地黄，当归，牛膝，山茱萸，茯苓，续断，杜仲，白芍，青皮，五加皮。

补肾活血汤（《伤科大成》）：熟地黄，杜仲，枸杞，补骨脂，菟丝子，当归尾，没药，山茱萸，红花，独活，肉苁蓉。

补阳还五汤（《医林改错》）：黄芪，当归尾，赤芍，地龙，川芎，桃仁，红花。

鸡鸣散（《伤科补要》）：当归尾，桃仁，大黄。

驳骨散（《外伤科学》1975年版）：桃仁、黄连、金耳环、川红花各1份，栀子、生地黄、黄柏、黄芩、防风、甘草、蒲公英、赤芍、自然铜、土鳖虫各2份，当归尾、薄荷、毛麝香、牡丹皮、金银花、透骨消、鸡骨香各4份，大黄、骨碎补各6份。

制用法：上药粉碎成细末，过65目筛，混合均匀，用温开水、米酒、蜂蜜或凡士林调煮药末成厚糊膏状，然后将药摊在棉纱纸上，外敷患处。

八画

青娥丸（《三因极一病证方论》）：杜仲，生姜，补骨脂，胡桃肉。

青黛膏（经验方）：青黛，大黄，黄柏，熟石膏。

苦参汤（《金匮要略》）：苦参。

矾石汤（《金匮要略》）：矾石适量。

制用法：煎水外洗。

奇正消痛贴膏（成药）：独一味，棘豆，姜黄，花椒，水牛角，水柏枝。

抵当丸（汤）（《伤寒论》）：水蛭，虻虫，桃仁，大黄，蜜糖。

虎潜丸（《丹溪心法》）：虎骨（今已禁用），干姜，陈皮，白芍，锁阳，熟地黄，龟板（酒炙），黄柏，知母（炒）。

肾气丸（《金匮要略》）：即金匮肾气丸。

知柏八味丸（《医宗金鉴》）：知母，黄柏，熟地黄，山药，山茱萸，泽泻，茯苓，牡丹皮。

和营止痛汤（《伤科补要》）：赤芍，当归尾，川芎，苏木，陈皮，桃仁，续断，乌药，乳香，没药，木通，甘草。

金黄（散）膏（《医宗金鉴》）：大黄、黄柏、姜黄、白芷各5份，制南星、陈皮、苍术、厚朴各1份，甘草1份，天花粉10份。

制用法：共研细末。可用酒、油、花露、丝瓜叶或生葱等捣汁调敷。或与凡士林以1∶4的比例调制成膏外敷。

金枪膏（散）（何竹林验方）：大黄、天花粉各250g，黄芩、红花、当归尾、生地黄、扁柏、防风、荆芥、薄荷、金银花、甘草、黄连各120g，生石膏750g。

制用法：共研为细末，混合后作散剂备用。用时可加水或蜜糖（饴糖）适量煮热后调敷；或取上药50g装入布袋用，煎水外洗或湿敷。

金匮肾气丸（即附桂八味丸，《金匮要略》）：熟地黄，山药，山茱萸，泽泻，茯苓，牡丹皮，肉桂，熟附子。

肢伤一方（《外伤科学》1975年版）：当归，赤芍，桃仁，红花，黄柏，防风，木通，甘草，生地黄，乳香。

肢伤二方（《外伤科学》1975年版）：当归，赤芍，续断，威灵仙，薏苡仁，桑寄生，骨碎补，五加皮。

肢伤三方（《外伤科学》1975年版）：当归，白芍，续断，骨碎补，威灵仙，川木瓜，天花粉，黄芪，熟地黄，自然铜，土鳖虫。

定痛丸（《仙授理伤续断秘方》）：威灵仙，川楝子，制川乌，大茴香，延胡索，当归。

宝珍膏（成药）：生地黄、苍术、枳壳、五加皮、莪术、桃仁、山奈、当归、川乌、陈皮、乌药、三棱、大黄、何首乌、草乌、柴胡、香附、防风、牙皂、肉桂、羌活、赤芍、南星、荆芥、白芷、藁本、续断、高良姜、独活、麻黄、甘松、连翘、冰片、樟脑、乳香、没药、阿魏、细辛、刘寄奴、威灵仙、海风藤、小茴香各1份，川芎2份，血余炭7份，麝香（今已禁用）、木香、附子各2/3份，铅丹30份。

制用法：制成药膏贴患处。

定痛膏（《疡医准绳》）：芙蓉叶4份，紫荆皮、独活、生南星、白芷各1份。

泽兰汤（《外台秘要》）：泽兰，当归，生地黄，白芍，甘草，生姜，大黄。

羌活胜湿汤（《内外伤辨惑论》）：羌活，独活，藁本，防风，甘草，川芎，蔓荆子。

参附汤（《世医得效方》）：人参，炮附子。

参苓白术散（《太平惠民和剂局方》）：白扁豆，党参，白术，茯苓，人参，炙甘草，山药，莲子肉，薏苡仁，桔梗，砂仁，大枣。

参芪附桂汤（《福建中医药》1960年第8期）：党参，黄芪，当归，白芥子，肉桂，附子，甘草，白术，熟地黄，鹿角胶，姜炭，麻黄。

九画

茴香酒（《中医伤科学讲义》1964年版）：茴香、樟脑各15g，丁香、红花各10g，白干酒300g。

制用法：把药浸泡在酒中，1周后去渣取酒即可，外涂擦患处。

枯痔散（《外科正宗》）：砒霜，白矾，乌梅。

咬头膏（《外科全生集》）：乳香，没药，杏仁，生木鳖子，蓖麻仁，铜绿，巴豆，白砒。

骨一方（西关正骨名医验方）：当归10g，桃仁10g，生地黄12g，钩藤10g，红花6g，赤芍10g，骨碎补10g，乳香3g，天花粉15g。

骨二方（西关正骨名医验方）：当归10g，川断10g，熟地黄15g，土鳖虫5g，赤芍10g，自然铜10g，骨碎补10g，五加皮15g，千斤拔30g。

骨三方（西关正骨名医验方）：党参15g，狗脊15g，当归10g，续断10g，熟地黄15g，牛膝10g，茯苓15g，淫羊藿10g，桑寄生30g，黄芪12g，千斤拔30g。

骨五方（西关正骨名医验方）：三棱10g，桃仁10g，莪术10g，红花10g，乌药10g，赤芍10g，乳香3g，骨碎补10g，郁金10g，香附10g。

骨痨散（陕西中医学院经验方）：蜈蚣3g，松香9g，骨碎补9g，蓖麻仁12g，黄连6g，梅片1g。

制用法：共研为细末，做成药线用。

骨痨敌（《中医伤科学》1980年版）：骨碎补，三七，乳香，没药，黄芪。

骨仙片（成药，黄耀燊验方）：骨碎补，熟地黄，黑豆衣，女贞子，怀牛膝，仙茅，菟丝子，汉防己，枸杞。

骨科外洗一方（《外伤科学》1975年版）：宽筋藤、钩藤、金银花藤、王不留行各30g，刘寄奴、大黄、防风各15g，荆芥10g。

制用法：煎水熏洗。

骨科外洗二方（《外伤科学》1975年版）：桂枝、威灵仙、防风、五加皮各15g，细辛、荆芥、没药各10g。

制用法：煎水熏洗。

香砂六君子汤（《太平惠民和剂局方》）：人参，白术，茯苓，甘草，陈皮，半夏，木香，砂仁。

复元活血汤（《医学发明》）：柴胡，天花粉，当归尾，红花，穿山甲（今已禁用），酒浸大黄，酒浸桃仁。

顺气活血汤（《伤科大成》）：苏梗，厚朴，枳壳，砂仁，当归尾，红花，木香，赤芍，桃仁，苏木，香附。

独参汤（《景岳全书》）：人参。

独活寄生汤（《千金方》）：独活，防风，川芎，牛膝，桑寄生，秦艽，杜仲，当归，茯苓，党参，熟地黄，白芍，细辛，甘草，肉桂。

养心汤（《证治准绳》）：黄芪，茯苓，茯神，当归，川芎，甘草，柏子仁，酸枣仁，远志，五味子，人参，肉桂，半夏曲。

疯油膏（《中医外科学讲义》）：轻粉，铅丹，朱砂，麻油，黄蜡。

活血酒（《中医正骨经验概述》）：活血散15g，白酒500g。

制用法：将活血散泡于白酒中，7~10天即成。

活血散（《中医正骨经验概述》）：乳香、没药、血竭、羌活、香附、穿山甲（今已禁用）、煅自然铜、独活、续断、虎骨（今已禁用）、川芎、木瓜各15g，贝母、厚朴、炒小茴香、肉桂各9g，木香6g，制川乌、制草乌各3g，白芷、紫荆皮、当归各24g，麝香1.5g（今已禁用）。

制用法： 共研细末。用开水调成糊状外敷患处。

活血止痛汤（《伤科大成》）：当归，川芎，乳香，没药，苏木，红花，土鳖虫，三七，赤芍，陈皮，落得打，紫荆藤。

活血祛瘀汤（《中医伤科学》1980年版）：当归，红花，土鳖虫，自然铜，狗脊，骨碎补，没药，乳香，三七，路路通，桃仁。

活络效灵丹（《医学衷中参西录》）：当归，丹参，乳香，没药。

洗一方（又称宽筋通络散，外用药，西关正骨名医验方）：桂枝、透骨消、宽筋藤、路路通、两面针、荆芥、防风、苍术、海桐皮（或大风艾）各30g。

洗二方（又称甘柏清热散，外用药，西关正骨名医验方）：蛇床子30g，侧柏叶、苦参、荆芥、蒲公英、大黄各15g，甘草10g，海桐皮15g。

神犀丹（《温热经纬》）：犀角（今已禁用），石菖蒲，生地黄，黄芩，人中黄，金银花，连翘，板蓝根，淡豆豉，玄参，天花粉，紫草，神曲。

神功内托散（《外科正宗》）：当归，白术，黄芪，人参，白芍，茯苓，陈皮，附子，木香，甘草，川芎，穿山甲（今已禁用），煨姜，大枣。

神效活络丹（《医学衷中参西录》）：即活络效灵丹。

劲膂汤（何竹林验方）：杜仲、狗脊、牛大力、千斤拔各30g，怀牛膝、鸡血藤、何首乌、川草薢、走马箭各20g。

十画

秦艽鳖甲散（《卫生宝鉴》）：秦艽，鳖甲，柴胡，地骨皮，当归，知母。

桂枝汤（《伤寒论》）：桂枝，白芍，甘草，生姜，大枣。

桂麝散（《药蔹启秘》）：麻黄、细辛各15g，肉桂30g，牙皂10g，半夏25g，丁香30g，生南星25g，麝香1.8g（今已禁用），冰片1.2g。

制用法： 共研细末。掺膏药上，贴患处。

桃花散（《外科正宗》）：白石灰6份，大黄1份。

制用法： 先将大黄煎汁，泼入白石灰内，为末，再炒，以白石灰变成红色为度，将红色石灰过筛备用。用时掺撒于患处，纱布扎紧。

桃仁四物汤（《中国医学大辞典》）：桃仁，川芎，当归，赤芍，生地黄，红花，牡丹皮，制香附，延胡索。

桃仁承气汤（《温病条辨》）：大黄，芒硝，桃仁，当归，白芍，牡丹皮。

桃红四物汤（《医宗金鉴》）：当归，川芎，白芍，熟地黄，桃仁，红花。

桃核承气汤（《伤寒论》）：大黄，芒硝，桃仁，桂枝，甘草。

损伤风湿膏（《中医伤科学讲义》1964年版）：生川乌、生草乌、生南星、当归、黄金子、紫荆皮、生地黄、苏木、桃仁、桂枝、僵蚕、青皮、甘松、木瓜、山奈、地龙、乳香各4份，没药、羌活、独活、川芎、白芷、苍术、木鳖子、穿山甲（今已禁用）、川续断、栀子、土鳖虫、骨碎补、赤石脂、红花、牡丹皮、落得打、白芥子各2份，细辛1份，麻油320份，黄铅粉60份。

制用法：用麻油将药浸泡7~10天后以文火煎熬，至色枯，去渣，再将油熬约2小时。滴水成珠，离火，将黄铅粉徐徐筛入搅匀，成膏收贮，摊用。

柴胡细辛汤（《中医伤科学讲义》1964年版）：柴胡，细辛，薄荷，当归尾，土鳖虫，丹参，制半夏，川芎，泽兰叶，黄连。

柴胡疏肝散（《景岳全书》）：柴胡，白芍，枳壳，甘草，川芎，香附。

热庵包（见温经通络包，西关正骨经验方）。

透脓散（《外科正宗》）：穿山甲（今已禁用），当归，川芎，皂角刺，黄芪。

健步虎潜丸（《伤科补要》）：龟胶，鹿角胶，虎胫骨（今已禁用），何首乌，川牛膝，杜仲，锁阳，当归，熟地黄，威灵仙，黄柏，人参，羌活，白芍，白术，大川附子，蜜糖。

健脾养胃汤（《伤科补要》）：党参，白术，黄芪，当归，白芍，陈皮，小茴香，山药，茯苓，泽泻。

胶艾汤（《金匮要略》）：川芎，阿胶，艾叶，甘草，当归，白芍，生地黄。

消肿膏（《临床骨科学·创伤》）：大黄、白芥子、广陈皮、生地黄、黄柏、乌药、熟石灰、血竭、儿茶各6g，川柏、木鳖子、半夏、白芷、骨碎补、丹参、红花、南星、自然铜、黄芩、赤芍、香附各9g，木香、乳香、桃仁各12g，刘寄奴、栀子、当归各15g。

制用法： 共研细末，以鸡蛋清调成糊状，摊于纱布上，敷于患处。

消瘀止痛药膏（《中医伤科学讲义》1964年版）：生木瓜、栀子、土鳖虫、乳香、没药各30g，蒲公英60g，大黄150g。

制用法： 共研为细末，以饴糖或凡士林调敷。

海桐皮汤（《医宗金鉴》）：海桐皮、透骨草、乳香、没药各6g，当归5g，川椒10g，川芎、红花、威灵仙、甘草、防风各3g，白芷2g。

制用法： 共研为细末，装入布袋，煎水熏洗患处，亦可内服。

润肠丸（《医宗金鉴》）：大黄，当归尾，桃仁，羌活，火麻仁。

宽筋散（汤）（《伤科补要》）：羌活，防风，续断，桂枝，当归，白芍，甘草。

调胃承气汤（《伤寒论》）：大黄，芒硝，甘草。

通窍活血汤（《医林改错》）：赤芍，川芎，桃仁，红花，麝香（今已禁用），老葱，生姜，大枣，酒。

十一画

理气止痛汤（《中医伤科学》1980年版）：丹参，广木香，青皮，炙乳香，枳壳，制香附，川楝子，延胡索，柴胡，路路通，没药。

理伤定痛汤（何竹林验方）：三七末3g（冲），乳香3g，桃仁10g，红花6g，当归尾10g，续断、赤芍、川牛膝各12g。

黄连膏（《外科传薪集》）：黄连，黄柏，姜黄，当归尾，白芷，牡丹皮，赤芍，生地黄，合欢皮，大黄，黄芩，秦艽，紫草，白薜皮。

黄金油膏 （见金黄散）。

黄连解毒汤（《外台秘要》）：黄连，黄芩，黄柏，栀子。

黄连阿胶汤（《伤寒论》）：黄连，阿胶，黄芩，鸡子黄，白芍。

黄芪桂枝五物汤（《金匮要略》）：黄芪，桂枝，白芍，生姜，大枣。

接骨紫金丹（《杂病源流犀烛》）：土鳖虫，乳香，没药，自然铜，骨碎补，大黄，血竭，硼砂，当归。

接骨跌打油（见跌打油）。

颅内消瘀汤（《新医药学杂志》1978年第10期）：麝香（今已禁用），川芎，血竭，丹参，赤芍，桃仁，红花，乳香，没药，三棱，莪术，香附，土鳖虫。

蛇伤一方（经验方）：当归、白芷、五灵脂、黄连各10g，雄黄精、细辛、吴茱萸、青木香各9g，川贝母12g，半边莲15g。

蛇伤二方（经验方）：黄连、黄芩、栀子、大黄各10g，金银花、半边莲、白茅根各30g，生地黄、旱莲草各15g，牡丹皮12g。

蛇伤三方（经验方）：黄连、栀子、当归、五灵脂各10g，雄黄精、白芷、细辛、僵蚕各9g，半边莲、白茅根、白花蛇舌草各30g，金银花15g。

银花甘草汤（《外科十法》）：金银花，甘草。

猪苓汤（《伤寒论》）：猪苓，茯苓，泽泻，阿胶，滑石。

象皮膏（《伤科补要》）：第一组：大黄10份，川芎、当归、生地黄各5份，红花1份半，黄连1份半，甘草2份半，荆芥、肉桂、白及、白蔹各1份半，麻油85份。第二组：黄蜡、白蜡各25份。第三组：象皮（今已禁用）、血竭、乳香、没药各2份半，珍珠、人参各1份，冰片半份，土鳖虫5份，龙骨、海螵蛸1份半，百草霜适量。

制用法：第一组药，用麻油熬煎至枯色，去渣取油，入第二组药，炼制成膏。第三组药分别研为细末，除百草霜外，混合后加入膏内搅拌，以百草霜调节稠度，装闭备用。用时直接摊在敷料上外敷。近年来，有把药物分别为末后混合，用凡士林调煮，制成象皮膏油纱，外敷用。

麻桂温经汤（《伤科补要》）：麻黄，桂枝，红花，白芷，细辛，桃仁，赤芍，甘草。

旋覆代赭汤（《伤寒论》）：旋覆花，半夏，甘草，人参，代赭石，生姜，大枣。

羚角钩藤汤（《通俗伤寒论》）：羚羊角（今已禁用），钩藤，桑叶，贝母，竹茹，生地黄，菊花，茯神，甘草。

清营汤（《温病条辨》）：生地黄，玄参，淡竹叶，金银花，连翘，黄连，丹参，麦冬，犀角（犀角今已禁用，用水牛角代替）。

清骨散（《证治准绳》）：青蒿，鳖甲，地骨皮，秦艽，知母，银柴胡，胡黄连，甘草。

清凉膏（《证治准绳》）：栀子，黄连，白芷，生地黄，葱白，麻油，黄蜡。

清营退肿膏（《中医伤科学讲义》1964年版）：大黄、芙蓉叶各2份，黄芩、黄柏、天花粉、滑石、铅丹各1份，凡士林适量。

制用法：共研为细末，凡士林调煮成膏外敷。

清气化痰丸（《医方考》）：瓜蒌仁，陈皮，黄芩，杏仁，枳壳，茯苓，胆南星，半夏。

续骨活血汤（《中医伤科学讲义》1964年版）：当归尾，赤芍，白芍，生地黄，红花，土鳖虫，骨碎补，煅自然铜，续断，落得打，乳香，没药。

十二画

琥珀散（《奇效良方》）：琥珀。

葛根汤（《伤寒论》）：葛根，麻黄，桂枝，甘草，生姜，大枣。

葱豉汤（《肘后救急方》）：葱白，淡豆豉。

葱归溻肿汤（《医宗金鉴》）：独活，白芷，葱头，当归，甘草。

葶苈大枣汤（又称葶苈大枣泻肺汤，《金匮要略》）：葶苈子，大枣。

葶苈大枣泻肺汤（即葶苈大枣汤）。

紫雪丹（《太平惠民和剂局方》）：石膏，寒水石，滑石，磁石，玄参，升麻，甘草，芒硝，硝石，丁香，朱砂，木香，麝香（今已禁用），犀角（今已禁用），羚羊角（今已禁用），黄金，沉香。

跌打丸（原名军中跌打丸，《中医伤科学》1980年版）：当归、土鳖虫、川芎、血竭、没药各1份，麻黄、自然铜、乳香各2份。

跌打膏（《中医伤科学讲义》1964年版）：乳香、没药各150g，血竭、冰片、樟脑各90g，三七17 500g，铅丹5 000g，香油10 000g。

制用法：先将乳香、没药、血竭、三七等药用香油浸，继用文火煎2小时，改用急火煎药至枯后去渣，用纱布过滤，取滤液再煎，达浓稠似蜜糖起白烟时，放入铅丹，继煎至滴水成珠为宜。离火后加入冰片、樟脑调匀，摊于膏药纸上即成。外贴患处。

跌打酒（又名跌打风湿药酒，外用药，何竹林验方）：三七、当归、威灵仙、羌活、五加皮、透骨消、大黄、栀子、防风、豨莶草、寮刁竹、九里香、独活、薄荷、忍冬藤、黄柏、伸筋草、海桐皮、泽兰、续断、甘草各120g，骨碎补、白芷、木瓜各240g，樟脑480g，桃仁30g。

制用法：将上药切细，蒸半小时，待温度降低，放进酒坛，加入50度米酒20kg，密封，浸泡3周，滤出药液即成。外涂或湿敷患处，亦可结合按摩时使用。

跌打油（外用药，《何竹林正骨医粹》）：当归、红花、泽兰、生地黄、荆芥、威灵仙、防风、甘草、黄连、黄芩、侧柏叶各120g，芙蓉叶240g，冰片480g，血竭末30g，水杨酸甲酯10mL，茶油10kg。

制用法：取前12味中药，用茶油浸泡1周以上，然后用铁锅加温提炼，宜文火慢煎，以生地黄透心为度，去渣，稍冷加入水杨酸甲酯、血竭末、冰片搅溶，过滤后备用。涂擦外敷均可。

跌打正骨贴（西关正骨名医验方）：桃仁，防风，三七，当归尾，泽兰，透骨消，山银花，木瓜，甘草，海桐皮，伸筋草，五加皮，骨碎补，威灵仙，白芷，羌活，独活，黄柏。

跌打万花油（亦称万花油，成药）：组成略。

制用法：①敷贴：将万花油装在消毒的容器内，再把消毒纱块放到容器内让药油浸泡片刻，即成为万花油纱，可直接敷贴在患处。如是敷在伤口处，每天换药；如无伤口者1~3天换1次，若是不稳定型骨折，用夹板固定者，换药时可不解松夹板，由夹板之间的间隙泵入药油，让原有的布料吸上即可。②涂擦：把药油直接涂擦在患处。亦可在施行按摩手法时配合使用。

黑龙散（《保婴撮要》）：枇杷叶，穿山甲（今已禁用）。

黑虎丹（《内科验方秘传》）：全蝎，蜈蚣，蜂房炭，干蜘蛛，僵蚕，乳香，没药，磁石，斑蝥，炙穿山甲（今已禁用）。

舒筋汤（《中医伤科学》1980年版）：当归，陈皮，羌活，骨碎补，伸筋草，五加皮，桑寄生，木瓜。

舒风养血汤（《伤科补要》）：荆芥，羌活，防风，当归，川芎，白芍，秦艽，薄荷，红花，天花粉。

舒筋活血汤（《伤科补要》）：羌活，防风，荆芥，独活，当归，续断，青皮，牛藤，五加皮，杜仲，红花，枳壳。

舒筋活络药膏（《中医伤科学讲义》1964年版）：赤芍，红花，南星，生蒲黄，旋覆花，苏木，生草乌，生川乌，羌活，独活，生半夏，生栀子，生大黄，生木瓜，路路通，饴糖或蜜糖适量。

制用法：共研为细末，以饴糖或蜂蜜调敷或凡士林调煮亦可。

善正通痹膏（西关正骨名医验方）：青风藤，络石藤，羌活，独活，制川乌，制草乌，威灵仙，桃仁，红花，乳香，没药，地骨皮，两面针。

温经膏（《中医伤科学讲义》1964年版）：即温经通络膏。

温经通络包（外用药，西关正骨名医验方）：紫苏子、白芥子、菟丝子、莱菔子、吴茱萸各40g，补骨脂、干姜、花椒、桂枝各15g。

制用法：将上药纳入布袋中，包裹好成温经通络包，用时放入蒸锅内隔水蒸10~15分钟，药包温度60~70℃，热熨腧穴或患处。

温经通络膏（即温经膏，《中医伤科学讲义》1964年版）：乳香、没药、麻黄、马钱子各等量，饴糖或蜂蜜适量。

制用法：共研为细末，以饴糖或蜂蜜调成软膏或凡士林调煮成膏外敷患处。

犀黄丸（《外科全生集》）：犀牛黄（犀牛黄今已禁用，用牛黄代替），麝香（今已禁用），乳香，没药，黄米饭。

犀角地黄汤（《千金方》）：生地黄，赤芍，牡丹皮，犀角（今已禁用）。

十三画

槐花散（《本事方》）：槐花（炒）、侧柏叶（杵焙）、荆芥穗、枳壳各等量。

新伤续断汤（《中医伤科学讲义》1964年版）：当归尾，土鳖虫，乳香，没药，丹参，自然铜（醋煅），骨碎补，泽兰叶，延胡索，苏木，续断，桑枝，桃仁。

十四画

熏洗方（即四肢损伤洗方）。

膈下逐瘀汤（《医林改错》）：当归，川芎，赤芍，桃仁，红花，枳壳，牡丹皮，香附，延胡索，乌药，五灵脂，甘草。

十五画

增液承气汤（《温病条辨》）：玄参，麦冬，生地黄，大黄，芒硝。

镇肝熄风汤（《医学衷中参西录》）：怀牛膝，代赭石，龙骨，牡蛎，白芍，玄参，天冬，川楝子，生麦芽，茵陈蒿，甘草。

黎洞丸（《医宗金鉴》）：牛黄，冰片，麝香（今已禁用），阿魏，雄黄，大黄，儿茶，血竭，乳香，没药，三七，天竺黄，藤黄。

十六画以上

醒脑净注射液（成药）：麝香（今已禁用），冰片，黄连，黄芩，栀子，郁金等。

鳖甲煎丸（《金匮要略》）：鳖甲，射干，黄芩，柴胡，鼠妇，干姜，大黄，白芍，桂枝，葶苈子，石苇，厚朴，牡丹皮，瞿麦，紫葳，半夏，人参，䗪虫，阿胶，蜂房，赤硝，蜣螂，桃仁。

蠲痹汤（《百一选方》）：羌活，羌黄，当归，赤芍，黄芪，防风，炙甘草，生姜。

后　记

　　《岭南西关正骨》是一本骨伤科医生从事临床工作的参考书，适合于同道开展骨伤科专业的交流，同时也适合于骨伤科爱好者了解和学习西关正骨历史文化及技艺。为传承和发扬广州西关正骨这一历史悠久的非物质文化遗产，广州市荔湾区骨伤科医院在各级领导的关心下顺利进行该项文献的整理工作。

　　本书的出版得到广州市委宣传部、广州市非物质文化遗产保护中心、荔湾区委宣传部、荔湾区文化广电旅游体育局等单位的资金资助以及荔湾区卫生健康局的指导，谨表致谢。本书编写过程中，先后得到了国医大师邓铁涛教授、中国中医骨伤科学会会长施杞教授及中国科学院院士韩济生教授的题词，广州中医药大学中医医史文献学专业博士研究生导师刘小斌教授及广州中医药大学骨伤科教研室主任黄枫教授为本书作序，对以上专家的关怀和帮助，在此深表感谢。

　　《岭南西关正骨》的编写，上篇由孙振全、李主江负责；中篇骨伤各论挈要的骨折、脱位篇章由卓士雄、李主江负责；骨病、伤筋、内伤、外伤科杂症等篇章由谭超贤、李主江负责；下篇西关正骨名家经验中的何竹林、管霈民、李佩弦、霍耀池、何应华、何超常、岑泽波等篇章由李主江负责；黄啸侠、黄耀燊、张景述、蔡荣、廖凌云等篇章由卓士雄负责；叶润生、罗广荫、李家裕、岑能、李国准等篇章由谭超贤负责；附方索引由卓士雄、王雪负责。由于笔者水平有限，书中难免有错误和疏漏之处，恳请读者及同行专家不吝指正。近年来，广州西关正骨不断发展，后学之辈与时共进，临床经验、科研成果层见叠出，将其择优成书，以供同道切磋共进。

编者

2019年6月26日